유전성 망막질환

개정판

유전성 망막질환

초 판 1쇄 발행 2011년 10월 5일
개정판 1쇄 발행 2019년 6월 30일

지은이 유형곤
펴낸이 오세정
펴낸곳 서울대학교출판문화원

출판등록 제15-3호

주소 08826 서울 관악구 관악로 1
대표전화 02-880-5252 | 팩스 02-889-0785
도서 주문 02-889-4424, 02-880-7995
이메일 snubook@snu.ac.kr
홈페이지 www.snupress.com

ISBN 978-89-521-1830-1 93510

개정판

유전성 망막질환

Inherited Retinal Diseases

유형곤 지음
서울대학교 의과대학 교수

서울대학교출판문화원

Inherited Retinal Diseases

Hyeong Gon Yu

Seoul National University Press

개정판 머리말

최근 유전성 망막질환에 대한 괄목할 만한 연구 성과가 많았는데, 이렇게 7년여 만에 개정판을 출판하게 되어 매우 기쁘게 생각합니다. 그동안 이 책은 유전성 망막질환에 대한 교과서로서 자리매김해 왔으며, 대한민국학술원의 우수학술도서로 선정되기도 하였습니다. 아낌없는 성원을 보내주신 모든 분께 깊이 감사드립니다.

특정 유전자의 돌연변이로 발생하는 유전성 망막질환은 그 원인이 유전자의 이상에 있고, 우리 몸에서 가장 재생이 어려운 망막신경세포에서 변성이 발생하는 질환이기 때문에 아직 확실한 치료 방법이 없습니다. 빈도는 드물지만 양쪽 눈에 심한 시력 상실을 일으키기 때문에 환자와 가족, 나아가 사회적으로도 그 심각성이 중대한 질환입니다. 실제로 양쪽 눈에 심한 저시력 환자의 상당수가 유전성 망막질환이므로 이러한 질병의 극복이야말로 매우 중요하고 절실한 문제라고 할 수 있습니다.

유전자검사가 유전성 망막질환 환자에서 활발해지면서 분자유전학적 진단을 받는 경우가 증가하고 있습니다. 최근 *RPE65* 유전자의 돌연변이로 발생하는 심한 망막변성을 유전자치료로 고칠 수 있게 되었다고 발표되었습니다. 대개의 유전성 망막질환은 하나의 단일 질환이 아니라 원인이 다른 여러 가지 희귀질환이 합쳐진 증후군이라고 할 수 있습니다. 망막색소변성을 예로 들면 현재 80개 이상의 원인 유전자가 밝혀졌고, 돌연변이는 4,000개에 육박합니다. 그러므로 병의 양상이나 예후도 원인 유전자에 따라서 차이가 있고 유전자치료도 다를 수밖에 없습니다. 한편 여러 가지 다른 원인 유전자와 임상양상에도 불구하고 유전성 망막질환은 망막 시각세포의 변성이라는 공통적인 병인을 가지고 있으므로, 항산화제치료, 인공망막, 줄기세포치료 등은 돌연변이의 차이와 관계없이 적용될 수 있습니다. 유전학적 검사 방법의 발전에 힘입어 돌연변이 유전자를 발견할 가능성은 과거 10% 미만에서 현재 60% 이상으로 증가하였습니다. 왜 이러한 변성이 왔는지 그 원인 돌연변이를 정확하게 말할 수 있는 가능성이 커진 것입니다.

개정판 『유전성 망막질환』은 '다양한 유전성 망막질환에 대한 최신의 정보를 정리하고 그러한 지식을 의사, 연구자, 환자와 가족이 공유한다'는 목표를 가지고 기획되었습니다. 첫판과 같이 총론을 앞에 두고 망막색소변성, 황반이상증, 맥락막 및 유리체 질환으로 구분하여 설명하였습니다. 최근 규명된 병인과 원인 유전자에 관해 설명하였고, 줄기세포치료와 유전자치료 등에 대해서도 새로운 지식을 추가하였습니다.

첫판을 준비했던 망막변성연구회는 이제 한국망막변성협회로 발전하였습니다. 흔쾌히 개정판에 참여하시고 인세를 한국망막변성협회에 기부하기로 결정해 주신 저자들에게 감사드립니다. 원고 교정을 위하여 수고하신 박운철 교수와 마대중, 박성욱, 오백록 선생, 그리고 이 책이 나오기까지 애써 주신 서울대학교출판문화원에 감사드립니다.

2019년 4월 9일
대학로에서
유형곤

머리말

시각은 감각 중에서 가장 중요하며 사회가 발전할수록 중요성이 더욱 증가하고 있습니다. 망막은 빛을 신경신호로 바꾸는 신경감각조직으로서 시각에서 가장 중요한 부분을 담당합니다. 유전성 망막질환은 양쪽 눈에 발생하는 난치성 망막질환으로서 영구적인 시력감소를 일으키는데, 지시력 환자의 재활을 목석으로 하는 시각재활센터에 등록된 환자의 2/3 이상이 유전성 망막질환일 정도로 양안 실명의 가장 중요한 원인이 되고 있습니다.

망막색소변성을 비롯한 유전성 망막질환은 대개 수십 년에 걸쳐서 서서히 진행합니다. 망막변성이 발생함으로써 시력이 감소하는데 아직까지 근본적인 완치가 어렵지만 유전상담, 보조적인 약물 치료, 시력교정, 합병증 치료를 꾸준히 함으로써 환자에게 도움을 줄 수 있습니다. 또한 정확한 진단과 병의 진행 정도를 평가하고, 보조적인 약물 치료와 생활습관을 포함한 환경적인 요인 등 여러 가지 위험인자에 대해서 유전상담을 하는 등 포괄적인 접근이 필요합니다. 유전 질환이라는 특성상 임신을 포함한 윤리적인 사항이 문제가 될 수 있으므로 사회적인 이해가 요구되기도 합니다.

유전성 망막질환에 있어서 최근처럼 많은 유전학과 세포학적인 기전과 병인이 발견된 적이 없습니다. 구체적으로 DNA 칩(DNA microarray)이나 차세대염기서열분석법(next generation sequencing, NGS) 등 게놈 분석 기술이 개발됨으로써 대량의 환자 시료를 분석하는 비용과 시간이 크게 줄었고, 질병들의 유전적 원인에 대한 정보들을 손쉽게 얻을 수 있게 되었습니다. 이러한 최신 유전자 분석법의 적용 및 그 연구 결과들은 유전성 망막질환에 있어서 근본적인 치료 방법을 제시하는 데 기초가 될 것으로 기대됩니다. 최근 유전자치료와 줄기세포연구가 활발히 진행되어 유전성 망막질환의 동물모델에서 성공적인 성과가 발표되고 있습니다. 또한 레베르선천흑암시 환자에서 아데노바이러스를 이용하여 *RPE65* 유선자에 대한 유전자치료 임상시험이 성공적으로 진행되고 있는 것도 매우 고무적입니다. 줄기세포치료는 망막색소상피세포나 시각세포로 분화할 수 있는 줄기세포를 이식함으로써 기능 저하를 보이거나 손상된 망막신경세포를 대치하는 방법으로 활발히 연구가 진행되고 있으며 조만간 희망적인 임상 적용을 기대합니다.

유전성 망막질환 등 난치성 망막질환의 연구를 위하여 망막변성연구회를 만들어 모임을 가진 지 3년이 지났는데, 이 책은 망막변성연구회에서 모아진 지식과 유전성 망막클리닉의 진료실 경험을 바탕으로 완성되었습니다. 여기에 사용된 증례 및 사진들은 모두 서울대병원 안과를 방문한 환자의 임상자료들을 사용하였습니다. 총론에 해당하는 I부에서는 '유전성 망막질환의 총론'으로서 원인 유전자 동정, 망막질환의 분자유전학, 망막변성의 기전 등 병인과, 일반적인 치료 원칙, 최근 활발히 연구되는 치료 방법, 유전상담 등 유전성 망막질환의 치료에 대하여 포괄적으로 다루려고 하였습니다. II부에서는 유전성 망막질환 중 가장 많은 '망막색소변성 및 그와 유사한 질환'에 대해서 유전학, 진단 및 임상양상, 치료 등에 대하여 보다 상세하게 기술하였습니다. III부에서는 '황반부를 침범하는 유전성 망막질환'에 대하여, IV부에서는 '유전성 유리체망막 질환'에 대하여 설명하였습니다.

이 책은 여러 유전성 망막질환의 원인 유전자 정보 및 진단법, 최신 치료법에 대하여 체계적으로 정리한 국내 최초의 시도라는 점에서 의의를 부여할 수 있습니다. 또한, 국내 환자들을 대상으로 이룩한 연구성과와 임상 자료들을 적극적으로 활용하였다는 점에서 국내 안과 의사는 물론 환자들과 가족, 그밖에 관심 있는 분들이 외국서적보다 더 쉽게 이해할 수 있을 것으로 기대합니다.

원고작성에 적극적으로 참여하고 도와주신 선생님들께 감사를 드립니다. 특히 이 책의 원고 수집과 교정을 위하여 애를 쓴 김신우 교수와 신주영, 황준서 선생과 편집을 해 준 이라미 님께 고마움을 전합니다. 또한 항상 옆에서 힘이 되어 준 아내와 가족에게도 고마움을 전합니다.

앞으로 부족한 부분에 대하여 지속적으로 보완하고 다듬어 나갈 예정입니다. 이 책의 발간을 통해 우리나라에서 유전성 망막질환에 대한 관심과 지원이 확대되는 계기가 마련되길 희망합니다.

2011년 9월
연건동에서
유형곤

차례

PART I

유전성 망막질환의 총론

1. 희귀질환의 유전자 분석(Genetic Analysis of Rare Diseases)
2. 유전성 망막질환의 이해를 위한 유전학적 기초(Genetic Bases for Inherited Retinal Diseases)
3. 망막질환의 분자유전학(Molecular Genetics of Retinal Diseases)
4. 망막변성의 기전(Pathogenic Mechanims of Retinal Degeneration)
5. 전기생리학적 검사(Electrophysiologic Tests)
6. 유전성 망막질환의 치료(Conventional Treatment Modalities)
7. 유전자치료(Gene Therapy)
8. 줄기세포치료(Stem Cell Therapy)
9. 신경보호(Neuroprotection)
10. 유전상담(Genetic Counseling)

CHAPTER 1

희귀질환의 유전자 분석

Genetic Analysis of Rare Diseases

현재 OMIM(Online Mendelian Inheritance in Man)에 등록된 인체 질환 원인 유전자는 2만 4,000여 건으로 이 중 질환의 표현형과 질환유전자의 기능이 잘 확인된 경우는 5,000여 개가 있다. 1980년대 이전에는 질환의 생화학적 이해로부터 원인 단백질을 분리함으로써 질환유전자를 찾을 수 있었다. 1980년대 이후로 유전자 재조합 기술의 발전으로 짧은 시간 내에 유전자 및 단백질의 복제가 용이해져 암유전자를 비롯한 많은 질환유전자가 밝혀졌다. 1990년대 이후로 유전체에 대한 정보가 늘어나고 대규모 연관분석(linkage analysis) 및 연관성 분석(association study)을 통하여 질환유전자의 발굴이 폭발적으로 증가하기 시작하였다.

멘델 유전성 질환과 같은 단일 유전자 질환에서 유전자 부하(genetic load)가 높기 때문에 질환의 원인 유전자를 발굴하는 것은 다른 다인성 유전질환(complex disorder)에 비해 상대적으로 용이하다. 하지만 유전자 위치의 이질성(locus heterogeneity)이나 임상적 이질성(clinical heterogeneity)에 의하여 질환마다 원인 유전자 발굴을 위한 전략을 서로 다르게 가져야 한다. 가령 새로운 질환유전자를 발굴하고자 하는 경우에 어떤 환자를 대상으로 할 것인지 정해야 한다. 가계 내에 여러 환자가 있다면 가족을 대상으로 연관분석하는 것이 좋으며, 대규모 환자군의 확보가 가능하다면 이들을 대상으로 연관성 분석을 할 수 있다. 또한 분석할 때는 전체 유전체를 대상으로 할 것인지 또는 질환과 관련된 일부 유전자를 대상으로 할 것인지 결정해야 한다.

희귀질환에서 유전자검사는 한 환자의 DNA 염기서열에서 생식세포 DNA 다형성(germ-line DNA polymorphism) 또는 돌연변이를 분석하는 것이고, 대부분의 경우 반복하여 검사하는 경우가 없기 때문에 다른 진단검사들보다 훨씬 더 정확한 검사가 필요하다. 유전자검사 방법에 대한 자세한 내용은 미국 유전의학회(American College of Medical Genetics, http://www.acmg.net) 및 영국 분자유전학회(UK Clinical Molecular Genetics Society, http://www.cmgs.org)에서 제공하는 지침에서 찾아볼 수 있으며, 여기서는 검사의 원칙에 대한 내용만 언급하기로 한다.

1. 환자의 시료

1) 어떤 시료를 분석할 것인가?

유전자검사의 대부분은 DNA 또는 RNA를 대상으로 중합효소연쇄반응(PCR) 증폭으로부터 시작한다. PCR은 소량의 시료로부터 DNA와 RNA를 증폭할 수 있기 때문에 모든 시료로부터 시작할 수 있다. 대부분 혈액을 이용하여 유전자검사를 하지만 비침습적인 구강 세척 또는 면봉을 이용한 시료를 사용하기도 한다(표 1.1).

태아의 검사를 위하여 양수 또는 융모막 검사 시료를 이용할 수 있으나 조직생검이 침습적이며, 환자의 1% 정도에서 유산을 유발하게 된다. 산전 태아의 유전자를 분석하는 방법으로 산모의 혈액에 있는 태아의 혈액세포를 이용할 수 있으나 숫자가 매우 적어 일

표 1.1 시료 채취법에 따른 특성

시료 채취 방법	특성
말초혈액	DNA 분석을 위하여 가장 유용함
구강세척 또는 면봉	비침습적이고 수십 번의 PCR이 가능하지만 질과 양이 일정하지 않음
피부 또는 근육	유전자 발현과 같은 RNA 분석이 가능하지만 생검이 필요함
모낭, 정액 및 타액	법의학적 검사에 사용됨
배반포	착상 전 배아에 대한 유전자검사에 사용되며 기술이 필요함
융모막	9~10주 정도 태아의 산전진단에 유용함
양수	15~20주 태아의 산전진단에 사용되지만 융모막보다 태아 DNA가 적음
산모혈액	융모막보다 낫지만 6주 이후부터 나타나고 부계 유전자만 분석이 가능함
병리조직	생검, 수술 후 또는 사후 조직을 이용하여 DNA를 분석하지만 특별한 과정이 필요함
구트리 검사(Guthrie card)	신생아 혈액을 장기간 보관할 수 있는 방법임

반적인 방법으로 사용하기에는 어려움이 많다. 환자가 사망한 경우에는 보관된 병리조직을 사용하는 것이 가능하다. 파라핀에 포매된 조직으로부터 유전자 DNA를 추출하여 사용할 수 있으나 대부분 200bp 이내로 잘게 잘려져 있기 때문에 이를 고려해야 한다.

2) DNA와 RNA 중에 어느 것을 분석할 것인가?

환자의 질환과 관련된 후보유전자가 있는 경우 유전자 전체 염기서열을 분석해서 돌연변이를 찾아야 한다. 이를 위해서는 유전자가 여러 엑손(exon)으로 나누어져 있는 유전자 DNA를 분석하는 것보다 RNA를 대상으로 분석하는 것이 유리하다. 또한 동시에 이상 스플라이싱(aberrant splicing)이나 전사(transcript)의 양을 분석할 수도 있다. 하지만 유전자가 발현하는 특정한 조직을 획보해야 하는 문세와 DNA에 비해 RNA가 안정적이지 않아 시료가 파괴되기 쉽다는 단점이 있다.

DNA를 대상으로 하는 경우에는 거의 모든 조직이나 시료에서 분석이 가능하며, 2개의 대립유전자(allele)를 모두 분석할 수 있다는 점 그리고 인트론(intron)이나 촉진지(promoter) 등 유전자에 영향을 줄 수 있는 조절 부위에 대한 분석이 가능하다는 점에서 유리하다.

3) 가족에 대한 분석이 필요한가?

최근 차세대염기서열분석(next generation sequencing) 결과 세대 간에 염기서열이 정확하게 보존되지는 않는다는 것이 잘 알려졌다. 희귀질환의 경우에도 90% 이상은 가족력이 없는 산발성이다. 일부는 내원 시 가족력을 발견하거나 문진을 통하여 가족력을 확인할 수 있으나, 대부분의 경우에는 환자에서만 돌연변이가 발견된다. 하지만 먼저 환자를 대상으로 돌연변이를 분석한 후에는 부모를 대상으로 돌연변이를 분석하여 가족력을 확인할 수 있다. 이는 유전상담을 위한 것이며, 형제가 있는 경우에 가족에 대한 분석이 필요하다.

2. 분석단계

희귀질환이 의심되는 경우 해당 유전자의 돌연변이를 확인함으로써 진단할 수 있다. 많은 경우에는 임상적 이질성으로 인하여 정확히 질환을 진단하기 어렵거나 유전자 위치의 이질성에 의하여 후보유전자가 수백 개에 이르는 경우도 있다. 그럼에도 환자의 생식세포 유전자 DNA로부터 돌연변이를 확인하는 것이 필요하다.

환자의 임상시험에서 특정 질환이 의심될 경우에는 해당 질환유전자의 돌연변이를 바로 분석할 수 있다(그림 1.1). 대표적으로 듀시엔형 근이영양증(Duchenne muscular dystrophy)의 경우에는 *DMD* 유전자를 바로 분석하는 것이 진단에 도움이 된다. 하지만 대부분 희귀질환의 경우에는 후보유전자를 찾기가 어려우며 2~3단계를 거쳐 돌연변이를 검색할 수 있다.

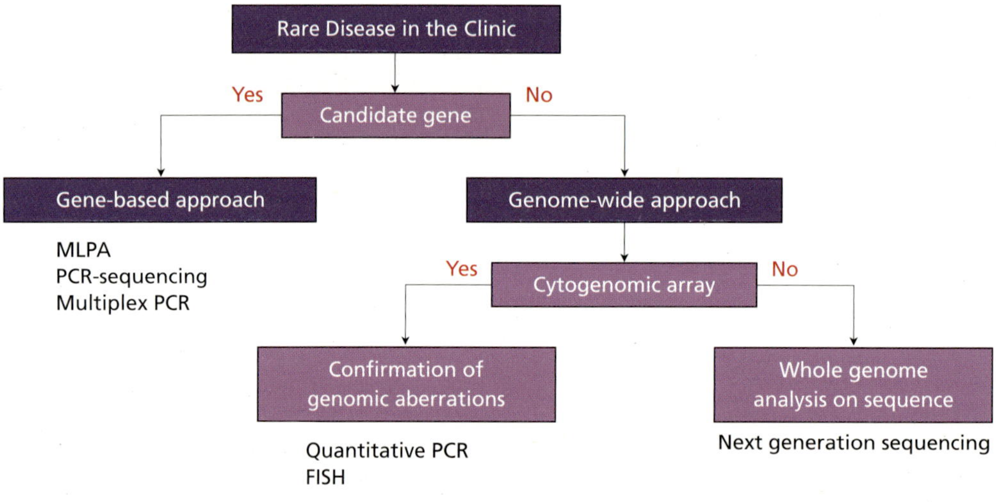

그림 1.1 희귀질환 유전자검사 흐름도

1) 후보유전자에 대한 검사

환자의 임상양상으로부터 특정 희귀질환이 의심되는 경우에는 이미 보고된 후보유전자에 대해서 유전자 이상 및 돌연변이를 분석한다. 가장 기초가 되는 유전자 분석법은 후보유전자를 PCR 증폭 후에 염기서열분석으로 확인하는 것이다. 또한 Multiplex Ligation-Dependent Probe Amplification(MLPA) 또는 다중 PCR을 이용하여 해당 유전자의 엑손 부위의 증폭 및 결실을 분석한다. 많은 경우에는 특정 희귀질환에 대하여 이미 확립된 특정 분석 방법을 사용한다.

2) 세포염기서열 유전자칩

세포염기서열 유전자칩(cytogenomic array)은 염색체의 구조 이상을 유전체 수준에서 분석하기 위하여 유전체 염기서열을 일정한 간격으로 유전자칩(microarray)을 만들어 분석한다. 최근에는 10kb 이내의 수준으로 세밀하게 유전체의 삽입과 결실을 분석할 수 있다. 정신지체, 전반적 발달장애, 발달지연 등을 보이는 환자를 대상으로 유전체 수준에서 100kb 이상의 유전자 결실 및 증폭을 분석한다. International standard for cytogenomic array 등에 보고된 연구 결과를 종합하면 array comparative genomic hybridization(aCGH)을 통하여 정신지체 환자의 15% 정도에서 염색체 이상을 발견할 수 있었다.

환자의 증상과 관련된 유전자 이상을 발견한 후에는 동일한 유전체 DNA를 대상으로 정량 PCR 또는 FISH를 이용하여 유전자 이상을 검증해야 한다.

3) 염기서열분석

Emulsion PCR 또는 solid-phase amplification에 근거하여 최근 개발된 차세대 염기서열분석(next-generation sequencing, NGS)에 의하여 수천만 개 내지 수억 개의 DNA 절편에 대하여 동시에 염기서열분석이 가능하게 되었다. 이를 이용하여 희귀질환 환자의 50~75%에서 발견되는 돌연변이를 분석하는 것이 가능하게 되었다. 기술의 발전에 따라 개인의 전장 염기서열을 동시에 분석할 수 있으며, 후보유전자를 모르는 희귀질환에 대해서도 환자의 돌연변이를 분석하는 것이 가능하다. 하지만 다양한 염기서열분석법을 이용하면 단백질을 코딩(coding)하는 모든 유전자의 엑손만 분석하거나 수백 개의 후보유전자만 대상으로 염기서열을 분석하는 것이 가능하다.

(1) 전장 염기서열분석(Whole genome sequencing, WGS)

전장 염기서열분석은 환자의 30억 쌍의 염기서열을 모두 분석하는 것이다. 이미 보고된 기준 염기서열(reference sequence) 및 한국인의 정상적인 DNA 다형성을 고려하여 개인별로 특이한 돌연변이를 찾을 수 있다. 대략 개인별로 300만 개가량의 단일염기다형성(single nucleotide polymorphism, SNP)이 존재하며, 이 중에서 수천여 개의 코딩 SNP가 있다. 이러한 다양하고 많은 숫자의 SNP 중에서 개인의 질환에 관련된 SNP를 찾기 위해서는 이미 보고된 질환 관련 데이터베이스를 활용하거나 환자 가족에 대한 분석과 유사한 질환군의 환자를 대상으로 염기서열을 분석해야 한다. 전장 염기서열분석을 통하여 촉진자를 포함한 전사조절 부위나 인트론의 스플라이싱과 같은 유전자 구조에 영향을 주는 부위의 돌연변이를 찾을 수 있다.

(2) 전장 엑솜 염기서열분석(Whole exome sequencing, WES)

단백질을 만드는 엑손 부위의 길이는 전체 유전체의 1~3%에 지나지 않는다. 하지만 엑손 부위의 돌연변이는 단백질의 기능에 영향을 미치고 질환과 관련될 가능성이 크다. 전사조절 부위나 스플라이싱에 영향을 주는 돌연변이도 단백질의 양이나 질에 영향을 줄 수 있으나 단백질의 기능을 파괴하는 돌연변이에 비해 의미가 적다. 즉, 대부분 희귀질환 돌연변이의 경우 비동의적 미스센스 돌연변이(missense mutation)이나 중간에 종료 코돈(termination codon)으로 단백질이 중간에서 잘리는 난센스 돌연변이(nonsense mutation)가 대부분이다. 따라서 엑손 부위만 분석함으로써 충분히 희귀질환에 대한 분석이 가능하다.
전장 엑솜 염기서열분석에서는 대략 인간유전체 전체 엑손에 해당하는 30~60Mb 정도의 엑솜을 포획(capturing)한 후에 이들 부분에 대한 염기서열을 분석한다. 엑솜 부위에서 단백질의 변화나 삽입 및 결실을 분석하며, 최근 분석 소프트웨어의 발달로 유전체 구조적 변이(structural variation) 및 유전자 복제수 변이(copy-number variation)도 검출이 가능하게 되었다.

(3) 후보유전자 염기서열분석(Target sequencing)

망막색소변성(retinitis pigmentosa, RP)과 같이 이미 많은 유전자 연구를 통하여 후보유전자가 보고된 경우에는 RP 환자를 대상으로 후보유전자군에 대해서만 분석하는 것이 유리하다. 따라서 전체 엑솜보다 RP와 관련된 70여 개 유전자의 엑손 또는 유전자 부위를 포획한 후에 염기서열을 분석하며, 최근 분석 소프트웨어의 발달로 유전체 구조적 변이(structural variation) 및 유전자 복제수 변이(copy-number variation)도 검출이 가능하게 되었다.

3. 멘델 유전성 질환에서 새로운 질환유전자의 탐색

1) 위치 클로닝(Positional cloning)

위치 클로닝은 가계분석 또는 연관분석을 통하여 질환과 관련된 유전자의 염색체상의 위치를 파악하는 것이다. 예를 들어 듀시엔형 근이영양증(OMIM 306400)에서 질환유전자인 *DMD*를 클로닝하는 과정에서 X염색체와 상염색체 사이에 상호전좌(X-autosome translocation)가 있는 근이영양증 환자의 DNA로부터 중시섬(breakpoint)을 찾고 그 지역에 있는 유전자 중에 원인 유전자를 찾는 것을 말한다.

(1) 후보 부위(Candidate region)에 대한 확인

첫 번째 단계는 가계분석이나 연관분석을 통하여 질환과 관련된 염색체 부위를 찾는 것이며, 이를 위해서 많은 유전체 연구가 필요하다. 가계분석의 경우에는 증상을 수치화할 수 있는 정확한 기준에 따라 환자와 가족의 분석이 필요하며, 또한 유전자검사를 통하여 가계 구성에 대한 정확한 파악이 필요하다. 또한 연관분석을 위해서는 대규모 코호트 또는 인구집단연구가 필요하다. 다음 단계를 위하여 가능하면 좁은 범위 내로 염색체 위치를 정하는 것이 필요하다. 최근에는 SNP 및 유전자 복제수 변이(copy number variation, CNV) 표지자를 이용하여 1Mb 이내로 후보 지역을 좁힐 수 있다.

(2) 해당 지역의 유전자

인간게놈계획(Human Genome Project)과 대규모 게놈변이지도(HapMap) 연구 등 최근에 전 세계적으로 유전체 연구정보의 축적으로 인간유전체에 대한 정확하고 세밀한 지도가 완성되어 있다. 특히 ENCODE(the Encyclopedia of DNA Elements) 프로젝트는 각각의 유전자에 대하여 유전자 구조뿐만 아니라 전사 및 후생유전자 조절(epigenetic regulation) 등 다양한 수준에서 정확한 정보를 확인할 수 있다. 게놈 브라우저(Genome browser)를 통하여 각 염색체 위치에서 유전자의 존재, 조절 및 질환 관련 정보도 확인할 수 있다. 가계

분석 및 상관성 분석을 통하여 얻은 염색체내 위치로부터 질환과 관련된 유전자를 선정할 수 있다.

(3) 돌연변이 검사

해당 유전자가 질환과 관련되어 있기 위해서는 환자 시료에서 돌연변이를 확인해야 한다. 질환 관련 염색체 부위가 클 경우 지역 내 모든 유전자에 대한 유전자 변이를 확인하고, 그 변이가 단백질의 기능에 영향을 주는지 확인하는 것이 필요하다. 또한 기존에 보고된 SNP 및 CNV와 같은 다형성을 비교하고, 특히 드문 변종의 가능성을 배제할 수 있어야 한다.

2) 후보 질환유전자에 대한 검증

(1) 유전자 발현

해당 지역 내의 유전자 중에서 질환유전자는 질환과 관련된 조직에서 발현하고 있어야 한다. 실제 환자의 조직 또는 시료로부터 real-time PCR(RT-PCR)을 통하여 확인할 수 있으나 Gene Expression Omnibus(GEO, http://www.ncbi.nlm.nih.gov/geo/) 및 GENSAT(http://www.gensat.org/), Human Developmental Biology Resource(http://www.hdbr.org)와 같은 공용 데이터베이스에서 찾아볼 수 있다. 또한 dbEST 및 SAGE와 같은 다양한 데이터베이스에 대한 검색이 필요하다. 이를 통하여 증상을 나타내는 조직에서 발현하는 유전자를 찾도록 한다.

(2) 관련된 기능

해당 유전자의 기능이 알려져 있는 경우에는 질환과의 관련성을 추정해 볼 수 있다. 질환 관련 염색체 부위에 있는 유전자 중에서 보고된 기능이 증상과 관련되어 있다면 해당 유전자에 대한 심층분석이 필요하다.

(3) 동물모델

기존에 보고된 동물모델에 대한 정보는 질환유전자를 찾는 데 매우 유용하다. 또한 여러 종에서 보존된 유전자이거나 돌연변이 부위가 여러 종에서 보존된 부위라면 해당 유전자가 질환유전자일 가능성이 커진다.

질환에 대한 정보가 잘 정리되어 데이터베이스로 이용할 수 있는 동물모델 중에 생쥐와 같이 비교적 인간 유전자와 유사한 경우도 있으며, *C. elegans*나 *Drosophila*에서의 돌연변이와 이에 대한 기능 분석 결과는 질환유전자를 선정하는 데 매우 도움이 된다.

3) 미래 RP 유전자 분석의 방향

RP의 유전적 이질성(heterogeneity)으로 인하여 임상적 표현형을 근거로 유전적 돌연변이를 예측하는 것은 거의 불가능하다. 1990년에 로돕신(Rhodopsin) 단백질의 디스크내 부위(intradiscal domain) 변이를 규명한 것을 시작으로 다양한 방법을 통하여 RP이 원인 유전자를 정의하고 재확인하는 연구들이 진행되었나. 최근 차세대염기서열분석기술의 개발로 인하여 RP의 원인 유전자 규명이 가속화되어, 현재 약 70여 개의 유전자가 RP와 연관이 있는 것으로 밝혀져 있다.

RP 원인 유전자의 확보 및 역할 분석 과정을 통하여 그 정보를 기반으로 하는 치료법의 연구 역시 동시에 진행 중이다. RP의 원인 유전자와 관련된 병리생물학적 기전은 광전달경로(phototransduction cascade), 망막전사 인자 관련 경로, RNA 스플라이싱기구(splicing machinery), 망막 대사, 망막 세포의 구조 및 기능을 포함한다. 유전자–병리생리학의 다양성은 RP의 치료가 어려운 원인 중 하나이다. 다양한 약리학적 제제(신경영양 인자, 항산화제, 항암제)를 사용한 치료법을 시도했지만 대부분 RP의 근본 원인을 목표로 삼지 않았으며, 임상적 효과가 명확하게 입증되지 않았다. 현재 개발이 진행 중이거나 임상시험 중인 RP의 현재 치료법은 유전자치료, 세포치료 및 인공망막 등이 있다.

이와 같이 연구 중인 새로운 치료법들을 환자에게 적용하기 위해서는 무엇보다 질환의 정확한 원인을 찾아내는 것이 중요하다. 특히 RP와 같이 다양한 형태의 유전 방식과 복수의 변이가 공존하여 발생하는 질환의 경우에는 환자 개개인의 질환 발생요인을 정확하게 파악해야 하며, 차세대염기서열분석기술을 이용한 원인 유전자 위치 지도작성(causal locus mapping)은 개개인의 유전자 변이를 파악하고 알맞은 치료법을 적용하는 데 매우 효과적인 방법으로 활용할 수 있다.

CHAPTER 2

유전성 망막질환의 이해를 위한 유전학적 기초

Genetic Bases for Inherited Retinal Diseases

1. 인간유전학의 기초 개념

1) 유전양상(Inheritance)

유전성 망막질환은 교과서적인 멘델 유전양상(Mendelian inheritance pattern)을 따르지만 천천히 진행하기 때문에 실제로는 훨씬 복잡하다. 여기서는 대표적인 유전양상과 이를 복잡하게 만들 수 있는 이유들에 대하여 설명하고자 한다.

(1) 상염색체우성(Autosomal dominant)

상염색체우성은 상염색체에 존재하는 이형접합체(heterozygous) 돌연변이 한쪽만으로도 질병을 일으킬 수 있다. 상염색체우성일 경우에 질병은 모든 세대에 걸쳐 나타나게 된다. 여성과 남성의 비율은 같으며 자녀 중에 질병이 발생할 가능성은 50%이다. 망막질환 중에서 상염색체우성으로 유전하는 대표적인 질환은 베스트 병(Best disease) 같은 황반질환이다. 다양한 표현형(variable expression)과 불완전한 침투도(incomplete penetrance)로 인하여 상염색체우성유전을 다른 유전양상과 혼동할 수 있다.

다양한 표현형이란 같은 돌연변이를 가지고 있는 개체 간에 질환의 시작, 진행이나 위중도 등에서 다양한 양상을 보여 다른 임상양상을 보이는 경우를 의미한다. 상염색체우성 망막색소변성의 경우 표현형이 매우 다양한데, *PRPH2*(RDS라고도 알려져 있는) 유전자의 돌연변이는 심지어 같은 가족 내에서도 망막색소변성, 황반변성 또는 황반의 변성을 동반한 전체 망막의 변성과 같이 다양한 표현형으로 나타나기도 한다. 다양한 표현형으로 인하여 늦은 나이에 증상이 나타나거나 다른 질환으로 진단될 경우에는 유전양식을 결정하는 데 어려움이 따른다.

불완전한 침투도 또는 비침투도(nonpenetrance)는 질환유전자 돌연변이를 가지고 있는 개체가 질병에 걸리지 않는 경우를 의미한다. 대부분 환자에서 20대에 망막색소변성이 나타나는 우성유전 형태의 *PRPF31* 돌연변이를 가지고 있는 사람의 약 20% 가까이에서 60세까지 정상 시력을 보이는 경우도 보고되고 있다. 건강한 개체의 위, 아래 세대로는 모두 환자가 있을 때 "skipped generation"이라고 부르는데, 이를 비침투도라고 하며 역시 *PRPF31* 유전자 돌연변이에서 종종 관찰된다.

다양한 표현형과 비침투도가 다르게 보이지만 실제로는 같은 스펙트럼에 존재하는 현상으로서 비침투도가 한 극단에 위치했다고 이해할 수 있다. 질병이 늦게 나타나는 경우나 나타나지 않는 경우 모두 한 환자에서 어느 나이에 검진했느냐에 따라 다르게 나타날 수 있다. 상염색체우성유전은 매우 다양하기 때문에 쉽게 결론 내리기 어렵다.

(2) 상염색체열성(Autosomal recessive)

상염색체열성유전은 쌍을 이루는 염색체에 존재하는 유전자에 이상이 있을 때 질환을 일으킨다. 한 유전자가 동형접합체(homozygous)인 돌연변이일 수도 있고 서로 다른 돌연변이의 이형접합체(heterozygous)일 수도 있다. 2개의 다른 열성유전 돌연변이를 가진 경우를 복합이형접합체(compound heterozygous)라고 부르기도 한다. 반드시 한 쌍의 돌연변이는 서로 다른 염색체의 같은 유전자에 존재해야 한다. 2개의 돌연변이가 1개의 염색체에 존재할 때를 cis라고 부르고 다른 염색체에 존재할 때를 trans라고 부르며, 열성유전은 반드시 trans여야 한다. 레버흑암시증과 어셔 증후군이 대표적으로 상염색체열성유전을 나타낸다.

돌연변이 2개가 모두 새로 발생하지 않았다면 부모는 돌연변이를 가지고 있는 보인자(carrier)여야 하며, 이형접합자이다. 보인자는 증상이 없으며, 이 가정에서 1/4의 자녀가 이환될 수 있으며, 약 절반에서 보인자가 된다. 많은 열성인 케이스들은 단독(isolated)이거나 simplex로서 가정에서 1명만 질병을 가지고 있다.

근친혼(consanguineous) 가정에서는 같은 열성유전 질환이 여러 명의 가족 구성원에서 나타날 수 있다. 2개의 동일한 돌연변이가 비교적 최근의 선조로부터 유래되었을 때 이를 identical by descent(IBD)라고 부른다. 근친혼 가족에서는 IBD와 관련된 유전성 망막질환이 자주 발견된다.

보인자는 증상이 없기 때문에 상염색체열성유전 가족을 확정 짓기는 쉽지 않다.

(3) 성염색체연관 유전(X-linked or sex-linked inheritance)

성염색체연관 유전은 X염색체에 있는 유전자의 돌연변이로 발생하고 반접합자(hemizygous)인 남성은 거의 심한 질환을 가지게 된다. 대부분의 유전성 질환에서 여성 보인자는 질병을 가지고 있지 않은데, 여성은 2개의 X염색체를 가지고 있기 때문에 이는 열성유전 양식임을 보여 준다. 실제로 열성인 성염색체연관 유전에서 어머니가 보인자일 경우 아들의 50%가 질병에 걸릴 수 있고 50%의 딸이 보인자가 될 수 있지만, 아버지가 환자일 경우 아들은 유전될 수 없다. 남성에서 남성으로 전달될 수 없는 점이 성염색체연관 유전의 중요한 특징이다.

여성 보인자에서 질환은 조금 복잡한데, 여성에서는 한 쌍의 X염색체가 있지만 대부분 조직에서 하나의 X염색체는 불활성화되기 때문이다. 이런 X염색체의 불활성화를 리용화(Lyonization)라고 부른다. X염색체 불활성화로 인하여 어떤 세포에서는 돌연변이 단백질만 생산할 수 있고, 실제로 성염색체연관 유전인 망막색수변성의 여성 보인자에서 증상이 나타나는 경우가 많이 존재한다. 대부분 심각하지 않은 수준의 질병을 앓게 되지만 일부에서는 빨리 진행하여 위중한 경과를 보이는 경우도 있다. 이처럼 여성 보인자에서 증상이 나타나게 될 때 상염색체우성유전으로 보일 수도 있다.

(4) 산발적 유전(Isolated cases)

산발적으로 발생한 경우에는 유전 양식을 확정하기 어렵다. 1촌인 가족뿐만 아니라 그보다 먼 친척에서도 환자가 발생하지 않을 경우 산발적이라고 부른다. 실제적으로는 친척들이 충분한 검사를 받지 못했거나 이에 대한 정보가 부족해서 산발적으로 오인되는 경우도 있을 것으로 추측해 볼 수 있다.

부모가 열성 돌연변이의 보인자인 경우도 가능하며, 부모 중 1명이 열성 돌연변이의 보인자이고 다른 하나의 돌연변이는 환자에서 자생적으로(de novo)로 발생한 경우 등이 산발적인 발생의 가능한 원인이다. 또한 환자에서 자생적으로 우성유전의 돌연변이가 발생할 수도 있다. 또한 선대에서 비침투도가 있는 우성유전이나 성염색체연관 유전일 수도 있다. 결론적으로 산발적인 유전 양상일 때 유전 양식을 정확히 알기 위해서는 유전자검사가 필요하다.

(5) 이유전자적이나 다원적 유전(Digenic and polygenic)

대부분의 유전성 망막질환은 한 사람에에서 하나의 유전자만 이상이 생기는 단일유전자(monogenic) 질환이지만 실제로는 이보다 복잡한 경우가 존재한다. 대표적인 것이 *PRPH2*(RDS) 유전자와 *ROM1* 유전자의 이상이 동시에 있을 때만 질환이 발생하는 경우가 있다. Bardet-Biedl syndrome(BBS)은 눈에는 망막색소변성과 함께 여러 선천 이상이 같이 나타나는 열성유전 질환인데 원인 유전자로 15개 정도가 현재까지 알려져 있다. BBS에서는 열성으로 있는 한 가지 유전자 이외의 두 번째 유전자에 세 번째 돌연변이가 있어야 질환이 발생하는 경우가 있으며, 이를 삼대립 유전자(triallelic or trigenic)라고 부른다.

2) 염색체(Chromosome)

염색체는 분열하는 진핵(eukaryotic) 세포의 핵에서 진하게 염색되어 관찰되는 물질을 가리킨다. 인간 같은 이배체(diploid) 생명체의 경우 분열을 시작하기 전에 최초의 세포는 23쌍의 염색체(n), 즉 총 46개의 염색체(2n)로 이루어져 있으며, 부모로부터 유래한 정자와 난자의 반수체(haploid) 세포가 융합하여 나타난다. 이것은 일차 생식세포이며 체세포(somatic cell)라고 불리는 이후의 세포들은 최초의 세포핵에 있는 유전정보를 모두 담고 있다. 예외로 정자와 난자 생성세포(sperm and ovum producing, germline cell)는 반수체 세포만 만든다.

진핵세포의 염색체는 유전정보를 전달하는 역할을 하는 단백질, DNA, RNA와 다른 요소들로 이루어진 구조체이다. 염색체의 기본 구조는 DNA의 이중나선 형태이다. DNA의 길이는 base pair로 측정되는데, 염색체에 있는 DNA의 길이는 수백만 base pair인 megabase 크기 정도까지 될 수 있다. 염색체의 역할은 이 거대한 DNA 분자를 온전하게 보전하는 역할뿐만 아니라 DNA의 분열과 발현을 조절에도 참여한다.

3) 디옥시리보핵산(DNA), 리보핵산(RNA)과 단백질

DNA는 deoxyribonucleic acid의 약자인데 길게 늘어선 4가지의 염기 adenine(A), thymine(T), guanine(G), 그리고 cytosine(C)으로 이루어져 있다. 2줄의 역평행하게

(antiparallel) 마주 보고 있는 DNA가 2개의 수소결합으로 연결되어 있다.

RNA는 ribonucleic acid의 약자로서 DNA와 비슷하게 adenine, uracil(U), guanine, 그리고 cytosine으로 구성되어 있다. RNA의 단일사슬이지만 선형의 구조 안에 접힌(folding) 구조를 가지고 있기도 하다. 메신저 리보핵산(messenger RNA, mRNA)은 유전정보를 전달하는 역할을 하지만 다른 RNA들은 이외에도 다양한 역할을 수행한다.

단백질은 20개의 아미노산으로 이루어져 있는데, 선형의 구조물이지만 다양한 모양으로 접힌 구조를 만들기 때문에 다양한 역할과 생물학적 기능을 한다.

DNA는 A, T, G, C로 이루어진 인산염 뼈대(backbone)로 이루어져 있으며, 전통적으로 5′ 인산염의 끝을 시작점으로 하여 3′ 인산염의 끝에서 끝나는 것으로 읽어 나간다. 마주 보는 염기는 A-T, G-C로 짝지어져 있으므로 반대편 가닥은 처음 가닥에 역평행하여 주행하며 이 둘은 나선 형태의 구조를 이룬다. 이 염기서열의 배열이 모든 생명체의 유전정보를 전달하는 기본 구조이다.

DNA 복제(duplication) 과정에서 이 나선형 구조는 풀어진 후에 각각의 DNA 단일 가닥으로부터 완벽한 반대편 가닥이 복사된다. DNA 중합효소(polymerase)가 DNA 복제 과정에서 가장 중요한 효소이며, 이는 핵 안에서 이루어진다.

DNA에서 RNA로의 전사(transcription)될 때 한 쌍의 가닥이 풀어지고(unwind), DNA에 상보적인 한 가닥의 RNA 가닥이 합성된다. RNA 중합효소가 중요한 역할을 하는 효소이며 전사의 첫 번째 과정은 핵 안에서 일어난다. 이후 여러 단계를 거쳐서 mRNA가 핵으로부터 배출되어 세포질(cytoplasm)에 있는 단백질 형성 기구로 넘어가게 된다.

단백질 번역(translation) 과정에서 단백질의 아미노산 서열에 대한 정보 전달을 mRNA가 담당하며, 아미노(NH2-) 말단으로부터 카복시(-COOH) 말단의 방향으로 해당되는 아미노산을 추가하면서 단백질 번역이 진행된다. 각각의 아미노산은 특정한 3개의 RNA 염기 조합으로 대응되어 있으며, 이를 triplet 또는 codon이라고 부른다. 단백질 합성 이후에 각각의 단백질은 전사 후 변형(posttranslational modification)을 거치고 선형인 단백질은 복잡한 구부러짐(folding)이라는 변형 과정을 거친 이후에 활성화 상태가 되는데, 이 과정에는 샤페론(chaperon)이라고 불리는 단백질의 도움이 필요하다.

4) 유전자의 구조(Gene structure)

단백질을 코딩하지 않는 DNA도 여전히 '형질(traits)'에 영향을 미치는 곳이 있어, 이를 유전자라고 불러야 한다는 의견도 있어 유전체에서 유전자의 시작과 끝이 어디인지에 대해서는 논란이 있을 수 있다. 그러나 이 책에서 유전자는 단백질에 대한 정보만 담고 있는 부분을 유전자로 한정하는 것이 일반적이다.

유전자 발현(gene expression)은 DNA 전사로부터 시작하여 단백질 번역으로 진행되는 과정을 의미한다. 두 가닥 DNA(double stranded DNA)를 분리하여 한 가닥 DNA를 노출한 후에야 DNA에서 RNA로 전사가 가능하게 된다. 단백질 복합체가 RNA polymerase의 결합과 중합을 도와준다. 일차 RNA 가닥은 전사 개시 부위에서 시작하여 단백질의 아미노산 서열이 끝나는 부위보다 충분히 진행한 후에 끝난다. 이후에 첫 번째 RNA 염기에 메틸 캡(methyl cap)을 부착하고 3′ 말단을 잘라내고 poly A tail을 부착한다. RNA는 여러 단백질과 작은 기능적 RNA(functional RNA)와 함께 이어맞추기복합체(spliceosome)라고 불리는 단백질 복합체를 형성한다. 이어맞추기복합체는 RNA 전사체 내부의 일부분을 제거한 후에 나머지 부분을 결합한다. 이렇게 완성된 messanger RNA는 핵으로부터 나와서 세포질의 단백질합성기구로 이동하게 된다.

인간을 포함하여 대부분 진핵생물에서(eukaryotic)는 이어맞추기(splicing)가 일어나는데, 잘려 나가는(spliced out) 부분은 intron이라고 부르고 남아서 재결합되는 부분을 엑손(exon)이라고 부른다. 이어맞추기가 일어나는 부위는 다양한 생물에서 공통되는 표준적인 형태를 보여 주는데, 이를 splice donor와 splice acceptor로 부른다.

진화에 있어서 이어맞추기의 역할에 대하여는 논란이 있지만 기능적인 결과는 명확하다. 이어맞추기가 일어날 때 다른 종류의 인트론(intron)이 제거되고, 이에 따라 다른 종류의 mRNA를 만들고, 결과적으로 1개의 유전자로부터 다양한 종류의 단백질 아형을 만들게 된다.

이어맞추기 이후에 mRNA는 핵으로부터 세포질의 소포체에 존재하는 라이보솜에 의하여 단백질로 번역(translation)된다. 번역은 대체로 mRNA의 처음에서 시작하고 mRNA의 끝에서 종료되는 것이 아니다. mRNA에서 번역이 시작하는 부위의 위쪽(upstream)은 5′ untranslated region(5′ UTR)이라 하고 종료되는 부분의 아래쪽은 3′ untranslated region(3′ UTR)이라고 하는데, 번역이 일어나는 부위는 첫 엑손과 마지막 엑손 사이에 어느 곳이라도 가능하다.

5) 유사분열, 감수분열, 연관(Mitosis, meiosis, linkage)

일반적인 세포분열에서 체세포는 딸세포로 분열하면서 46개 염색체의 완전한 복사본을 전달해 주는데, 이것을 유사분열(mitosis)이라고 부른다.

반면, 분열하는 정자와 난자에서는 감수분열이라는 전혀 다른 방식의 염색체 분배와 DNA 조작이 일어난다. 첫 번째 단계에서는 유사분열처럼 DNA 복제가 일어나지만 복제된 DNA 가닥은 분리되지 않는다. 대신에 각각의 부모로부터 유래한 대응되는 유사한 염색체끼리 결합된 후에 DNA를 교환한다. 유사한 염색체의 교환으로 인하여 염색체의 양쪽 부모로부터 온 염색체 조각의 선형 혼합이 발생한다. 결과적으로 재조합된 염색체가 만들어지고, 이후에 이들은 분열하여 4개의 반수체 염색체를 가진 4개의 세포를 만들어낸다.

각각의 정자와 난자는 반수의 염색체를 가지고 있으며, 수정을 통하여 완전한 염색체 조합을 가지게 된다. 후손은 재조합된 염색체를 가지게 되고 결과적으로 각각의 개체가 가지고 있는 염색체는 부모는 물론 다른 사람과 다른 고유한 것이 된다.

다른 염색체에 있는 유전자들은 독립적으로 분리되어 나뉘지만, 같은 염색체 안에서 가까이 있는 유전자들은 같이 분리되고 재조합 과정에서도 같이 움직이는 경향이 있다. 염색체 안에서 물리적으로 멀리 떨어져 있을수록 감수분열 중에 재조합이 일어날 가능성이 커진다. 염색체 내에서 충분히 가까이 있어 재조합이 일어날 가능성이 적은 경우를 '연결되어 있는'이라고 말하고, 이처럼 독립적으로 분리되지 않는 것을 가리켜 '연관(linkage)'이라고 부른다.

하나의 염색체는 평균적으로 100Mb(mega base pair)이다. 50Mb 정도 떨어져 있는 유전자는 연관 없이 독립적이며 10Mb 이내에서는 연관을 보인다. 1Mb 떨어져 있는 유전자는 1% 이내의 비율로 재조합이 일어난다. 1Mb마다 평균 5~20개의 유전자가 존재하는 것을 감안하면 수백 개의 연속된 유전자가 서로 연관을 보일 수 있다.

연관은 진화나 기능적 관점에서 매우 중요한데 의학 분야에서는 질병유전자를 찾아내는 수단으로 이용된다. 나쁘지 않은 유전적 변이(neutral genetic variant)가 유전질환을 가지고 있는 가계에서 질환과 연관이 있다면 이러한 변이를 표지자(marker)라고 부를 수 있으며, 질환유전자는 표지자와 가까이 위치하며 연관되어 있다고 할 수 있다. 표지자의 위치를 토대로 질환유전자를 찾을 수 있다.

2. 인간유전체(Human genome)

인간유전체는 23쌍으로 되어 있는데, 22쌍은 상염색체이고 여성의 경우 X염색체 2개, 남성의 경우 X와 Y 염색체를 가지고 있다. 상염색체는 가장 큰 1번부터 가장 작은 22번까지 있다. 따라서 인간유전체 전체 시퀀스는 1번부터 22번 염색체까지 그리고 X, Y의 순서로 되어 있다. 2001년 인간게놈프로젝트(Human genome project)를 통하여 인간유전체 지도가 최초로 만들어졌으며, 이후로 수천 종의 생물에 대한 유전체 지도가 알려지게 되었다.

'인간유전체'와 '특정인의 유전체'는 명백한 차이점이 있다. '인간유전체' 또는 '특정 종의 유전체'는 평균으로 정해지거나 협의에 의하여 정해지는 것이 아니며, 단지 처음으로 염기서열(reference sequence)을 해독한 개인의 유전체를 의미한다. 따라서 인간유전체나 특정 종의 참조 염기서열 등은 예시에 불과할 뿐 특정한 염기서열이 아니다. 반면, 특정 개인의 유전체는 특정인에 특이한(unique) 46개 염색체의 정보를 모두 포함하는 것이다.

인간유전체의 반수체 크기는 3.3Gb(giga base)이며 전체 유전체는 6.6Gb이다. 단백질을 만드는 유전자는 총 21,000~25,000개 존재한다. 예측하던 숫자보다는 적지만 alternate splicing과 여러 개의 단백질 이소체를 통하여 실제로는 매우 다양해지게 된다.

대부분의 유전자는 인트론, 엑손, 조절요소(regulatory element) 등을 포함하여 10~100Kb 사이 길이이다. 따라서 전체 유전체에서 유전자가 차지하는 부분은 10% 이내이며 만약 엑손만에 국한하면 전체 유전체의 1.5%에 불과하게 된다.

인간유전체의 약 50%는 수천 수만 개의 짧은 반복되는 DNA로 되어 있다. 유전체 전체에 퍼져 있는 수백만 개의 Alu 서열이 대표적인 예이다. Alu는 SINEs(short interspersed nuclear elements)에 속하는 RNA 유래전이인자(retrotransposon)로서 자신을 유전체의 새로운 위치에 복제해 넣을 수 있다. 어떤 반복서열은 염색체 구조 유지와 단백질의 활성에 관하여 일부 기능을 담당하고 있다. 그럼에도 기본적으로 이 반복서열들은 진짜 유전자에 비교하자면 "Junk DNA"에 해당된다.

반복서열 50%를 제외한 나머지 절반은 한 부의 DNA만을 가지고 있으며, coding sequence를 포함하고 있다. 대부분의 single copy DNA는 RNA로 전사가 되지만 단백질로 만들어지지는 않는다. 한편 non coding RNA(ncRNA)가 정상적인 생명 활동에 역할을 하고 인간 질병에 영향을 주는 것은 틀림없지만 이에 대하여는 많은 것이 알려져 있지 않다.

1) 다형성(Polymorphism)

인간은 DNA 수준에서는 다른 개체와 99.9% 동일하다. 인간 배수체 게놈은 6.6Gb이기 때문에 서로 다른 개인은 수백만 개의 DNA가 다르다고 할 수 있다. 이런 차이가 질병 발생에 영향을 주기도 하지만 대부분은 중립적이거나 아주 작은 정도의 유리함이나 불리함을 가져올 뿐이다.

유전체에서 인식이 가능한 위치에는 주로 유전자가 있으며, 이를 좌위(locus)라고 부르는데, 여기에 있는 변이를 가리켜 대립유전자(allele)라고 부른다. 만약 인간 집단에서 어떤 locus에 1개 이상의 대립유전자가 있고 두 번째로 많은 대립유전자의 비율이 1% 이상일 때 이것을 유전적 다형성(genetic polymorphism)이라고 부른다. 만약 한 좌위에 2개의 대립유전자만 존재할 때 빈도가 낮은 대립유전자를 가리켜 소수 대립유전자(minor allele)라고 부른다.

여기서 다형성을 구분하는 1% 기준은 다소 인위적이다. 어떤 특정 대립유전자는 한 개체에서만 나타나는 경우도 있고 인구집단 내에서 100%의 비율로 나타나는 경우도 있다. 1%가 선택된 이유는, 이 비율은 실제 인구조사에서 측정될 수 있고 흔한 대립유전자는 일반적으로 양성으로 간주해도 되기 때문이다. 하지만 겸상적혈구 빈혈(sickle cell disease)이나 장성 섬유증(cystic fibrosis)은 특정 인구집단에서는 다형성일 수 있기 때문에 이러한 정의는 명백히 사실이라고는 할 수 없다. 어떤 사람이 한 locus에 똑같은 대립유전자로 이루어져 있으면 그 자리에 대하여 동형접합자(homozygous)라고 하고, 다른 대립유전자로 이루어져 있으면 이형접합자(heterozygous)라고 부른다. 한편 원래 하나만 있는 Y-염색체의 경우에는 반접합유전자(hemizygous)라고 한다. 인구집단에서 이형접합자의 비율은 하디-와인버그(Hardy-Weinberg) 수식에 의하여 예측해 볼 수 있다. 만약 2개의 allele의 비율이 p와 q라고 하면 동형접합자의 비율은 p^2+q^2이고 이형접합자의 비율은 $2\times p\times q$이다. 인구집단에서 특정 좌위에서 이형접합자의 비율은 이형접합성(heterozygosity)이라고 하며, 기본적으로 모든 이형접합자 조합의 합으로 나타낼 수 있다.

(1) 단일염기다형성(Single nucleotide polymorphism, SNP)

단일염기다형성은 인구집단에서 한 자리에 1개 이상의 염기가 관찰되는 것을 의미한다. 인간에서 수백만의 단일염기다형성이 존재한다. 어떤 것들은 특정 인종에서만 발견되지만 많은 경우는 대부분의 인종에서 발견된다. 1개의 염기 치환에 의하여 아미노산이 치환되고 이로 인하여 단백질에 영향을 주는 경우 coding SNP(cSNP)라고 한다. 수만 개의 cSNP이 존재하고 따라서 거의 모든 유전자에 1개 이상이 나타난다.

만약 한 쌍의 인간 염색체를 하나하나 분석하면 1,000bp당 하나꼴로 염기서열이 다르다. 일부는 개인에 국한된 것이고 일부는 드문 변이지만 대부분은 실제 단일염기다형성이다.

(2) Short tandem repeat(STR)

단일염기다형성 이외의 다형성으로 short tandem repeats(STR)이 있으며, 다른 이름으로 microsatellite라고도 한다. STR은 2~5bp 길이이며 같은 서열이 10번 내지 20번 정도 반복되어 있다. 대립유전자는 반복 횟수에 있어서 차이를 보인다. 반복 횟수가 다양하기 때문에 여러 종류의 대립유전자가 존재하게 된다.

(3) 기타 다형성

이외에도 인간 게놈에는 다양한 종류의 다형성이 있다. Minisatellite나 VNTRs(variable number tandem repeats)이라고 하는 STR보다 큰 다형성 요소(large polymorphic elements)들이 있다. Alu 서열의 삽입, 염색체의 재배열, 유전자 구조와 copy number variants 등이 다형성의 요인이 된다. 인간유전체에서 다형성은 예외적으로 복잡한데 이는 아마도 인간의 다양한 거주 지역, 빠른 공간적 이동, 결혼 형태 등에 따른 것으로 생각된다.

마지막으로 일부 개인에 국한되거나 비교적 드문 변이들이 있다. 일부 변이들은 망막질환을 일으키는 돌연변이처럼 치명적인 경우도 있다. 이러한 드문 변이 중에 어떤 것이 병리적인지 또는 큰 문제가 없는 것인지 알기 어려운 경우가 많다.

2) 돌연변이(Mutation)

돌연변이는 다음 세대로 전달되는 DNA의 변화를 의미하는데, 실질적으로는 나쁜 영향을 일으키는 DNA 변이의 뜻으로 더 많이 사용된다. 하지만 드문, 새로운 변이가 언제나 질병을 일으키는 것은 아니며 반대로 인구집단의 1% 이상에서 발견되는 변이가 언제나 무해한 것은 아니라는 점을 명심해야 한다.

대부분의 질환유발 돌연변이는 단백질에 직간접적으로 영향을 끼치는 것이지만 이는 사실 단백질에 대해서만 대부분의 연구가 이루어져 있기 때문이기도 하다. 돌연변이는 단백질의 기능을 없애거나 약화시킬 수 있고, 기능을 변경시키거나 증가시킬 수도 있으며, 단백질을 독성 물질로 바꿀 수도 있다. 돌연변이를 이러한 결과에 따라 기능 중지(functional null), 기능 획득이나 손실(gain or loss of function) 또는 독성 단백질 등으로 분류할 수 있다. 우성 돌연변이는 dominant negative라고도 부를 수 있는데, 이때 돌연변이 단백질은 정상 단백질의 기능을 방해하게 된다. 많은 예외가 있지만 매우 간략하게 정리하자면, 상염색체열성(AR) 돌연변이는 단백질이 만들어지지 않거나 기능하지 않으며(functional null), 상염색체우성 돌연변이는 기능 획득을 하거나(gain of function) 독성 단백질을 만들거나 dominant negative 효과를 만든다. 성염색체연관 돌연변이는 남성과 여성에서의 역할이 다양하기 때문에 다소 예측하기가 어렵다. 이와 달리 돌연변이를 DNA, mRNA, 그리고 단백질이 되는 과정을 바탕으로 분류할 수도 있다.

① DNA 소실(deletion) 또는 재배열(rearrangement)은 단백질이나 단백질 구성 요소 중에 핵심요소를 만들어지지 않게 한다. 놀랍게도 인간은, 어떤 것은 100Kb에 넘나들 정도로 큰 다양한 deletion을 가지고 있다. 건강한 개체의 경우 이런 deletion은 대체로 이형접합자이기 때문에 짝을 이룬 다른 염색체에서는 온전하다. 하지만 이러한 delction이 동형접합자일 경우에는 매우 심각한 결과를 초래한다. 유전자 1~2개나 이보다 작은 크기의 deletion은 상염색체우성 또는 상염색체열성 혹은 성염색체연관 유전 형태의 (망막)질환을 일으킬 수 있다.

② DNA 전사 시작 지점의 5′에 위치한 돌연변이는 mRNA의 생성을 막거나 mRNA의 양이나 생성 시간 등에 영향을 미치게 된다. 이런 것들은 촉진자(promotor) 또는 발현 돌연변이(expression mutation)라고 부를 수 있다. 게다가 인트론의 donor나 acceptor site를 규정하는 canonical nucleotide에 변화를 가져오는 돌연변이는 mRNA splicing에 심각한 변형을 일으킬 수 있다. 이들은 splice site mutation이라고 부른다. Splice site mutation은 전형적으로 단백질의 구조적 변화를 가져오거나 단백질이 아예 생성되지 않을 수 있다.

③ 마지막으로 돌연변이는 단백질을 다양한 방식으로 직접적으로 변화시킬 수 있다. 단백질에 직접적인 영향을 미치는 DNA의 돌연변이는 넓게 보아 염기 치환(nucleotide substitution)으로 분류될 수 있는데, 이는 보통 1-15bp의 염기가 지워지거나 삽입되는 indel이라고 불리는 것과는 차이를 보인다. 아미노산을 다르게 바꾸는 염기의 치환을 과오돌연변이(missense mutation)라고 부른다. 과오돌연변이는 단백질의 기능을 변화시키거나 독성단백질을 만들 수도 있고 또한 dominant negative 단백질을 만들 수도 있다. 염기

를 치환하지만 아미노산 서열을 바꾸지 않는 경우를 silent substitution이라고 부르는데, 대부분의 silent substitution은 무해하다. 코돈의 순서를 바꾸는 indel을 가리켜 frameshift mutation 또는 inframe amino acid deletion이라고 부른다. 염기치환 중 정상적인 종료 시점 이전에 번역을 멈추게 하는 것을 정지돌연변이(nonsense mutation) 또는 premature stop mutation이라고 부른다. Indel 또는 premature stop mutation은 심각하게 이상이 있는 단백질을 만들거나 아예 만들지 않게 된다.

CHAPTER

3

망막질환의 분자유전학

Molecular Genetics of Retinal Diseases

1. 유전자 연구가 왜 중요한가?

망막질환의 분자유전학은 일반 임상의가 쉽게 접근하기 어려운 분야이며, 연구 내용과 결과를 이해하기 위해서는 많은 시간과 노력이 필요하다. 망막 임상에서 분자유전학을 연구하는 목적은 망막질환 환자의 시력 회복을 돕고 시각 기능을 회복시키기 위해서라고 할 수 있다. 안과 임상의가 분자유전학 연구를 수행하고 연구 결과를 이해해야 하는 구체적인 이유를 정리하면 다음과 같다.

첫째로 특정 망막질환의 원인 유전자를 찾고 그 기능을 이해하는 것은 해당 망막질환의 병리기전을 이해하는 열쇠가 될 수 있다. 또한 질병 유발 유전자의 기능을 이해함으로써 정상 망막의 기능과 기전을 이해할 수 있다. 예를 들어 망막색소변성의 원인 유전자들을 찾아냄으로써 시각세포의 기능과 유지에 필요한 무수히 많은 단백질을 찾을 수 있게 되었다. 심지어 매우 드문 망막질환의 질병 유발 유전자 이상을 발견하게 되면 그 유전자는 나이관련황반변성, 망막박리, 당뇨망막병증 등의 흔한 망막질환에 대해서도 후보유전자가 될 수 있다.

둘째로 질병 유발 유전자 이상을 찾게 되면 해당 망막질환을 진단하는 데 도움을 줄 수 있다. 또한 망막질환의 분류와 예후, 예측 등에도 이러한 유전학적 지식이 유용하다. 경우에 따라서 예전에는 전혀 다른 질환이라고 알고 있던 망막질환들이 연속선상에 있는 질환군의 일부로 밝혀지는 경우도 있으며, 어떤 경우에는 임상적으로는 매우 유사한 질환들이 실제로는 전혀 다른 기전으로 발생하기도 한다(예: X-연관 망막색소변성).

셋째로 분자유전학을 통한 진단은 특정 가족에서 질병 발생 위험이 높은 환자를 조기에 발견하는 데 유용하다. 위험 환자를 찾게 되면 증상이 발생하기 전에 조기 진단을 위한 스크리닝 검사를 시행하고 치료를 시작할 수도 있다. 만일 가족 구성원에서 시행한 분자유전학적 검사에서 질병 발생 위험이 낮음을 확인한 경우 이들에게는 질병을 발견하기 위한 검사를 적게 하거나 늦게 할 수도 있다. 대표적인 예로는 드물지만 매우 치명적인 본 히펠–린다우 병(von-Hippel-Lindau disease)이 있다. 이 질환의 유전자가 있음이 확인될 경우 실명과 전신적 합병증을 막기 위하여 어린 나이부터 정기적인 검사와 치료가 필요하지만, 가족 구성원 중에 위험 유전자가 없는 경우 그 구성원은 이에 따른 적절한 카운슬링과 정기검사를 준비할 수 있다.

무엇보다 망막질환의 분자유전학을 연구하는 궁극적인 목적은 망막질환의 새로운 치료법을 찾는 데 있다. 유전자치료에 있어 질환 조직에 외부 유전자 일부를 삽입하여 병을 고칠 수 있을 것으로 보았던 초기 기대는 많은 난관에 봉착해 있다. 이러한 장애물에는 유전자 전달의 문제, 치료 유전자의 장기적인 발현 문제, 유전자 전달체의 면역독성 등이 있다. 그러나 망막질환의 동물모델에서의 유전학적 변형은 많은 발전을 거쳤다. 그러한 예로 쥐의 레버선천흑암시 동물모델에서 *RPE65* 유전자를 치환함으로써 시력을 개선시켰으며, 쥐의 레버선천흑암시 동물모델에서 유전자의 전달을 통하여 정상적인 망막의 구조를 회복시켰다. 이와 같은 새로운 치료를 환자에게 적용하기 위해서는 위에 기술한 여러 가지 기술적 문제의 극복과 망막질환의 분자유전학적 발병기전을 정확하게 이해해야만 한다. 망막질환의 분자유전학적 기전의 이해는 질환의 치료에 있어 어떤 유전학적 치료 형태가 위험성을 최소화하면서 가장 효과가 있을지 예측하는 데 중요하다.

2. 망막질환과 연관된 유전자를 찾는 테크닉과 전술

1) 연관분석

세포의 감수분열 때 발생하는 유전자의 교환은 연관분석(linkage analysis)을 통한 유전자 지도 제작의 근거이다. 유전자의 재조합은 무작위적으로 염색체 전반에 걸쳐서 일어나기 때문에 2개의 유전자 사이의 재조합은 두 유전자가 위치하는 염색체 내의 물리적 거리에 비례하게 된다. 따라서 두 유전자 사이의 재조합 빈도를 구함으로써 염색체 내에서 두 유전자의 위치정보를 알게 된다. 특정 DNA의 사람들 간의 변이를 DNA 다형성(polymorphism)이라고 하며, 이는 분자유전학 분석에 있어서 표지자로 활용된다. 예를 들면, 특정 DNA 다형성 부위가 가족 구성원 중에서 질환이 있는 환자에서만 발견되고 질환이 없는 구성원에서는 발견되지 않는다면 이 망막질환의 원인 유전자는 DNA 다형성 부위, 즉 표지자 근처에 있을 것으로 예상할 수 있다. 이때 LOD(logarithm of the odds) 점수를 계산해서 질병의 유전자형과 표현형의 일치 가능성을 통계적으로 분석할 수 있다. 많은 표지자를 사용하고 표지자 근처의 DNA 염기서열을 분석하면 해당 원인 유전자의 위치와 돌연변이를 찾을 수 있다.

2) 위치후보 접근 방법

최근에는 연관분석을 통한 질병 유전자 발견에 있어 많은 발전이 이루어졌다. 많은 DNA 다형성 부위가 알려져 질병 유전자의 염색체내 위치를 예측하는 것이 보다 정교해졌다. 유전자들의 염기서열분석이 많이 이루어지고 데이터베이스가 구축되어 원하는 염색체 부위 내의 질병 유전자를 찾는 데 사용되고 있다. 또한 이러한 유전자 데이터베이스를 스크리닝하여 질병 유전자를 찾는 확률이 염색체내 예상 부위를 통한 질병 유전자의 동정보다 더 높아지고 있다. 이처럼 연관분석과 후보유전자의 스크리닝을 함께 사용하는 방법을 위치후보 접근 방식(positional candidate approach)이라고 한다. 이 방법은 상염색체우성 망막색소변성의 원인 유전자인 로돕신(rhodopsin) 유전자를 동정하는 데 사용되었다.

3) 후보유전자 접근 방법

후보유전자 접근 방법(candidate gene approach)은 유전자의 염색체내 위치정보 없이 질병 유전자를 찾는 방법이다. 망막질환에 있어 질병 발생기전과 관련 있을 것으로 예상되는 기능을 가지고 있는 유전자의 돌연변이 여부를 혈연관계가 없는 환자들을 대상으로 스크리닝하는 방법이다. 예를 들어 광전달(phototransduction) 경로상의 수많은 단백질과 유전자가 동정되었기 때문에, 광전달 경로에 문제가 있을 것으로 예상되는 망막질환의 유전학적 연구에 후보유전자 접근 방법이 유용하다.

3. 유전자 기능 분석 방법

점점 많은 수의 질병 유전자가 발견되면서 일부 유전자는 그 기능을 알 수 없는 경우도 있다. 이 경우 웹 데이터베이스에서 기능을 알고 있는 유전자 중 관심 유전자와 염기서열과 단백질 구조의 유사성이 있는 유전자가 있다면 이를 이용하여 기능을 추측해 볼 수 있다. 다른 조직에서 기원한 RNA에 관심 유전자를 부착시켜 하이브리드 형성(hybridization) 정도를 통하여 유전자의 발현 정도를 알아볼 수도 있다. 또 다른 방법으로 조직학적 단면에 유전자를 부착할 수도 있고(in-situ hybridization), 유전자에 의하여 발현되는 단백질과 결합하는 항체를 부착시켜 해당 유전자를 발현하는 세포와 그 위치를 확인할 수도 있다(면역조직화학, immunohistochemistry).

특정 유전자의 돌연변이가 세포와 조직의 기능에 어떤 영향을 미치는지에 대한 연구도 필요하다. 하나의 방법은 적절한 배양세포를 유전자 조작하여 야생형과 돌연변이형 유전자를 각각 발현하게 하여 정상과 돌연변이 단백질의 효과를 연구하는 방법이 있다. 또 다른 방법으로 적절한 동물모델에서 유전자의 유무에 따른 효과를 분석하는 것이다. 유전자조합생쥐(transgenic mouse)를 만들 수 있으며, 관심 있는 인간의 유전자와 일치하는 유전자가 결여된 쥐(knockout mouse)를 만들게 된다. 스타가르트 병의 원인 유전자인 *ABCR* 유전자의 역할 또한 *ABCR* 유전자 결핍 쥐의 연구를 통하여 밝혀졌다.

생쥐의 수정란에 인위적으로 조합한 유전자를 미세주입(microinjection)하여 기능을 연구하는 방법도 있다. 주입된 유전자는 무작위적으로 수용체 유전자에 삽입되게 된다. Rd와 RDS 생쥐에서 결핍된 유전자(각각 mouse beta-phosphodiesterase와 rds/peripherin)를 주입함으로써 표현형을 성공적으로 변경시킬 수 있음이 보고되었다.

4. 망막질환의 분자유전학적 양상과 임상양상 간의 관련성

망막질환에서 원인 유전자의 이상이 밝혀짐에 따라 특정 망막질환의 원인 유전자가 2개 이상인 경우가 있다. 특히 망막색소변성의 경우 가계에 따라서 전혀 다른 유전자의 이상이 발견되며, 유전학적 이상과 임상양상이 일대일 대응하지 않는다. 한 질환은 여러 개의 유전자 이상으로 발생하기도 하며, 1개의 유전자가 다양한 임상양상의 질환을 초래하기도 한다. 대표적인 예로 로돕신 유전자가 있다. 로돕신 유전자 내의 다른 돌연변이는

3개의 상이한 질환을 유발할 수 있으며, 이에는 상염색체우성 망막색소변성, 상염색체열성 망막색소변성, 그리고 선천비진행성야맹증(congenital stationary night blindness)이 있다. 하나의 유전자의 돌연변이가 다양한 유전양상을 보이는 기전에는 망막 기능에 중요한 유전자의 상태도 관계가 있으며, 대표적인 예로 *RDS* 유전자가 있다. 이유전자(digenic) 망막색소변성으로 *RDS* 유전자와 *ROM-1* 유전자의 돌연변이가 동시에 있어야만 질환이 발생하는 경우가 있다. 이러한 digenic 질환은 상염색체열성과는 유전 양상에 차이가 있다. 상염색체열성 망막색소변성 환자가 후대에 질병을 전달할 가능성이 1% 이내인 것에 비해 이유전자 망막색소변성 환자가 2개의 별개 염색체의 유전자를 후대에 전달할 확률은 25%에 해당된다.

이처럼 같은 가족 내에서도 질병의 발현은 다양한 양상을 띠며, 어떤 보인자는 전혀 이상이 없는 경우도 있다. 이와 같은 경우를 불완전 발현(penetrance)을 보인다고 한다. 그러나 이상이 없어 보이는 가족 구성원도 정밀한 검사를 하면 이상이 발견될 수 있으므로 발현은 진단 기준에 따라 달라지며, 다양한 발현도(variable expressivity)의 연장선상에 있다고 할 수 있다. 불완전 발현이 일어나는 것으로 알려진 망막질환에는 상염색체우성 망막색소변성 및 노른자모양황반이상증이 있다.

망막실환의 병리기전을 밝히는 것 외에도 분자유전학 정보와 임상양상을 대응시키는 것은 가치가 있다. 망막질환의 특정 유전자 이상이 특정 임상양상과 관련되어 있다는 것을 정확하게 보인다면 우리는 같은 질환을 가지고 있는 개인들에게 질환의 예후에 대해서 설명이 가능하다. 어린 가족 구성원에게 향후 발생할 망막질환의 심한 정도에 대해서 설명해 주고, 가능한 사회생활, 직업 등을 조언해 주는 것은 치료하는 것 이상으로 중요할 수 있다. 새로운 치료법이 개발되기 전이라도 이러한 질환의 유전학적 정보 전달은 많은 유전성 망막질환 환자에게 실제적인 도움이 될 수 있다.

5. 질환을 초래하는 원인 유전자 이상과 단순한 유전자 변이의 구분

분자유전학을 연구하며 접하게 되는 어려움 중 하나는 실제로 질환을 유발하는 유전자 이상과 단순한 유전자 변이를 구분하는 것이다. 정상인에게도 무수히 많은 유전자 변이가 존재하며, 질환을 초래하는 이상과 그렇지 않은 것을 구분하는 왕도는 현재까지 없다고 할 수 있다. 그렇지만 다음과 같은 방법을 사용함으로써 구분에 도움이 될 수 있다.

첫 번째로 가족 구성원 중 2명 이상의 환자가 존재할 때 모든 가족 구성원의 유전자형을 조사하여 질환과의 관련성을 확인하는 방법이 있다. 이러한 방법은 불완전 발현을 보이는 질환에서 제한점이 있으며, 또한 흔한 질환의 경우 목표 유전자형과 관련 없이 다른 유전자 이상으로도 발병할 수 있다. 두 번째로 DNA 염기서열의 변화가 단백질 발현에 미치는 영향을 보는 것이다. 유전자 이상이 단백질의 조기 종료나 RNA splicing에 나쁜 영향을 미친다면 원인 유전자일 가능성이 있다. 그러나 이러한 유전자 변화도 종종 정상인에서 관찰되기 때문에 반드시 원인 유전자라고 단언할 수는 없다.

실제로 질환을 초래하는 유전자 이상을 찾는 것이 쉽지 않기 때문에 질병 유발과 관련된 것으로 알려진 유전자 이상이 추가 연구에서 관련이 없는 유전자 이상으로 결론 나는 경우도 흔하다. 이러한 어려움은 특히 다인자적(multifactorial) 질환의 경우 더 심하고, 대표적인 예로는 나이관련황반변성, 녹내장, 당뇨망막병증, 백내장 등이 있다.

6. 현재까지 알려진 안과 유전자 이상의 현황

망막질환 관련 위치가 확인되거나 동정된 유전자의 수는 1990년부터 급격히 증가하고 있으며, 현재까지 200여 개가량의 유전자가 동정되었거나 위치가 확인되었다. 지금까지 알려진 망막질환 군별 원인 유전자는 [표 3.1]에 나와 있다(출처: RetNet, http://sph.uth.edu/retnet, 2019년 1월 4일 갱신됨).

표 3.1 망막질환 군별 원인 유전자

Disease Category	Mapped Loci	Mapped and Identified Genes
Bardet-Biedl syndrome, autosomal recessive	none	*ADIPOR1, ARL6, BBIP1, BBS1, BBS2, BBS4, BBS5, BBS7, BBS9, BBS10, BBS12, C8orf37, CEP19, CEP290, IFT172, IFT27, INPP5E, KCNJ13, LZTFL1, MKKS, MKS1, NPHP1, SDCCAG8, TRIM32, TTC8*
Chorioretinal atrophy or degeneration, autosomal dominant	none	*PRDM13, RGR, TEAD1*
Cone or cone-rod dystrophy, autosomal dominant	*CORD4, CORD17, RCD1*	*AIPL1, CRX, GUCA1A, GUCY2D, PITPNM3, PROM1, PRPH2, RIMS1, SEMA4A, UNC119*

Cone or cone-rod dystrophy, autosomal recessive	*CORD8*	*ABCA4, ADAM9, ATF6, C21orf2, C8orf37, CACNA2D4, CDHR1, CEP78, CERKL, CNGA3, CNGB3, CNNM4, GNAT2, IFT81, KCNV2, PDE6C, PDE6H, POC1B, RAB28, RAX2, RDH5, RPGRIP1, TTLL5*
Congenital stationary night blindness, X-linked	*COD2*	*CACNA1F, RPGR*
Congenital stationary night blindness, autosomal dominant	none	*GNAT1, PDE6B, RHO*
Congenital stationary night blindness, autosomal recessive	none	*CABP4, GNAT1, GNB3, GPR179, GRK1, GRM6, LRIT3, RDH5, SAG, SLC24A1, TRPM1*
Congenital stationary night blindness, X-linked	none	*CACNA1F, NYX*
Deafness alone or syndromic, autosomal dominant	none	*ESPN, WFS1*
Deafness alone or syndromic, autosomal recessive	none	*CDH23, CIB2, DFNB31, MYO7A, ESPN, PCDH15, PDZD7, USH1C*
Leber congenital amaurosis, autosomal dominant	none	*CRX, IMPDH1, OTX2*
Leber congenital amaurosis, autosomal recessive	none	*AIPL1, CABP4, CCT2, CEP290, CLUAP1, CRB1, CRX, DTHD1, GDF6, GUCY2D, IFT140, IQCB1, KCNJ13, LCA5, LRAT, NMNAT1, PRPH2, RD3, RDH12, RPE65, RPGRIP1, SPATA7, TULP1*
Macular degeneration, autosomal dominant	*BCAMD, MCDR3, MCDR4, MCDR5, MDDC*	*BEST1, C1QTNF5, CTNNA1, EFEMP1, ELOVL4, FSCN2, GUCA1B, HMCN1, IMPG1, OTX2, PRDM13, PROM1, PRPH2, RP1L1, TIMP3*
Macular degeneration, autosomal recessive	none	*ABCA4, CFH, DRAM2, IMPG1, MFSD8*
Macular degeneration, X-linked	none	*RPGR*
Ocular-retinal developmental disease, autosomal dominant	none	*VCAN*
Optic atrophy, autosomal dominant	*OPA4, OPA5, OPA8*	*AFG3L2, MFN2, NR2F1, OPA1*
Optic atrophy, autosomal recessive	*OPA6*	*ACO2, NBAS, RTN4IP1, SLC25A46, TMEM126A*
Optic atrophy, X-linked	*OPA2*	*TIMM8A*
Retinitis pigmentosa, autosomal dominant	*RP63*	*ADIPOR1, ARL3, BEST1, CA4, CRX, FSCN2, GUCA1B, HK1, IMPDH1, KLHL7, NR2E3, NRL, PRPF3, PRPF4, PRPF6, PRPF8, PRPF31, PRPH2, RDH12, RHO, ROM1, RP1, RP9, RPE65, SAG, SEMA4A, SNRNP200, SPP2, TOPORS*

Retinitis pigmentosa, autosomal dominant	*RP22, RP29*	*ABCA4, AGBL5, AHR, ARHGEF18, ARL6, ARL2BP, BBS1, BBS2, BEST1, C2orf71, C8orf37, CERKL, CLCC1, CLRN1, CNGA1, CNGB1, CRB1, CYP4V2, DHDDS, DHX38, EMC1, EYS, FAM161A, GPR125, HGSNAT, IDH3B, IFT140, IFT172, IMPG2, KIAA1549, KIZ, LRAT, MAK, MERTK, MVK, NEK2, NEUROD1, NR2E3, NRL, PDE6A, PDE6B, PDE6G, POMGNT1, PRCD, PROM1, RBP3, REEP6, RGR, RHO, RLBP1, RP1, RP1L1, RPE65, SAG, SAMD11, SLC7A14, SPATA7, TRNT1, TTC8, TULP1, USH2A, ZNF408, ZNF513*
Retinitis pigmentosa, X-linked	*RP6, RP24, RP34*	*OFD1, RP2, RPGR*
Syndromic/systemic diseases with retinopathy, autosomal dominant	*CORD1*	*ABCC6, AFG3L2, ATXN7, COL11A1, COL2A1, JAG1, KCNJ13, KIF11, MFN2, OPA3, PAX2, TREX1, VCAN*
Syndromic/systemic diseases with retinopathy, autosomal recessive	*FHASD, MRST, WFS2*	*ABCC6, ABHD12, ACBD5, ACO2, ADAMTS18, ADIPOR1, AFG3L2, AHI1, ALMS1, CC2D2A, CEP164, CEP290, CLN3, COL9A1, CSPP1, ELOVL4, EXOSC2, FLVCR1, GNPTG, HARS, HGSNAT, HMX1, IFT140, IFT81, INPP5E, INVS, IQCB1, LAMA1, LRP5, MKS1, MTTP, NPHP1, NPHP3, NPHP4, OPA3, PANK2, PCYT1A, PEX1, PEX2, PEX7, PHYH, PLK4, PNPLA6, POC5, POC1B, PRPS1, RDH11, RPGRIP1L, SDCCAG8, SLC25A46, TMEM216, TMEM237, TRNT1, TTPA, TUB, TUBGCP4, TUBGCP6, WDPCP, WDR19, WFS1, ZNF423*
Syndromic/systemic diseases with retinopathy, X-linked		*OFD1, TIMM8A*
Usher syndrome, autosomal recessive	*USH1E, USH1H, USH1K*	*ABHD12, ADGRV1, ARSG, CDH23, CEP250, CEP78, CIB2, CLRN1, DFNB31, ESPN, HARS, MYO7A, PCDH15, USH1C, USH1G, USH2A*
Other retinopathy, autosomal dominant	*CACD, CODA1, EVR3, MCDR4*	*BEST1, CAPN5, CRB1, ELOVL1, FZD4, ITM2B, LRP5, MAPKAPK3, MIR204, OPN1SW, RB1, RCBTB1, TSPAN12, ZNF408*
Other retinopathy, autosomal recessive	*RNANC, VRD1*	*ASRGL1, BEST1, C12orf65, CDH3, CNGA3, CNGB3, CNNM4, CYP4V2, LRP5, MFRP, MVK, NBAS, NR2E3, OAT, PLA2G5, PROM1, RBP4, RCBTB1, RGS9, RGS9BP, RLBP1*
Other retinopathy, mitochondrial	none	*KSS, LHON, MT-ATP6, MT-TH, MT-TL1, MT-TP, MT-TS2*
Other retinopathy, X-linked	*PRD*	*CACNA1F, CHM, DMD, NDP, OPN1LW, OPN1MW, PGK1, RS1*

Genes Associated with Complex Forms of Retinal Disease		
Disease Category	**Mapped Loci**	**Symbols of Associated Genes**
Age-related macular degeneration(AMD)		*ABCA4, ARMS2, C2, C3, CFB, CFH, ERCC6, FBLN5, HMCN1, HTRA1, RAX2, TLR3, TLR4*
Retinopathy of prematurity(ROP)		*NDP*

7. 안과에서 유전학 연구의 미래와 적응 방향

과거 30년간 안과 영역에서의 분자유전학의 발전은 괄목할 만했으나 이러한 발전이 현실화되기 위해서는 그간의 발전이 환자의 더 나은 치료로 연결되어야 할 것이다. 일부는 기술적인 문제이나 가장 중요하고 어려운 점은 다양한 영역의 발견과 연구를 조합하는 짐이 될 것이다. [표 3.2]는 유전자 관련 치료 시 필요한 일반적인 단계이다.

유전자 연구에서 획기적인 발전 중의 하나는 새로운 분자유전학적 기법과 컴퓨터의 발전이다. 이를 통하여 과거 많은 시간이 소요되던 수작업들이 자동화되거나 로봇에 의해서 짧은 시간 내에 시행된다. DNA chip 기술의 발전으로 약 10만 염기쌍의 염기서열을 염기당 10센트 이내의 가격으로 한 번에 분석할 수도 있다.

분자유전학의 발전에 매우 중요한 부분은 현재까지의 지식을 저장하고 열람할 수 있는 인터넷상의 전자 데이터베이스이다. 예전에는 질환의 원인 유전자를 개인의 기억에만 의존해야 했지만 지금은 다수의 웹상의 데이터베이스에서 무료로 정보를 얻을 수 있고, 이를 이용하여 관심 유전자의 정보를 얻고 연구도 할 수 있다(표 3.3). 이러한 유전자 정보

표 3.2 유전자 관련 치료 시 필요한 단계

Step 1.	Identification of disease genes
Step 2.	Genotype/phenotype correlation
Step 3.	Identification/development of animal models
Step 4.	Development of effective treatments
Step 5.	Identification of human patients affected with the mutations being treated in step 4
Step 6.	Human trials of effective therapies identified in step 4
Step 7.	Cautious generalization of the results of step 6

표 3.3 인터넷상의 유전자 정보 데이터베이스들

Website	Purpose	URL
Online Mendelian Inheritance in Man(OMIM)	Catalog of human genes and genetic disorders. Links to Medline articles and sequence information	www.ncbi.nlm.nih.gov/omim
Helix	Directory of laboratories providing testing for genetic disorders	www.hslib.washington.edu/helix
Retnet	Catalog of genes causing inherited retinal diseases	www.sph.uth.tmc.edu/Retnet/
Genome Database(GDB)	Official repository for genomic mapping data resulting from the Human Genome Initiative	www.gdb.org/
The Whitehead Institute	Physical maps of the human genome and web-based software for genetic research	www.genome.we.mit.edu
Carver Laboratory	Nonprofit genetic testing for inherited eye disease	www.carverlab.org

의 인터넷상 데이터베이스를 이용한 열람과 이용은 더욱 증가할 것이며, 안과 분자유전학의 발전뿐만 아니라 임상진료에 있어서도 향후 많은 기여를 할 것이다.

▌참고문헌▐

Daiger SP, Sullivan LS, Bowne SJ. Genetic mechanisms of retinal disease. Ryan's Retina, Section 3, Ch 33: 711-21.

CHAPTER 4

망막변성의 기전

Pathogenic Mechanisms of Retinal Degeneration

유전성 망막질환은 궁극적으로 망막의 변성이 일어나 시기능 상실이 야기된다. 따라서 유전성 망막질환의 병태생리를 이해하고 새로운 치료 방법을 모색하기 위해서는 먼저 망막변성의 기전을 이해할 필요가 있다. 대표적인 유전성 망막질환인 망막색소변성에서 병리조직학적인 변화는 광수용체세포에서 먼저 시작되고, 광수용체세포의 사멸이 이포토시스(apoptosis)에 의하여 일어난다. 최근 연구에서 유전자의 돌연변이가 어떻게 세포사멸 기전의 스위치를 켜는지에 대하여 조금씩 밝혀지고 있다.

1. 병리조직학적인 변화

1) 광수용체 이상

가장 초기에 일어나는 망막 이상은 막대세포 외절의 단축이다.[1] 점점 외절이 짧아지면서 막대세포가 소실된다. 전형적으로 이러한 막대세포의 사멸은 중간주변부(mid-periphery)에서 시작되며, 일부 하측 망막에서 시작하는 경우도 로돕신(rhodopsin) Pro23His 돌연변이 환자에서 보고되었다.[2] 흥미롭게도 Pro23His 돌연변이를 일으킨 생쥐에서도 비슷한 소견이 관찰되었으며, 어두운 곳에서 키웠을 때는 이러한 변성소견이 더 가볍게 나타났다.[3]

로돕신 돌연변이 동물모델의 막대세포에서는 원래 정상적으로 로돕신이 많이 발현되는 외절이 아닌 내절이나 다른 부위에 돌연변이 로돕신이 많이 발현되는 것이 관찰되었다.

이러한 사실 때문에 망막색소변성 환자에서 돌연변이 로돕신이 골지 등 세포내소기관에 축적되어 기능을 방해함으로써 세포사멸을 유발한다는 흥미로운 가설이 제시되었다. 또 다른 가설은, 돌연변이 로돕신이 외절에 축적되지만 정상적인 광변환(phototransduction) 과정을 방해한다는 것이다. 로돕신은 C-말단영역이 정상이어야 외절로 정상적으로 이동된다는 것이 밝혀져 있다.[1,4]

2) 망막외층

광수용체세포가 사멸한 후에 망막색소상피세포는 부르크막에서 떨어져 신경망막 내로 이동한다. 망막내에 뭉쳐 있는 망막색소상피세포는 임상적으로 뼛조각 색소로 관찰된다.[5] 브루크막은 두꺼워지는데, 망막색소상피세포와 브루크막의 내측 콜라겐층 사이에 PAS 양성(periodic acid-Schiff-positive) 물질이 축적되는 것이 관찰된다.[6-9] 망막색소상피세포층이 손실된 부위의 맥락막모세혈관은 위축된다.[10]

3) 망막내층

광수용체세포의 사멸에 이어서 나타나는 망막내층의 변화는 이차적으로 발생하는 변화로 생각된다. 뮐러세포에서 반응성 신경교증식(gliosis)이 일어나는데,[11,12] 진행된 망막변성에서 이 뮐러세포의 변화로 인하여 망막의 광범위한 반흔화가 발생한다. 성상교세포(astrocyte)가 반응성 과증식을 일으켜 시신경 창백과 망막전막을 일으킨다.[13] 이전에는 망막색소변성 환자에서 신경절세포에는 큰 변화가 없다고 생각되었으나, 모든 종류의 망막색소변성에서 신경절세포의 수가 감소된 것으로 나타났다.[14] 이러한 현상이 일어나는 원인은 신경원통과변성(transneuronal degeneration)으로 인한 것으로 생각된다.[15,16] 또한 망막혈관으로 인한 신경절세포의 세포체 압박손상과[17] 망막내층의 허혈도 이러한 손상에 영향을 미칠 것으로 생각된다.

2. 망막변성의 분자유전학

단일염기다형성(single nucleotide polyporphism, SNP) 등 DNA 다형성 연구와 게놈 분석, 연관분석 등을 통하여 유전성 망막질환의 유전자적 이상에 대해서 많이 알게 되었다.

1) 로돕신 돌연변이

로돕신은 막대세포 외절에 있는 빛을 흡수하는 광색소(photopigment)로서 옵신(opsin)이라는 아포단백질에 11-시스-레티날(11-cis-retinal)이 결합한 것이다.[18] 빛에 의하여 레티날의 이성화(isomerization)가 일어나며, 그 결과 옵신 단백질에 형태학적인 변화가 생겨 G-단백질 결합 부위가 노출되고, 연속적인 반응에 의해서 cGMP-의존 양이온 통로가 닫혀 막전위가 과극화된다. 즉, 광수용체세포의 흥분이 일어난다. 1990년 드리자(Dryja TP) 등에 의하여 처음으로 로돕신의 돌연변이(Pro23His)가 망막색소변성 환자에서 보고되었다.[19] 대략 100개가 넘는 로돕신 돌연변이가 망막색소변성의 원인으로 보고되었는데,[20] 대부분 우성유전을 보이며 열성유전 망막색소변성과[21, 22] 선천비진행성야맹증(congenital stationary night blindiness)에서도 발견되었다.[23]

미국에서는 로돕신 Pro23His가 가장 흔한 돌연변이로서 우성 망막색소변성 가계의 12~15%에서 발견된다.[24] 흥미로운 사실은 미국 밖에서는 이 돌연변이의 보고가 없다는 것이다.[25] 매우 드문 인트론-1 다형성이 이들 환자 모두에서 발견되는 것으로 보아 이 돌연변이가 1명의 조상에서 시작되었다고 생각된다.[26] 다음으로 흔한 돌연변이는 Pro347Leu로서 우성 망막색소변성의 5% 정도를 차지한다.[27] 이는 Pro23His 우성 망막색소변성에 비해 더 심하고, 광범위한 형태로서 시야 협착이 더 심하고, 망막전위도 검사상 진폭 저하가 더 심하다.[28, 29] 이외의 다른 로돕신 돌연변이는 하나 또는 몇 개의 가계에서만 보고되었다.

로돕신의 돌연변이가 망막색소변성를 일으키는 기전은 다양하다. 결함이 있는 로돕신의 생산이 열성 망막색소변성을 일으키는 기전으로 생각된다. 열성 망막색소변성에서는 한 유전자에만 돌연변이가 있는 보인자, 즉 로돕신의 두 유전자 중 하나만 영돌연변이(null mutation)가 있는 경우는 정상 표현형을 보인다.[30] 로돕신의 디스크내 부위에 돌연변이가 있는 경우도 정상적인 로돕신의 접힘이 이루어지지 않게 되고, 열성유전 망막색소변성을 일으킨다.[31] 반면, 로돕신의 막을 가로지르는 나선 부위의 돌연변이 경우에는 상염색체우성유전을 보이게 되는데, 이 경우는 접힘 과정의 오류는 적게 유발하지만 레티날 결합에 더 심한 방해를 주게 되기 때문이다.[32] 또 돌연변이 로돕신이 조면 소포체(rough endoplasmic reticulum)에 축적되게 되어 정상 로돕신이 세포막까지 운송되는 것을 방해하여 우성 망막색소변성을 일으키는 경우도 보고되어 있지만,[33] 인간에서 이러한 병태생리가 역할을 하는지는 아직 입증되지 않았다.

그 외에도 돌연변이 로돕신으로 인하여 세포막의 안정성이 깨져 광수용체세포의 세포사를 유발하거나, Lys296 돌연변이 로돕신의 경우 불활성화에 관여하는 부위의 돌연변이로 인하여 지속적으로 빛에 노출된 것과 같은 상태를 만들어 광수용체세포의 사멸을 유발하는 등이 병리기전으로 제시되고 있다.[34]

2) peripherin/*RDS* 돌연변이

광수용체세포의 구조유지 단백 중 광수용체세포에만 존재하는 peripherin/RDS(retinal degeneration slow) 단백의 돌연변이는 망막색소변성 및 황반이영양증과 관련 있는 것으로 알려져 있다.[35-37] 이에 대한 많은 연구가 *RDS* 쥐모델을 통하여 이루어졌다. 막대세포에서는 2개의 peripherin/RDS 단백이 결합하여 이합체를 이루고 있고, 이는 다시 *ROM-1* 당단백과 비공유 결합을 이루고 있다.[38-42] 원추세포에서는 peripherin/RDS 단백이 사분자체를 이루고 있다.[43] 인간에서는 이 *RDS* 유전자는 6번 염색체 단완에 있는 것으로 밝혀졌다.[44] *RDS* 유전자와 망막색소변성의 관련성이 처음 밝혀진 1991년 이래로[35, 45, 46] 망막색소변성뿐만 아니라 황반이영양증, 추체-간체 이영양증, 중심원형맥락막이상증, 노란점안저, 그리고 무늬이영양증과 연관되어 있는 39개의 서열들이 밝혀졌다.[36, 37] 이는 망막색소변성의 동물모델에서 직접적으로 연관된 인간 질환이 밝혀진 첫 예이다.

RDS 단백은 4개의 경세포막 부위와 3개의 루프로 이루어져 있는데, 특히 심한 표현형을 보이는 경우 디스크 내의 큰 루프에 돌연변이가 있는 경우가 많아 이 부위가 구조 유지를 위하여 가장 중요한 부위로 생각되고 있다.[37]

어떤 가계에서는 3가지의 *RDS* 돌연변이가 *ROM-1* 돌연변이와 연관되어 있어 이형 접합체에서도 심한 표현형을 보였다.[47] 이러한 유전형을 보이는 경우 이유전자적(digenic)이라고 하는데, *RDS*와 *ROM-1*의 구조적 연관성을 보여 주는 예로 전 세계적으로도 아주 드물게 보고되고 있다. 아직 *ROM-1* 단독 돌연변이와 망막질환의 연관성은 확실하지 않은

것으로 보고되고 있다.[48]

3) 단백질 합성 과정의 이상

DNA로부터 RNA를 합성하고 단백질을 합성해내는 과정의 이상으로 인한 망막변성도 보고되어 있다. *NRL*은 망막에서만 기능하는 전사 인자를 합성하는 유전자로 알려져 있는데, *NRL*의 Ser50Thr 돌연변이와 연관된 상염색체우성 망막색소변성도 보고되어 있다.[49-51] 이외에도 전사 과정을 조절하는 단백질 인산화효소인 *PIM1*,[52] 광수용체 내의 환형 뉴클레오시드(cyclic nucleoside) 대사에 관여하는 *IMPDH1*,[53-55] 세포골격 단백인 액틴(actin)의 결합에 관여하는 *FSCN2*의 돌연변이도 상염색체우성 망막색소변성을 일으키는 것으로 보고되었나.[56, 57] 또한 전달 RNA(tRNA)의 프로세싱에 필수적인 뉴클레오티딜트랜스페라아제(nucleotidyltransferase)를 암호화하는 *TRNT1* 유전자의 이상도 상염색체열성 망막색소변성과 연관이 있음이 보고되었다.[58]

RNA 스플라이싱(splicing)은 RNA 전구체(pre-mRNA)에서 인트론(intron) 염기서열을 제거하는 중요한 과정이고, 스플라이소좀(spliceosome)이라고 하는 리보뉴클레오단백 복합체(ribonucleoprotein complex)에 의하여 이루어진다. 대부분 주 스플라이소좀(major spliceosome)에 의하여 이루어지지만, 일부 소량의 경우는 부 스플라이소좀(minor spliceosome)에 의하여 이루어지는데, 이 부 스플라이소좀을 이루는 U5 snRNP의 하나인 *PRPF8*에 돌연변이가 발생할 경우 상염색체우성 망막색소변성이 유발되는 것이 보고되어 있고, 이 경우 질병 발현 시기가 빠를 뿐만 아니라 예후도 더 좋지 않은 것으로 보고되어 있다.[59, 60] 이외에도 스플라이싱에 관여하는 *PRPF31*과[61] *PRPF3* 유전자도[62] 망막색소변성을 유발하는 것으로 알려져 있다. 이렇게 전신적으로 발현되는 스플라이싱에 관여하는 유전자가 왜 전신적인 이상이 아닌 상염색체우성 망막색소변성을 유발하는지에 대해서는 몇 가지 가설이 제시되고 있다. 막대세포가 단백질 합성이 매우 많기 때문에, RNA 스플라이싱의 결함이 생겼을 경우 그 영향을 가장 많이 받게 되어 한 유전자에만 이상이 있어도 문제가 발생하는 것으로 생각되고 있다.[63] 또한 망막에만 존재하는 스플라이싱 조효소가 이들 단백질과 상호작용하고 있을 것이라는 추측도 있다.[64]

4) 광변환 과정의 다른 구성 요소들의 돌연변이

로돕신의 돌연변이뿐만 아니라 다른 광변환 과정의 요소들의 돌연변이도 망막색소변성과 유사 질환들을 일으키는 것으로 알려졌다.

광변환 과정의 두 번째 구성물인 트랜스듀신(transducin)은 3개의 아단위로 구성되어 있는데, α 아단위(GNAT1)의 돌연변이만 상염색체우성 선천비진행성야맹증과 관련되어 있는 것으로 알려졌다.[65] 반면, 세 번째 구성물인 cGMP 포스포디에스터라아제(phosphodiesterase, PDE)는 α와 β 아단위의 수많은 돌연변이가 상염색체열성 망막색소변성과 관련 있는 것으로 알려져 있다.[66, 67] γ 아단위는 돌연변이가 드물며 다른 중요 장기에도 발현되므로 돌연변이가 발생할 경우 태내 생존이 어려워 상염색체열성 망막색소변성과 연관되어 나타나지 않는다. cGMP−의존 양이온 통로의 α 아단위의 돌연변이도 상염색체열성 망막색소변성과 관련되어 있다.[68]

트랜스듀신과 포스포디에스터라아제 아단위가 다시 만나 로돕신 인산화효소에 의하여 촉매되어 로돕신의 인산화가 이루어져 광색소의 재생이 이루어지면 시각 회로를 마치게 된다. 어레스틴(arrestin)은 트랜스듀신과 옵신이 계속 결합하는 것을 차단하는 역할을 하며, 어레스틴과 로돕신 인산화효소의 돌연변이는 오구치(Oguchi) 병과 연관되어 있는 것으로 보고되어 있다.[69]

활성화된 로돕신의 11−시스 레티날데하이드 발색단으로의 재생을 담당하는 CRALBP(RLBP1)의 돌연변이는 최근 소아기에 발현되는 상염색체열성 망막색소변성과 연관된 것으로 밝혀졌다.[70] 3~4세경부터 야맹증을 보이고, 시신경위축, 혈관 직경 감소, 황반위축, 주변부 흰점안저 등의 소견을 보이나 전형적인 뼛조각 모양 색소침착을 보이지는 않는다. 또한 11−시스 레티놀 탈수소효소를 합성하는 *RDH5* 유전자의 돌연변이는 흰점안저로 알려져 있는 선천성 야맹증을 유발하는 것으로 보고되었다.[71]

5) 다른 유전적 이상

RP1 유전자와 연관된 상염색체우성 망막색소변성이 7% 정도에서 보고되어 있는데, 이는 산소에 의하여 조절되는 새로운 광수용체 단백을 만들어 광수용체의 외절을 쌓는 데 중요한 기능을 하는 것으로 생각된다.[72] 최근에 성염색체연관 망막색소변성에서 *RP2* 부위

의 질병 유발 유전자에 대해서도 밝혀졌는데, β-튜불린(tubulin)의 접힘에 관여하는 단백으로, 광수용체 섬모의 구조 및 기능 이상을 유발하는 것으로 생각되고, 성염색체연관 망막색소변성의 8~10%에서 이 유전자의 돌연변이가 발견된다.[73] 또한 *RP3*에서 발견된 세포내 단백 수송에 관여하는 *RPGR* 유전자의 여러 가지 돌연변이가 성염색체 encoding protein연관 망막색소변성의 70%를 차지하는 것으로 생각된다.[74,75] 세포막의 능동수송을 담당하는 단백인 *ABCA4*의 돌연변이는 상염색체열성 스타가르트 황반이영양증과 관련된 것으로 보고되었다.[76] *ABCA4*의 돌연변이가 있는 경우 대표적인 리포푸신(lipofuscin) 형광단인 N-레티닐리딘-N-레티닐레타놀아민(N-retinylidine-N-retinylethanolamine)이 망막색소상피세포 내에 축적되어 독성을 나타내어 이차적으로 망막변성이 오게 된다.[77] *FAM161A*의 돌연변이는 상염색체열성 망막색소변성증에서 발견되었는데, 이 유전자는 광수용체 외절과 내절 사이를 연결하여 단백질과 지방이 고효율로 이동하는 결합섬모에 존재하는 716 aa 단백질을 암호화(encoding)하여 미세소관의 안정성을 유지하는 역할을 한다.[78-82] 또한 상염색체열성 망막색소변성증에서 광수용체 결합 섬유의 단백질을 암호화하는 MAK의 이상도 상대적으로 경한 증상을 보인다고 알려졌다.[83,84]

가장 많이 연구된 망막색소변성의 동물모델인 RCS 쥐에서는 망막색소상피의 망막 시세포 외절에 대한 식세포 작용이 떨어져 있어 망막의 변성을 유발한다. 최근 *Mertk*라는 수용체 티로신 인산화효소(receptor tyrosine kinase) 유전자가 이러한 이상을 일으키는 것으로 밝혀졌다.[85]

비에띠결정망막증은 상염색체열성으로 유전되는 각막과 망막의 결정성 변성을 일으키는 질환으로, 지질과 스테롤의 대사에 관계하는 유전자인 *CYP4V2*의 돌연변이로 발생하는 것으로 밝혀졌다.[86]

3. 망막신경세포의 아포토시스

망막변성의 몇 가지 동물모델에서 시세포의 죽음이 아포토시스라는 공통된 경로에 의하여 일어남이 밝혀졌다.[87,88] 이 경로를 목표로 하는 치료를 개발할 경우, 각각의 유전자치료가 그 유전자 이상이 있는 망막변성에서만 효과를 발휘할 수 있는 것과 달리 여러 가지 망막변성에서 효과가 있을 수 있다는 것을 시사하기 때문에 의미가 크다고 하겠다. 또한 수십 년에 걸쳐 진행되는 망막변성에서의 세포사의 속도를 감안할 때, 아포토시스의 속도를 약간만 늦춘다고 하여도 그로 인하여 어느 정도의 생활이 가능한 시력을 유지하는 기간을 늘릴 수 있기 때문에 그 임상적 효과는 크다고 할 수 있다.

아직 아포토시스의 생화학적 기전과 아포토시스를 일으키고 조절하는 유전자에 대하여 완전히 밝혀지지는 않았다. 하지만 망막에서 아포토시스를 조절하는 요소들에 대해서 서서히 밝혀지고 있다. 예를 들어, 망막색소변성증 모델에서 caspase 의존 및 비의존 경로가 아포토시스의 기전에 포함되고,[89-90] caspase-3 inhibitor를 주입했을 때 tubby mouse에서 세포의 아포토시스가 억제되는 것도 보고되었다.[91]

또한 rd 쥐에서 clusterin(TRPM-2)과 c-fos가[92, 93] 아포토시스 중 발현되는 것으로 알려졌다. 다른 아포토시스에 관여하는 유전자로는 *c-myc*, *p53*, *bcl-2* 등이 있다.[94, 95] 첸(Chen J) 등은 *bcl-2*를 과발현시킬 경우 아포토시스에 의한 시세포의 죽음을 방지하여 몇몇 동물모델에서 망막변성의 속도를 지연시키는 데 성공하였다.[96] 이러한 아포토시스 관련 유전자를 목표로 한 유전자치료에 대한 연구가 활발히 이루어지고 있다.

4. 산화적 손상과 망막변성

산화스트레스는 에너지 요구도가 지나치게 높거나 산화적 인산화에 장애가 있거나 산화스트레스로부터 보호하는 장치들의 결함으로 인하여 발생할 수 있다. 멜라노좀과 라이포푸신이 망막색소상피세포 손상과 연관된 가장 주요한 형광단(fluorophores)으로, 빛 조사를 받은 라이포푸신 과립은 매우 높은 양의 활성산소(reactive oxygen species)를 생산하는 것으로 알려졌다.[97-99]

산화스트레스에 의한 시각세포 손상이 최근 rd 쥐모델에서 유전자 결함에 의한 막대세포 손상과 이차적인 원추세포 손상을 유발하는 것으로 밝혀졌다.[100, 101] Glutathione-S transferase나[102] glutathione peroxidase와[103] 같이 산화스트레스로부터 보호하는 효소들의 결함이 rd 쥐모델에서 관찰된다. 또한 rd 쥐에서 catalase와 superoxide dismutase-2를 과발현시킨 경우 원추세포 손상이 감소한다는 것도 보고되었다.[104] 이와 관련하여 항산화제의 보충이 망막변성의 진행을 억제하는가에 대해서도 활발한 연구가 이루어져 긍정적 결과들이 보고되고 있다.[100, 105]

5. 망막혈관 변화와 망막변성

최근의 연구들에서, 망막색소변성 환자들에서 안구뿐만 아니라 주변 조직의 혈류 감소도 관찰되었다. 이런 혈류의 감소는 망막이나 맥락막뿐만 아니라 안구 뒤쪽의 혈관들에서도 발견되었다.[106-109] Endothelin-1은 안구혈류 변화의 생화학 지표로써 사용될 수 있는데, 망막색소변성 환자에서 혈장의 endothelin-1 수치가 증가됨이 보고되었다. 이는 혈관조절기능 이상과 연관된 혈관 수축이나 허혈을 시사한다.[107, 110-113]

망막색소변성에서 특히 망막혈관의 이상이 뚜렷한 경우가 많다. 망막 세동맥이 가늘어지고 망막 혈류가 감소한다.[114] 이는 이주한 색소상피와 세포외기질로 이루어진 침착물이 혈관 주위에 쌓여 발생한 일차적인 변화로 생각된다. 이차적으로 망막의 손상으로 인하여 대사에 필요한 혈류량이 감소하는 것도 혈관의 협착과 관련이 있을 것으로 생각된다.[114] 이러한 2가지 기전이 복합적으로 작용하여 악순환되면서 혈관 이상이 진행하는 것으로 추측된다.

또한 일부 망막색소변성 환자에서는 망막혈관의 투과성이 증가함으로써 삼출성 망막박리가 발생하기도 한다.[115] 이는 주변부 망막혈관의 확장과 연관될 수도 있다.[116] 주변 망막허혈과 신생혈관도 드물지만 보고된 바 있다.[117]

참고문헌

1. Milam AH, Li ZY, Cideciyan AV, Jacobson SG. Clinicopathologic effects of the Q64ter rhodopsin mutation in retinitis pigmentosa. Invest Ophthalmol Vis Sci 1996;37(5):753-65.
2. Heckenlively JR, Rodriguez JA, Daiger SP. Autosomal dominant sectoral retinitis pigmentosa: two families with transversion mutation in codon 23 of rhodopsin. Arch Ophthalmol 1991;109(1):84-91.
3. Naash ML, Peachey NS, Li ZY, et al. Light-induced acceleration of photoreceptor degeneration in transgenic mice expressing mutant rhodopsin. Invest Ophthalmol Vis Sci 1996;37(5):775-82.
4. Chen J, Makino CL, Peachey NS, et al. Mechanisms of rhodopsin inactivation in vivo as revealed by a COOHterminal truncation mutant. Science 1995;267(5196):374-7.
5. Li ZY, Possin DE, Milam AH. Histopathology of bone spicule pigmentation in retinitis pigmentosa. Ophthalmology 1995;102(5):805-16.
6. Kuntz CA, Jacobson SG, Cideciyan AV, et al. Sub-retinal pigment epithelial deposits in a dominant lateonset retinal degeneration. Invest Ophthalmol Vis Sci 1996;37(9):1772-82.
7. Meyer KT, Heckenlively JR, Spitznas M, Foos RY. Dominant retinitis pigmentosa: a clinicopathologic

correlation. Ophthalmology 1982;89(12):1414-24.
8. Duvall J, McKechnie NM, Lee WR, et al. Extensive subretinal pigment epithelial deposit in two brothers suffering from dominant retinitis pigmentosa. A histopathological study. Graefe's Arch Clin Exp Ophthalmol 1986;224(3):299-309.
9. Brosnahan DM, Kennedy SM, Converse CA, et al. Pathology of hereditary retinal degeneration associated with hypobetalipoproteinemia. Ophthalmology 1994;101(1):38-45.
10. Del Priore LV, Kaplan HJ, Hornbeck R, et al. Retinal pigment epithelial debridement as a model for the pathogenesis and treatment of macular degeneration. Am J Ophthalmol 1996;122(5):629-43.
11. Eisenfeld AJ, Bunt-Milam AH, Sarthy PV. Muller cell expression of glial fibrillary acidic protein after genetic and experimental photoreceptor degeneration in the rat retina. Invest Ophthalmol Vis Sci 1984;25(11):1321-8.
12. Milam AH, De Leeuw AM, Gaur VP, Saari JC. Immunolocalization of cellular retinoic acid binding protein to Muller cells and/or a subpopulation of GABA-positive amacrine cells in retinas of different species. J Comp Neurol 1990;296(1):123-9.
13. Szamier RB. Ultrastructure of the preretinal membrane in retinitis pigmentosa. Invest Ophthalmol Vis Sci 1981;21(2):227-36.
14. Stone JL, Barlow WE, Humayun MS, et al. Morphometric analysis of macular photoreceptors and ganglion cells in retinas with retinitis pigmentosa. Arch Ophthalmol 1992;110(11):1634-9.
15. Newman NM, Stevens RA, Heckenlively JR. Nerve fibre layer loss in diseases of the outer retinal layer. Br J Ophthalmol 1987;71(1):21-6.
16. Milam AH, Li ZY, Fariss RN. Histopathology of the human retina in retinitis pigmentosa. Prog Retin Eye Res 1998;17(2):175-205.
17. Villegas-Perez MP, Vidal-Sanz M, Lund RD. Mechanism of retinal ganglion cell loss in inherited retinal dystrophy. Neuroreport 1996;7(12):1995-9.
18. Dratz EA, Miljanich GP, Nemes PP, et al. The structure of rhodopsin and its disposition in the rod outer segment disk membrane. Photochem Photobiol 1979;29(4):661-70.
19. Dryja TP, McGee TL, Reichel E, et al. A point mutation of the rhodopsin gene in one form of retinitis pigmentosa. Nature 1990;343(6256):364-6.
20. Gal A, Apfelstedt-Sylla E, Janecke AR, Zrennert E. Rhodopsin mutations in inherited retinal dystrophies and dysfunctions. Progress in Retinal and Eye Research 1997;16(1):51-79.
21. Rosenfeld PJ, Cowley GS, McGee TL, et al. A null mutation in the rhodopsin gene causes rod photoreceptor dysfunction and autosomal recessive retinitis pigmentosa. Nat Genet 1992;1(3):209-13.
22. Kumaramanickavel G, Maw M, Denton MJ, et al. Missense rhodopsin mutation in a family with recessive RP. Nat Genet 1994;8(1):10-1.
23. Dryja TP, Berson EL, Rao VR, Oprian DD. Heterozygous missense mutation in the rhodopsin gene as a cause of congenital stationary night blindness. Nat Genet 1993;4(3):280-3.
24. Sung CH, Davenport CM, Hennessey JC, et al. Rhodopsin mutations in autosomal dominant retinitis pigmentosa. Proc Natl Acad Sci U S A 1991;88(15):6481-5.
25. Farrar GJ, Kenna P, Redmond R, et al. Autosomal dominant retinitis pigmentosa: absence of the rhodopsin proline histidine substitution(codon 23) in pedigrees from Europe. Am J Hum Genet 1990;47(6):941-5.
26. Dryja TP, McGee TL, Hahn LB, et al. Mutations within the rhodopsin gene in patients with autosomal dominant retinitis pigmentosa. N Engl J Med 1990;323(19):1302-7.
27. Berson EL, Rosner B, Sandberg MA, Dryja TP. Ocular findings in patients with autosomal dominant retinitis pigmentosa and a rhodopsin gene defect(Pro-23-His). Arch Ophthalmol 1991;109(1):92-101.

28. Berson EL, Rosner B, Sandberg MA, et al. Ocular findings in patients with autosomal dominant retinitis pigmentosa and rhodopsin, proline-347-leucine. Am J Ophthalmol 1991;111(5):614-23.
29. Oh KT, Longmuir R, Oh DM, et al. Comparison of the clinical expression of retinitis pigmentosa associated with rhodopsin mutations at codon 347 and codon 23. Am J Ophthalmol 2003;136(2):306-13.
30. Rosenfeld PJ, Hahn LB, Sandberg MA, et al. Low incidence of retinitis pigmentosa among heterozygous carriers of a specific rhodopsin splice site mutation. Invest Ophthalmol Vis Sci 1995;36(11):2186-92.
31. Liu X, Garriga P, Khorana HG. Structure and function in rhodopsin: correct folding and misfolding in two point mutants in the intradiscal domain of rhodopsin identified in retinitis pigmentosa. Proc Natl Acad Sci U S A 1996;93(10):4554-9.
32. Garriga P, Liu X, Khorana HG. Structure and function in rhodopsin: correct folding and misfolding in point mutants at and in proximity to the site of the retinitis pigmentosa mutation Leu-125 --> Arg in the transmembrane helix C. Proc Natl Acad Sci U S A 1996;93(10):4560-4.
33. Sung CH, Schneider BG, Agarwal N, et al. Functional heterogeneity of mutant rhodopsins responsible for autosomal dominant retinitis pigmentosa. Proc Natl Acad Sci U S A 1991;88(19):8840-4.
34. Robinson PR, Cohen GB, Zhukovsky EA, Oprian DD. Constitutively active mutants of rhodopsin. Neuron 1992;9(4):719-25.
35. Kajiwara K, Hahn LB, Mukai S, et al. Mutations in the human retinal degeneration slow gene in autosomal dominant retinitis pigmentosa. Nature 1991;354(6353):480-3.
36. Weleber RG, Carr RE, Murphey WH, et al. Phenotypic variation including retinitis pigmentosa, pattern dystrophy, and fundus flavimaculatus in a single family with a deletion of codon 153 or 154 of the peripherin/RDS gene. Arch Ophthalmol 1993;111(11):1531-42.
37. Keen TJ, Inglehearn CF. Mutations and polymorphisms in the human peripherin-RDS gene and their involvement in inherited retinal degeneration. Hum Mutat 1996;8(4):297-303.
38. Travis GH, Sutcliffe JG, Bok D. The retinal degeneration slow(rds) gene product is a photoreceptor disc membrane-associated glycoprotein. Neuron 1991;6(1):61-70.
39. Bascom RA, Manara S, Collins L, et al. Cloning of the cDNA for a novel photoreceptor membrane protein(rom-1) identifies a disk rim protein family implicated in human retinopathies. Neuron 1992;8(6):1171-84.
40. Goldberg AF, Moritz OL, Molday RS. Heterologous expression of photoreceptor peripherin/rds and Rom-1 in COS-1 cells: assembly, interactions, and localization of multisubunit complexes. Biochemistry 1995;34(43):14213-9.
41. Kedzierski W, Moghrabi WN, Allen AC, et al. Three homologs of rds/peripherin in Xenopus laevis photoreceptors that exhibit covalent and non-covalent interactions. J Cell Sci 1996;109(Pt 10):2551-60.
42. Goldberg AF, Loewen CJ, Molday RS. Cysteine residues of photoreceptor peripherin/rds: role in subunit assembly and autosomal dominant retinitis pigmentosa. Biochemistry 1998;37(2):680-5.
43. Moritz OL, Molday RS. Molecular cloning, membrane topology, and localization of bovine rom-1 in rod and cone photoreceptor cells. Invest Ophthalmol Vis Sci 1996;37(2):352-62.
44. Travis GH, Christerson L, Danielson PE, et al. The human retinal degeneration slow(RDS) gene: chromosome assignment and structure of the mRNA. Genomics 1991;10(3):733-9.
45. Farrar GJ, Kenna P, Jordan SA, et al. A three-base-pair deletion in the peripherin-RDS gene in one form of retinitis pigmentosa. Nature 1991;354(6353):478-80.
46. Farrar GJ, Jordan SA, Kenna P, et al. Autosomal dominant retinitis pigmentosa: localization of a disease gene(RP6) to the short arm of chromosome 6. Genomics 1991;11(4):870-4.
47. Kajiwara K, Berson EL, Dryja TP. Digenic retinitis pigmentosa due to mutations at the unlinked peripherin/

RDS and ROM1 loci. Science 1994;264(5165):1604-8.
48. Dryja TP, Hahn LB, Kajiwara K, Berson EL. Dominant and digenic mutations in the peripherin/RDS and ROM1 genes in retinitis pigmentosa. Invest Ophthalmol Vis Sci 1997;38(10):1972-82.
49. Bessant DA, Payne AM, Mitton KP, et al. A mutation in NRL is associated with autosomal dominant retinitis pigmentosa. Nat Genet 1999;21(4):355-6.
50. Bessant DA, Payne AM, Plant C, et al. NRL S50T mutation and the importance of 'founder effects' in inherited retinal dystrophies. Eur J Hum Genet 2000;8(10):783-7.
51. DeAngelis MM, Grimsby JL, Sandberg MA, et al. Novel mutations in the NRL gene and associated clinical findings in patients with dominant retinitis pigmentosa. Arch Ophthalmol 2002;120(3):369-75.
52. Keen TJ, Hims MM, McKie AB, et al. Mutations in a protein target of the Pim-1 kinase associated with the RP9 form of autosomal dominant retinitis pigmentosa. Eur J Hum Genet 2002;10(4):245-9.
53. Jordan SA, Farrar GJ, Kenna P, et al. Localization of an autosomal dominant retinitis pigmentosa gene to chromosome 7q. Nat Genet 1993;4(1):54-8.
54. Bowne SJ, Sullivan LS, Blanton SH, et al. Mutations in the inosine monophosphate dehydrogenase 1 gene(IMPDH1) cause the RP10 form of autosomal dominant retinitis pigmentosa. Hum Mol Genet 2002; 11(5):559-68.
55. Kennan A, Aherne A, Palfi A, et al. Identification of an IMPDH1 mutation in autosomal dominant retinitis pigmentosa(RP10) revealed following comparative microarray analysis of transcripts derived from retinas of wild-type and Rho(-/-) mice. Hum Mol Genet 2002;11(5):547-57.
56. Tubb BE, Bardien-Kruger S, Kashork CD, et al. Characterization of human retinal fascin gene(FSCN2) at 17q25: close physical linkage of fascin and cytoplasmic actin genes. Genomics 2000;65(2):146-56.
57. Wada Y, Abe T, Takeshita T, et al. Mutation of human retinal fascin gene(FSCN2) causes autosomal dominant retinitis pigmentosa. Invest Ophthalmol Vis Sci 2001;42(10):2395-400.
58. DeLuca AP, Whitmore SS, Barnes J, et al. Hypomorphic mutations in TRNT1 cause retinitis pigmentosa with erythrocytic microcytosis. Hum Mol Genet. 2015 Oct 22 [Epub ahead of print].
59. McKie AB, McHale JC, Keen TJ, et al. Mutations in the pre-mRNA splicing factor gene PRPC8 in autosomal dominant retinitis pigmentosa(RP13). Hum Mol Genet 2001;10(15):1555-62.
60. Greenberg J, Goliath R, Beighton P, Ramesar R. A new locus for autosomal dominant retinitis pigmentosa on the short arm of chromosome 17. Hum Mol Genet 1994;3(6):915-8.
61. Vithana EN, Abu-Safieh L, Allen MJ, et al. A human homolog of yeast pre-mRNA splicing gene, PRP31, underlies autosomal dominant retinitis pigmentosa on chromosome 19q13.4(RP11). Mol Cell 2001; 8(2): 375-81.
62. Anthony JG, Weidenhammer EM, Woolford JL, Jr. The yeast Prp3 protein is a U4/U6 snRNP protein necessary for integrity of the U4/U6 snRNP and the U4/U6.U5 tri-snRNP. RNA 1997;3(10):1143-52.
63. Baehr W, Chen CK. RP11 and RP13: unexpected gene loci. Trends Mol Med 2001;7(11):484-6.
64. Chakarova CF, Hims MM, Bolz H, et al. Mutations in HPRP3, a third member of pre-mRNA splicing factor genes, implicated in autosomal dominant retinitis pigmentosa. Hum Mol Genet 2002;11(1):87-92.
65. Dryja TP, Hahn LB, Reboul T, Arnaud B. Missense mutation in the gene encoding the alpha subunit of rod transducin in the Nougaret form of congenital stationary night blindness. Nat Genet 1996;13(3):358-60.
66. Farber DB. From mice to men: the cyclic GMP phosphodiesterase gene in vision and disease. The Proctor Lecture. Invest Ophthalmol Vis Sci 1995;36(2):263-75.
67. Gal A, Orth U, Baehr W, et al. Heterozygous missense mutation in the rod cGMP phosphodiesterase betasubunit gene in autosomal dominant stationary night blindness. Nat Genet 1994;7(1):64-8.
68. Dryja TP, Finn JT, Peng YW, et al. Mutations in the gene encoding the alpha subunit of the rod cGMP-gated

channel in autosomal recessive retinitis pigmentosa. Proc Natl Acad Sci U S A 1995;92(22):10177-81.
69. Fuchs S, Nakazawa M, Maw M, et al. A homozygous 1-base pair deletion in the arrestin gene is a frequent cause of Oguchi disease in Japanese. Nat Genet 1995;10(3):360-2.
70. Maw MA, Kennedy B, Knight A, et al. Mutation of the gene encoding cellular retinaldehyde-binding protein in autosomal recessive retinitis pigmentosa. Nat Genet 1997;17(2):198-200.
71. Yamamoto H, Simon A, Eriksson U, et al. Mutations in the gene encoding 11-cis retinol dehydrogenase cause delayed dark adaptation and fundus albipunctatus. Nat Genet 1999;22(2):188-91.
72. Liu Q, Lyubarsky A, Skalet JH, et al. RP1 is required for the correct stacking of outer segment discs. Invest Ophthalmol Vis Sci 2003;44(10):4171-83.
73. Hardcastle AJ, Thiselton DL, Van Maldergem L, et al. Mutations in the RP2 gene cause disease in 10% of families with familial X-linked retinitis pigmentosa assessed in this study. Am J Hum Genet 1999;64(4):1210-5.
74. Bader I, Brandau O, Achatz H, et al. X-linked retinitis pigmentosa: RPGR mutations in most families with definite X linkage and clustering of mutations in a short sequence stretch of exon ORF15. Invest Ophthalmol Vis Sci 2003;44(4):1458-63.
75. Vervoort R, Wright AF. Mutations of RPGR in X-linked retinitis pigmentosa(RP3). Hum Mutat 2002;19(5): 486 500.
76. Allikmets R, Singh N, Sun H, et al. A photoreceptor cell-specific ATP-binding transporter gene(ABCR) is mutated in recessive Stargardt macular dystrophy. Nat Genet 1997;15(3):236-46.
77. Weng J, Mata NL, Azarian SM, et al. Insights into the function of Rim protein in photoreceptors and etiology of Stargardt's disease from the phenotype in abcr knockout mice. Cell 1999;98(1):13-23.
78. Langmann T, Alessandro S, Gioia D, et al. Nonsense mutations in FAM161A cause RP28-associated recessive retinitis pigmentosa. Am J Hum Genet 2010;87:376-81.
79. Bandah-Rozenfeld D, Mizrahi-Meissonnier L, Farhy C, et al. Homozygosity mapping reveals null mutations in FAM161A as a cause of autosomal-recessive retinitis pigmentosa. Am J Hum Genet 2010;87:382-91.
80. Van Schil K, Klevering BJ, Leroy BP, et al. A nonsense mutation in FAM161A Is a recurrent founder allele in dutch and belgian individuals with autosomal recessive retinitis pigmentosa. Invest Ophthalmol Vis Sci 2015;56(12):7418-26.
81. Di Gioia SA, Letteboer SJF, Kostic C, et al. FAM161A, associated with retinitis pigmentosa, is a component of the cilia-basal body complex and interacts with proteins involved in ciliopathies. Hum Mol Genet 2012; 21:5174-84.
82. Zach F, Grassmann F, Langmann T, et al. The retinitis pigmentosa 28 protein FAM161A is a novel ciliary protein involved in intermolecular protein interaction and microtubule association. Hum Mol Genet 2012; 21:4573-86.
83. Whitmore SS, Wagner AH, DeLuca AP, et al. Transcriptomic analysis across nasal, temporal, and macular regions of human neural retina and RPE/choroid by RNA-Seq. Exp Eye Res 2014 Dec;129:93-106.
84. van Huet RA, Siemiatkowska AM, Özgül RK, et al. Retinitis pigmentosa caused by mutations in the ciliary MAK gene is relatively mild and is not associated with apparent extra-ocular features. Acta Ophthalmol. 2015 Feb;93(1):83-94.
85. D'Cruz PM, Yasumura D, Weir J, et al. Mutation of the receptor tyrosine kinase gene Mertk in the retinal dystrophic RCS rat. Hum Mol Genet 2000;9(4):645-51.
86. Li A, Jiao X, Munier FL, et al. Bietti crystalline corneoretinal dystrophy is caused by mutations in the novel gene CYP4V2. Am J Hum Genet 2004;74(5):817-26.
87. Chang GQ, Hao Y, Wong F. Apoptosis: final common pathway of photoreceptor death in rd, rds, and rhodopsin mutant mice. Neuron 1993;11(4):595-605.

88. Tso MO, Zhang C, Abler AS, et al. Apoptosis leads to photoreceptor degeneration in inherited retinal dystrophy of RCS rats. Invest Ophthalmol Vis Sci 1994;35(6):2693-9.
89. Cottet S, Schorderet DF. Mechanisms of apoptosis in retinitis pigmentosa. Curr Mol Med 2009;9:375-83.
90. Liu C, Li Y, Peng M, et al. Activation of caspase-3 in the retina of transgenic rats with the rhodopsin mutation s334ter during photoreceptor degeneration. J Neuro Sci 1999;19:4778-85.
91. Bode C, Wolfrum U. Caspase-3 inhibitor reduces apototic photoreceptor cell death during inherited retinal degeneration in tubby mice. Mol Vis 2003;9:144-50.
92. Hafezi F, Steinbach JP, Marti A, et al. The absence of c-fos prevents light-induced apoptotic cell death of photoreceptors in retinal degeneration in vivo. Nat Med 1997;3(3):346-9.
93. Lolley RN. The rd gene defect triggers programmed rod cell death. The Proctor Lecture. Invest Ophthalmol Vis Sci 1994;35(13):4182-91.
94. Gregory CY, Bird AC. Cell loss in retinal dystrophies by apoptosis--death by informed consent! Br J Ophthalmol 1995;79(2):186-90.
95. Papermaster DS, Windle J. Death at an early age. Apoptosis in inherited retinal degenerations. Invest Ophthalmol Vis Sci 1995;36(6):977-83.
96. Chen J, Flannery JG, LaVail MM, et al. bcl-2 overexpression reduces apoptotic photoreceptor cell death in three different retinal degenerations. Proc Natl Acad Sci U S A 1996;93(14):7042-7.
97. Gaillard ER, Atherton SJ, Eldred G, et al. Photophysical studies on human retinal lipofuscin. Photochem Photobiol 1995;61:448-53.
98. Rozanowska M, Jarvis-Evans J, Korytowski W, et al. Blue light-induced reactivity of retinal age pigment. In vitro generation of oxygen-reactive species. J Biol Chem 1995;270:18825-30.
99. Rozanowska M, Wessels J, Boulton M, et al. Blue light-induced singlet oxygen generation by retinal lipofuscin in non-polar media. Free Radic Biol Med 1998;24:1107-12.
100. Sanz MM, Johnson LE, Ahuja S, et al. Significant photoreceptor rescue by treatment with a combination of antioxidants in an animal model for retinal degeneration. Neuroscience 2007;145(3):1120-9.
101. Komeima K, Rogers BS, Lu L, Campochiaro PA. Antioxidants reduce cone cell death in a model of retinitis pigmentosa. Proc Natl Acad Sci U S A 2006;103(30):11300-5.
102. Ahuja P, Caffe AR, Ahuja S, et al. Decreased glutathione transferase levels in rd1/rd1 mouse retina: replenishment protects photoreceptors in retinal explants. Neuroscience 2005;131(4):935-43.
103. Ahuja-Jensen P, Johnsen-Soriano S, Ahuja S, et al. Low glutathione peroxidase in rd1 mouse retina increases oxidative stress and proteases. Neuroreport 2007;18(8):797-801.
104. Usui S, Komeima K, Lee SY, et al. Increased expression of catalase and superoxide dismutase 2 reduces cone cell death in retinitis pigmentosa. Mol Ther 2009;17(5):778-86.
105. Komeima K, Rogers BS, Campochiaro PA. Antioxidants slow photoreceptor cell death in mouse models of retinitis pigmentosa. J Cell Physiol 2007;213(3):809-15.
106. Konieczka K, Flammer AJ, Todorova M, et al. Retinitis pigmentosa and ocular blood flow. EPMA J 2012; 3(1):17.
107. Grunwald JE, Maguire AM, Dupont J. Retinal hemodynamics in retinitis pigmentosa. Am J Ophthalmol 1996;122(4):502-8.
108. Cellini M, Strobbe E, Gizzi C, Campos EC. ET-1 plasma levels and ocular blood flow in retinitis pigmentosa. Can J Physiol Pharmacol 2010;88(6):630-5.
109. Falsini B, Anselmi GM, Marangoni D, et al. Subfoveal choroidal blood flow and central retinal function in retinitis pigmentosa. Invest Ophthalmol Vis Sci 2011;52(2):1064-9.
110. Wolf S, Pöstgens H, Bertram B, et al. Hemodynamic findings of patients with retinitis pigmentosa. Klin Monbl

Augenheilkd 1991;199(5):325-9.
111. Cellini M, Santiago L, Versura P, Caramazza R, Plasma levels of endothelin-1 in retinitis pigmentosa. Ophthalmologica 2002;216(4):265-8.
112. Ulrich C, Ulrich WD, Vehlow K, Vehlow S. Hemodynamic aspects of retinitis pigmentosa. Fortschr Ophthalmol 1991;88(6):642-7.
113. Cellini M, Lodi R, Possati GL, et al. Color Doppler ultrasonography in retinitis pigmentosa: preliminary study. J Fr Ophtalmol 1997;20(9):659-63.
114. Grunwald JE, Maguire AM, Dupont J. Retinal hemodynamics in retinitis pigmentosa. Am J Ophthalmol 1996;122(4):502-8.
115. Khan JA, Ide CH, Strickland MP. Coats'-type retinitis pigmentosa. Surv Ophthalmol 1988;32(5):317-32.
116. Matthes MT, Bok D. Blood vascular abnormalities in the degenerative mouse retina(C57BL/6J-rd le). Invest Ophthalmol Vis Sci 1984;25(3):364-9.
117. Uliss AE, Gregor ZJ, Bird AC. Retinitis pigmentosa and retinal neovascularization. Ophthalmology 1986;93(12):1599-603.

CHAPTER

5

전기생리학적 검사

Electrophysiologic Tests

유전성 망막질환은 다양한 임상양상으로 나타나지만 대개 망막의 특정층 또는 망막색소상피의 점진적인 손상을 가져오는 공통된 특징을 갖는다. 병력과 특징적인 임상소견으로 진단이 가능한 경우가 많으나 초기 단계에서 안저의 변화가 뚜렷하지 않을 때 감별을 위하여 또는 손상된 망막층을 가늠하기 위하여 전기생리학적 검사가 높은 진단적 가치를 갖는다. 이를 위하여 주로 이용되는 망막전위도, 안구전위도, 다국소망막전위도, 문양망막전위도, 시유발전위에 대하여 알아보도록 한다.

1. 망막전위도(Electroretinogram, ERG)

전시야 ERG(full-field ERG)는 망막의 여러 세포로부터 전반적인 전기신호를 얻는 검사 방법이다. 빛에 의해서 망막내 세포외 공간에서 나트륨과 칼륨 등의 이온 분포가 바뀌는 것이 측정된다. ERG 파형의 생성에 기여하는 세포들은 시세포(막대세포와 원뿔세포), 내망막층세포(양극세포와 아마크라인세포), 망막신경절세포 등이다.

망막전위도는 전극을 각막과 눈 주위 피부에 부착하고 표준화된 빛자극을 주며, 자극 후 발생하는 전위를 파형으로 표시하게 된다. 진폭이 매우 작은 파형이므로 잡음 신호를 줄이기 위하여 수십 번 반복 측정하여 평균값을 이용한다. 여러 세포의 반응을 측정하는 것이므로 자극 조건(섬광 또는 패턴), 배경광의 유무, 자극 또는 배경의 색 등을 바꾸어 가며 특정 세포나 구성 성분의 반응을 선별적으로 측정할 수 있다.

암순응 후에 검사를 하면 막대세포의 기능을 평가할 수 있고, 명순응 후에 시행을 하면 원뿔세포의 기능을 보게 된다. 밝은 섬광을 주면 특징적으로 초기의 음성 파형(a파)과 이 후의 양성 파형(b파)이 나타난다. a파는 시세포의 반응으로 생성된다고 알려져 있으며, b파는 시세포를 포함하여 양극세포, 아마크라인세포, 뮐러세포(Muller cell) 등 여러 세포의 반응이 섞여 나타난다고 한다. b파의 오르막 부위에서 물결처럼 떨리는 파형이 보이는데, 이것을 진동전위(oscillatory potential, Ops)라고 하며, 어느 세포로부터 유래하는지 아직 명확히 밝혀지지는 않았으나 내망막층의 아마크라인세포가 관련되었을 가능성이 크다.

1989년에 국제임상시각전기생리학회(International Society for Clinical Electrophysiology of Vision, ISCEV)에서는 표준화된 망막전위도의 검사 지침을 내놓았으며, 현재 2015년도 ISCEV의 6가지 표준지침은 다음과 같으며, 자극광의 크기($cd \cdot s \cdot m^{-2}$)와 빛 순응 상태에 따라 분류되었다(그림 5.1).[1]

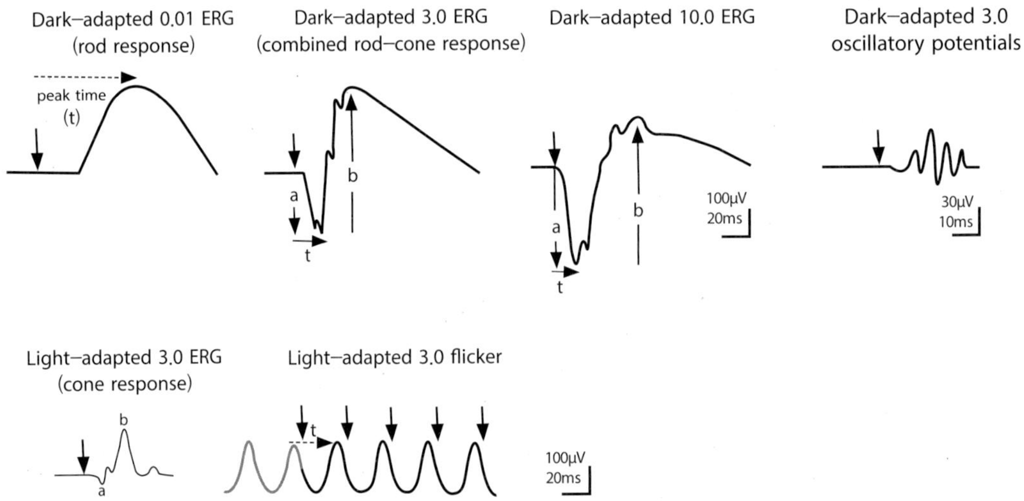

그림 5.1 국제임상시각전기생리학회(ISCEV)의 망막전위도 6가지 표준지침(2015)[1]

1) 막대세포반응(Dark-adapted 0.01 ERG; a rod-driven response of on-bipolar cells)

최소 20분 정도 암순응 후 원뿔세포의 역치보다 어둡고 약한 백색섬광을 최소 2초 간격으로 자극한다. a파는 없으며 완만한 b파를 나타내며, 주로 선천성 야맹증이나 주변 망막 기능 이상을 볼 수 있다.

2) 최대복합반응(Dark-adapted 3 ERG; combined responses arising from photoreceptors and bipolar cells of both rod and cone systems; rod dominated)

최소 20분의 암순응 후 강한 백색섬광으로 막대세포와 원뿔세포를 최소 10초 간격으로 자극한다. 전체 망막 기능 평가가 가능하다.

3) 강한섬광반응(Dark-adapted 10 ERG; combined response with enhanced a-waves reflecting photoreceptor function)

암순응 후 최대복합반응보다 더 짧고 강한 섬광으로 자극하며, 크고 명확한 a파와 진동소파전위를 구분할 수 있다. 매체혼탁이 있는 경우나 미성숙한 망막검사에 유용하다.

4) 진동소파전위(Dark-adapted 3 oscillatory potentials; responses primarily from amacrine cells)

암순응 상태에서 최소 10초 간격의 섬광으로 자극한다. 망막중간층의 기능 평가와 허혈성 망막질환과 같은 혈관질환 평가에 유용하다.

5) 원뿔세포반응(Light-adapted 3 ERG; responses of the cone system; a-waves arise from cone photoreceptors and cone off-bipolar cells; the b-wave comes from on- and off-cone bipolar cells)

10분 이상의 명순응 후 강한 섬광으로 0.5초 간격으로 자극한다. 막대세포의 기능이 억제되고 원뿔세포의 반응만 나타나므로 선천성 혹은 후천성 원뿔세포 장애를 알 수 있다.

6) 30Hz 점멸반응(Light-adapted 30 Hz flicker ERG; a sensitive cone-pathway-driven response)

10분 이상의 명순응 후 자극하며 sine파 형태로 나타난다. 막대세포는 30Hz 이상의 자극빈도에는 반응하지 못하므로 원뿔세포의 반응을 선택적으로 평가한다.

2. 안구전위도(Electrooculogram, EOG)

안구전위도는 망막색소상피의 기능과 망막색소상피와 시세포의 상호작용을 볼 수 있는 검사로 각막과 눈의 후극부 사이에 정상적으로 존재하는 6mV가량의 안정전위(resting potential)를 측정하는 방법이다. 주시를 위한 불빛을 좌우에 놓고 눈을 움직여 좌우로 번갈아 보게 하는 과정을 불을 끄고 10여 분, 불을 켜고 10여 분씩 진행하여 어두운 곳에서의 가장 낮은 전위(Dark trough, DT)와 밝은 곳에서의 가장 높은 전위(Light peak, LP)의 비를 계산한다. 이것을 Arden ratio라고 하며, 정상은 1.8 이상이며 이 비가 1.6 미만일 때 비정상으로 간주한다(그림 5.2).[2] 임상적으로 노른자모양황반이상증(vitelliform macular dystrophy)에서 질병의 진행 정도와 관계없이 안구전위도 비의 감소가 명확하게 나타난다. 이외에 상염색체우성 유리체망막맥락막병증(autosomal dominant vitreoretinochoroidopathy, ADVIRC)에서 정상 망막전위도인 경우에도 비정상 안구전위도가 나타나며, 급성 대상잠재성 외망막병증(acute zonal occult outer retinopathy, AZOOR)의 경우에도 감소된 안구전위도반응을 보인다.[3]

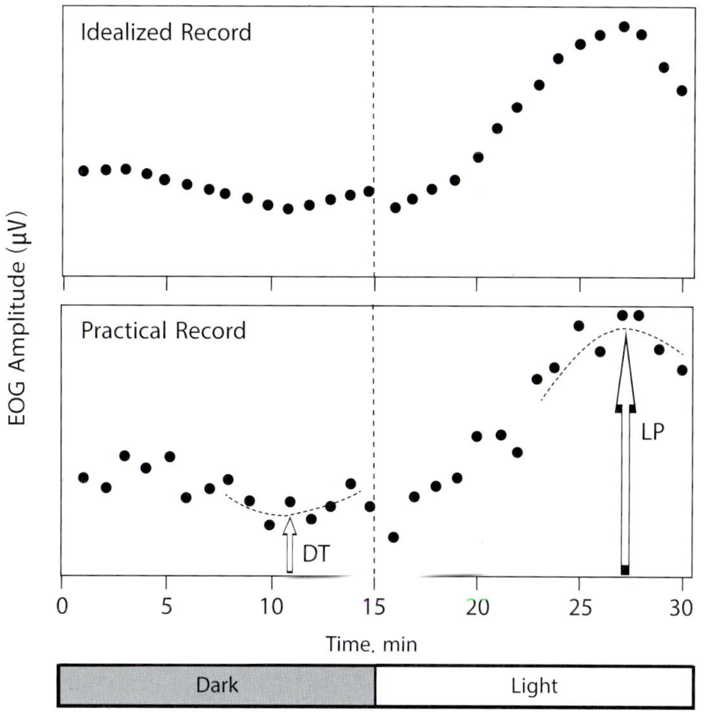

그림 5.2 이상적인 눈전위도반응과 실제적인 반응. 화살표는 암순응 최저점과 명순응 최고점을 나타낸다.

3. 다국소망막전위도(Multifocal electroretinogram, mfERG)

다국소망막전위도는 원뿔세포 망막외층의 기능을 반영한다. 따라서 국소적으로 발생하는 망막외층(주로 시세포 및 양극세포)의 손상과 그 외 부분의 손상(주로 신경절세포와 시신경)의 감별진단에 매우 유용하며 기질적 질환과 기능적 질환의 감별 및 병의 경과를 관찰하는 데 도움이 된다. 임상에서 흔히 기록되는 다국소망막전위도의 파형은 망막중심부 25도의 반응만 기록되므로, 전체 원뿔세포의 25%의 기능을 반영한다. Photopic ERG와 비슷하게 다국소망막전위도에서도 음성파(N1)가 먼저 기록되고 이어서 양성파(P1)가 기록된다. 이 형태는 photopic ERG a- 및 b- 파와 비슷하나 photopic ERG는 망막의 전기현상을 직접 기록한 것인 데 비해 다국소망막전위도의 N1, P1은 수학적 계산으로 도출해낸 파형이기에 a-, b- 파로 부르지 않는다. 그러나 이런 차이점에도 불구하고 N1은 망막전위도의 a-파와 P1은 망막전위도의 양성파(b-파 및 oscillatory potential)와 세포기원이 같은 것으로 보인다. 임상적으로 잠복황반이상증(occult macular dystrophy, OMD)의 경우 점진적인 시력 저하를 주소로 하는 질환으로 안저소견, 형광안저촬영 및 망막전위도가 정상이나 다국소망막전위도가 비정상으로 나오는 특징적인 질환이며, 망막단층촬영(OCT)에서도 비정상 소견을 나타낸다.[4]

4. 문양망막전위도(Pattern electroretinogram, PERG)

문양망막전위도 검사는 흑백의 격자무늬 패턴에 대한 망막의 반응을 기록하며, 황반의 기능(P50)과 망막신경절세포층(ganglion cell layer)의 기능(N95)을 알 수 있는 유용한 검사이다.[5] 초기 음성 N35와 양성 P50은 광수용체(photoreceptor cell)의 반응을 나타내며, 마지막 음성 파형인 N95는 신경절세포층의 반응을 보여 준다(그림 5.3).[6] 또한 문양망막전위도는 시유발전위와 망막전위도 검사의 중간 단계이므로 단독으로 판독되어서는 안 된다. 비교적 황반의 기능이 보존되어 있는 막대-원뿔세포이상증의 경우 비정상 망막전위도에서도 정상 문양망막전위도가 나타날 수 있으므로, 이 질환의 진행 여부를 관찰하는 데 유용하다.

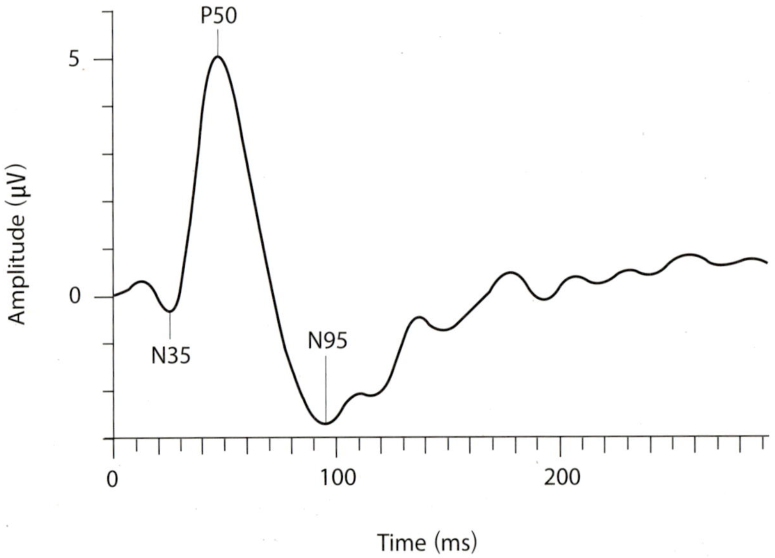

그림 5.3 전형적인 문양망막전위도(Pattern ERG). P50의 진폭은 2.0에서 8.0μV 사이이다.

5. 시유발전위(Visual evoked potential, VEP)

시유발전위는 시자극에 유발된 대뇌시피질에서의 전위 변화이다. 시유발전위는 시각정보의 전달로에 있는 시로(망막-시신경-시교차-시색-외측설상체-시방선-제1차시각영역)의 타각적인 시기능 평가법의 하나이다.[7]

시유발전위의 중요한 특징은 다음과 같다.

① VEP는 외피확대(cortical magnification)로 인해, 대부분 망막 중심 20도에 의하여 결정된다.

② VEP는 개인차는 다양하지만, 한 사람에게서 정상적으로 양안의 차이는 10% 이내로 나타난다.

③ 비정상 VEP는 비정상 망막, 시신경, 시교차, 시방선(optic radiation) 또는 시피질로 인하여 나타난다.

1) 섬광시유발전위(Flash VEP)

돔형 제논아크광 자극기를 사용하여 다양한 조도, 색깔 및 자극빈도로 망막을 섬광 자극하여 시유발전위를 측정하는 방법이다. 측정하기 쉬우므로 유아나 소아, 주시가 안 되거나 협조가 안 되는 환자에서 사용할 수 있다. 시유발전위는 20도 이내의 중심 망막의 기능을 반영하며, 몇 개의 음성파인 N파 및 양성파인 P파가 보이나, 그중에서도 M자 모양의 2개씩의 음성파(30msec의 N1, 70msec의 N2)와 양성파(50msec의 P1, 100msec의 P2)가 중요하다. 그중 70msec의 음성파 N2와 100msec의 양성파 P2의 성분을 섬광 VEP의 주성분으로 분석하는 것이 일반적이다(그림 5.4). 주시가 힘든 망막색소변성 등의 저시력 환자나 심한 매체혼탁으로 망막전위도 검사가 어려울 때 섬광시유발전위 검사와 함께 시행하면 유용한 정보를 얻을 수 있다.[8]

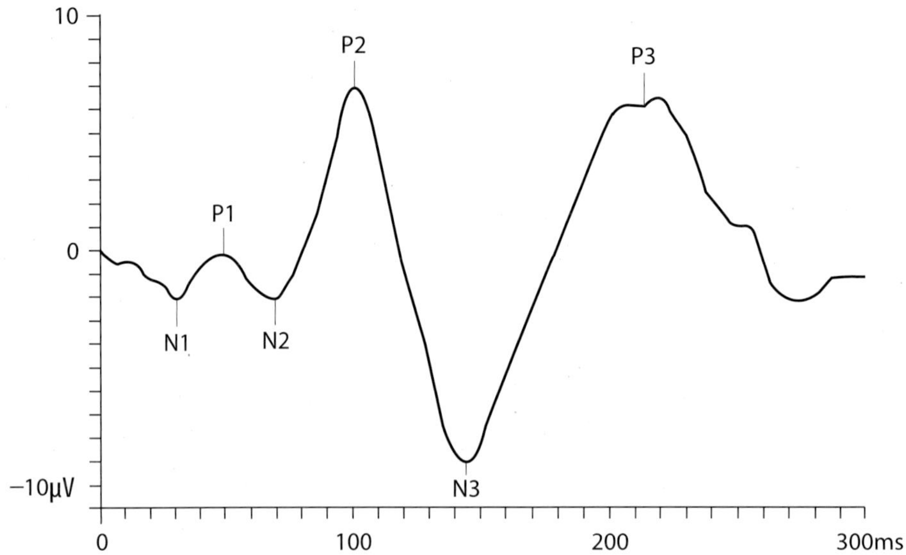

그림 5.4 정상 섬광시유발전위(Flash VEP)

2) 문양시유발전위(Pattern VEP)

문양시유발전위 검사는 환자가 주시하는 비디오 모니터에 초당 2~10번의 빈도로 흑백이 교대로 나타나는 격자무늬 패턴의 시자극을 주어 시유발전위를 측정하는 방법이다. 시피질이 섬광과 같은 확산광보다는 선명한 경계와 대비의 영상에 훨씬 민감하기 때문에 섬광시유발전위 검사보다 훨씬 예민하게 시유발전위를 측정할 수 있으며, 패턴 크기, 전환 속도, 평균 조도 등을 여러 단계로 조정하여 자극할 수 있다. 또한 반응의 개인차가 매우 작으며, 파형 분석이 보다 용이하다. 그러므로 특별한 굴절 이상이 없는 한 시각 경로의 이상을 판단할 때는 문양시유발전위 검사가 훨씬 유용하다. 패턴역전 자극 후 후두부에서 몇 개의 파형이 관찰되나, 일반적으로 3가지 파형으로 구성된다. 양전위(P) 및 음전위(N)가 정상적으로 관찰되는 잠복기(msec)를 붙여 N75, P100, N135로 명명한다. N135 이후의 파형은 상당히 다양하여 기본검사에는 이용하지 않는다. 정상인은 자극 시작 후 약 100msec 정도에 특징적인 최대 양성파(P100)의 정점이 나타난다. 이때 P100까지의 시간인 잠복기와 진폭을 측정 비교하는 것이 임상적으로 의미를 갖는다(그림 5.5). 문양시유발전위 검사는 시신경 또는 원위부의 질환을 알거나 꾀병 등의 비기질성 원인을 찾는데 유용하다.

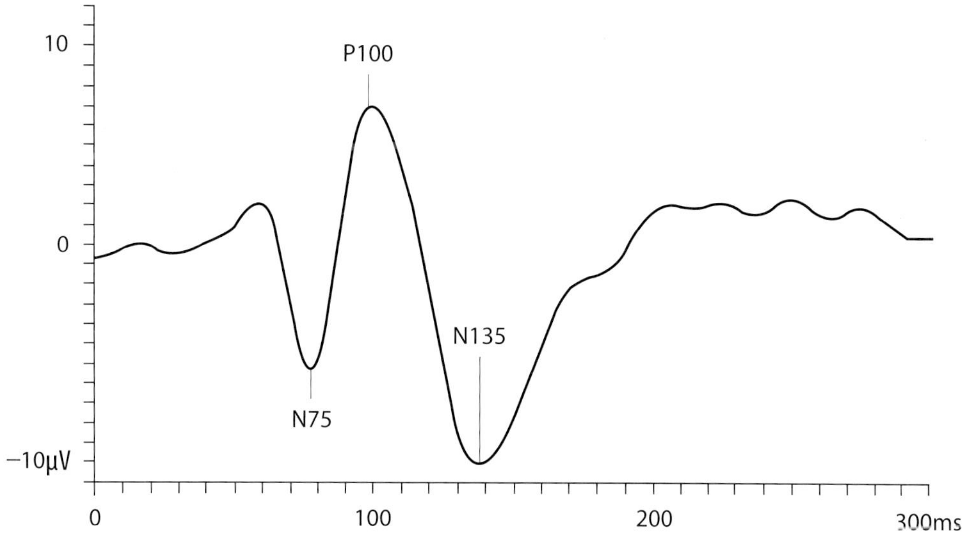

그림 5.5 정상 문양시유발전위(Pattern VEP)

3) Sweep VEP

Sweep VEP는 선상의 빛과 어둠에 대한 움직임에 반응하도록 하여 빠르고 객관적인 시력 검사를 제공하며 유아의 약시 치료, 성인에서는 꾀병 판정에 사용될 수 있다.

참고문헌

1. McCulloch DL, Marmor MF, Brigell MG, et al. ISCEV standard for full-field clinical electroretiongraphy(2015 update). Doc Ophthalmol 2015;130:1-12.
2. Arden GB, Barrada A, Kelsey JH. New clinical test of retinal function based upon the standing potential of the eye. Br J Ophthalmol 1962;46:449-67.
3. Marmor MF, Brigell MG, McCulloch DL, et al. ISCEV standard for clinical electro-oculography(2010 update). Doc Ophthalmol 2011;122:1-7.
4. Miyake Y, Horiguchi M, Tomita N, et al. Occult macular dystrophy. Am J Ophthalmol 1996;122:644-53.
5. Bach M, Brigull MG, Hawlina M, et al. ISCEV standard for clinical pattern electroretinography(PERG): 2012 update. Doc Ophthalmol 2013;126:1-7.
6. Maffei L, Fiorentini A. Electroretinographic responses to alternating gratings before and after section of the optic nerve. Sci 1981;211:953-5.
7. Odom JV, Bach M, Brigell M, et al. ISCEV standard for clinical visual evoked potentials(2009 updates). Doc Ophthalmol 2010;120:111-9.
8. Miyake Y, Hirose T, Hara A. Electrophysiologic testing of visual functions for vitrectomy candidates. I. Results in eyes with known fundus diseases. Retina 1983;3:86-94.

CHAPTER

6

유전성 망막질환의 치료

Conventional Treatment Modalities

유전성 망막질환은 상당히 다양한 유전적 원인에 의하여 시세포의 기능과 생사가 결정되며, 그 형태 또한 다양하게 나타난다. 상염색체, 성염색체, 그리고 mitochondrial 유전 양식이 보고되었으며, 망막색소변성증(Retinitis pigmentosa), rod-cone dystrophy, cone or cone-rod dystrophy, macular degeneration, Leber congenital amaurosis(LCA), congenital stationary night blindness, 눈 이외의 병변과 같이 나타나는 어셔(Usher) 증후군과 바르데-비들(Bardet-Biedl) 증후군 등의 형태로 나타난다. 2017년 11월까지 298개의 유전자의 염색체내 위치가 밝혀졌으며, 261개의 유전자가 확인되었다. 유전자의 염색체내 위치가 밝혀졌으며, 240개의 유전자가 확인되었다(RetNet, https://sph.uth.edu/Retnet). 이러한 다양한 유전자의 이상으로 인하여 발생하는 다양한 질환을 적절하게 치료하는 것은 상당히 어려운 일이다. 최근 유전자치료나 세포치료에 대한 다양한 기초실험 결과를 가지고 여러 임상연구가 진행 중이다. 이러한 각각의 치료를 이해하고 실제로 적용하기 위해서는 유전성 망막질환의 병인과 자연경과에 대한 이해가 필요하며, 치료의 시기와 치료 효과 판정의 시기가 정해져야 할 것이며, 치료 효과 판정에 대한 연구가 함께 이루어져야 한다. 이 장에서는 유전성 망막질환 환자들에게 비교적 쉽게 접근할 수 있는 일반적인 치료법들에 대하여 소개하고자 한다.

1. 광학적 방법

유전성 망막질환에 대한 근본적인 치료가 아직은 없다는 생각에 간과하기 쉬운 측면이 2가지 있다. 하나는 환자의 굴절 이상에 대한 교정이고, 다른 하나는 저시력 클리닉의 이용이다. 굴절값을 정확히 측정하여 시력교정을 함으로써 환자들에게 도움을 줄 수 있다. 실제로 많은 망막색소변성 환자는 근시가 있으며, 주변부 시력은 많이 손상되어 있으나 비교적 중심시력은 남아 있는 경우가 있어 굴절 교정의 의미가 더 클 수 있다.[1,2]

또한 단순한 굴절 교정만으로 독서 등의 일상적인 생활이 불편한 환자들에게 목적에 맞는 저시력 기구를 처방하여 사용하게 하는 것은 환자의 삶의 질을 높일 수 있는 방법이 될 수 있다. 독서를 위한 확대경이나, 컴퓨터를 이용한 확대 시스템 또는 중거리나 원거리 시력을 위한 망원경 등이 예가 될 것이다. 야맹증을 보이는 유전성 망막질환 환자들에서 강한 빛의 손전등이 도움이 되듯이, 때로는 특수 목적에 맞게 개발된 저시력용 기구들보다는 일상적인 기구들을 이용하여 도움을 받을 수 있다.

2. 수술적 방법: 백내장 치료

백내장과 같은 시축상의 혼탁을 제거함으로써 환자들은 더 나은 시기능을 보일 수 있다. 특히 망막색소변성은 후낭하혼탁 형태의 백내장이 더 흔히 오는 것으로 알려져 있다.[1,3,4] 망막색소변성의 후낭하혼탁 형태의 백내장을 가진 환자들이 백내장 수술로 다른 형태의 백내장보다 더 많은 도움을 받을 수 있는 것과 같이 백내장 형태에 따라 수술 효과의 차이가 있다.[5-7] 특히 유전성 망막질환이 있는 환자들에서 백내장 수술에 앞서, 남아 있는 황반 기능을 확인할 필요가 있다. 형광안저혈관조영이나 빛간섭단층촬영을 통한 황반부 검사가 도움이 될 수 있으며, 수술 전 잠재시력측정기(potential acuity meter)를 사용함으로써 수술 후 시력을 예측해 볼 수도 있다. 수술 후에도 후낭혼탁이 발생하는지 여부를 확인하여, Nd-YAG 레이저를 이용하여 시축상의 혼탁을 제거하는 것이 환자에게 도움이 될 수 있다.

3. 보조제 및 식이적 방법

1) 비타민 A 제제

비타민 A 부족과 관련한 망막병증에서 비타민 A를 보충해 줌으로써 바센-코른즈웨이그 증후군(Bassen-Kornzweig syndrome, abetalipoproteinemia)을 치료한 보고가 있었다.[8] 1984년 베르손(Berson EL) 등은 4년간의 임상연구를 바탕으로 하루 15,000IU 용량의 비타민 A 복용이 망막색소변성의 진행을 조금이나마 늦출 수 있다고 보고하였다.[9, 10] 그러나 이 연구에서는 망막전위도 30Hz와 0.5Hz 섬광에 대한 반응 진폭의 차이 외에 다른 시기능 요소에서는 차이를 보이지 않아 논란의 여지가 많다.[8] 이외 비타민 A의 고용량 복용에 따라 두개강내압 상승, 간비대, 골다공증, 혈액내 지질 상승, 기형 유발 등의 부작용이 보고되어 있다. 따라서 비타민 A는 예상되는 부작용을 고려하여 사용해야 하며, 정기적인 부작용 모니터링이 필요하다. 또한 비타민 A가 chromophore로서 공급이 필요한 질환도 있으나 반대로 visual cycle의 산화산물인 A2E의 축적을 막기 위하여, 과도한 phototransduction을 억제하기 위하여 visual cycle inhibitor인 13-*cis*-retinoid acid가 필요한 질환이 있다.[11]

(1) 발색단(chromophore) 공급이 치료로 이용되는 경우

Rhodopsin gene mutation(Rho$^{-/-}$) 쥐의 망막은 외세포층 두께가 얇아져 있으며, ERG 결과 추체에서 발생한 반응만 남아 있다.[12] Berson은 rhodopsin mutation mice에 high 비타민 A palmitate로 치료하여 외세포층 두께의 증가와 ERG에서의 효과를 보고하였다.[13] 이는 그가 1993년 RP 환자들에서 비타민 A(positive)와 비타민 E(negative)의 치료 효과를 보고한 5년 뒤의 일이었다. Visual cycle의 gene mutation에 의하여 유발된 human disease의 첫 동물모델인 RPE65$^{-/-}$ mice는 11-*cis*-RAL을 합성할 수 없기 때문에 결국 photoreceptor outer segment에는 rhodopsin(chromophore와 결합된 opsin)의 형태가 아닌 naked opsin 형태로 존재하게 된다. 이 쥐에 11-*cis*-RAL을 공급함으로써 photoreceptor의 degeneration을 줄여 준다고 보고하였다. 보다 흥미로운 점은 RPE65$^{-/-}$ mice와 visual transduction cascade의 하나인 transducin을 Knock out(KO)한 mice를 교배하여 만든 double KO mice가 degeneration을 막을 수 있었다고 보고하였다.[14] 이는 RPE65$^{-/-}$ mice에서의 degeneration은 naked opsin에 의한 visual transduction cascade의 지속적인 자극이 원인이 될 것이라는 가설을 뒷받침하는 것이다.

(2) 시각회로 억제제(Visual cycle inhibitor)가 치료에 이용되는 경우

Abcr$^{-/-}$ mice의 phenotype인 Stargardt disease처럼 A2E의 축적이 문제가 되는 경우에서 이의 합성을 억제하는 치료가 필요한데, 여드름 치료제인 isotretinoin은 13-*cis*-retinoid acid이며, visual cycle inhibitor로 11-*cis*-retinoid의 합성을 억제하여 rhodopsin의 turnover를 감소시켜 light damage를 줄여 주었다고 폴 시빙(Paul Sieving) 등이 보고하였다.[15] 이를 이용하여 연령관련황반변성 환자에서 lipofuscin 축적이 문제가 된다는 의미에서 후마윤(Humayun)과 유진 듀안(Eugene Dejuan) 등이 1년이라는 짧은 기간의 pilot study를 시행하여 2006년 그 결과를 발표하였다.[16] 하지만 효과는 없었으며, 독성이 너무 심하여 사용할 수 없다는 결론이었다. Isotretinoin의 visual cycle에 대한 효과적인 억제용량은 부작용을 일으키므로 황반변성이나 망막변성의 치료처럼 장기간 복용해야 하는 경우에 이용할 수 없다는 것이 한계점이라고 할 수 있다. Dark-rearing이 abcr$^{-/-}$ mice의 retinal degeneration의 진행을 억제한다는 가브리엘 트라비스(Gabriel Travis)의 2000년 논문은 빛자극으로 시작되는 visual cycle의 inhibition이 abcr$^{-/-}$과 연관된 질환에서 효과가 있을 수 있음을 암시하였다.[17]

2) 루테인(lutein) 제제

루테인과 지아잔틴(zeaxanthin)은 체내에서 합성되지 않는 황반 색소로, 식이로 섭취할 수밖에 없다. 황반 색소는 광독성에 의한 산화적 손상으로부터 세포를 보호하는 것으로 알려져 있다. 2010년 베르송 등은 하루 15,000IU의 비타민 A를 복용하는 망막색소변성 환자들에서 추가로 하루 12mg의 루테인을 복용 시 중간주변부 시야의 감소를 늦출 수 있다고 보고하였으나, 이 역시 일부 시기능 측정치에 대해서만 피험군과 대조군 사이에 유의한 차이를 보여 논란의 여지가 있다.[18]

3) 오메가-3 지방산(omega-3 fatty acids) 제제

오메가-3 지방산은 태아 후기 및 신생아 초기에 특히 뇌와 눈에 축적되는 지질로 눈의 기능에 중요한 역할을 할 것으로 생각된다. 2006년 호지(Hodge WG) 등은 망막색소변성에 대하여 발표된 6편의 오메가-3 지방산 관련 논문에 대한 체계적 문헌고찰(systematic review)을 통하여, 오메가-3 지방산이 망막색소변성 환자 시기능의 저하를 늦추는 경향이 있으나 명확한 결론을 내기는 어렵다고 하였다.[19-21] 오메가-3 지방산의 하나인 docosahexaenoic acid(DHA)는 시세포에 많이 분포되어 있는 지질 성분으로서, 막대세포 외절 지질 성분 중 30~40%를 차지한다. 망막색소변성 환자들에서 DHA가 혈장, 적혈구 등에 감소되어 있는 것이 발견되었고, 일부 성염색체 망막색소변성 환자들에서 DHA 합성이 저해되어 있는 것이 발견되기도 하였다.[22-27] 이에 성염색체열성 망막색소변성 환자에 대하여 하루 400mg DHA를 4년간 복용시킨 임상시험에서 원뿔세포 기능 손상을 늦추는 효과를 보였다.[28-30]

4) 식사 제한

뇌회형맥락망막위축(gyrate atrophy)에서는 오르니틴 아미노기 전이 효소(ornithine aminotransferase)가 결핍되어 있다. 케이저-쿠퍼(Kaiser-Kupfer) 등은 아르기닌을 제한한 식사(arginine-restricted diet)가 뇌회형맥락망막위축의 진행을 늦출 수 있다고 보고하였다.[30, 31] 그들의 보고에 따르면, 27명의 뇌회형맥락망막위축 환자를 약 14년간 경과 관찰하면서 망막전위도 및 동적시야검사(kinetic perimetry)를 통하여 망막 기능 소실의 속도를 측정하였을 때, 아르기닌 제한 식이요법을 시행한 군(17명)이 그렇지 않은 군(10명)보다 변화 속도가 늦었다고 하였다.[31] 그리고 2쌍의 가족 연구를 통하여 이른 나이에 장기간의 아르기닌 제한 식이요법을 시행하는 것이 망막 기능의 소실 속도를 더 효과적으로 늦출 수 있다고 보고하였다.[31]

4. 재활치료[32]

어떤 원인과 병인에 의하여 질환이 발생하고, 심한 정도와 만성화 정도에 따라 장애를 유발하게 된다. 이러한 장애는 결국 환자들로 하여금 정상적인 사회생활을 어렵게 만든다. 재활치료란 장애 정도를 진단하고 치료하여 환자가 어느 정도의 생활이 가능하도록 도와주는 것이다. 시각질환은 시각장애를 유발하며, 환자의 삶의 질을 향상시키기 위하여 안과 의사는 질환에 대한 치료뿐 아니라 이차적으로 발생한 장애에 대한 재활치료의 필요성에 대하여 알고 있어야 하며, 저시력 재활치료를 권유해야 한다. 하지만 국내에는 저시력 재활치료를 위한 의료인력팀을 구성하고 있는 곳은 그리 많지 않다. 그리고 무엇보다 재활치료에 적응하지 못하는 경우도 있기 때문에 충분한 교육과 정보를 제공한 후 결국 치료의 주체는 환자가 되도록 해야 한다.

1) 환자와의 상담

환자와의 대화를 통하여 단순히 질환에 대한 병력뿐만 아니라 질환에 의하여 환자의 생활 방식이 어떻게 바뀌었는지 어떤 점이 가장 어려워졌는지 물어보는 것이 중요하다. 환자는 본인의 시력이 향후 어떻게 될지를 알고 있어야 하며, 시력 재활이 왜 필요한지도 알고 있어야 한다. 예를 들면 시력이 좋아질 것이라는 잘못된 믿음으로 인하여 재활치료를 아예 거부할 수도 있으며, 사실과 다르게 빛도 볼 수 없을 정도로 시력을 완전히 잃게 된다고 오해하는 경우는 모든 치료가 필요 없을 것이라는 생각을 갖게 할 수도 있다. 그리고 결국 완전히 시력을 잃게 될 가능성이 높은 환자는 점자에 대한 교육과 운동재활이 중요할 것이다. 환자에게 조명의 강도 또는 날씨에 따른 시기능의 변화를 물어본다. 일반적으로 유전성 망막질환이 있는 환자들은 조명의 강도를 높이면 읽기 능력이 향상되며, 일부 환자에서는 밝은 날 눈부심이 심하고 흐린 날은 그 증상이 호전되므로 빛 흡수가 충분한 선글라스를 쓰도록 하는 것이 도움이 된다. 우리나라에서는 시력과 시야 손상 정도가 시각장애 등급을 결정하는 기준이 된다. 하지만 색각, 입체시, 조명과 눈부심의 정도, 암점이나 변형시 등 환자들이 실제로 어려움을 겪게 되는 부분들이 있다. 이러한 환자의 시기능의 다양한 정보들은 환자의 직업 선정 등에 참고가 될 수 있을 것이다.

2) 시력검사

안전수지나 안전수동이라는 시력 대신 숫자로 시력을 기록하고 환자에게 알려주는 것이 환자 본인도 정확하게 알 수 있을 뿐 아니라 의사도 병의 진행 정도를 판단하는 데 도움이 되며, 읽기 능력의 판단을 위해서는 근거리 시력측정도 중요하다. 특히 환자의 시력이 나쁜 경우는 일반적인 Snellen 시력표보다는 ETDRS 시력표를 이용하는 것이 유리하다.

그리고 가능한 가까운 거리에서 시력측정을 시작하여 환자가 비교적 쉽게 읽을 수 있게 하는 것이 동기부여가 될 수 있을 뿐 아니라 성공적인 시력재활 치료에도 도움이 된다.

3) 대비감도 검사

대비감도 검사에서 high frequency는 시력이 약 20/40 정도가 되면서 감소하기 시작하고 일반적으로 큰 문제가 되지 않는다. Intermediate와 low frequency의 감소는 얼굴인식이나 mobility에 어려움이 생기므로 문제가 된다. 대비감도 측정은 확대경, 조명 등을 결정하는 데 도움이 되며, 간혹 시력이 좋지 않은 눈이 오히려 대비감도가 좋아 그쪽 눈으로 보는 것을 선호하는 경우가 있다.

4) 시야검사, 색각검사

황반변성에 의한 중심부 시야 손상은 자동시야계를 통하여 암점을 확인할 수 있으며, 망막색소변성 같은 주변부 시야 손상은 골드만 같은 동적시야검사계를 이용해서 확인한다. 시야검사를 정기적으로 시행하는 것은 병의 진행을 판단하는 데 중요하다. Microperimetry 시야검사를 통하여 중심외주시 여부를 확인하고, 중심암점의 위치를 알 수도 있다. 색각 이상정도를 파악하여 환자의 직업 선택 상담에 도움을 줄 수도 있다.

참고문헌

1. Pruett RC. Retinitis pigmentosa: clinical observations and correlations. Trans Am Ophthalmol Soc 1983;81:693-735.
2. Kaplan J, Bonneau D, Frezal J, et al. Clinical and genetic heterogeneity in retinitis pigmentosa. Hum Genet 1990;85(6):635-42.
3. Fishman GA, Anderson RJ, Lourenco P. Prevalence of posterior subcapsular lens opacities in patients with retinitis pigmentosa. Br J Ophthalmol 1985;69(4):263-6.
4. Fishman GA, Farber MD, Derlacki DJ. X-linked retinitis pigmentosa profile of clinical findings. Arch

Ophthalmol 1988;106(3):369-75.
5. Newsome DA, Stark WJ, Jr., Maumenee IH. Cataract extraction and intraocular lens implantation in patients with retinitis pigmentosa or Usher's syndrome. Arch Ophthalmol 1986;104(6):852-4.
6. Reccia R, Scala A, Bosone G. Posterior chamber intraocular lens implantation in patients with retinitis pigmentosa. Doc Ophthalmol 1989;72(2):115-8.
7. Jackson H, Garway-Heath D, Rosen P, et al. Outcome of cataract surgery in patients with retinitis pigmentosa. Br J Ophthalmol 2001;85(8):936-8.
8. Gouras P, Carr RE, Gunkel RD. Retinitis pigmentosa in abetalipoproteinemia: effects of vitamin A. Invest Ophthalmo 1971 Oct;10(10):784-93.
9. Berson EL, Rosner B, Sandberg MA, et al. A randomized trial of vitamin A and vitamin E supplementation for retinitis pigmentosa. Arch Ophthalmol 1993;111(6):761-72.
10. Berson EL, Rosner B, Sandberg MA, et al. Vitamin A supplementation for retinitis pigmentosa. Arch Ophthalmol 1993;111(11):1456-9.
11. Travis GH, Golczak M, Moise AR, et al. Diseases caused by defects in the visual cycle: retinoids as potential therapeutic agents. Annu Rev Pharmacol Toxicol 2007;47:469-512.
12. Humphries MM, Rancourt D, Farrar GJ, et al. Retinopathy induced in mice by targeted disruption of the rhodopsin gene. Nat Genet 1997 Feb;15(2):216-9.
13. Li T, Sandberg MA, Pawlyk BS, et al. Effect of vitamin A supplementation on rhodopsin mutants threonine-17 -> methionine and proline-347 -> serine in transgenic mice and in cell cultures. Proc Natl Acad Sci U S A 1998 Sep 29;95(20):11933-8.
14. Fan J, Woodruff ML, Cilluffo MC, et al. Opsin activation of transduction in the rods of dark-reared Rpe65 knockout mice. J Physiol 2005 Oct 1:83-95.
15. Sieving P, Chaudhry P, Kondo M, et al. Inhibition of the visual cycle in vivo by 13-cis retinoic acid protects from light damage and provides a mechanism for night blindness in isotretinoin therapy. Proc Natl Acad Sci U S A 2001 Feb 13;98(4):1835-40.
16. Lim JI, Walonker AF, Levin L, et al. One-year results of a pilot study using oral 13-cis retinoic acid as a treatment for subfoveal predominantly occult choroidal neovascularization in patients with age-related macular degeneration. Retina 2006 Mar;26(3):314-21.
17. Mata NL, Weng J, Travis GH. Biosynthesis of a major lipofuscin fluorophore in mice and humans with ABCR-mediated retinal and macular degeneration. Proc Natl Acad Sci U S A 2000 Jun 20;97(13):7154-9.
18. Berson EL, Rosner B, Sandberg MA, et al. Clinical trial of lutein in patients with retinitis pigmentosa receiving vitamin A. Arch Ophthalmol 2010;128(4):403-11.
19. Hoffman DR, Uauy R, Birch DG. Metabolism of omega-3 fatty acids in patients with autosomal dominant retinitis pigmentosa. Exp Eye Res 1995;60(3):279-89.
20. Hoffman DR, Birch DG. Omega 3 fatty acid status in patients with retinitis pigmentosa. World Rev Nutr Diet 1998;83:52-60.
21. Hodge WG, Barnes D, Schachter HM, et al. The evidence for efficacy of omega-3 fatty acids in preventing or slowing the progression of retinitis pigmentosa: a systematic review. Can J Ophthalmol 2006;41(4):481-90.
22. Gong J, Rosner B, Rees DG, et al. Plasma docosahexaenoic acid levels in various genetic forms of retinitis pigmentosa. Invest Ophthalmol Vis Sci 1992;33(9):2596-602.
23. Hoffman DR, Birch DG. Docosahexaenoic acid in red blood cells of patients with X-linked retinitis pigmentosa. Invest Ophthalmol Vis Sci 1995;36(6):1009-18.
24. Schaefer EJ, Robins SJ, Patton GM, et al. Red blood cell membrane phosphatidylethanolamine fatty acid content in various forms of retinitis pigmentosa. J Lipid Res 1995;36(7):1427-33.

25. Simonelli F, Manna C, Romano N, et al. Evaluation of fatty acids in membrane phospholipids of erythrocytes in retinitis pigmentosa patients. Ophthalmic Res 1996;28(2):93-8.
26. Hoffman DR, DeMar JC, Heird WC, et al. Impaired synthesis of DHA in patients with X-linked retinitis pigmentosa. J Lipid Res 2001;42(9):1395-401.
27. Berson EL, Rosner B, Sandberg MA, et al. Further evaluation of docosahexaenoic acid in patients with retinitis pigmentosa receiving vitamin A treatment: subgroup analyses. Arch Ophthalmol 2004;122(9):1306-14.
28. Berson EL, Rosner B, Sandberg MA, et al. Clinical trial of docosahexaenoic acid in patients with retinitis pigmentosa receiving vitamin A treatment: subgroup analyses. Arch Ophthalmol 2004;122(9):1297-305.
29. Hoffman DR, Locke KG, Wheaton DH, et al. A randomized, placebo-controlled clinical trial of docosahexaenoic acid supplementation for X-linked retinitis pigmentosa. Am J Ophthalmol 2004;137(4): 704-18.
30. Birch DG. A randomized placebo-controlled clinical trial of docosahexaenoic acid(DHA) supplementation for X-linked retinitis pigmentosa. Retina 2005;25(8 Suppl):S52-S54.
31. Kaiser-Kupfer MI, Caruso RC, Valle D, Reed GF. Use of an arginine-restricted diet to slow progression of visual loss in patients with gyrate atrophy. Arch Ophthalmol 2004;122(7):982-4.
32. Joseph L. Derose. Vision rehabilitation of the patient with genetic eye diseases. In: Elias I Traboulsi, ed. Genetic diseases of the eye 2nd ed. Oxford University Press 2012;1:chap 50.

CHAPTER

7

유전자치료

Gene Therapy

망막색소상피세포 혹은 광수용체세포에서 난백실의 발현과 관련된 질병 관련 유전자의 변이에 의하여 발생하는 비정상적인 단백질의 세포독성 혹은 세포의 기능 이상으로 발생하는 retinal degeneration의 영역에 속하는 망막색소변성은 많은 시과학 분야와 관련되지 않은 유전자치료학자들에 의해서도 가장 적절한 유전자치료의 대상이라고 생각되는 질환 중에 속한다. 오랜 시간 안과 의사 및 시과학자들은 이런 질병들과 관련된 다양한 분자생물학적 기전을 밝히는 데 노력해 왔고, 현재 망막색소변성과 관련된 유전자를 60여 가지 이상 밝힌 상태이며, 이들 유전자와 관련된 단백질의 역할 및 기능을 밝히는 데도 많은 과학적 발전을 얻게 되었다.

이론적으로 유전자치료는 단일 유전자의 변형에 의하여 일어나는 유전성 망막질환을 근본적으로 완치시킬 수 있는 가장 이상적인 치료적 접근이 될 수 있으나, 많은 사람이 주지하고 있는 바와 같이 많은 해결해야 할 문제들을 가지고 있다. 첫째, 유전되는 방식에 따라 유전자치료를 접근하는 방식이 달라져야 한다. 예를 들면, 상염색체열성으로 유전되는 망막색소변성(autosomal-recessive RP)의 경우 관련 유전자를 구성하는 2개의 allele 모두에서 변이가 있는 경우에서만 표현형이 발현되게 된다. 이러한 경우에는 단순하게 gene replacement만 해 주는 것으로 치료할 수 있다. 즉, 2개의 dysfunctional copies에서 만들어지는 단백질은 모두 비정상적인 단백질이고, 결국 정상적으로 존재해야 하는 단백질의 작용이 없어서 표현형이 발생하므로 정상적인 구조의 유전자를 주입하여 정상적인 작용을 하는 단백질을 표적세포 내에서 발현시켜 주면 망막에 존재하는 표적세포의 기능이 정상으로 돌아와 시기능이 회복, 보존될 수 있다는 것이다. 반면, 상염색체우성으로 유전되는 망막색소변성의 경우는 질병 관련 유전자를 구성하는 2개의 allele 중 한쪽 allele에만 문제가 발생하여도 표현형이 나타나는 경우이다. 이 경우에는 2가지 경우가 가능하게 되는데 첫째, 돌연변이가 일어나지 않은 allele에서 정상적인 기능을 가지는 단백질이 발현되어 세포에서 기능을 하는 상황에서도 질병이 진행된다는 것은 만들어지는 단백질의 발현량이 충분하지 않거나(haplo-insufficiency) 돌연변이가 일어난 allele에서 발현되는 비정상적인 단백질이 세포 내에 축적되며 독성 작용(dominant negative effect)을 하고 있다는 것으로, 결국 치료적인 효과를 내기 위해서는 독성 작용을 내는 단백질의 작용을 차단해야 하는 다른 전략적 접근이 필요하게 된다. 둘째, 안과 영역에서 최초로 임상연구를 시작한 질환이 무엇인지를 고려하면 얻을 수 있는 중요한 사실이 있는데, 질병의 진행이 빠르지 않아야 한다는 것이다. *RPE65* 유전자의 결함에 의하여 발생하는 레버선천흑암시를 미국과 영국의 각기 다른 세 곳의 연구자들이 임상연구 대상으로 정한 것은 우연의 일치가 아니라 지극히 과학적인 결정이었는데, 그 이유는 다음과 같다.

레버선천흑암시는 생후 4주 내지 6주경에 이미 표현형이 나타나고, 망막전위도 검사에서도 파형이 기록되지 않는 등의 임상양상을 보인다. 즉, 표현형이 매우 강하고 시기능의 소실 역시 매우 심하게 나타난다. 그러나 *RPE65* 유전자는 비타민 A 대사에 관여하는 단백질로, 시각의 형성에는 매우 중요하게 관여하지만, 광수용체세포의 생존에는 중요한 기능을 하지 않는다는 사실을 주목해야 한다. 환자가 경험하는 시력의 소실 정도는 매우 중증인 반면, 광수용체세포는 비교적 잘 보존되어 있는 상태로 몇십 년이 경과할 수 있다는 것이다. 여기서 한 가지 첨언하자면, 바이러스 벡터를 이용한 임상연구에 대한 규제를 이해하고 있을 때만 상기 내용의 중요성을 알 수 있다. 미국에서 유전자치료 임상을 들어가기 위해서는 몇 가지 조건이 필요하다. 우선, 대상이 되는 질환이 생명을 위협하는 질환인지의 여부인데, 아니라면 임상연구에 많은 제한을 받게 된다. 안과질환과 같이 생명과 무관한 경우에는, 현존하는 치료법이 전혀 없어야 한다. 다음으로는, 환자가 자기 결정권을 가지는 18세 이상의 성인이어야 한다는 것이다. 레버선천흑암시의 경우는 태어날 때부터 시력이 없는 상태로 유전성 망막질환 중에서도 가장 중증도가 있는 질환이며, 성인이 되었을 때도 유전자전달을 통한 gene replacement로 효과를 기대할 수 있을 정도의 광수용체세포가 남아 있으므로 처음 시도하기에 더 없이 좋은 조건을 가지고 있다고 할 것이다. 그다음으로는, 전임상 연구를 수행하기에 적합한 동물모델의 존재가 중요하다. *RPE65*와 관련된 레버선천흑암시의 경우는 유전자조작 생쥐와 돌연변이로 표현형을 보이는 양치기 개(briard dog)를 이용할 수 있었으므로 당시로서는 완벽한 조건을 가지고 있었다고 할 수 있다. 그 외에도 다양한 후보군의 질환들에서 전임상연구가 진행되고 있고, 몇몇 질환에서는 임상연구가 진행되고 있다. 레버선천흑암시의 임상연구는 최근 5년 동안의 임상연구 결과를 발표하였다.

유전자치료 분야는 재생의학 혹은 중개의학 분야에서 가장 빠르게 발전하는 분야 중 하나로 계속해서 새로운 개념들이 개발되고 있어 실제로 교과서에서 다루어져야 할 분야의 범위를 정하기가 쉽지 않다. 이 장에서는 최근 각광받고 있는 targeted genome editing이 가능한 CRISPR/Cas9 system이나 zinc finger nuclease technology 등 아직 생체에 적용하기에는 좀 더 많은 연구가 필요한 방법에 대한 것은 지양하고, 2008년 최초의 레버선천흑암시 환자를 대상으로 하여 시작된 재조합 아데노부속바이러스 벡터를 이용한 유전자치료 분야에 대한 것에 국한하여 소개하고자 한다.

1. Vectorology

1) 아데노부속바이러스 벡터

현재 눈 유전자치료에는 rAAV(recombinant adeno-associated virus)가 가장 흔하게 이용된다. 자연계에는 100여 개 이상의 AAV(adeno-associated virus)가 존재한다. 이의 존재는 어느 바이러스 연구자가 아데노바이러스를 배양하는 과정에서 무엇인가 다른 종류의 바이러스가 혼합되어 함께 배양되고 있다는 생각에서 새로운 종류의 바이러스의 존재를 알게 되었고, 아데노바이러스를 배양하는 도중 함께 배양되었다는 것에 착안하여 지금의 이름을 가지게 되었다고 한다. AAV는 유전자치료의 초기부터 폭넓게 사용되고 있는 retrovirus 혹은 lentivirus vector 등이 악성종양의 발생과 같은 치명적인 부작용의 발생에 대한 우려를 가지는 것과는 달리 인간과 관련된 질병과의 연관성이 없다. 또한 유전자 전달의 효율 측면에서도 분열 및 증식을 하지 않는 망막을 포함한 중추신경계 신경세포에 대한 유전자 전달 능력이 retrovirus 혹은 lentivirus와 유사하거나 능가하는 정도를 보여, 유전성 망막질환과 같이 생명을 위협하지 않는 질환을 대상으로 하는 유전자치료에서 가장 적합한 유전자전달용 벡터로 여겨지고 있다. 특히, AAV를 유전자조작을 통하여 바이러스 증식작용이 일어나지 못하도록 조작한 recombinant AAV(rAAV) 벡터는 더욱 안전하다고 할 수 있으며, 현재 viral capsid의 종류에 따라 13가지 이상의 혈청형(serotypes)을 가진 치료

표 7.1 아데노연관바이러스 벡터의 망막하 주사 및 유리체강내 주사 후 생쥐 망막세포에서 유전자전달 효율

Cell type/ injection site	RPE/ subretinal	Photoreceptor/ subretinal	Ganglion cell layer/ intravitreal
Capsid			
AAV1	+++	–	–
AAV2	++	+	++
AAV4	++	–	–
AAV5	+	++	–
AAV8	+	+++	++
AAV9	++	+++	++

Notes: –, no transduction; + to +++, increasing transduction

약어: transduction, 유전자전달; AAV , 아데노연관바이러스; RPE, 망막색소상피세포

용 벡터가 개발되어 다양한 장기의 다양한 질환의 치료에 이용되고 있다. 그러나 rAAV 벡터 역시 단점을 가지고 있는데, 가장 큰 단점은 운반할 수 있는 치료용 유전자의 크기가 약 4.5kb 이하로 매우 제한적이라는 것이다. 이러한 이유에서 실제 rAAV 벡터를 이용할 수 있는 질환의 숫자는 제한적이며, 질병 관련 genomic DNA를 적절히 조작하여, 치료용 재조합 유전자를 만들 때 크기를 적절히 줄이기 위한 많은 시간과 노력이 필요하다. 현재 망막을 대상으로 하는 유전자치료에는 rAAV1, rAAV2, rAAV5, rAAV8 등이 전임상 연구에서 많이 사용되고 있으며, 이들 각각의 벡터는 주입되는 경로에 따라 망막 및 망막색소상피세포에 대한 전달 능력에 차이를 보이고 있다(표 7.1). 이상적으로 유전자치료가 조절되려면 특정한 세포로만 전달이 한정되어야만 한다. AAV 벡터를 유리체강내 주사했을 때는 망막조직에 비교적 낮은 전달 효율을 보인다. 망막하 주사를 시행할 경우 이들 혈청형의 벡터들은 광수용체세포 혹은 망막색소상피세포에 대하여 매우 높은 유전자전달 효율을 보인다. 그러나 이와 같은 망막조직에서의 표적선택성은 완벽하지 않아 연구자가 광수용체세포만 대상으로 유전자전달을 시도한다고 해도 망막색소상피세포에서의 표적단백질의 발생이 함께 일어나므로, 실제 건강한 사람에서의 생리적인 단백질의 발현양상과는 차이가 나게 된다. 이와 같이 현상의 조절을 위해서는 표적유전자의 발현을 조절하는 promoter 부위를 변형하여 유전자의 발현을 조절하는 과정이 필요하다.

2) 프로모터(Promoter)

프로모터는 상기한 바와 같이, 발현시키고자 하는 유전자의 발현을 조절하기 위하여 만들어진 질병 관련 치료용 유전자의 upstream에 위치하며, 유전자의 발현을 관장하는 유전자 부위에 해당한다. 일반적으로 발현시키고자 하는 유전자의 발현양을 극대화시키기 위해서는 cytomegalovirus(CMV)에서 얻어진 프로모터 부위를 사용하거나 chicken beta-actin과 같은 ubiquitous promoter를 사용하는 경우가 많다. 그러나 이 경우 이들 프로모터는 세포특이성을 보이지는 않고 rAAV 벡터가 전달된 모든 종류의 세포에서 전달된 유전자를 발현시킨다. 반면, specific promoter는 downstream에 존재하는 유전자의 발현 정도는 강하지 않으나 발현되는 세포의 종류를 조절할 수 있는 장점이 있다. 2008년 레버선천흑암시 환자를 대상으로 미국과 영국의 세 곳의 기관에서 진행된 유전자치료 임상 I상 연구들을 보면, 영국의 런던대학에서 만든 치료용 벡터에서는 specific promoter인 human *RPE65* promoter를 사용하였고, 미국의 펜실베이니아 대학과 플로리다 대학의 치료용 벡터에서는 ubiquitous promoter인 chicken beta-actin promoter가 사용되었다. 이러한 차이는 전달된 유전자의 발현 효율에 차이를 만들었을 것이 자명하고, 실제로 이러한 한계를 극복하고자 영국의 연구에서는 미국에서의 연구자들과 비교하여 주입된 벡터의 양이 훨씬 많은 것을 확인할 수 있다.

2. 임상연구

1) *RPE65*-레버선천흑암시(*RPE65*-Leber congenital amaurosis)

RPE65-레버선천흑암시(LCA2)는 현재 14개의 관련 유전자가 알려져 있으며, *RPE65*의 변이는 전체 레버선천흑암시 환자의 약 8% 미만에서 관련이 있다. *RPE65*는 망막색소상피에서만 발현하여 망막 색소 재생 시 all-trans retinoid를 11-cis로 바꾸는 레티노이드이성질화효소(retinoid isomerase) 기능을 한다.[1-3] *RPE65*의 이상이나 결손이 있는 경우 11-*cis*가 부족해 로돕신(rhodopsin)과 콘 옵신(cone opsin) 등 시각 색소들이 효과적으로 만들어지지 않는다. 동시에 망막색소상피에 all-trans형이 과도하게 축적되면서 광수용체 변성이 촉진된다. LCA2 환자들과 같이 *RPE65* 변이 쥐와 개 모델에서 망막변성과 심각한 시력 손

상이 야기되었다. LCA2 임상치료법을 연 여러 실험뿐 아니라 LCA2 환자들의 자연경과와 앞서 말한 동물모델들에 대한 연구들이 최근 보고되었다.[4]

RPE65−레버선천흑내장은 희귀한 질병이지만 다양한 동물모델이 가능하여 LCA2의 유전자기반 치료들이 많이 연구되었다. 2001년도에 발표된 *RPE65* cDNA를 포함한 재조합 아데노 연관 바이러스(AAV2, adeno-associated virus) 벡터를 이용해 *RPE65* 변이 Briard 개를 치료한 유전자치료법은 이 분야의 연구를 급진전시켜 놓았다고 할 수 있다. 이 연구에서 Hybrid CBA(cytomegalovirus/chicken β-actin) promoter에 의하여 조절되는 개 *RPE65* 유전자를 가진 AAV2 재조합 벡터를 망막하로 주입한 3개월 후 ERG상 의미 있는 시력 개선 효과를 보였다.[5] 추후 추적 연구들을 통하여 AAV1, AAV4, AAV5 매개 *RPE65*를 망막하로 주사하여 어느 정도의 기능을 회복할 수 있음을 확인하였다.[6-12] 이후 지속적으로 안정적인 시기능이 유지되었다는 것은 가장 고무적인 사실이다.[6, 11, 12] 추가 연구로 치료된 개모델들에서 시각적으로 유도된 행동들이 회복되는 것을 통하여 망막반응이 뇌의 시각 처리 중추로 전파됨을 증명하였다.[5, 7, 10] 양치기 개를 이용한 연구뿐 아니라 LCA2 쥐과 모델에서도 유전자 대체치료가 이루어졌다. 첫 번째 gene replacement에 관한 연구에서 LCA2 쥐는 Redmond 실험실에서 만들어졌고, *RPE65* 유전자가 없는 상태(Rpe65$^{-/-}$)였다.[13] AAV1-*RPE65*를 망막하로 주입하고 난 후 Rpe65$^{-/-}$ 쥐의 ERG 반응이 의미 있게 개선되었고 이는 태중에 있는 상태의 어린 개체에서부터 24개월령의 노령에 속하는 거의 모든 연령대에 걸쳐 모두 효과를 확인할 수 있었다.[14, 15] 돌연변이로 발생한 *RPE65* 변이형인 rd12 쥐 또한 광범위하게 유전자치료 모델로 이용되었다.[16] 이 모델에서도 AAV5-*RPE65* 망막하 주입 후 ERG 반응과 시각적으로 유도된 행동들이 개선되었다.[17] AAV 벡터 활성 정도의 생물학적 검증을 위하여 rd12 쥐에 AAV2-RPE65를 망막하에 주사하는 이후 실험들이 이루어졌고,[18] 또한 인간 LCA2 임상연구 동안 벡터의 안정성을 평가하기 위해서도 이 동물모델을 이용한 연구가 사용되었다.[19, 20] 주간시력이 중요하기 때문에 AAV-*RPE65* 치료 후 원추 광수용체의 반응에 특히 집중하여 연구를 진행하였다. 원추세포는 비전형적 경로로 망막색소상피와는 독립적으로 발색단(chromophore)을 재사용하여 지속적으로 밝은 빛에서 기능하도록 한다.[21, 22] LCA2 환자들 대상 연구에서 몇몇 원추세포 활성은 이성질화효소가 없어도 지속되지만 대부분 원추세포의 생존은 *RPE65* 이성질화효소 활성 여부에 의존적이었다.[23] 이는 Rpe65$^{-/-}$ 쥐와 rd12 쥐들의 자연경과와 일치하여 원추 광수용체는 상대적으로 빨리 변성된다는 것을 보여 준 것이다.[13, 16] 몇몇 쥐모델 연구에서 유전자치료 후 원추세포가 살아났음을 입증하였다.[24, 25] 몇몇 케이스에서는 간상세포 복합체 기능이 부족한 *RPE65*가 없는 쥐를 치료하는 데 Lentiviral과 AAV-based vector를 이용하였다. 앞으로 자가보상 AAV-*RPE65* 벡터가 간상세포 기능이 없는 두 *RPE65* 없는 쥐(*Rho*$^{-/-}$ *Rpe65*$^{-/-}$)와 rd12 쥐 모두에서 원추세포 기능을 회복하고 원추세포 변성을 방지함이 입증될 것으로 보인다.[26]

2) *MERTK* 관련 상염색체열성유전 망막색소변성증

Mer receptor tyrosine kinase(*MERTK*)는 Axl/Mer/Tyro3 receptor tyrosine kinase 일종이다. MERTK는 망막색소상피세포의 광수용체세포 외절(outer segments) 포식작용에 필수적이며, 결핍 시 망막의 중요한 변성을 야기한다. *MERTK* 관련 상염색체열성유전 망막색소변성증은 희귀한 병으로 중동과 가장 최근에는 Faroe 섬에서 보고되었다.[27-29] 1983년 Bourne와 동료들에 의하여 고안된 Royal College of Surgeons 쥐가 열성유전 망막변성의 모델로 널리 이용되고 있다.[30, 31] 망막색소상피세포의 광수용체세포 외절 포식작용을 못해 망막하 공간에 비정상적 많아진 외절의 debris가 쌓이고 결과적으로 세포사멸화 과정에 의하여 광수용체세포의 소실이 일어난다.[32-34] 망막변성은 ERG상의 점진적인 망막 기능 약화와 동반된다.[35] 2000년에 Royal College of Surgeons 쥐의 망막변성이 *MERTK* 유전자로 인한 것이 증명되었다.[36] *MERTK* 동형변이를 가진 상염색체우성 망막색소변성증(ADRP) 환자 추적연구에서 이 유전자와 병의 연관성을 입증하였다.[37] Royal college of Surgeons 쥐 rescue 실험은 망막변성 또는 보존을 위한 신경영양적 요소뿐 아니라 유전자 대체를 포함하였다. 유전자 대체 연구에서 adenovirus, AAV, lentivirus 모두를 사용하였다.[38-40] 이러한 초기 연구 중 *MERTK* 발현 lentivirus가 시술 후 7개월까지 가장 성공적으로 의미 있는 망막 기능 보존 효과를 나타내었다.[39] 흥미롭게도 lenti-Mertk와 AAV 발현 ciliary Neurotrophic factor; CNTF를 함께 주입하는 것은 lenti-MERTK 단독으로 주입하는 것보다 효과적이었다.[41] 가장 최근의 Royal College of Surgeons 쥐 연구를 통하여 치료 후 적어도 1년까지 AAV8 Y-F capsid mutant 벡터가 망막구조와 기능을 보존하는 것으로 입증되었다.[42] AAV8 Y-F 벡터의 속효성 특징과 조기치료(생후 2일)로 잔해가 형성되기 전 *MERTK* 발현이 일어나 광수용체아폽토시스 억제 방지를 위하여 신경보호 인자들이 보충된다고 가정할 수 있다.[42]

3) 어셔 증후군(Usher syndrome)

어셔 증후군은 청각과 시각이 함께 소실되는 가장 흔한 원인으로 이형 상염색체열성유전으로 유전되며 3-6/100,000의 빈도로 보고되지만 이는 영유아기에 망막색소변성증으로 오진되는 것을 고려할 때 과소평가되었을 가능성이 크다.[43, 44] 세 종류의 USH 아형이 있으며(USH1, USH2, USH3) 청각 소실의 정도와 진행 양상, 전정 기능 장애의 유무, 망막색소변성증에 의한 시각 소실에 따라 구분된다.[45, 46] USH1은 청각 소실과 망막색소변성증의 발생 시기와 정도가 가장 심한 형태이다.[47] 이 유전자가 암호화된 단백들은 고도로 특화된 감각신경세포로 구조와 기능이 매우 유사한 내이 달팽이관 유무세포와 광수용체 모두에서 발현된다. 5가지 단백 모두 내이 유무세포 발생 및 안정에 필수적이라 발현이 부족하게 되면 유무세포 발생이 억제된다. 따라서 유전자치료로 청각을 회복하는 것은 유무세포가 남아 있는 경한 USH에서 가능하다. 반대로 광수용체세포는 정상적으로 발생하나 cilium과 시냅스 부전으로 단백 운송이 손상되어 점차 감소한다. 이 둘을 함께 고려해 보면 유전자 대체 개념에서 다양한 USH 아형의 망막 표현형의 치료 간극이 존재할 것으로 생각된다. 첫 번째 *USH1* 유전자는 내이와 망막 모두에서 중요 기능을 담당하는 myosinVIIa[48](*MYO7A*)에서 발견되었는데, 이는 액틴으로 구성된 분자이다. *MYO7A*의 변이는 어셔 증후군 type 1b(USH1b)를 야기하며 이는 *USH1*의 60%에 해당한다.[45] USH1b 들은 심각한 청각 소실, 전정 기능 장애를 가지고 태어나며, 유아기에 망막변성이 일어난다.[49] 망막에서 *MYO7A*는 망막색소상피세포 및 광수용체세포에서 발현하여 세포내 이동, 내식작용, 세포간 결합 등의 다양한 세포 과정을 수행한다.[50-52] USH1b shaker1 쥐모델은 *MYO7A* 변이를 동반하여 청각 상실과 전정 기능 부전을 나타낸다. Ush1b 환자와 달리 이 쥐모델의 광수용체는 변성되지 않는다. 이는 쥐에서는 *MYO7A*가 존재하는 광수용체의 calyceal process가 부족하기 때문이다. 하지만 shaker1 쥐모델은 망막색소상피세포에 존재하는 멜라노솜의 위치 이상 및 옵신 이동의 이상이 있어 정상 야생쥐와 망막 표현형에 있어 차이가 있다.[53] 최근 연구에서 인간 광수용체세포의 MYO7A 존재를 입증하였고, USH1 단백의 변이로 이 구조에 결함이 생기는 것이 USH1 환자의 망막변성의 원인이라는 것을 밝혔다.[47]

초기 연구에서 망막색소상피 멜라노좀 위치와 옵신 운송이 *MYO7A*를 가지는 lentivirus를 shaker1 쥐 망막하에 주사한 후 어느 정도 회복된다고 증명되었다.[54] 이 연구를 토대로 Oxford Biomedica UK가 1상 임상연구를 시작하여, EIAV(equine infectious anemia virus) lentivirus 벡터를 이용해 USH1b 환자에 *MYO7A*를 망막하에 주사하는 것의 안정성을 입증하고자 하였다. 하지만 lentivirus 전사는 생후 망막에 망막하 주사한 이후 망막색소상피에 제한되었다.[55, 56] 광수용체는 초기 질병이 발현하는 위치기 때문에[57] USH1b 환자에게 적절하게 이를 전달하는 것이 필요하였다. AAV2와 AAV5 벡터가 *MYO7A* 전체를 광수용체와 망막색소상피에 운반하기 충분하였고, 치료받은 shaker1 쥐의 멜라노좀 위치와 옵신 운송은 정상화되었다.

3. 전 임상연구

1) 색맹(Achromatopsia)

완전한 형태의 색맹은 약 3만 명 중 1명에서 발생하며 원추 기능의 상실이나 결핍과 연관된 상염색체열성질환이다. 색맹은 광선 공포, 완전색맹, 그리고 원추세포-매개 망막전위도의 진폭 감소뿐 아니라 불량한 중심시력이 특징이다. 초기에는 정상적인 황반의 외관으로 인하여 정지된 질환으로 생각되었으나 최근에는 원추세포 퇴화가 유년기 초에 시작되고 완만한 속도로 진행된다는 것으로 밝혀졌다.[58] Cyclic nucleotide-gated channel α와 β 3, *CNGA3*, *CNGB3*을 인코딩하는 유전자에서의 돌연변이가 모든 케이스의 80%를 차지한다.[59, 60] 색맹의 유전자치료의 첫 시도는 원추세포-매개 망막전위도가 거의 없으며, 불량한 시력을 초래하는 *Gnat2*의 열성 돌연변이를 지닌 Gnat2cpfl3 쥐[61]에서 시행되었다.[61, 62] 인간 적색 원추세포 옵신 프로모터의 조절하에서 Gnat2-AAV5 망막하 주입은 원추세포매개 망막전위도의 진폭과 원추세포매개반응을 동일 주수의 정상 생쥐들과 구분할 수 없을 정도로 회복시켰다.[61] 색맹의 유전자치료는 다른 동물모델에서도 연구되었다. *CNGB3*가 없는 개의 색맹 모델에서 인간 *CNGB3*를 가진 *AAV5*가 치료로써 이용되었다.[63] 치료받은 개는 원추세포 기능과 낮시력이 유의하게 회복되었다. 하지만 치료의 지속성은 치료 시의 연령 및 사용된 프로모터와 연관되는 것으로 나타났다.[63] 상대적으로 어린 연령의 개에서 치료 효과가 더 오래 지속됨을 보여 주었다.[63]

2) X-연관 연소성 망막층간분리(X-linked juvenile retinoschisis)

X-linked juvenile retinoschisis(XLRS)는 남성에서 1:5,000에서 1:25,000 사이의 유병률을 보이며, 단일 유전자 황반위축의 주요 원인 중 하나이다.[64] 이 질환은 망막의 모든 층에서 층간 분리를 일으킨다.[65, 66] XLRS가 있는 환자들은 A파는 비교적 보존되고 B파가 심각하게 감소하는 ERG 파형을 특징으로 하는데, 이는 아마도 비교적 광수용체반응은 보존되어 있지만 망막신경세포와의 상호작용의 결손에 의한 것으로 판단된다.[67] XLRS는 유아에서 발견되어 10대에 증상이 악화되고 성년기에 안정화되는 것을 특징으로 하는 것으로 간주된다.[64, 68]

XLRS는 망막과 송과선에서 발현되는 retinoschisin(*RS1*) 유전자의 돌연변이로 야기된다.[69, 70] RS1은 망막세포 표면에 부착하는 망막뉴런으로부터 분비된다.[71] 몇몇 연구에서 Rs1h-KO 쥐의 정상 *Rs1* 단백질의 유전자 보충으로 이 쥐모델을 성공적으로 보고하였다. 처음에, 생후 13주에 거대세포 바이러스 프로모터를 포함하는 AAV2와 쥐의 *RS1* cDNA를 Rs1h-KO 쥐의 유리체강 내로 주사했을 때 망막전위도가 회복됨을 확인하였다.[72] 또한 생후 14일째의 어린 쥐에게 이를 주사했을 때 망막의 구조와 기능을 더 보존하는 것을 확인하였다.[73] 하지만 생후 7개월 후의 쥐에게 주사했을 때는 망막의 구조적 개선 효과만 있을 뿐 망막전위도의 회복은 보이지 않았다.[74] 최근에 retinoschisin 프로모터(hRSp4)와 인간 *RS1* cDNA를 포함한 AAV8을 Rs1h-KO 쥐에 주사했을 때 망막구조와 기능이 효과적으로 개선됨을 보여 주었다.[75]

3) 상염색체우성 망막색소상피변성(Autosomal dominant RP)

상염색체우성 망막색소상피변성은 적어도 22개의 유전자의 돌연변이를 보인다. 질병은 주로 반수체기능부전(haplo insufficiency), 음성 우성(dominant negative) 돌연변이의 생산 및 기능의 독성 3가지의 원인에 의하여 발생한다. 반수체기능부전 케이스에서 유전자치료는 정상 단백질이 망막을 건강하게 충분히 유지하기 위하여 wild형 cDNA의 전달이 필요하다. Cai 등은 망막변성의 마우스 모델에서 PRPH2의 돌연변이 기능 손상을 치료하기 위하여 DNA 나노입자를 사용하였다.[76] 그러나 우성 대립유전자들이 침묵(silencing)하기 때문에 음성 우성 돌연변이 또는 독성 돌연변이를 위한 유전자치료는 더욱더 복잡하다. 몇몇 그룹은 돌연변이의 생성을 억제하는 라이보자임과 RNA 간섭을 포함하는 작은 RNA 기술을 채택하였다. 예를 들어, 로돕신의 P23H 돌연변이에 의한 상염색체우성 망막색소상피변성 쥐모델에서 특정 헤어핀과 망치머리 모양 라이보자임 대립유전자를 AAV로 전달하여 오랜 기간 조직학적, ERG 반응을 측정하여 광수용체 구조를 관찰하였다.[77,78] P23H 인간 RHO 트랜스 유전자로 야기된 망막색소상피변성 쥐모델에서 마오 등은 최근에 야생형 쥐 cDNA의 단순한 AAV 전달은 망막변성을 크게 지연시킬 수 있다고 보고하였다.[79]

2015년 가을이 경과한 시점에서 clinicaltrials.gov 사이트에 망막질환을 대상으로 등록되어 진행이 끝났거나 현재 진행 중인 질환들을 대상으로 한 유전자치료는, 위에서 언급한 질환들과 함께 최근 미국 내 두 곳의 연구자들에 의하여 환자 모집이 시작된 XLRS, gyrate atrophy, Choroideremia 등을 포함할 수 있다. 이들 질환은 현재 우리가 가진 유전자치료 수준에서 가장 성공 가능성이 큰 질환들이며, 향후 수년에 걸쳐 고무적인 결과들이 계속 보고될 것으로 생각한다.

참고문헌

1. Jin M, Li S, Moghrabi WN, Sun H, Travis GH. Rpe65 is the retinoid isomerase in bovine retinal pigment epithelium. Cell 2005;122:449-59.
2. Moiseyev G, Chen Y, Takahashi Y, Wu BX, Ma J-X. RPE65 is the isomerohydrolase in the retinoid visual cycle. Proceedings of the National Academy of Sciences of the United States of America 2005;102:12413-8.
3. Redmond TM, et al. Mutation of key residues of RPE65 abolishes its enzymatic role as isomerohydrolase in the visual cycle. Proc Natl Acad Sci U S A 2005;102:13658-63, doi:10.1073/pnas.0504167102.
4. Cideciyan AV. Leber congenital amaurosis due to RPE65 mutations and its treatment with gene therapy. Progress in retinal and eye research 2010;29:398-427.
5. Acland GM, et al. Gene therapy restores vision in a canine model of childhood blindness. Nat Genet 2001; 28:92-5, doi:10.1038/88327.
6. Acland GM, et al. Long-term restoration of rod and cone vision by single dose rAAV-mediated gene transfer to the retina in a canine model of childhood blindness. Mol Ther 2005;12:1072-82, doi:10.1016/j.ymthe.2005.08.008.
7. Bennicelli J, et al. Reversal of blindness in animal models of leber congenital amaurosis using optimized AAV2-mediated gene transfer. Mol Ther 2008;16:458-65, doi:10.1038/sj.mt.6300389.
8. Jacobson SG, et al. Safety of recombinant adeno-associated virus type 2-RPE65 vector delivered by ocular subretinal injection. Mol Ther 2006;13:1074-84, doi:10.1016/j.ymthe.2006.03.005.
9. Le Meur G, et al. Restoration of vision in RPE65-deficient Briard dogs using an AAV serotype 4 vector that

specifically targets the retinal pigmented epithelium. Gene Ther 2007;14:292-303, doi:10.1038/sj.gt.3302861.

10. Narfstrom K, et al. Functional and structural recovery of the retina after gene therapy in the RPE65 null mutation dog. Invest Ophthalmol Vis Sci 2003;44:1663-72.
11. Narfstrom K, et al. Morphological aspects related to long-term functional improvement of the retina in the 4 years following rAAV-mediated gene transfer in the RPE65 null mutation dog. Adv Exp Med Biol 2008;613:139-46.
12. Narfstrom K, et al. Assessment of structure and function over a 3-year period after gene transfer in RPE65-/- dogs. Doc Ophthalmol 2005;111:39-48, doi:10.1007/s10633-005-3159-0.
13. Redmond TM, et al. Rpe65 is necessary for production of 11-cis-vitamin A in the retinal visual cycle. Nature genetics 1998;20:344-51.
14. Ito H, et al. In utero gene therapy rescues microcephaly caused by Pqbp1-hypofunction in neural stem progenitor cells. Mol Psychiatry 2015;20:459-71, doi:10.1038/mp.2014.69.
15. Jacobson SG, et al. Identifying photoreceptors in blind eyes caused by RPE65 mutations: prerequisite for human gene therapy success. Proceedings of the National Academy of Sciences 2005;102:6177-82.
16. Pang JJ, et al. Retinal degeneration 12(rd12): a new, spontaneously arising mouse model for human Leber congenital amaurosis(LCA). Mol Vis 2005;11:152-62.
17. Pang JJ, et al. Gene therapy restores vision-dependent behavior as well as retinal structure and function in a mouse model of RPE65 Leber congenital amaurosis. Mol Ther 2006;13:565-72, doi:10.1016/j.ymthe.2005.09.001.
18. Roman AJ, et al. Electroretinographic analyses of Rpe65-mutant rd12 mice: developing an in vivo bioassay for human gene therapy trials of Leber congenital amaurosis. Mol Vis 2007;13:1701-10.
19. Banin E, et al. Molecular anthropology meets genetic medicine to treat blindness in the North African Jewish population: human gene therapy initiated in Israel. Hum Gene Ther 2010;21:1749-57, doi:10.1089/hum.2010.047.
20. Cideciyan AV, et al. Human gene therapy for RPE65 isomerase deficiency activates the retinoid cycle of vision but with slow rod kinetics. Proc Natl Acad Sci U S A 2008;105:15112-7, doi:10.1073/pnas.0807027105.
21. Wang JS, Estevez ME, Cornwall MC, Kefalov VJ. Intra-retinal visual cycle required for rapid and complete cone dark adaptation. Nat Neurosci 2009;12:295-302, doi:10.1038/nn.2258.
22. Wang JS, Kefalov VJ. An alternative pathway mediates the mouse and human cone visual cycle. Curr Biol 2009;19:1665-9, doi:10.1016/j.cub.2009.07.054.
23. Jacobson SG, et al. Human cone photoreceptor dependence on RPE65 isomerase. Proc Natl Acad Sci U S A 2007;104:15123-8, doi:10.1073/pnas.0706367104.
24. Bemelmans AP, et al. Lentiviral gene transfer of RPE65 rescues survival and function of cones in a mouse model of Leber congenital amaurosis. PLoS Med 2006;3:e347, doi:10.1371/journal.pmed.0030347.
25. Bemelmans AP, et al. Lentiviral vectors containing a retinal pigment epithelium specific promoter for leber congenital amaurosis gene therapy. Lentiviral gene therapy for LCA. Adv Exp Med Biol 2006;572:247-53.
26. Pang J, et al. Self-complementary AAV-mediated gene therapy restores cone function and prevents cone degeneration in two models of Rpe65 deficiency. Gene Therapy 2010;17:815-26.
27. Mackay DS, et al. Novel mutations in MERTK associated with childhood onset rod-cone dystrophy. Mol Vis 2010;16:369-77.
28. Ostergaard E, Duno M, Batbayli M, Vilhelmsen K, Rosenberg T. A novel MERTK deletion is a common founder mutation in the Faroe Islands and is responsible for a high proportion of retinitis pigmentosa cases. Mol Vis 2011;17:1485-92.

29. Shahzadi A, et al. Nonsense mutation in MERTK causes autosomal recessive retinitis pigmentosa in a consanguineous Pakistani family. Br J Ophthalmol 2010;94:1094-9, doi:10.1136/bjo.2009.171892.
30. Bourne MC, Campbell, DA, Pyke M. Cataract Associated with an Hereditary Retinal Lesion in Rats. Br J Ophthalmol 1938;22:608-13.
31. Bourne MC, Campbell DA, Tansley K. Hereditary Degeneration of the Rat Retina. Br J Ophthalmol 1938; 22:613-23.
32. Dowling JE, Sidman RL. Inherited retinal dystrophy in the rat. J Cell Biol 1962;14:73-109.
33. Herron WL, Riegel BW, Myers OE, Rubin ML. Retinal dystrophy in the rat--a pigment epithelial disease. Invest Ophthalmol 1969;8:595-604.
34. LaVail MM, Battelle BA. Influence of eye pigmentation and light deprivation on inherited retinal dystrophy in the rat. Exp Eye Res 1975;21:167-92.
35. LaVail MM, Sidman M, Rausin R, Sidman RL. Discrimination of light intensity by rats with inherited retinal degeneration: a behavioral and cytological study. Vision Res 1974;14:693-702.
36. D'Cruz P.M, et al. Mutation of the receptor tyrosine kinase gene Mertk in the retinal dystrophic RCS rat. Hum Mol Genet 2000;9:645-51.
37. Gal A, et al. Mutations in MERTK, the human orthologue of the RCS rat retinal dystrophy gene, cause retinitis pigmentosa. Nat Genet 2000;26:270-1, doi:10.1038/81555.
38. Smith AJ, et al. AAV-Mediated gene transfer slows photoreceptor loss in the RCS rat model of retinitis pigmentosa. Mol Ther 2003;8:188-95.
39. Tschernutter M, et al. Long-term preservation of retinal function in the RCS rat model of retinitis pigmentosa following lentivirus-mediated gene therapy. Gene Ther 2005;12:694-701, doi:10.1038/sj.gt.3302460.
40. Vollrath D, et al. Correction of the retinal dystrophy phenotype of the RCS rat by viral gene transfer of Mertk. Proc Natl Acad Sci U S A 2001;98:12584-9, doi:10.1073/pnas.221364198.
41. Buch PK, et al. In contrast to AAV-mediated Cntf expression, AAV-mediated Gdnf expression enhances gene replacement therapy in rodent models of retinal degeneration. Mol Ther 2006;14:700-9, doi:10.1016/j.ymthe.2006.05.019.
42. Deng W-T, et al. Tyrosine-Mutant AAV8 Delivery of Human MERTK Provides Long-Term Retinal Preservation in RCS RatsTyrosine-Mutant AAV8 Delivery of Human MERTK. Investigative ophthalmology & visual science 2012;53:1895-1904.
43. Boughman J, Vernon M, Shaver K. Usher syndrome: definition and estimate of prevalence from two high-risk populations. Journal of chronic diseases 1983;36:595-603.
44. Vernon M. Usher's syndrome – deafness and progressive blindness: clinical cases, prevention, theory and literature survey. Journal of chronic diseases 1969;22:133-51.
45. Petit C. Usher syndrome: from genetics to pathogenesis. Annual review of genomics and human genetics 2001;2:271-97.
46. Reiners J, Nagel-Wolfrum K, Jürgens K, Märker T, Wolfrum U. Molecular basis of human Usher syndrome: deciphering the meshes of the Usher protein network provides insights into the pathomechanisms of the Usher disease. Experimental eye research 2006;83:97-119.
47. Sahly I, et al. Localization of Usher 1 proteins to the photoreceptor calyceal processes, which are absent from mice. J Cell Biol 2012;199:381-99, doi:10.1083/jcb.201202012.
48. Weil D, et al. Defective myosin VIIA gene responsible for Usher syndrome type 1B. Nature 1995;374:60-1, doi:10.1038/374060a0.
49. Smith RJ, et al. Clinical diagnosis of the Usher syndromes. Usher Syndrome Consortium. Am J Med Genet 1994;50:32-8, doi:10.1002/ajmg.1320500107.

50. Hasson T, Heintzelman MB, Santos-Sacchi J, Corey DP., Mooseker MS. Expression in cochlea and retina of myosin VIIa, the gene product defective in Usher syndrome type 1B. Proc Natl Acad Sci U S A 1995; 92:9815-9.
51. Liu X, Vansant G, Udovichenko IP, Wolfrum U, Williams DS. Myosin VIIa, the product of the Usher 1B syndrome gene, is concentrated in the connecting cilia of photoreceptor cells. Cell Motil Cytoskeleton 1997;37:240-52, doi:10.1002/(SICI)1097-0169(1997)37:3<240::AID-CM6>3.0.CO;2-A.
52. Weil D, et al. Human myosin VIIA responsible for the Usher 1B syndrome: a predicted membrane-associated motor protein expressed in developing sensory epithelia. Proc Natl Acad Sci U S A 1996;93:3232-7.
53. Liu X, Ondek B, Williams DS. Mutant myosin VIIa causes defective melanosome distribution in the RPE of shaker-1 mice. Nature Genetics 1998;19:117-8, doi:10.1038/470.
54. Hashimoto T, et al. Lentiviral gene replacement therapy of retinas in a mouse model for Usher syndrome type 1B. Gene Ther 2007;14:584-94, doi:10.1038/sj.gt.3302897.
55. Bainbridge J, et al. In vivo gene transfer to the mouse eye using an HIV-based lentiviral vector; efficient long-term transduction of corneal endothelium and retinal pigment epithelium. Gene therapy 2001;8:1665-8.
56. Ikeda Y, et al. Stable retinal gene expression in nonhuman primates via subretinal injection of SIVagm-based lentiviral vectors. Hum Gene Ther 2009;20:573-9, doi:10.1089/hum.2009.009.
57. Jacobson SG, et al. Usher syndromes due to MYO7A, PCDH15, USH2A or GPR98 mutations share retinal disease mechanism. Human Molecular Genetics 2008;17:2405-15.
58. Thiadens AA, et al. Progressive loss of cones in achromatopsia: an imaging study using spectral-domain optical coherence tomography. Invest Ophthalmol Vis Sci 2010;51:5952-7, doi:10.1167/iovs.10-5680.
59. Kohl S, et al. Mutations in the CNGB3 gene encoding the beta-subunit of the cone photoreceptor cGMP-gated channel are responsible for achromatopsia(ACHM3) linked to chromosome 8q21. Hum Mol Genet 2000;9:2107-16.
60. Kohl S, et al. Total colourblindness is caused by mutations in the gene encoding the α-subunit of the cone photoreceptor cGMP-gated cation channel. Nature Genetics 1998;19:257-9.
61. Alexander JJ, et al. Restoration of cone vision in a mouse model of achromatopsia. Nat Med 2007;13:685-7, doi:10.1038/nm1596.
62. Chang B, et al. Cone photoreceptor function loss-3, a novel mouse model of achromatopsia due to a mutation in Gnat 2. Investigative Ophthalmology and Visual Science 2006;47:5017.
63. Komaromy AM, et al. Gene therapy rescues cone function in congenital achromatopsia. Hum Mol Genet 2010;19:2581-93, doi:10.1093/hmg/ddq136.
64. George N, Yates J, Moore A. X linked retinoschisis. The British Journal of Ophthalmology 1995;79:697.
65. Prenner JL, et al. Congenital X-linked retinoschisis classification system. Retina 2006;26:S61-4, doi:10.1097/01.iae.0000244290.09499.c1.
66. Minami Y, et al. Retinal changes in juvenile X linked retinoschisis using three dimensional optical coherence tomography. Br J Ophthalmol 2005;89:1663-4, doi:10.1136/bjo.2005.075648.
67. Peachey NS, Fishman GA., Derlacki DJ, Brigell MG. Psychophysical and electroretinographic findings in X-linked juvenile retinoschisis. Arch Ophthalmol 1987;105:513-6.
68. Roesch MT, Ewing CC, Gibson AE, Weber BH. The natural history of X-linked retinoschisis. Can J Ophthalmol 1998;33:149-58.
69. Sauer CG, et al. Positional cloning of the gene associated with X-linked juvenile retinoschisis. Nat Genet 1997;17:164-70, doi:10.1038/ng1097-164.
70. Takada Y, et al. Retinoschisin expression and localization in rodent and human pineal and consequences of mouse RS1 gene knockout. Mol Vis 2006;12:1108-16.

71. Wu WW, Wong JP, Kast J, Molday RS. RS1, a discoidin domain-containing retinal cell adhesion protein associated with X-linked retinoschisis, exists as a novel disulfide-linked octamer. J Biol Chem 2005;280:10721-30, doi:10.1074/jbc.M413117200.
72. Zeng Y, et al. RS-1 Gene delivery to an adult Rs1h Knockout mouse model restores ERG b-wave with reversal of the electronegative waveform of X-linked retinoschisis. Invest Ophthalmol Vis Sci 2004;45:3279-85, doi:10.1167/iovs.04-0576.
73. Kjellstrom S, Bush RA, Zeng Y, Takada Y, Sieving PA. Retinoschisin gene therapy and natural history in the Rs1h-KO mouse: long-term rescue from retinal degeneration. Investigative Ophthalmology & Visual Science 2007;48:3837-45.
74. Janssen A, et al. Effect of late-stage therapy on disease progression in AAV-mediated rescue of photoreceptor cells in the retinoschisin-deficient mouse. Molecular Therapy 2008;16:1010-17.
75. Park TK, et al. Intravitreal delivery of AAV8 retinoschisin results in cell type-specific gene expression and retinal rescue in the Rs1-KO mouse. Gene Ther 2009;16:916-26, doi:10.1038/gt.2009.61.
76. Cai X, et al. Gene delivery to mitotic and postmitotic photoreceptors via compacted DNA nanoparticles results in improved phenotype in a mouse model of retinitis pigmentosa. FASEB J 2010;24:1178-91, doi: 10.1096/fj.09-139147.
77. Lewin AS, et al. Ribozyme rescue of photoreceptor cells in a transgenic rat model of autosomal dominant retinitis pigmentosa. Nature medicine 1998;4:967-71.
78. LaVail MM, et al. Ribozyme rescue of photoreceptor cells in P23H transgenic rats: long-term survival and late-stage therapy. Proc Natl Acad Sci U S A 2000;97:11488-93, doi:10.1073/pnas.210319397.
79. Mao H, Gorbatyuk MS, Rossmiller B, Hauswirth WW, Lewin AS. Long-term rescue of retinal structure and function by rhodopsin RNA replacement with a single adeno-associated viral vector in P23H RHO transgenic mice. Human Gene Therapy 2012;23:356-66.

CHAPTER

8

줄기세포치료
Stem Cell Therapy

1. 서론

유전성 망막질환의 치료와 관련하여 현재까지는 변성된 망막을 재생시키고 소실된 시력을 회복시킬 수 있는 치료법이 없었기 때문에 대부분 보존적인 치료에 의존해 왔다. 그러나 최근 세포치료에 대한 연구가 활발하게 진행됨에 따라 여러 난치성 질환에서 줄기세포치료가 시도되고 있으며, 망막질환은 이 연구가 활발하게 이루어지고 있는 분야 중 하나이다. 망막은 시각경로에서 빛을 신경신호로 바꾸어 중추신경계에 전달하는 역할을 하는 부분으로 신경계와의 시냅스 연결이 관건이라고 할 수 있다. 이러한 면에서 신경계 기원의 줄기세포는 시냅스를 연결하려는 고유의 성질이 있기 때문에 임상적으로 세포치료가 적용 가능하게 될 잠재성이 있다.

줄기세포란 다른 여러 세포 형태로 분화할 수 있는 능력을 가지고 있고(toti-, pluri-, multi-potency), 분화가 되지 않은 상태에서는 무한대로 자가 재생이 가능한(self-renewal) 세포를 말한다. 크게 배아줄기세포와 체세포를 재조작(reprogramming)하여 만든 유도만능줄기세포가 있으며, 성인의 체세포 중에서도 종류에 따라 줄기세포의 성질을 갖는 세포가 있다.

완전히 분화가 끝난 눈에서는 이러한 분화능과 증식능을 가진 줄기세포가 없다고 알려져 있다. 성체의 ciliary epithelium을 배양하면 시각세포전구체 또는 신경계 세포의 특징을 보인다고 알려졌으나 이후 연구들에서 다른 줄기세포에서 분화한 시각세포나 신경세포와는 다른 성질을 보이는 것으로 밝혀졌으며, 무한히 재생할 수 있고 여러 세포 형태로 분화할 수 있는 진정한 의미의 줄기세포로 보기는 어렵다.

망막이 유전한 기능을 하기 위해서는 시각세포와 망막색소상피세포가 필요한데, 시각세포는 감각신경세포로 빛을 전기신경신호로 바꾸는 역할을 하며, 망막색소상피세포는 신경망막을 유지하는 데 필수적인 역할을 한다. 망막색소변성과 같은 질환에서는 시각세포(photoreceptor)의 기능에 일차적으로 이상이 있고 시각세포가 소실되면서 이차적으로 망막색소상피세포(retinal pigment epithelium)의 변성이 일어난다. 스타가르트 병에서는 망막색소상피세포의 기능에 일차적 결함이 있어 망막색소상피세포가 지지해야 하는 시각세포에 이차적으로 변성이 일어나게 된다. 유전성 망막질환은 아니지만 흔한 망막변성질환의 하나인 나이관련황반변성에서도 망막색소상피세포의 일차적인 변성이 일어난다.

2. 태아망막이식

태아망막이식편을 망막변성 쥐에 이식했을 때 중뇌의 상구(superior colliculus)에서의 반응이 나타났다는 보고는 여러 연구팀에서 보고되고 있다. 우크(Woch) 등은 망막변성모델 중 하나인 RCS(Royal College Surgeon) 쥐에서 망막하에 태아망막이식편을 이식하여 시각유발전위를 일으키는 데 성공하였다.[1] 이식받지 않은 눈에서는 시각유발전위가 전혀 기록되지 않았다. 이러한 결과는 이식편과 숙주 망막 사이에 시냅스 연결이 이루어짐을 시사하는 것이다. RCS 쥐가 흔히 망막변성모델로 사용되는데, *Mertk*라는 유전자의 돌연변이로 RPE가 시각세포외절을 탐식하는 기능이 저하되고, 이차적으로 시각세포의 변성이 생후 20일에서 60일째에 걸쳐 일어난다.

또 다른 연구에서는 인간 망막색소상피세포주를 RCS 쥐에 이식한 뒤에 시각 추적 움직임과 대뇌피질반응을 측정하여 이식 전보다 호전을 보였다고 보고하고 있다.[2] 임상적으로도 태아망막이식편을 이식받은 망막색소상피변성 환자에서 시력의 호전을 보였다는 보고는 있으나, 장기적인 결과나 안전성에 대한 보고는 거의 없는 실정이다. 최근 연구에서는 glial-derived neurotrophic factor(GDNF) 또는 brain-derived neurotrophic factor(BDNF) 등과 같은 신경촉진 인자들이 시각반응을 더욱 향상시킨다고 알려져 있다.[3] 그러나 태아망막이식편 또는 태아망막세포를 직접 이식하는 것은 공급의 문제와 윤리적인 문제가 있어 실제로 임상에 적용되기에는 한계가 있다.[4] 최근에는 몇몇 그룹에서 태아망막세포로부터 망막전구세포를 분화시켜 기능을 검증하고 임상시험을 준비하고 있다.[5]

3. 성체줄기세포

성체줄기세포는 성인의 조직에서 발견되는 줄기세포이다. 자기복제와 특정 세포로 분화, 유지하는 기능이 있지만 배아줄기세포에 비해 자기복제의 한계가 있다. 성체 척추동물의 뇌에서 신경줄기세포를 분리할 수 있다. 1992년에 처음으로 생쥐 뇌조직에서 분리되었고 생쥐와 사람 눈에서도 신경으로 분화할 수 있는 줄기세포가 발견되었다. 이러한 연구 결과는 자가이식을 통한 망막세포치료의 가능성을 시사하며, 당시 큰 반향을 일으켰다. 그러나 성체 망막에 이식했을 때 신경줄기세포는 망막조직과 연결되기는 하지만 시각세포로 분화를 잘하지 못하며, 망막줄기세포는 망막세포로 분화는 잘하지만 망막조직 안으로 이동하여 신경연결은 잘하지 못한다고 알려져 있다.[6] 성체 망막에는 신경줄기세포가 시각세포로 분화하기 위하여 필요한 환경을 제공하기 못하기 때문이라고 생각된다. 따라서 성체 망막에서 시각세포로 새생할 수 있는 세포는 이미 밍믹 시각세포로 운명 지어진 그러나 완전히 분화되지 않은 세포일 가능성이 크다.

4. 배아줄기세포로부터의 망막세포 분화

배아줄기세포는 착상 전 배아의 주머니배의 속세포덩이로부터 만들어지며 외배엽, 내배엽, 중배엽 기원의 세포로 분화할 수 있는 만능줄기세포의 특성을 갖는다. 배아줄기세포를 여러 가지의 성장 인자나 망막조직 또는 망막세포와의 공배양을 이용한 여러 단계의 분화 과정을 거쳐 망막색소상피세포 또는 시각세포로 분화시킬 수 있다.

1) 배아줄기세포로부터 망막색소상피세포로의 분화

가와사키(Kawasaki) 등은 원숭이 배아줄기세포로부터 PA6 세포와 공배양하는 방법으로 망막색소상피세포로의 분화 과정에서 발현되는 Pax6를 발현하는 유색(pigmented) 세포로의 분화를 유도하였다.[7] 이후 다른 연구자들도 유사한 방법을 이용하여 원숭이 배아줄기세포로부터 망막색소상피세포 분화를 보고하였다.[8] 생쥐 배아줄기세포를 사용한 연구에서 Wnt2b 신호전달이 망막색소상피세포의 분화 유도를 증가한다고 알려져 있으며,[9] 인간

양막(amniotic membrane)의 기질층을 기존 방법에서의 PA6 세포 대신 사용하여 신경세포로 분화 유도하는 데 성공하였다.[10] 이와 같은 방법은 이종세포와의 공배양이 배제되었으므로 임상적용에 더욱 적합한 망막색소상피세포를 만들 수 있는 가능성을 보여 주는 연구 결과이다.

인간 배아줄기세포에서 망막색소상피세포로의 분화연구는 2004년 클리만스카야(Klimanskaya I) 등이 최초로 보고하였고,[11] 인간 배아줄기세포의 경우 생쥐배아 섬유아세포(mouse embryonic fibroblast MEF) 지지세포 위에서 과도증식(overgrowth)하면 망막색소상피세포가 생기는데, 2~6주 배양 시 색소가 보이기 시작하고 이러한 방법으로 분화한 망막색소상피세포는 인간 태아유래 망막색소상피세포와 mRNA 발현양상이 매우 흡사하다. 그러므로 MEF에 의한 망막색소상피세포로의 분화 유도 현상에 관여하는 요인들에 대한 충분한 이해가 분화효율을 높일 수 있을 것으로 보인다. 이후 연구자들은 배양 방법을 다양하게 변형하여 망막색소상피세포로의 분화를 유도할 수 있었고 각 단계의 분화된 세포를 동물모델에 이식 후 생존 및 망막색소상피세포 표지자의 발현을 보고한 바 있다. 인간 배아줄기세포를 PA6 세포를 사용한 SDIA 방법으로 2주 동안 공배양함으로써 신경전구세포로 유도한 후 인간 바닥 복합층(Bruch's membrane)과 matrigel이 코팅된 배양접시에 배양하면, 바닥 복합층의 경우 망막색소상피세포 표지자 중 하나인 bestrophin의 발현

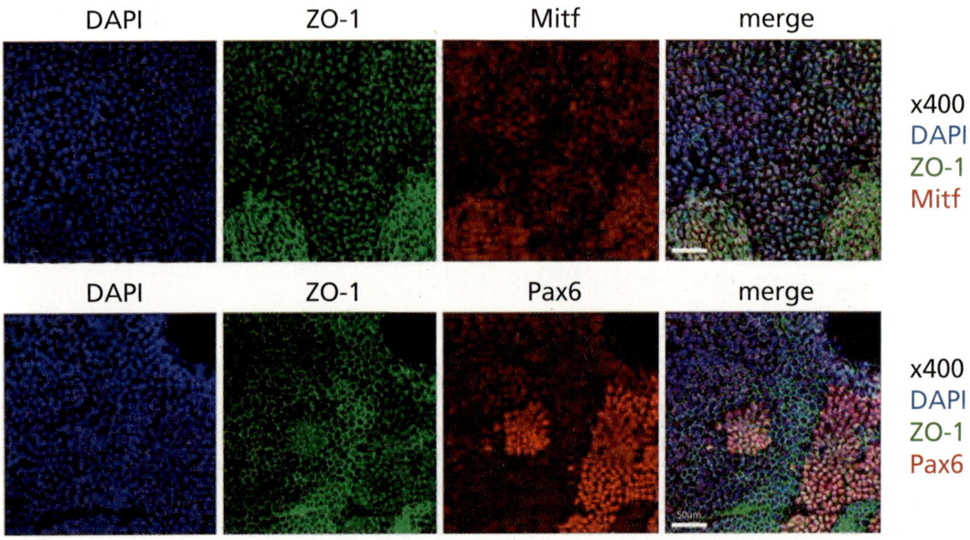

그림 8.1 배아줄기세포로부터 분화한 세포조직에서 망막색소상피세포 전구체의 표지자인 Mitf와 Pax6뿐만 아니라 성숙된 망막색소상피세포의 표지자인 ZO-1이 발현된다.

이 나타났고, matrigel을 사용한 경우는 tight junction 표지자이며 망막색소상피세포의 표지자인 ZO-1의 발현이 나타나는 것이 여러 연구에서 보고되었다(그림 8.1).[12, 13]

이렇게 분화된 세포는 전형적인 다각형 모양의 색소가 많은 세포 모양을 보이며, 선단의(apical) 미세융모와 tight junction을 보이며, 선단에 Na^+/K^+ATPase가 분포하여 높은 상피저항(transepithelial resistance)을 나타낸다. 또한 여러 가지 RPE 특이표지자를 발현하며 항혈관생성억제인자(VEGF)와 색소상피유래인자(PEDF) 등을 분비하기도 하고, 시각세포외절을 포식하는 특성도 보였다.[14]

2) 망막색소상피세포의 이식

여러 그룹에서 분화된 망막색소상피세포를 망막변성모델 동물에 이식하였다. 인간배아줄기세포 유래 RPE를 동물의 망막하 공간에 주사한 후 220일까지 생존함이 한 연구에서 보고되었다. 이 세포들은 망막하 공간에 퍼지게 되고, 어떤 세포는 망막하 공간에 여러 층으로 쌓이기도 하고, 한 층으로 배열되기도 한다. 이식된 세포는 시각세포 외절을 탐식하고 조직학적으로 또 기능적으로 시각세포의 손상을 구제함을 망막전위도나, 안구운동반응 등으로 확인할 수 있었으며, 망막외층의 두께도 보존됨을 알 수 있었다.[15]

이 세포들을 이식했을 때 스테로이드 또는 사이클로스포린으로 면역억제를 병행한다. 망막이 면역 특권이 있는 곳이지만, 이러한 면역 특권은 망막변성에 의하여 또는 수술 과정에서 깨질 수도 있다. 세포치료의 임상적용을 위해서는 안전성 연구가 필수적이다. 세포의 유전적 안정성과 감염원이나 다른 첨가 물질이 없는지, 면역억제생쥐에 이식했을 때 기형종이나 다른 종양의 형성은 없는지 평가하게 된다.

또 다른 RPE 이식 방법은 RPE를 monolayer sheet 형태로 생체적합한 막 위에 방향성을 띠도록 놓은 후 이식하는 것이다. 이러한 방법은 이식된 세포가 망막에 잘 integrate되어 보다 나은 기능적 호전을 가져올 것이라 기대할 수 있다. 실제로 현탁액 상태로 이식하는 것과 비교하여 효과의 차이가 있는지 여러 그룹에서 연구가 진행 중이다.[16]

5. 유도만능줄기세포로부터 망막세포로의 분화

유도만능줄기세포의 발견은 줄기세포 연구의 큰 획이라고 할 수 있다. 성인 조직의 체세포에 몇 가지 전사 인자를 활성화시키면 분화 능력을 갖는 만능 세포로 유도할 수 있고, 우리 몸의 여러 가지 세포와 조직으로 분화할 수 있으며, 자가이식(autologous graft)을 할 수 있는 장점이 있다. 유도만능줄기세포를 사용함으로써 배아줄기세포를 사용하는 윤리적 · 실제적 문제를 피할 수 있고, 이식을 받은 환자는 평생 면역억제제를 먹지 않아도 된다는 장점이 있다.

그러나 안전성에 관한 문제, 즉 재조작한 전사 인자의 활성화로 악성으로 전환되거나 하는 위험성이 있으며, 실제로 종양 형성의 빈도가 높다고 보고되고 있다. IPSC와 hESC를 비교했을 때 유전자 전사적(transcriptomic), 후성유전자적(epigenetic) 성질은 거의 비슷하지만, 완전히 같지는 않아서 iPSC의 분화 능력이 낮다. 또한 iPSC의 재조작과 선택 과정에서 염색체 이수성(chromosomal aneuploidy)을 나타낼 수 있어 분화를 더욱 제한되고, 종양을 형성할 수 있다. 이러한 유전적 불안정성은 계대수(passage number)가 높은 것과 관련이 되어 있어 재조작 과정에서 계대수가 높거나 효율이 낮을수록 종양 발생의 위험이 커진다. RPE의 이식대상이 될 나이관련황반변성과 같은 경우 환자의 나이가 55세 이상이고, 따라서 체세포도 나이가 많아 재조작하기 어려울 수 있으며 재조작 후 세포의 선별에 각별히 주의해야 한다. 최근 레트로바이러스를 사용하지 않고 iPSC로 재조작하거나 c-Myc 유전자의 전사 없이 재조작에 성공한 결과들도 있다.

부흐홀츠(Buchholz) 등은 유도줄기세포로부터 분화시킨 RPE에서 성숙된 RPE에서 보이는 기능적 특징을 보이는 것을 보고한 바 있다.[17] 그뿐만 아니라 생체공학을 이용하여 유도줄기세포와 progenitor cell을 조합하여 조직 대체물을 배양하는 것은 또 다른 치료 전략이 될 수 있다. 유도만능줄기세포의 연구가 가장 활발한 일본에서는 2014년 나이관련황반변성 환자에서 유도만능줄기세포 유래 망막색소상피세포 판(sheet)을 이식하였는데, 유도만능줄기세포를 이용한 첫 임상시험이다. 최근 이식 후 1년 결과가 발표되는데 이식된 망막색소상피 판은 잘 유지되었으나 최대교정시력은 변화가 없었고, 낭포황반부종 소견이 관찰되었으나 중대한 이상반응은 관찰되지 않았다.[18] 반면, 해당 연구에 포함되었던 다른 1명의 대상자에서는 유도만능줄기세포에서 분화된 망막색소상피세포에서 유전 이상이 관찰되어 이식을 진행하지 않았는데, 이는 유도만능줄기세포의 한계를 보여 준 단적인 사례라고 할 수 있다.

6. 배아줄기세포로부터 시각세포(photoreceptor) 분화

인간배아줄기세포로부터 망막 전구체 세포로 분화가 되고, 이후 더 분화를 유도하여 시각세포의 특징을 갖는 세포로 유도할 수 있다. 망막색소상피세포와는 달리 시각세포의 이식은 망막 외핵층의 integration을 필요로 하고 기능적인 신경 연접(synapse)을 이루어야 한다. 한편으로는 신경축진 인자를 주변 세포로 분비하여 주변 세포를 신경 연접이 없어도 지지하는 역할을 할 수 있다. 인간배아줄기세포 유래 망막전구세포가 망막변성주의 망막과 공배양했을 때 망막조직 안으로 통합(incorportation)하는 것을 관찰할 수 있었고, 시각세포의 형태를 보이며, recoverin을 발현함을 발견할 수 있었다.

후속 연구에서 이 세포를 레버선천흑암시증의 질병모델인 $Crx^{-/-}$ 생쥐에 이식했을 때 시각세포유사 세포로 분화하고 recoverin과 rhodopsin을 발현하며, 망막전위도에서 반응을 보였다.

한편, 2008년 오사카다(Osakada F) 등은 망막색소상피세포의 분화 유도와 함께 시각세포의 분화 유도를 보고하였다.[19] 현재까지 대부분의 연구에서 시각세포의 분화 유도는 망막조직과의 공배양이 필수적이었는데, 망막조직과의 공배양이 없었음에도 시각세포를 유도할 수 있었다. 그러나 분화기간이 길고 분화효율이 낮아 세포이식을 위하여 세포공급이 어렵고, 동물모델에서의 기능성 평가가 이루어지지 않았다.

현재까지의 연구로서는 망막색소상피세포의 분화에 비해 시각세포의 분화가 어렵고, 동물모델에 이식한 후 기능을 평가한 연구도 드문 실정이다. 그러나 몇몇 연구 결과들은 긍정적인 결과들을 제시하고 있다.

생쥐 배아줄기세포를 이용한 연구에서 분화 유도한 신경전구세포들이 시각세포들의 분화에 중요한 조절유전자들을 발현하고 있음을 보였고, retinoic acid(RA) 또는 인슐린, 트랜스페린, 셀레니움에 염기성 섬유모세포 성장 인자(basic fibroblast growth factor, bFGF)를 첨가해서 분화시킨 신경전구세포는 망막전구세포 표지자인 nestin, NOTCH1, Pax6를 발현하며 양극(bipolar) 전구세포(Chx10+/PKC+)로 유도되고, 생후 1일째 쥐의 망막세포와의 공배양을 통하여 시각세포 전구세포(Rx+/Crx+/Nrl+)로 유도됨을 보였다. 공배양 기간을 늘리면 신경세포들은 성숙한 막대(rod) 세포의 표지자(rhodopsin, kinase, arrestin, peripherin)를 발현하는 세포들로 유도됨을 보였다.[20, 21]

람바(Lamba DA) 등은 인간 배아줄기세포(H1)에 noggin(BMP 길항제), DKK-1, IGF-1을 처리하는 방법을 이용하여 효율적으로 망막전구세포로 분화를 유도하였다.[22] 이렇게 분화 유도된 망막전구세포는 태아망막에서 유래한 전구세포와 유전자 발현 양상이 비슷하며, 기능적인 glutamate 수용체를 발현하는 망막 안쪽에 존재하는 신경절(ganglion)과 무축삭세포(amacrine cell)로 분화한다. 망막변성 생쥐에서 유래한 망막조직과 공배양 후 이식한 전구세포는 시각세포 특이 표지자(Crx, rhodopsin, S-opsin, recoverin)의 발현이 증가하며 변성된 망막에서 통합이 이루어졌다. 또한 바닌(Banin E) 등은 인간 배아줄기세포에 noggin을 처리해서 신경전구세포를 분화 유도하였고, 이 신경전구세포들은 망막 발생에 중요한 조절 유전자들을 발현하였으며, 자발적인 분화 후 딸세포들은 망막전구세포와 시각세포 발생에 관계된 표지자들은 발현하였으나 성숙한 시각세포의 표지자들은 발현하지 않았다. 그러나 쥐의 눈에 이식하고 16주 후에 이식한 전구세포들은 먼 거리 이동을 하고, 숙주 망막에 통합되었음이 관찰되었다. 또한 rhodopsin, blue cone opsin 등의 시각세포 표지자들을 발현하는 세포들을 발견할 수 있었는데, 이는 이식한 곳의 생체내 환경이 전구세포를 시각세포로의 분화를 유도한 것임을 시사한다.[23]

7. 삼차원 망막조직으로의 분화

배아줄기세포를 분화시켜 수정체, 망막색소상피세포, 신경망막의 구조를 갖는 눈과 같은 구조의 조직을 얻을 수 있다. 쥐의 배아줄기세포 덩어리에서 성장하여 수포가 있는 세포덩어리로 성장하고 내부 함입을 하여 안배(optic cup) 구조를 형성하였다. 또한 인간배아줄기세포 덩어리로부터 망막전구세포의 삼차원 구조를 얻을 수 있었다는 연구 결과도 있었다. 이 삼차원 구조에서 망막색소상피뿐만 아니라 시각세포로도 분화할 수 있다.

8. 성장 인자 분비를 이용한 치료

망막색소상피세포에 CNTF와 같은 여러 가지 성장 인자의 유전자를 이식한 뒤 망막변성 동물의 눈에 이식하여 시각세포 보호 효과를 얻을 수 있으며, 망막변성의 정도가 감소하였다. 이러한 방법은 세포 자체 또는 encapsulated cell device의 형태로 이식될 수 있으며, 망막변성을 예방하거나 회복하는 데 중요한 역할을 할 것이다. 하지만 망막색소변성 환자에서 유리체강내 CNTF 이식제(NT-501)를 주입했던 한 임상연구에서, 단기간에 전체 시야 감도의 가역적인 손실이 관찰되었으며, 60~96개월의 관찰 기간 동안 시력, 시야의 민감도 또는 망막구조의 호전은 관찰되지 않았다(clinicaltrials.gov 임상연구 등록번호: NCT00447993 및 NCT00447980).[24]

망막기원이 아닌 성체 줄기세포로는 신경줄기세포나 골수 또는 지방 조직에서 유래한 중배엽 줄기세포(mesenchymal stem cell)를 이용한 방법이 있다. 중배엽 줄기세포는 신경보호(neuroprotection), 신경 재생을 위한 영양학적 지지(trophic support)를 직간접적으로 하는 것으로 알려져 있다.

배아줄기세포나 유도만능줄기세포가 이와 같은 paracrine effect를 보인다는 증거는 없지만, 변성된 시각세포나 망막색소상피세포를 대체할 수는 있는 것 같다. 신경줄기세포는 신경세포나 교세포 표현형을 갖는 세포로 바로 분화할 수 있으며, 영양 인자를 분비한다.

9. 망막변성질환에서 줄기세포치료의 임상시험

앞에서의 여러 연구를 바탕으로 망막변성 환자에서 줄기세포를 이식한 여러 임상시험이 진행되고 있거나 준비 중이다. 2015년 ACT 사에서는 인간배아줄기세포 유래 망막색소상피세포를 스타가르트 병과 나이관련황반변성 환자에서 망막하 이식한 후 약 22개월간 관찰한 중장기 결과를 발표하였는데, 안전성 측면에서 심각한 합병증이나 종양 형성은 없었고, 일부 환자에서는 시기능의 호전을 보이는 등 고무적인 결과를 발표하였다.[25] 국내에서도 같은 세포를 이용, 망막하 이식하여 1년간 관찰한 결과 심각한 합병증 없이 일부 시기능 호전을 보였다. 인간배아줄기세포 유래 망막색소상피세포를 나이관련황반변성, 근시성 황반변성 등에서 이식하는 임상시험이 여러 연구 그룹에서 진행 중이다. 또한 유도만능줄기세포 유래 망막색소상피세포나 망막색소상피세포 판을 이식하는 임상시험도 진행 중이다.

태아세포 유래 망막전구세포(jCell)를 망막색소상피세포 환자에서 유리체강내 주사하거나 태아망막전구세포를 망막하 이식한 후 안전성과 시기능을 평가하는 임상시험이 진행 중이다(clinicaltrials.gov 임상연구 등록번호: NCT02320812 및 NCT03073733).

유리체강내 골수줄기세포를 주사하는 임상시험도 여러 가지 망막변성질환에 대하여 진행 중에 있는데, 초기 6개월 간 심각한 부작용은 없었다고 보고되었다. CD34+ 골수줄기세포는 손상된 조직으로 이동하는 특성이 있어 손상된 망막에 영양 인자를 분비함으로써

망막변성을 늦출 가능성이 기대되고 있다.[26]

줄기세포를 이용한 임상시험이 일반적으로 좋은 안전성 결과를 보여 주었지만, 면역반응과 같은 합병증에 대한 우려가 있으며, 이는 잘 설계된 임상시험을 통하여 추가로 검증되어야 한다. 최근 미국의 한 줄기세포 클리닉에서 나이관련황반변성을 환자에게 자가 지방조직 유래 줄기세포의 유리체강내 투여 후 심각한 양안 시력 저하가 3례에서 발생한 보고가 있어,[27] 줄기세포를 이용한 치료는 관계기관의 승인 및 엄격한 감독하에 시행해야 한다.

10. 요약

실명의 가장 중요한 원인인 망막질환에서 줄기세포를 기반으로 한 치료 방법은 소실된 망막세포를 대체하는 근본적인 방법으로서 현재 활발한 연구와 논란의 중심에 있다.

다른 장기에 비해 망막은 줄기세포치료의 대상으로서 이상적인 조직인데, 수술적으로 비교적 쉽게 접근이 가능하며, 이식 후에도 안저촬영, 주사레이저검안경(SLO), 빛간섭단층촬영(OCT) 등으로 이식 조직의 관찰이 용이하고, 시기능도 다양한 방법으로 분석이 가능하다. 또한 혈액-망막 장벽은 건강한 눈에서 면역 특권(immune-privilege)을 나타내어 거부반응이 비교적 덜한 장기인데, 질환이 있는 눈에서 이식할 경우 면역 특권의 여부는 좀 더 지켜보아야 한다. 또 세포치료를 위한 세포의 절대량이 비교적 적고 눈이 2개라는 점도 줄기세포치료를 보다 적극적으로 시도할 수 있는 조건이 된다.

인간배아줄기세포 또는 유도만능 줄기세포를 이용하여 망막색소상피세포 또는 시각세포의 분화가 여러 연구 그룹에서 성공적으로 이루어지고 있을 뿐만 아니라, 망막색소상피세포판(sheet)으로의 분화, 망막색소상피세포-시각세포로 이루어지는 3D 망막조직으로의 분화 등 다양한 시도가 이루어지고 있다. 망막변성질환에서 줄기세포기반치료 효과에 대해서는 아직 매우 조심스럽고 또 해결해야 할 과제가 많지만, 머지않은 미래에 실현이 가능한 치료법 중 하나가 될 것으로 기대되고 있다.

참고문헌

1. Woch G, Aramant RB, Seiler MJ, et al. Retinal transplants restore visually evoked responses in rats with photoreceptor degeneration. Invest Ophthalmol Vis Sci 2001;42(7):1669-76.
2. Coffey PJ, Girman S, Wang SM, et al. Long-term preservation of cortically dependent visual function in RCS rats by transplantation. Nat Neurosci 2002;5(1):53-6.
3. Yang PB, Seiler MJ, Aramant RB, et al. Trophic factors GDNF and BDNF improve function of retinal sheet transplants. Exp Eye Res 2010;91(5):727-38.
4. Radtke ND, Aramant RB, Seiler MJ, et al. Vision change after sheet transplant of fetal retina with retinal pigment epithelium to a patient with retinitis pigmentosa. Arch Ophthalmol 2004;122(8):1159-65.
5. Luo J, Baranov P, Patel S, Ouyang H, Quach J, Wu F, Qiu A, Luo H, Hicks C, Zeng J, Zhu J, Lu J, Sfeir N, Wen C, Zhang M, Reade V, Patel S, Sinden J, Sun X, Shaw P, Young M, Zhang K. Human retinal progenitor cell transplantation preserves vision. J Biol Chem 2014 Mar 7;289(10):6362-71.
6. Rietze RL, Reynolds BA. Neural stem cell isolation and characterization. Methods Enzymol 2006;419:3-23.
7. Kawasaki H, Suemori H, Mizuseki K, et al. Generation of dopaminergic neurons and pigmented epithelia from primate ES cells by stromal cell-derived inducing activity. Proc Natl Acad Sci U S A 2002;99(3):1580-5
8. Hirano M, Yamamoto A, Yoshimura N, et al. Generation of structures formed by lens and retinal cells differentiating from embryonic stem cells. Dev Dyn 2003;228(4):664-71.
9. Aoki H, Hara A, Nakagawa S, et al. Embryonic stem cells that differentiate into RPE cell precursors in vitro develop into RPE cell monolayers in vivo. Exp Eye Res 2006;82(2):265-74.
10. Ueno M, Matsumura M, Watanabe K, et al. Neural conversion of ES cells by an inductive activity on human amniotic membrane matrix. Proc Natl Acad Sci U S A 2006;103(25):9554-9.
11. Klimanskaya I, Hipp J, Rezai KA, et al. Derivation and comparative assessment of retinal pigment epithelium from human embryonic stem cells using transcriptomics. Cloning Stem Cells 2004;6(3):217-45.
12. Gong J, Sagiv O, Cai H, et al. Effects of extracellular matrix and neighboring cells on induction of human embryonic stem cells into retinal or retinal pigment epithelial progenitors. Exp Eye Res 2008;86(6):957-65.
13. Park JH KS, Cho MS, Lee H, Choi YM, Moon SY, Yu HG. Stem Cell Based Strategies for the Treatment of Degenerative Retinal Diseases. Korean J Reprod Med 2010;37(3):7.
14. Cho MS, Kim SJ, Ku SY, Park JH, Lee H, Yoo DH, Park UC, Song SA, Choi YM, Yu HG. Generation of retinal pigment epithelial cells from human embryonic stem cell-derived spherical neural masses. Stem Cell Res 2012 Sep;9(2):101-9.
15. Lu B, Malcuit C, Wang S, et al. Long-term safety and function of RPE from human embryonic stem cells in preclinical models of macular degeneration. Stem Cells 2009;27(9):2126-35.
16. Diniz B, Thomas P, Thomas B, et al. Subretinal implantation of retinal pigment epithelial cells derived from human embryonic stem cells: improved survival when implanted as a monolayer. Invest Ophthalmol Vis Sci 2013 Jul 26;54(7):5087-96.
17. Buchholz DE, Hikita ST, Rowland TJ, et al. Derivation of functional retinal pigmented epithelium from induced pluripotent stem cells. Stem Cells 2009;27(10):2427-34.
18. Mandai M, Watanabe A, Kurimoto Y, et al. Autologous Induced Stem-Cell-Derived Retinal Cells for Macular Degeneration. N Engl J Med 2017;376(11):1038-46.
19. Osakada F, Ikeda H, Mandai M, et al. Toward the generation of rod and cone photoreceptors from mouse, monkey and human embryonic stem cells. Nat Biotechnol 2008;26(2):215-24.
20. Zhao X, Liu J, Ahmad I. Differentiation of embryonic stem cells into retinal neurons. Biochem Biophys Res Commun 2002;297(2):177-84.

21. Ikeda H, Osakada F, Watanabe K, et al. Generation of $Rx^+/Pax6^+$ neural retinal precursors from embryonic stem cells. Proc Natl Acad Sci U S A 2005;102(32):11331-6.
22. Lamba DA, Karl MO, Ware CB, Reh TA. Efficient generation of retinal progenitor cells from human embryonic stem cells. Proc Natl Acad Sci U S A 2006;103(34):12769-74.
23. Banin E, Obolensky A, Idelson M, et al. Retinal incorporation and differentiation of neural precursors derived from human embryonic stem cells. Stem Cells 2006;24(2):246-57.
24. Birch DG, Bennett LD, Duncan JL, et al. Long-term Follow-up of Patients With Retinitis Pigmentosa Receiving Intraocular Ciliary Neurotrophic Factor Implants. Am J Ophthalmol 2016;170:10-4.
25. Schwartz SD, Regillo CD, Lam BL, Eliott D, et al. Human embryonic stem cell-derived retinal pigment epithelium in patients with age-related macular degeneration and Stargardt's macular dystrophy: follow-up of two open-label phase 1/2 studies. Lancet 2015;385:509-16.
26. Park SS, Bauer G, Abedi M, et al. Intravitreal autologous bone marrow CD34+ cell therapy for ischemic and degenerative retinal disorders: preliminary phase 1 clinical trial findings. Invest Ophthalmol Vis Sci 2014; 56(1):81-9.
27. Kuriyan AE, Albini TA, Townsend JH, et al. Vision Loss after Intravitreal Injection of Autologous "Stem Cells" for AMD. N Engl J Med 2017 Mar 16;376(11):1047-53.

CHAPTER

9

신경보호

Neuroprotection

신경세포는 다양한 종류의 손상에 의하여 죽음에 이를 수 있는데, 이 과정에는 자멸사(apoptosis)가 관계되어 있다. 이 자멸사의 과정을 차단하면 신경세포의 죽음을 막을 수 있으며, 신경조직의 소실을 막을 수 있다는 것이 신경보호의 개념이다. 눈에서 신경조직의 소실은 시력의 상실로 이어질 수 있다. 신경보호의 목표는 신경조직이 손상을 받아도 피괴되지 않고 계속 기능하도록 하는 것이며, 이를 위하여 다양한 방법을 적용한다. 지난 20년간 신경보호 물질들에 대한 실험실 연구들은 많은 성과를 낳았지만, 한편으로 그렇게 연구된 물질 중 많은 수는 임상연구를 통하여 사람에게서 효과를 확인하는 데는 실패하였다.

이 장에서는 망막의 세포에 적용될 수 있는 다양한 신경보호 물질에 관련된 기초 및 임상연구들을 살펴볼 것이다.

1. 신경영양 인자(Neurotrophic factor)

Steinberg와 LaVail이 1990년에 보고한 망막색소변성(retinitis pigmentosa, RP)의 동물모형에서 신경영양 인자가 시세포의 파괴를 지연시킬 수 있다는 연구 결과는 시세포의 신경변성이 발생하는 질환의 연구에 있어서 전환점이 되었다.[1] 그 연구에서 basic fibroblast growth factor(bFGF)를 Royal College of Surgeons(RCS) 쥐의 눈 속으로 1회 주사하는 것으로 막대세포의 파괴를 지연시킬수 있음이 확인되었다. 구조 효과(rescue effect)는 망막 전체에서 관찰되었으며, 주사 부위에 가까울수록 효과는 더 뚜렷하였다. 이어서 광독성과 같은 환경적 손상과 bFGF 단독이 아닌 다른 사이토카인이나 영양 인자들과의 상호작용 등으로 연구 결과가 확대되면서 이어지는 관련 연구의 기폭제가 되었다.[2]

망막에 바늘을 삽입하여 기계적인 손상을 주면 막대세포에 구조 효과가 나타난다는 놀라운 연구 결과에서, 기계적인 손상이 bFGF와 ciliary neurotrophic factor(CNTF)의 발현을 증가시킨다는 것이 밝혀졌다.[3] 아직 정확한 기전은 규명되지 않았지만, 망막의 교세포를 매개로 하여 간접적으로 작용하는 것으로 생각된다.

CNTF는 닭의 배아 추출물이 섬모체 신경의 생존에 도움이 된다는 사실을 보고하면서 알려졌다.[4] 그 뒤 병아리의 눈에서 분리되었는데, 200개 아미노산으로 구성된 22 kDa의 α-나선 삼차 구조의 작은 단백질이다.

CNTF는 세포의 스트레스 상황에서 증가되며, 세포 수용체를 통하여 세포 사이 상호작용을 매개하는 것으로 생각된다.[5] CNTF 수용체는 3가지 구성요소로 CNTF α-수용체, leukemia inhibitory factor 수용체-β(LIFR-β), 그리고 gp120으로 이루어져 있다.[6] CNTF가 이 3가지 요소의 복합체와 결합하면 Jak-STAT 경로를 활성화시키며 각종 유전자의 발현으로 이어진다. CNTF에 의한 유전자의 발현이 인간 임상시험에서 관찰된 막대와 원뿔세포의 구조 효과에 필수적인 것으로 보인다.

Adeno-associated virus(AAV)를 이용하여 RP 동물모형인 retinal degeneration slow(RDS) 생쥐에 CNTF를 투여하면 막대세포의 죽음을 지연시킬 수 있음이 보고되었다.[7] 이 연구에서 몇 가지 중요한 점들을 확인할 수 있었다. 첫째, AAV는 망막 전체에서 장기간 지속되는 막대세포의 구조 효과를 제공할 수 있었다. 둘째, 치료한 눈의 망막전위도의 진폭이 반대편에 비해 감소하여 CNTF는 잠재적인 위해가 있는 것으로 보인다. 셋째, 막대세포 핵의 염색질과 크기가 증가하면서 외핵층(outer nuclear layer, ONL)의 두께가 증가하였는데, 이는 CNTF가 직간접적으로 막대세포 핵에서 유전자 발현을 증가시켰기 때문으로 해석되었다. 이 실험 결과는 encapsulated cell technology 장치(Neurotech ECT)를 이용한 실험에서 토끼의 망막에서도 재현되었다.[8] 이 장비는 수주에서 수개월까지 지속적으로 낮은 농도의 CNTF를 유리체로 방출하게 설계되었다. 정상 토끼에 이 장비를 삽입하면 염색질이 확산되는 핵의 형태학적 변화가 관찰되는데, 이는 DNA의 꼬임이 풀리면서 유전자가 발현되는 것을 의미한다. 낮은 농도의 CNTF에서는 망막전위도가 영향을 받지 않았지만, 고농도의 방출은 낮은 빛자극에서 망막전위도를 억제하는 것이 관찰되었다. 하지만 ECT를 이용한 약물 전달은 충분히 넓은 범위에서 농도를 조절할 수 있는 것이 확인되어 사람을 대상으로 1상 임상시험이 시작되었다.

RP 환자를 대상으로 한 CNTF의 1상 임상시험 결과는 2006년에 보고되었다. 유전자이식(transfection)된 사람의 망막색소상피를 이용하여 지속적으로 CNTF가 눈 속으로 방출되도록 설계된 Neurotech ECT를 RP로 인하여 심한 시력 소실을 보이는 10명의 환자에게 수술로 이식하였다. 섬모체평면부에 만든 작은 절개를 통하여 장치를 삽입했다가 6개월 뒤에 수술로 제거하였다. 첫 5명의 환자에게는 낮은 용량인 하루 0.28±0.07ng, 다음 5명의 환자에게는 약 5배 용량인 하루 1.53±0.54ng이 방출되는 장치를 삽입하였다. 일차변수는 안전성이었는데, 전신 혹은 안과적인 심각한 이상반응은 관찰되지 않았다. 이식된 환자들에게서 CNTF나 유전자이식된 세포에 대한 혈청 항체는 발견되지 않았다.

7명에서만 시력표를 이용한 시력검사가 가능하였는데, 이 중 3명에게서 이식 전보다 10~15글자 이상의 유의한 시력 상승이 관찰되었다. 이들 모두 장치가 제거된 이후에도 6개월 이상 시력 상승이 유지되었다. 이 연구는 시력을 비교하기 위한 검정력을 가지고 있지 않아서 이 시력 변화가 CNTF의 효과인지 RP 환자에서 정상적으로 발생할 수 있는 시력 측정의 변이인지에 대해서는 결론을 내릴 수 없었다.

그럼에도 CNTF가 실제로 망막세포에 대한 실질적인 생물학적 구조 효과를 가질 것이라고 생각하는 데는 다음과 같은 타당성 있는 설명들이 있다. 첫째, 로돕신 제거 생쥐(rhodopsin knock out mouse) 모형에서 막대세포는 시수용체가 없지만 세포는 살아 있는 상태가 일정 기간 존재한다.[9] 이 시기에는 비록 세포가 살아 있음에도 불구하고 광수용체의 외절이 없어 빛에 반응을 보이지 않는다. 둘째, CNTF가 시세포를 분열시켜서 수를 증가시키는 것은 불가능하다. 하지만 CNTF가 시세포의 전사와 대사활성을 증가시키는 것으로 보아,[7,8] 기능하지 않는 시세포에서 광수용체를 재생시켜 다시 기능하게 할 수는 있을 것으로 보인다. 마지막으로 매우 작은 숫자의 원뿔세포가 기능하는 것으로도 최소한의 시력 수준을 얻는 것이 가능하다.

ECT를 이용하여 CNTF 단백질을 유리하는 장치는 성공적인 1상 시험 결과를 바탕으로 RP와 나이관련황반변성(age-related macular degeneration, AMD)에서 발생한 지도위축을 대상으로 한 2상 시험이 시작되었다. CNTF가 신경변성을 지연시키고 시력 보존을 연장할 수 있을 것인가 그리고 사람 RP에서 광수용체 기능을 향상시킬 수 있을 것인가 하는 질문에 대답하기 위하여 임상시험이 설계되었다. CNTF-2 연구는 AMD를 대상으로 하여 12개월째 시력 결과를 평가하였으며, CNTF-3와 CNTF-4는 RP를 대상으로 하여 12개월째 시력 결과와 24개월째 시야 결과를 평가하였다.

AMD 환자에서 심각한 이상반응은 없었으며, 빛간섭단층촬영에서 망막 두께의 증가가 저용량과 고용량 환자군 모두에서 관찰되었으나 대조군에서는 관찰되지 않았다. 시력은 대조군에 비해 안정된 경향을 보였으나 아쉽게도 통계적 유의성에는 도달하지 못하였다(P=0.078). 망막전위도나 시야검사 결과는 어느 쪽으로도 통계적으로 유의한 변화는 없었다.

2. 항산화제(Antioxidants)

빛을 흡수하는 것은 광수용체의 정상적인 기능이다. 하지만 빛의 흡수는 지질의 산화를 일으키고 이어서 형태학적 및 기능적 손상을 증가시킨다.[10] 산화스트레스는 불완전하게 환원된 형태의 산화물, 즉 활성산소종(reactive oxygen species)로 인하여 발생하는 세포 손상을 말하며, 심한 경우 세포의 파괴까지 이를 수 있다. 빛에 의하여 산화스트레스가 발생한다는 주장을 뒷받침하는 증거는 매우 많은데, 광손상 후 내인성 항산화물질의 농도가 증가하며,[11] 외인성 항산화물질은 원뿔과 막대세포에 보호 효과를 가진다.[12, 13] 스트레스로 인하여 시세포가 죽는 경우 인접한 세포에 손상이 발생한다.[13]

유전적으로 광수용체의 변성이 일어나는 질환에서 시작은 대개 돌연변이로 인하여 막대세포가 파괴되는 것이다. 막대세포가 죽게 되면 망막에서 산소의 주된 소비원이 없어지게 되므로 조직의 산소 농도가 올라가게 되고 superoxide 라디칼이 증가하여 다른 분자들을 공격하게 된다.[14] 이 공격으로 인하여 직접적인 손상이 발생할 뿐 아니라 일산화질소(nitric oxide)와 이어서 과산화아질산(peroxynitrite)이 생성되는데, 이들은 손상을 증폭시키는 역할을 한다.[15] 시간이 경과하면서 항산화 방어기전과 복구기전이 감당할 수 있는 한계를 넘어서면 세포의 손상과 자멸사로 이어진다. 원뿔세포의 분포 밀도를 볼 때 손상은 주변에서 시작하여 후극부로 전파되는 것으로 보인다.

빛으로 인한 산화스트레스는 지속적으로 발생하므로 이에 대한 치료 또한 평생에 걸쳐 이루어져야 한다. 생리적인 복구기전은 그 정도가 제한적이므로 항산화치료의 목적은 산화스트레스로 인한 손상을 복구 가능한 수준까지 낮추어 세포의 기능 부전과 자멸사를 예방하는 것이다.

1) 광수용체 변성에서 항산화제의 보호 효과에 대한 전임상 연구

(1) NADPH oxidase(Nox) 억제제

Usui 등[16]은 Nox와 xanthine oxidase가 활성산소종의 생성에 중요한 역할을 할 것이라는 가정에 대한 연구를 시행하였는데, Nox 차단제인 apocynin는 RP 모형(rd1$^{+/+}$ 생쥐)에서 외층망막의 superoxide 라디칼을 현저하게 줄여 준 반면, xanthine oxidase 차단제인 allopuriol에서는 이러한 효과가 관찰되지 않았다. Apocynin을 처치한 rd1$^{+/+}$ 생쥐에서만이 원뿔세포의 밀도가 유지되고 M-과 S- 원뿔 옵신(opsin)의 mRNA 수준이 증가하였으며, 명소 b파 진폭이 증가되었다. 우성 RP의 모형인 Q334Ter 생쥐에서도 망막전위도 b파의 진폭이 대조군에 비해 증가되었다. 이러한 연구 결과를 바탕으로 볼 때 Nox는 RP에서 원뿔세포의 죽음으로 이어지는 산화스트레스에 중요한 역할을 하는 것으로 생각되며, Nox의 억제는 새로운 지료 전략이 될 수 있을 것이다.

(2) Nitric Oxide Synthase(NOS) 억제제

코메이마(Komeima K) 등[15]은 rd1 생쥐에 NOS 억제제 혼합물을 처치하면 원뿔세포의 생존이 증가하는 것을 발견하고 NO에 의하여 유도된 과산화아질산이 원뿔세포의 파괴에 관계되어 있을 것이라고 보았다. 신경세포 NOS의 선택적 억제제인 7-nitroindazole을 처치하는 경우에 원뿔세포의 죽음이 유의하게 감소하지만, 유도 NOS의 억제제인 aminoguanidine을 처치하는 경우에는 차이가 없었다. 따라서 신경세포 NOS에 의하여 생성된 NO가 원뿔에서 산화 손상을 야기하는 것으로 생각되며, NO와 산화스트레스의 복합치료를 고려할 수 있을 것이다.

(3) 내인성 항산화 방어기전의 강화

유전적으로 superoxide dismutase(SOD)-2, catalase 혹은 2가지 모두의 발현을 시세포 미토콘드리아에서 증가시킨 rd10 생쥐가 만들어졌다.[17] 각각 단독으로 증가한 경우는 아니었지만, 2가지 효소가 모두 증가된 rd10 생쥐에서 생후 50일에 망막에 산화 손상이 유의하게 감소되었다. 원뿔세포의 밀도가 유의하게 높았으나 막대세포의 죽음을 지연시키지는 못하였다. 이러한 결과는 내인성 항산화 방어기전을 유전적으로 증강시키는 것이 RP 치료의 전략이 될 수 있으며, 효과적인 신경보호를 위해서는 여러 가지 요소를 함께 증강시킬 필요가 있음을 의미한다.

같은 맥락에서 내인성 항산화 방어기전을 망막색소상피와 신경망막에서 과다발현시키는 방법도 연구되었다.[18] 유전자이식된 망막색소상피에서 SOD1 또는 SOD2 발현이 증가하면 단백질의 carbonyl 생성물로 측정된 산화스트레스로 인한 손상이 상승하였다. 이에 반해 glutathione peroxidase 1(Gpx1) 또는 Ggx4의 발현이 증가된 망막색소상피에서는 산화스트레스로 인한 손상이 감소하였다. Gpx4와 SOD의 발현을 함께 증가시키면 SOD로 인한 손상 증가를 어느 정도 되돌릴 수 있었다. 시세포에서 Gpx4의 발현을 증가시킨 형질전환 생쥐에 여러 가지 산화 손상으로 인한 망막변성의 발생을 시험하였는데, Gpx4 발현 증가가 망막의 구조와 기능에 강한 보호 효과를 보였다. Gpx4의 활성을 증가시키는 것은 RP나 AMD 환자에서 치료 전략으로 고려할 만한 것으로 보인다.

(4) 카로티노이드(루테인, 지아잔틴)

다양한 항산화제(지아잔틴, 루테인, α-lipoic acid, glutathione, 그리고 Lycium barbarum 추출물)의 조합이 rd1 생쥐에서 변성을 지연시킬 수 있음이 관찰되었다.[19] 그 기전에 대한 연구에서 이러한 물질들이 rd1 생쥐의 망막에서 glutathione peroxidase 활성과 glutathione의 수준을 증가시키고 cystine의 농도를 낮춘다는 것이 밝혀졌다. 여러 가지 관찰 결과를 종합해 볼 때 glutathione의 망막내 농도는 glutathione peroxidase 활성과 높은 상관관계를 가지며, TUNEL 양성세포의 숫자와 역으로 상관관계를 가진다.

(5) Rac1

Rac1은 활성산소종을 생산하는 NADPH oxidase의 구성요소이다. Rac1은 포유동물의 망막시세포에서 풍부하게 발현되며 빛에 반응하여 활성화된다. 조건부 유전자* 표적 기술(conditional gene targeting)로 생쥐의 막대세포에서 Rac1의 발현을 제거하면 야생종(wild type)에 비해 빛에 의한 막대세포의 파괴에 보호 효과가 나타난다.[20] NADPH oxidase를 억제하는 apocynin을 사용한 경우에도 비슷한 보호 효과가 관찰된다. Rac1의 발현을 조건부 유전자 제거로 억제한 생쥐에서 광학현미경, 전자현미경, 로돕신 정량, 망막전위도 등으로 평가한 망막의 형태와 기능에 어떠한 이상도 발견되지 않았다. 따라서 Rac1 경로는 망막변성질환에서 치료의 표적으로 가능성이 있을 것으로 기대된다.

---

* 조건부 유전자 제거(conditional gene knock out)라고도 하며, 특정한 한 기관이나 조직에서 표적 유전자를 제거하는 방법을 말한다.

(6) 막대기원원뿔생존 인자(rod-derived cone viability factor)

현재 치료법이 없는 망막변성질환의 치료제로 가능성을 보이는 새로운 신호전달 분자가 연구되고 있는데, 이 단백질은 막대기원원뿔생존 인자(RdCVF)로 불리며, 망막에서 원뿔의 생존과 기능을 유지하는 역할을 한다.[21] 이 인자가 결핍된 생쥐는 시세포가 점진적으로 소실된다. RdCVF를 인코딩하고 있는 Nucleoredoxin-like(*Nxnl1*) 유전자는 다르게 절단되면 다른 산물을 생산하는데, 이는 thioredoxin-like 효소의 특성을 가지며, 자신과 상호작용하는 tau 단백질과 시세포를 산화 손상으로부터 보호하는 작용을 나타낸다. *Nxnl1* 유전자와 그 파라로그**인 *Nxnl2* 유전자는 새로 발견된 산화환원(redox) 신호경로의 한 부분을 담당하고 있는 것으로 보이며, 이 경로는 동일한 유전자에 의하여 인코딩된 효소활성의 산물과 영양 인자를 포함한다. 이 정상 경로를 복구하는 것은 RP에서 폭넓은 유전 이상에 대한 효과적인 치료가 될 수 있을 것으로 기대된다.

(7) N-acetylcysteine

최근 Lee 등[22]은 2가지 RP 모형 생쥐(rd1과 rd10)에서 N-acetylcysteine(NAC)를 경구로 복용시키면 산화손상을 감소시켜 원뿔세포의 파괴를 줄이고 기능을 유지시킬 수 있음을 밝혔다. 물에 NAC를 용해하여 rd10 생쥐에 복용시켰는데, 적어도 6개월간 원뿔세포의 구조와 기능을 부분적으로 보존할 수 있었다. NAC를 점안제로 투여해도 망막의 superoxide 라디칼을 감소시키고 원뿔의 생존과 기능을 향상시켰다. NAC는 안전성이 양호하고 경구와 점안은 인간에서 장기간 치료에 적합하므로 RP 환자에서 치료 효과를 보기 위한 임상연구는 고려할 만한 것이다.

(8) 사프란(Crocus sativus 추출물)

사프란(학명 *Crocus sativus*)은 가을철에 샛노랑색 꽃을 피우는데, 그 암술머리는 오래전부터 과자용 향미료로 사용되어 왔다. 다양한 항산화물질 중 사프란 향신료의 신경보호 효과도 연구되었는데, 알비노 쥐에 사프란 추출물을 경구로 복용시키면 지속적인 광손상에 보호작용을 나타내었다.[23] 사프란과 베타카로틴을 복용시킨 뒤 24시간 동안 광손상을 주었을 때, 사프란을 복용시킨 군에서는 광수용체층과 ERG 반응이 상당히 보존되어 있었

** 파라로그(paralog): 동일 생물 내에 진화 과정에서 중복하여 나타난 유전자가 각각의 자손이 다소 다른 기능을 갖도록 진화한 것으로 보이는 상동 유전자.

으며 광수용체의 파괴도 뚜렷하게 감소하였다. 베타카로틴을 복용한 경우에도 망막외층의 보존이 관찰되었지만 ERG는 반응이 없었다. Western blot으로 분석했을 때 광손상 후 대조군과 베타카로틴 복용군에서 FGF의 발현이 강하게 증가한 반면, 사프란 처치군에서는 변화가 없었다. 이러한 결과들에서 사프란 추출물은 망막의 스트레스에서 광수용체를 보호할 뿐 아니라 형태와 기능을 보존하고 자멸사의 조절 인자로서도 작용하는 것으로 생각된다.

C. sativus 추출물은 강력한 항산화제들(crocin, crocetin)을 높은 농도로 포함하며, 가지고 있는 많은 탄소 이중결합(C=C)이 색깔, 향기, 맛, 그리고 항산화 능력을 부여한다. 사프란의 신경보호 효과의 기전을 밝히기 위하여 알비노 쥐에서 24시간 주기의 광손상을 유발하며 유전자 발현을 조사하였는데, 사프란을 전처치하는 경우 많은 수의 유전자의 발현을 증가시키며, 특히 noncoding RNA(ncRNA)의 증가가 뚜렷하였다.[24]

(9) 세리아 나노입자

세리아 나노입자(nanoceria), 즉 산화세륨의 나노입자는 무기 항산화제로서 신경보호효소인 SOD나 catalase와 유사한 효소활성을 가진다. 세리아 나노입자가 쥐의 광손상 모형에서 망막의 형태와 기능에 보호작용을 가진다는 것이 관찰되었으며, 망막변성이 발생하는 tubby 돌연변이 생쥐 모형에서 망막변성을 지연시켰다.[25] 세리아 나노입자는 활성산소종과 자멸사 경로를 억제시키고 신경보호에 관련된 유전자와 생존경로 신호를 상향 조절하여 시세포의 변성을 지연시키는 것으로 생각되며, 사람에서 임상적으로 사용될 수 있는 가능성이 큰 것으로 기대된다.

2) 시세포 변성에서 항산화제의 보호작용에 관한 임상 증거

(1) 베타카로틴(Beta-carotene)

AREDS(age-related eye disease study)는 NEI의 지원으로 이루어졌고 2001년에 발표되었는데,[26] AMD에서 경구 영양보충의 효과에 대한 이정표와 같은 연구라고 할 수 있다. 사실 처음에는 AMD와 백내장의 진행에 관련된 위험인자를 전향적으로 조사하는 것으로 기획되었으나, 과학적인 증거 없이 시장에 쏟아지는 항산화제와 아연 보충제로 인하여 항산화제의 효과를 확인하기 위한 임상연구를 시행하게 되었다. 다기관 전향적 연구로 3,641명의

55~80세 환자를 다음과 같은 4개 군으로 나누었다. ① 아연 단독, ② 항산화제 단독, ③ 항산화제와 아연 복합제, ④ 위약. 항산화제는 비타민 C 500mg, 비타민 E 400IU, 그리고 베타카로틴 15mg으로 구성되었다. 이 용량은 적극적인 치료를 위하여 통상적인 식이섭취 권장량보다 훨씬 높이 설정된 것이다. 아연이 포함된 이유는, 망막색소상피에 아연 농도가 높다는 연구 결과에서, 고령에서는 아연의 식이섭취가 줄어들어 아연을 조효소로 사용하는 효소들의 활성이 떨어지고 결국 AMD의 악화로 이어질 것이라는 가설을 바탕으로 한 것이다. 평균 6.3년 경과관찰에 중심와를 침범하는 지도형위축이나 맥락막신생혈관의 발생 빈도를 조사하였는데, 중등도의 AMD 환자에서 항산화제와 아연을 함께 복용한 경우 진행한 AMD의 발생위험을 5년간 25% 줄여 주는 것으로 밝혀졌다. 드루젠이 심하지 않은 초기 AMD에서는 이러한 효과가 관찰되지 않았다.

(?) 루테인

최근 가장 주목받고 있는 항산화제가 루테인(lutein)이다. 루테인은 자연에서 발견되는 카로테노이드의 일종으로 황색을 띠는 색소(xanthophyll)이다. 오직 식물에서만 합성이 되며 시금치, 케일, 노랑 당근 등에서 풍부하다. 인체에서는 황반에서만 발견되며 청색광을 흡수하고 활성산소종과 반응하는 항산화제로 작용한다. 지아잔틴(zeaxanthin)과는 상동으로 단 1개의 이중결합만 다른 구조이다.

위축성 AMD 환자에서 루테인의 효과를 보기 위한 이중맹검 위약대조 임상시험에서 12개월째 대조군에 비해 시력과 대비감도의 호전이 있었다.[27] 또한 비타민 A를 복용 중인 RP 환자에서 루테인을 추가로 투여하는 것의 시기능 손상을 지연시킬 수 있는지를 조사하기 위한 이중맹검 시험이 이루어졌다.[28] 하루 15,000IU의 비타민 A 팔미트산(palmitate)과 함께 12mg의 루테인을 4년간 복용한 군에서 시야검사 결과의 악화 속도가 유의하게 느렸다. 특히 혈중 루테인 농도나 황반 색소의 광밀도가 가장 높은 군에서 악화 속도의 지연이 뚜렷하였다.

AREDS2는 기존 AREDS 제에 루테인과 지아잔틴 혹은 오메가-3를 첨가하는 것이, 진행한 AMD(중심와를 침범하는 지도형위축이나 맥락막신생혈관)의 발생 위험을 줄일 수 있는지를 확인하기 위하여 시행된 임상연구이다.[29] 아울러 베타카로틴을 제거하고 아연 함량을 줄이는 효과에 대한 조사도 이루어졌다. 기존의 AREDS 제제를 복용한 대조군에 비해 루테인과 지아잔틴을 복용한 군에서 진행한 AMD의 발생 위험이 5년간 약 10% 정도 추가로 감소하는 것으로 밝혀졌다. 그 효과는 평소 루테인과 지아잔틴의 식이섭취가 적었던 사람에서 유의하게 나타났다.

(3) 그 외 항산화제

초기 AMD에서 앞서 언급한 사프란을 3개월 단기간 보충하여 섭취한 효과를 보기 위한 이중맹검 위약조절 임상시험에서, 국소 망막전위도에 점멸반응의 향상이 보고되었다.[30]

OT-551은 항산화 특성을 가지는 작은 크기의 분자로 세포막을 잘 통과하여 점안으로 투여해도 망막까지 도달할 수 있게 만들어졌다. 양안에 지도형위축을 가진 AMD 환자 10명에서 한쪽 눈만 하루 3회 0.45% OT-551을 2년간 점안하도록 하였다.[31] 시력 변화는 연구안에서 평균 +0.2글자였으나 투여하지 않은 눈에서는 −11.3글자였다. 이상반응은 거의 발생하지 않았다. 하지만 지도형위축 영역, 대비감도, 미세시야 및 총 드루젠 면적 등 다른 모든 이차변수에서는 유의성이 나타나지 않았다.

3. 작은 분자(Small molecules)

앞서 각종 영양 인자나 항체 등과 같은 단백질이나 항산화제에 의한 신경보호에 대하여 살펴보았다. 이어서 작은 분자들에 의한 신경보호 작용에 대하여 검토하고자 한다. 작은 분자의 기준은 내경계막을 통과하여 망막내로 확산이 가능한 크기로, 약 40~70kDa 이하의 분자량과 4.5nm 이하의 직경을 가진 분자들을 말한다. 이 분자들은 유리체강 속으로 주사하는 것으로 망막외층까지 침투 가능하며, 주로 세포내 경로, 특히 광수용체의 변성에 관련된 경로에 작용한다.

1) 신경조절/전달물질(Neuromodulators/neurotransmitters)

멜라토닌(melatonin)과 도파민(dopamine)은 망막의 일중 주기를 유지하는 데 있어 서로 역으로 작용하는데, 그 외에도 스트레스 상황에 대한 망막의 반응에서 다양한 기능을 수행한다. 멜라토닌은 광손상 쥐에서 망막의 변성을 증가시키는 역할을 하는 것으로 보인다. 망막의 멜라토닌 농도가 높은 밤 주기에 쥐의 망막이 광손상에 더 취약해지며, 멜라토닌 수용체(MT1/MT2)에 대한 길항제를 전처치하면 광손상에 대한 취약성이 줄어드는 것으로 보아 급성 광스트레스 후 발생하는 망막의 변성에는 내인성 멜라토닌과 멜라토닌 수용체가 관련되어 있는 것으로 생각된다.[32] 이와는 달리 생쥐의 노화 모형에서 MT1 수용체의 소실이 광수용체의 소실을 증가시킨다는 연구 결과는 노화와 관련된 만성 손상에는 멜라토닌이 오히려 보호작용을 하는 것을 의미한다.[33] 멜라토닌은 허혈로 인한 인간 RPE의 자멸사에서 수용체에 의존하지 않는 별개의 기전으로 보호작용을 나타낸다. 중추신경계에서는 항염증 및 항산화작용에 의한 보호작용도 가지고 있다.

도파민은 빛자극에 망막내층의 신경접합에서 방출되는 신경전달물질로서, 시세포의 수용체에 작용하여 adenylate cyclase를 통하여 cAMP의 수준을 조절한다.[33] 이 수용체의 활성화는 빛에 대한 민감도를 감소시키고 광수용체의 멜라토닌 생산을 줄인다. 거꾸로 멜라토닌은 어두울 때 생산되며 망막내층 신경세포의 수용체에 작용하여 도파민의 방출을 줄이고 빛에 대한 민감도를 증가시킨다. 도파민 작용제인 bromocriptine을 전신투여하면 광손상에서 보호작용을 나타내며, 이는 멜라토닌 합성과 방출에 대한 억제작용과 일치하는 것으로 보인다.[34] 하지만 그 외에도 뮐러세포에 도파민 수용체가 있어 이를 통하여 방출되는 신경보호 인자도 관련된 것으로 생각된다.

Alpha-2 adrenergic 수용체는 카테콜아민 수용체의 하나로 동물모형에서 신경보호작용과 관련되어 있다. Alpha-2 adrenergic 작용제의 투여는 망막이상증, 신경절세포의 변성, 광손상 등에서 보호작용을 나타내는데, 세포 손상을 유발하는 칼슘의 세포내 유입을 막고 뮐러세포에서 bFGF의 생산을 증가시키는 등의 기전이 관계하는 것으로 보인다.[35,36]

2) 칼슘통로차단제(Calcium channel blockers)

RP의 동물모형인 *Pde6b*rd1 생쥐에서 칼슘통로차단제가 시수용체 변성에 신경보호작용을 나타낸다는 보고가 있었다.[37] *Pde6b*는 빛에 의하여 활성화되는 막대 외절에 존재하는 phosphodiesterase(PDE)의 구성요소로서, 이 단백질의 돌연변이는 RP의 5~8%를 차지한다. 돌연변이로 기능하던 단백질이 기능하지 않으면, 시수용체에서 cGMP의 수준이 올라가고 외절에서 빛에 의하여 작동하는 양이온 통로가 닫히지 않게 된다. 이로 인하여 Na^+와 Ca^{2+} 이온의 과량 축적이 일어나 결국 시세포의 자멸사로 이어진다. 비특이적 칼슘통로차단제나 L−형 칼슘통로차단제인 D-cis diltiazem이 *Pde6b*rd1 생쥐에서 시세포의 파괴와 망막전위도의 소실을 지연시킬 수 있었다.[37] 하지만 이 효과는 다른 RP 모형에서는 재현되지 않았다. L-형 칼슘통로를 유전적으로 제거한 생쥐에서 변성의 진행이 지연되는 것으로 보아 시세포의 파괴에서 칼슘의 과다 축적의 역할은 분명해 보인다. 그래서 다른 종류의 칼슘통로차단제인 nilvadipine의 효과에 대하여 연구가 이루어졌으며, 사람에서 RP를 유발하는 다양한 종류의 유전 이상 동물모형에서 시세포 손실을 지연시킬 수 있음이 밝혀졌다.[38, 39] 여러 가지 정황으로 보아 Ca^{2+}의 과다 축적이 각종 동물모형에서 시세포의 변성을 촉진시키는 것으로 보이며, 이를 차단하는 방법의 치료 가능성에 대한 조사가 더 이루어져야 할 것으로 생각된다.

3) 레티노이드(Retinoid)

또 다른 종류의 유전 이상은 로돕신의 탈색소와 재생, 즉 시색소의 순환에 관련된 것이다. 시색소 순환의 효소들에 돌연변이가 발생하면 시색소를 재생할 수 있는 능력이 저하되고 그 결과 독성 산물인 all-trans-retinaldehyde의 축적이 일어나게 된다. 이 부류에 속하는 망막이상증은 레티노이드를 이용하여 시색소를 보충하거나 시색소 순환을 억제함으로써 약물치료가 가능할 것으로 기대된다. 첫 번째 예로 시색소 순환효소의 유전 이상을 가진 동물모형에서 9-*cis*-retinaldehyde를 투여하여 시색소를 보충함으로써 기능을 회복하고 시세포를 보존할 수 있었다.[40] 두 번째 예로 isotretinoin(13-cis retinoic acid)를 복강으로 1회 주사한 다음 광손상을 주었을 때 로돕신의 재생과 시세포의 소실을 유의하게 지연시킬 수 있었다.[41] 하지만 장기간 반복적으로 투여했을 때 망막의 형태나 망막전위도로 측정한 기능에서 지속되는 효과는 관찰되지 않았다.

강한 빛에 의한 급성 광손상과 달리, 유전적 망막이상증은 독성 물질의 축적으로 인하여 시세포와 망막색소상피에 유의한 손상이 발생하기까지 수년이 걸릴 수 있다. 대표적인 예로서 자가형광을 발하는 리포푸신은 A2E를 함유하는데, 이는 외절의 세포막에서 기원하는 all-trans-retinal과 phosphatidylethanolamine의 부산물로서 세포대사를 방해하고 자멸사를 유발할 수 있다. A2E의 축적은 AMD, 스타가르트 병, 베스트 노른자황반이상증, 그리고 일부 막대-원뿔이상증 등에서 다양한 형태로 나타난다. 스타가르트 병의 동물모형인 $Abcr^{-/-}$ 생쥐에 isotretinoin을 투여하면 A2E의 축적을 완전히 차단할 수 있었으며, 리포푸신의 축적을 억제할 수 있었다.[42] 하지만 isotretinoin은 치료 용량에서 부작용이 심하여 인간에게 투여하기는 힘들기 때문에 이를 대체할 다른 약물들이 연구되고 있다.

레티노이드의 또 다른 기전은 약리학적 샤페론(chaperone) 작용이다. 로돕신 돌연변이의 약 6분의 1은 우성유전으로, 단백질의 접힘 오류(misfolding)으로 인한 것이다. 레티노이드가 특정 장소에 결합하는 경우 단백질의 접힘을 정상적인 형태로 전환시키는 데 도움을 줄 수 있다.[43] 몇몇 실험에서 레티노이드가 돌연변이 옵신 단백질의 이동을 향상시키고 시세포의 생존을 증가시키는 것으로 밝혀졌다.[44]

4) 세포내 신경영양 인자 경로 관련 물질

(1) 열충격단백질(Heat shock protein)

앞에서 살펴본 CNTF를 비롯한 각종 영양 인자들은 세포 표면의 수용체를 통하여 작용을 나타낸다. 수용체가 활성화되면 세포내 경로가 활성화되며, 여러 가지 효소, 칼슘이나 세포주기 조절에 관련된 단백질들의 생산이 일어난다. 이러한 세포내 경로를 직접 조절하는 것도 신경보호의 한 가지 전략이 될 수 있다.

예로서 lens epithelial-derived growth factor(LEDGF)는 스트레스 상황에서 발현하는 단백질인데, 세포 표면의 수용체와 결합하지 않는 대신, Tat 영역을 가지고 있어 세포 내로 들어가 핵 속에 축적이 일어나게 된다.[45] 핵에서 더 작은 스트레스 관련 단백질인 열충격단백질 HSP27의 생산을 촉진한다. HSP27은 cytochrome-c와 결합하여 미토콘드리아에서 방출을 억제함으로써 caspase 3의 활성화를 막고 이와 관련된 세포자멸사를 예방한다.[46] LEDGF 단백질을 유리체강으로 주사하면 광손상 모형과 유전성 망막변성 모형인 RCS 쥐에서 광수용체를 보호할 수 있었다. LEDGF를 주사하면 망막에서 열충격단백질의 생산이 4~5배 증가한다. 열충격단백질을 직접 처치하는 경우에도 LEDGF에서 관찰되는 보호작용이 나타나는지에 대한 연구가 이루어졌는데, HSP25를 유리체강으로 주사하거나 adenovirus 벡터를 이용하여 HSP27의 발현을 증가시킨 경우에도 LEDGF와 비슷한 정도의 신경보호작용을 확인할 수 있었다.[45]

열충격단백질은 스트레스에 대한 반응을 매개하는 것 외에도 단백질의 접힘을 조절하는 샤페론의 역할도 수행한다. 앞서 레티노이드에서 언급한 것과 같이 단백질 접힘오류가 관련되어 있는 몇몇 상염색체우성유전 RP에서 열충격단백질을 약물학적이나 바이러스 벡터를 이용하여 증가시키는 치료의 가능성에 대한 연구가 진행되고 있다.[47]

(2) 미노사이클린(Minocycline)

미노사이클린은 테트라사이클린 계열의 반합성 광범위 항생제로서 동물이나 세포배양에서 다양한 신경보호작용이 보고되었다. 미노사이클린은 세포막을 쉽게 통과하여 세포 내 경로에 영향을 주는데, 스트레스나 손상에 관련되어 미세신경교세포(microglia)의 활성에 관계하는 mitogen-activated kinases(MAPKs) 경로나 세포자멸사에 관계하는 nuclear factor-κB(NF-κB) 경로와의 연관성이 알려졌다.[48] 몇몇 연구에서 미세신경교세포의 활성이 시세포의 파괴에 관련되어 있음이 밝혀졌지만, 망막변성 모형인 RDS 생쥐에서 미세신경교세포를 제거하여도 미노사이클린의 보호작용에는 영향이 없는 것이 관찰되어, 미노사이클린의 효과는 NF-κB 경로에 의존하여 세포자멸사를 억제하는 것에 의한 것으로 생각된다.[49] 최근에는 당뇨망막병증에서 뮐러세포의 삼투압성 부종이나 당뇨황반부종을 억제하는 데 있어 미노사이클린의 효과에 대한 연구도 이루어지고 있다.

(3) Rho단백질 GTP 가수분해효소(Rho GTPase)

앞서 항산화제에 관련하여 설명한 바와 같이 Rac1은 NADPH oxidase의 구성요소로서 과산화음이온을 생산하여 다양한 신경변성에서 관련되어 있다. 한편 Rac1의 제거에서 나타나는 신경보호작용은 항산화 외의 기전도 존재한다. 예로써 Rac1이 지속적으로 활성화되어 있으면 인터류킨-6의 자가분비가 증가하는데, 이는 면역과 염증반응을 일으키고 STAT3를 활성화시킨다. 이는 c-jun을 인산화시켜 자멸사의 조절 인자인 activator protein-1(AP-1)을 자극한다. 급성 광손상 뒤에 이러한 현상들이 신경망막과 뮐러세포에서 관찰된다.[50] 알츠하이머 병을 비롯한 다양한 신경변성질환의 모형에서 Rac1을 억제하는 작은 분자나 펩타이드들의 치료 효과에 대한 연구가 이루어지고 있다.

(4) 긴사슬다분자불포화지방산(Long-chain polyunsaturated fatty acids)

긴사슬다분자불포화지방산(long-chain polyunsaturated fatty acids, LCPUFAs)은 세포막의 구성성분이지만 많은 세포내 신호전달이나 대사경로에서 기능을 수행하며, 혈관증식질환이나 신경변성질환의 기전에도 관련되어 있다.[51] 식이로 섭취하는 오메가-3 LCPUFAs는 망막의 기능이나 신경보호에 중요하며, 특히 docosahexaenoic acid(DHA)는 시세포외절의 LCPUFAs 중 가장 많은 부분을 차지하여 시세포의 대사나 정보 전달 과정에서 중요한 역할을 담당하는 것으로 생각된다. LCPUFAs의 식이섭취는 신경전달물질이나 이온

통로 등 다양한 망막의 분자에 영향을 준다. LCPUFAs를 활성화시키는 phospolipase A2, cyclooxygenase, lipoxygenase 등은 당뇨망막병증, AMD, 그리고 미숙아망막병증 등의 질환과 연관되어 있다.[51] LCPUFAs의 주된 식이섭취원은 생선이다. LCPUFAs의 섭취가 AMD의 위험을 줄이는 경향에 대하여 여러 차례 보고가 있었으나 아직 신경보호의 기전은 불명확하며, 최근의 AREDS2 연구에서 진행한 AMD 발생에 예방 효과는 없었다.[29]

DHA의 자연 대사 산물로서 생물학적 활성이 가장 먼저 알려진 것은 neuroprotectin D1(NPD1)이다. 산화스트레스 상황에서 phospholipase A2에 의하여 DHA가 세포막으로부터 유리되어 생성되며, 뇌경색이나 알츠하이머 동물모형에서 세포 생존을 향상시키는 것으로 밝혀졌다. 산화스트레스 상황에서 phosptatidylinositol 3-kinase/Akt 신호경로를 통하여 망막색소상피도 보호하는 것으로 보이지만 아직 시세포에 대한 직접적인 신경보호작용은 밝혀지지 않았다.[52]

(5) 펩타이드 neurotrophin 수용체 자극제/길항제

앞서 언급한 바와 같이 CNTF와 같은 neurotrophin은 망막변성에 신경보호 효과도 가지지만 한편으로 독성도 가진다. 이는 이 물질들이 여러 가지 수용체를 통하여 여러 세포에 다양한 작용을 나타내기 때문이다. 최근 특정한 수용체에만 작용하는 작은 펩타이드 분자들에 대한 연구가 이루어지고 있다. 예를 들어 brain-derived neurotrophic factor(BDNF)는 신경절세포의 강력한 생존 인자이지만, nerve growth factor(NGF)는 생체외 연구와 생체내 연구 어디에서도 신경보호 효과를 보이지 않았다. 하지만 NGF의 TrkA 수용체에 선택적으로 작용하는 펩타이드 자극제를 투여하면 신경절단 후에 나타나는 신경절세포의 변성에 보호작용을 나타낸다.[53] 이와 동시에 뮐러세포에서 발견되는 세포자멸사를 유도하는 P75NTR 수용체에 대한 길항제를 투여하면 신경보호작용은 더욱 증대된다. 이러한 연구들에서 큰 분자의 직접적인 투여보다는 그 효과를 유발하는 특정 수용체에만 작용하는 작은 펩타이드가 부작용을 피하면서도 신경보호작용을 얻는 데 더 유망할 것으로 기대된다.

4. 망막신경절세포와 녹내장

녹내장은 망막신경절세포(retinal ganglion cells, RGCs)의 소실을 특징으로 하는 시신경변성 질환이다. 안압의 상승이 가장 중요한 인지이지만, 안압이 정상인 범위에서도 녹내장성 손상이 진행하는 이른바 정상안압녹내장(normal tension glaucoma)의 존재가 알려지면서 RGCs의 손실을 막기 위한 신경보호가 안압을 낮추는 치료의 보조 혹은 대체요법으로 관심을 가지게 되었다.

가장 먼저 알려진 것은 diphenylhydantoin(phenytoin)으로서 신경전달물질인 glutamate의 작용을 조절하는 것이 주 기전인 항간질약물이다.[54] 그 외에도 많은 신경에 다양한 작용을 하며 주로 세포의 흥분을 억제하는데, RGCs에서는 흥분독성 물질인 N-methyl-D-aspartate(NMDA)의 작용을 차단함으로써 신경보호작용을 나타내는 것으로 생각된다. 하지만 임상연구에서 일차변수의 의미 있는 차이에 도달하지 못하였다.

세포의 흥분독성을 억제하는 약물로서 Food and Drug Administration에서 중추신경계의 변성질환에 효과를 공인받은 것은 2가지가 있다. Riluzole은 근위축성측삭경화증(amyotrophic lateral sclerosis)에서 여명을 3개월 정도 연장시켜 주는 효과가 있는데, 전시냅스 NMDA 수용체에 작용하여 glutamate의 방출을 억제한다.[55] Memantine은 NMDA 수용체의 길항제로서 진행한 알츠하이머 병에서 사용된다.[56] 녹내장에서 memantine의 효과를 확인하기 위한 3상 임상시험이 시행되었는데, 일차변수에서 위약군과 비교하여 유의한 차이를 발견하지 못하였다.

Memantine은 세로토닌 길항제이기도 하다. 특히 세로토닌 5HT 경로를 통한 신경보호작용에 대한 연구가 활발히 이루어지고 있다. 5HT 자극제는 RGCs에 대하여 신경보호작용을 나타내지만, 불행하게도 환각을 유발하는 부작용이 있어 녹내장 환자에서 투여하기에는 곤란한 문제가 있다. 그중 가장 관심을 받고 있는 물질은 5HT-2A 수용체 작용제인 AL-34662로서 눈에는 작용하여 안압을 떨어뜨리면서도 뇌혈액장벽을 통과하지 않는 특성을 가지고 있다.[57]

신경영양 인자로서 NGF, CNTF, 그리고 BDNF 등도 동물실험이나 소규모 증례보고에서 효과가 보고되었다.

5. 망막변성에서 신경보호 치료의 과제

망막의 시세포에 대한 약물을 효과를 평가하는 데 있어서 일차변수는 매우 중요한 문제다. 일반적으로 사용되는 시력, 시감도나 시야 등은 시세포의 생존을 평가하는 데 있어서 민감도가 매우 낮다는 문제가 있다. 임상시험의 대상이 되는 환자들은 질환이 매우 진행된 상태로 망막전위도도 심각하게 저하되어 있는 경우가 대부분이다. 최근에는 적응광학(adaptive optics)을 이용하여 시세포를 직접 관찰하는 방법이 새로운 기준으로 제시되고 있다.[58] 비록 막대한 노력을 요하는 검사이지만 시세포의 소실의 자연사를 평가하고 치료 효과를 확인하는 데 지극히 중요한 정보를 제공해 줄 것으로 기대된다.

다른 한 가지 문제는 약물의 전달 방법이다. 신경영양 인자들과 같이 큰 분자들은 안구 내로 직접 약물을 주입해 주어야 한다. 유리체강 주사는 AMD의 치료로 항혈관내피세포 성장 인자 약물이 시장에 나오면서 일반적인 치료로 자리 잡았다. 하지만 망막변성 환자들은 AMD 환자와 달리 젊은 시기에 치료를 시작해야 하므로 수십 년간 계속 주사를 맞아야 한다는 난관에 부딪힌다.

적은 치료 횟수로서 지속적인 약물 농도를 유지하기 위하여 개발된 몇 가지 방법이 있다. ECT 장치는 특정 약물을 생산하게 만들어진 세포들을 담은 캡슐을 눈 속에 삽입하는 것이다. 최근에 Neurotech 사에서 만들어진 장치는 24개월 이상 지속적으로 약물을 방출할 수 있음이 확인되었다.[59] 삽입을 위하여 수술을 시행해야 한다는 것이 단점이지만 이는 반대로 캡슐을 제거함으로써 언제든지 약물 투여를 중지할 수 있다는 장점이기도 하다.

다른 방법은 바이러스 벡터를 이용하여 유전자를 눈 속 세포에 전달하는 것이다. 수년간 발현을 유지할 수 있는 AAV 벡터가 가장 널리 사용되는 방법이다.[60] 아직 면역유발, 돌연변이의 가능성, 유전자 발현 수준의 조절, 그리고 발현을 중지시키는 방법 등에서 많은 개선해야 할 점이 남아 있지만 앞으로 가장 유망한 치료 방법 중 하나라는 데는 이견이 없다.

참고문헌

1. Faktorovich EG, Steinberg RH, Yasumura D, et al. Photoreceptor degeneration in inherited retinal dystrophy delayed by basic fibroblast growth factor. Nature 1990;347:83-6.
2. LaVail MM, Unoki K, Yasumura D, et al. Multiple growth factors, cytokines, and neurotrophins rescue photoreceptors from the damaging effects of constant light. Proc Natl Acad Sci U S A 1992;89:11249-53.
3. Cao W, Wen R, Li F, et al. Mechanical injury increases bFGF and CNTF mRNA expression in the mouse retina. Exp Eye Res 1997;65:241-8.
4. Adler R, Landa KB, Manthorpe M, Varon S. Cholinergic neuronotrophic factors: intraocular distribution of trophic activity for ciliary neurons. Science 1979;204:1434-6.

5. Sleeman MW, Anderson KD, Lambert PD, et al. The ciliary neurotrophic factor and its receptor, CNTFR alpha. Pharm Acta Helv 2000;74:265-72.
6. Boulton TG, Stahl N, Yancopoulos GD. Ciliary neurotrophic factor/leukemia inhibitory factor/interleukin 6/ oncostatin M family of cytokines induces tyrosine phosphorylation of a common set of proteins overlapping those induced by other cytokines and growth factors. J Biol Chem 1994;269:11648-55.
7. Bok D, Yasumura D, Matthes MT, et al. Effects of adeno-associated virus-vectored ciliary neurotrophic factor on retinal structure and function in mice with a P216L rds/peripherin mutation. Exp Eye Res. 2002;74:719-35.
8. Bush RA, Lei B, Tao W, et al. Encapsulated cell-based intraocular delivery of ciliary neurotrophic factor in normal rabbit: dose-dependent effects on ERG and retinal histology. Invest Ophthalmol Vis Sci 2004; 45:2420-30.
9. Humphries MM, Rancourt D, Farrar GJ, et al. Retinopathy induced in mice by targeted disruption of the rhodopsin gene. Nat Genet 1997;15:216-9.
10. Wiegand RD, Giusto NM, Rapp LM, Anderson RE. Evidence for rod outer segment lipid peroxidation following constant illumination of the rat retina. Invest Ophthalmol Vis Sci 1983;24:1433-5.
11. Organisciak DT, Darrow RM, Jiang YI, et al. Protection by dimethylthiourea against retinal light damage in rats. Invest Ophthalmol Vis Sci 1992;33:1599-609.
12. Komeima K, Rogers BS, Lu L, Campochiaro PA. Antioxidants reduce cone cell death in a model of retinitis pigmentosa. Proc Natl Acad Sci U S A 2006;103:11300-5.
13. Jozwick C, Valter K, Stone J. Reversal of functional loss in the P23H-3 rat retina by management of ambient light. Exp Eye Res 2006;83:1074-80.
14. Yu DY, Cringle SJ, Su EN, Yu PK. Intraretinal oxygen levels before and after photoreceptor loss in the RCS rat. Invest Ophthalmol Vis Sci 2000;41:3999-4006.
15. Komeima K, Usui S, Shen J, et al. Blockade of neuronal nitric oxide synthase reduces cone cell death in a model of retinitis pigmentosa. Free Radic Biol Med 2008;45:905-12.
16. Usui S, Oveson BC, Lee SY, et al. NADPH oxidase plays a central role in cone cell death in retinitis pigmentosa. J Neurochem 2009;110:1028-37.
17. Usui S, Komeima K, Lee SY, et al. Increased expression of catalase and superoxide dismutase 2 reduces cone cell death in retinitis pigmentosa. Mol Ther 2009;17:778-86.
18. Lu L, Oveson BC, Jo Y-J, et al. Increased expression of glutathione peroxidase 4 strongly protects retina from oxidative damage. Antioxid Redox Signal 2009;11:715-24.
19. Miranda M, Arnal E, Ahuja S, et al. Antioxidants rescue photoreceptors in rd1 mice: relationship with thiol metabolism. Free Radic Biol Med 2010;48:216-22.
20. Haruta M, Bush RA, Kjellstrom S, et al. Depleting Rac1 in mouse rod photoreceptors protects them from photo-oxidative stress without affecting their structure or function. Proc Natl Acad Sci U S A 2009;106: 9397-402.
21. Léveillard T, Sahel J-A. Rod-derived cone viability factor for treating blinding diseases: from clinic to redox signaling. Sci Transl Med 2010;2:26ps16.
22. Lee SY, Usui S, Zafar A-B, et al. N-Acetylcysteine promotes long-term survival of cones in a model of retinitis pigmentosa. J Cell Physiol 2011;226:1843-9.
23. Maccarone R, Di Marco S, Bisti S. Saffron supplement maintains morphology and function after exposure to damaging light in mammalian retina. Invest Ophthalmol Vis Sci 2008;49:1254-61.
24. Natoli R, Zhu Y, Valter K, et al. Gene and noncoding RNA regulation underlying photoreceptor protection: microarray study of dietary antioxidant saffron and photobiomodulation in rat retina. Mol Vis.

2010;16:1801-22.
25. Kong L, Cai X, Zhou X, et al. Nanoceria extend photoreceptor cell lifespan in tubby mice by modulation of apoptosis/survival signaling pathways. Neurobiol Dis 2011;42:514-23.
26. Anon. A randomized, placebo-controlled, clinical trial of high-dose supplementation with vitamins C and E, beta carotene, and zinc for age-related macular degeneration and vision loss: AREDS report no. 8. Arch Ophthalmol(Chicago, Ill 1960) 2001;119:1417-36.
27. Richer S, Stiles W, Statkute L, et al. Double-masked, placebo-controlled, randomized trial of lutein and antioxidant supplementation in the intervention of atrophic age-related macular degeneration: the Veterans LAST study(Lutein Antioxidant Supplementation Trial). Optometry 2004;75:216-30.
28. Berson EL, Rosner B, Sandberg MA, et al. Clinical trial of lutein in patients with retinitis pigmentosa receiving vitamin A. Arch Ophthalmol(Chicago, Ill 1960) 2010;128:403-11.
29. Anon. Lutein + zeaxanthin and omega-3 fatty acids for age-related macular degeneration: the Age-Related Eye Disease Study 2(AREDS2) randomized clinical trial. JAMA 2013;309:2005-15.
30. Falsini B, Piccardi M, Minnella A, et al. Influence of saffron supplementation on retinal flicker sensitivity in early age-related macular degeneration. Invest Ophthalmol Vis Sci 2010;51:6118-24.
31. Wong WT, Kam W, Cunningham D, et al. Treatment of geographic atrophy by the topical administration of OT-551: results of a phase II clinical trial. Invest Ophthalmol Vis Sci 2010;51:6131-9.
32. Sugawara T, Sieving PA, Iuvone PM, Bush RA. The melatonin antagonist luzindole protects retinal photoreceptors from light damage in the rat. Invest Ophthalmol Vis Sci 1998;39:2458-65.
33. Baba K, Pozdeyev N, Mazzoni F, et al. Melatonin modulates visual function and cell viability in the mouse retina via the MT1 melatonin receptor. Proc Natl Acad Sci U S A 2009;106:15043-8.
34. Bubenik GA, Purtill RA. The role of melatonin and dopamine in retinal physiology. Can J Physiol Pharmacol 1980;58:1457-62.
35. Dong C-J, Guo Y, Agey P, et al. Alpha2 adrenergic modulation of NMDA receptor function as a major mechanism of RGC protection in experimental glaucoma and retinal excitotoxicity. Invest Ophthalmol Vis Sci 2008;49:4515-22.
36. Peng M, Li Y, Luo Z, et al. Alpha2-adrenergic agonists selectively activate extracellular signal-regulated kinases in Müller cells in vivo. Invest Ophthalmol Vis Sci 1998;39:1721-6.
37. Frasson M, Sahel JA, Fabre M, et al. Retinitis pigmentosa: rod photoreceptor rescue by a calcium-channel blocker in the rd mouse. Nat Med 1999;5:1183-7.
38. Yamazaki H, Ohguro H, Maeda T, et al. Preservation of retinal morphology and functions in royal college surgeons rat by nilvadipine, a Ca(2+) antagonist. Invest Ophthalmol Vis Sci 2002;43:919-26.
39. Takeuchi K, Nakazawa M, Mizukoshi S. Systemic administration of nilvadipine delays photoreceptor degeneration of heterozygous retinal degeneration slow(rds) mouse. Exp Eye Res 2008;86:60-9.
40. Gearhart PM, Gearhart C, Thompson DA, Petersen-Jones SM. Improvement of visual performance with intravitreal administration of 9-cis-retinal in Rpe65-mutant dogs. Arch Ophthalmol(Chicago, Ill 1960) 2010; 128:1442-8.
41. Sieving PA, Chaudhry P, Kondo M, et al. Inhibition of the visual cycle in vivo by 13-cis retinoic acid protects from light damage and provides a mechanism for night blindness in isotretinoin therapy. Proc Natl Acad Sci U S A 2001;98:1835-40.
42. Radu RA, Mata NL, Nusinowitz S, et al. Treatment with isotretinoin inhibits lipofuscin accumulation in a mouse model of recessive Stargardt's macular degeneration. Proc Natl Acad Sci U S A 2003;100:4742-7.
43. Mendes HF, Cheetham ME. Pharmacological manipulation of gain-of-function and dominant-negative mechanisms in rhodopsin retinitis pigmentosa. Hum Mol Genet 2008;17:3043-54.

44. Noorwez SM, Malhotra R, McDowell JH, et al. Retinoids assist the cellular folding of the autosomal dominant retinitis pigmentosa opsin mutant P23H. J Biol Chem 2004;279:16278-84.
45. Raz-Prag D, Zeng Y, Sieving PA, Bush RA. Photoreceptor protection by adeno-associated virus-mediated LEDGF expression in the RCS rat model of retinal degeneration: probing the mechanism. Invest Ophthalmol Vis Sci 2009;50:3897-906.
46. Shinohara T, Singh DP, Fatma N. LEDGF, a survival factor, activates stress-related genes. Prog Retin Eye Res 2002;21:341-58.
47. Tam LCS, Kiang A-S, Campbell M, et al. Prevention of autosomal dominant retinitis pigmentosa by systemic drug therapy targeting heat shock protein 90(Hsp90). Hum Mol Genet 2010;19:4421-36.
48. Plane JM, Shen Y, Pleasure DE, Deng W. Prospects for minocycline neuroprotection. Arch Neurol 2010; 67:1442-8.
49. Yang L-P, Zhu X-A, Tso MOM. Role of NF-kappaB and MAPKs in light-induced photoreceptor apoptosis. Invest Ophthalmol Vis Sci 2007;48:4766-76.
50. Wenzel A, Grimm C, Samardzija M, Remé CE. Molecular mechanisms of light-induced photoreceptor apoptosis and neuroprotection for retinal degeneration. Prog Retin Eye Res 2005;24:275-306.
51. SanGiovanni JP, Chew EY. The role of omega-3 long-chain polyunsaturated fatty acids in health and disease of the retina. Prog Retin Eye Res 2005;24:87-138.
52. Halapin NA, Bazan NG. NPD1 induction of retinal pigment epithelial cell survival involves PI3K/Akt phosphorylation signaling. Neurochem Res 2010;35:1944-7.
53. Lebrun-Julien F, Morquette B, Douillette A, et al. Inhibition of p75(NTR) in glia potentiates TrkA-mediated survival of injured retinal ganglion cells. Mol Cell Neurosci 2009;40:410-20.
54. Becker B, Stamper RL, Asseff C, Podos SM. Effect of diphenylhydantoin on glaucomatous field loss: a preliminary report. Trans Am Acad Ophthalmol Otolaryngol 76:412-22.
55. Lamanauskas N, Nistri A. Riluzole blocks persistent Na+ and Ca2+ currents and modulates release of glutamate via presynaptic NMDA receptors on neonatal rat hypoglossal motoneurons in vitro. Eur J Neurosci 2008;27:2501-14.
56. Chen HS, Pellegrini JW, Aggarwal SK, et al. Open-channel block of N-methyl-D-aspartate(NMDA) responses by memantine: therapeutic advantage against NMDA receptor-mediated neurotoxicity. J Neurosci 1992; 12:4427-36.
57. May JA, Dantanarayana AP, Zinke PW, et al. 1-((S)-2-aminopropyl)-1H-indazol-6-ol: a potent peripherally acting 5-HT2 receptor agonist with ocular hypotensive activity. J Med Chem 2006;49:318-28.
58. Talcott KE, Ratnam K, Sundquist SM, et al. Longitudinal study of cone photoreceptors during retinal degeneration and in response to ciliary neurotrophic factor treatment. Invest Ophthalmol Vis Sci 2011; 52: 2219-26.
59. Sieving PA, Caruso RC, Tao W, et al. Ciliary neurotrophic factor(CNTF) for human retinal degeneration: phase I trial of CNTF delivered by encapsulated cell intraocular implants. Proc Natl Acad Sci U S A 2006; 103:3896-901.
60. Acland GM, Aguirre GD, Ray J, et al. Gene therapy restores vision in a canine model of childhood blindness. Nat Genet 2001;28:92-5.

CHAPTER

10

유전상담

Genetic Counseling

1. 유전상담의 중요성

망막색소변성과 같은 유전성 망막질환으로 진단을 받게 되는 경우 환자와 가족에 대한 유전상담이 중요하다. 막연히 유전병이라는 말로 인하여 괜한 오해와 불안, 나아가서는 공포에 사로잡히는 경우가 많기 때문에 유전상담을 통하여 질환에 관해 올바로 이해하는 것이 중요하다. 유전상담을 받는 것은 시기능 저하에 대한 환자 자신의 이해를 넓히는 데 도움이 될 뿐 아니라, 자녀가 있는 경우 향후 관련 질환이 발생할 가능성을 파악하고 정기적인 안과 선별 검사를 통하여 이상을 조기 발견하는 등에도 도움이 될 수 있다.

예전에는 유전병이 발견되면 무조건 어머니로부터 병이 왔다고 생각한 적도 있었다. 여러 가지 오해가 쌓여 환자가 우울증에 시달리고 사회로부터 격리되는 현상이 나타나며, 나아가 이혼이나 가정불화로 이어지게 되는 경우도 있다. 또한 유전성 망막질환으로 진단받은 환자들의 경우, 본인의 질병 상태가 주변으로 알려져 실직하게 되거나 혹은 주변의 사회적 관계로부터 격리되는 것에 대한 막연한 두려움이 있어 망막질환이 있다는 사실 자체를 숨기거나 정확한 진단 및 시기능 평가를 위한 안과 진료를 거부하는 경향이 있다.

유전성 망막질환은 일단 다소 생소한 질환이고 병의 발생과 치료에 대하여 잘못 이해되고 있는 경우가 많기 때문에 환자는 물론 가족까지도 병을 올바로 이해하는 것이 매우 중요하지만, 현실적으로 어려움이 많다. 유전상담은 환자와 가족에게 유전성 질환이 무엇인지 설명하고, 여러 가지 치료에 대하여 상담하고, 임신상담이나 자녀상담 등의 윤리적인 문제까지 다루는 포괄적인 과정으로 정의할 수 있다. 아직 근본적인 완치 방법이 없는 유전성 질환 환자를 대할 때는 단기간에 완치가 가능한 다른 병에서처럼 환자를 일방적으로 대하거나 치료하기는 어렵다. 상담을 통하여 좋은 환자-의사 관계가 형성될 때 비로소 환자의 신뢰가 뒷받침된 지속적인 치료가 가능하다.

2. 유전상담의 원칙

유전상담은 정확한 진단에서 시작된다. 진단을 위하여 임상적인 소견과 검사뿐만 아니라 원인 유전자의 이상 여부를 확인하기 위한 분자유전학적인 검사도 도움이 된다. 가계도(pedigree)를 정확하게 작성하는 것이 또한 중요한데, 유전상담을 시작하게 만든 환자(발단자, proband)를 중심으로 3대 이상에 대해서 조사하는 것이 권장된다.[1] 가계 구성원에 대하여 함께 검사함으로써 병을 정확하게 진단하고 병의 진행을 예측하는 데 도움을 받을 수 있다. 정확한 가계도 작성은 충실하고 신뢰성 있는 유전상담을 위하여 반드시 필요하다.

유전상담은 유전 질환의 발생과 위험에 관련된 문제에 대해서 환자 및 가족과 소통하는 과정이다. 환자를 진단한 의사가 직접 진행하기도 하지만 유전병에 대해서 전문적인 의사 또는 상담 전문가가 따로 유전상담을 진행할 수도 있다. 유전상담은 기본적으로 소통과 이해의 과정이기 때문에 환자가 궁금해하는 문제를 중심으로 상담이 진행되어야 한다. 상담자가 일방적으로 지식을 전달하는 형식이 되어서는 안 된다. 따라서 약물치료, 가족계획, 백내장 등 수술의 결정을 상담자가 지시하듯 인도하는 것이 아니라 여러 가지 선택을 제시하고 환자의 결정을 도와주는 방향으로 상담을 진행하는 것이 이상적이다. 또한 일반적으로 유전상담에서 상담자는 환자가 궁금해하는 문제보다는 상담자가 중요하다고 생각하는 문제에 대해서만 일방적으로 말하고 끝내려는 경향이 있다. 환자들은 심리적, 사회적인 문제에 더 관심이 있을 수 있으므로, 상담 의사가 병의 기전, 유전양상, 치료법 등 병 자체에 대해서만 일방적으로 전달한다면 제대로 상담이 진행되기 어렵다. 유전상담에서는 환자가 이해할 수 있는 언어로써 앞으로 예상되는 시기능 장애를 설명하는 것이 중요하다. 예를 들어 중심시력이 0.2라고 말하는 것보다는 '운전이나 책을 읽는 능력이 감소한다'는 등 구체적으로 설명하는 것이 좋다. 대개 유전성 망막질환은 진행이 느리고 환자들은 시간이 지나면서 시기능 장애에 적응하는 경향이 있기 때문에 객관적으로 평가된 시기능에 비해 일상생활에서의 불편함은 생각보다 덜한 편이다.

환자마다 상담에 대한 기대와 요구가 다를 수 있다. 한 조사 결과에 따르면 환자의 50%

는 유전상담에서 직접적인 조언을 기대하였고, 30%는 자신이 의사 결정을 하는 데 도움을 받을 수 있기를 기대하였다.[2] 또한 병의 진행과 앞으로 일어날 일에 대해서 위로와 용기를 받기를 50%의 환자가 기대하였다. 따라서 이러한 환자의 기대와 요구에 개별적으로 대응하는 것이 필요하다. 아직 우리나라에서는 유전상담이 하나의 치료 과정으로서 인식되지 못하고 소홀히 다루어지고 있지만, 우리 실정에 맞는 유전상담의 원칙이나 가이드라인의 정립이 필요하다.

유전상담의 중요한 과정 중 하나는 유전양상을 결정하는 것이다. 유전양상이 결정되면 환자의 자녀에 대해서 위험률을 산출할 수 있다. 우성, 열성, X-연관 등 유전양상을 결정하려면 가계도를 올바르게 조사할 수 있어야 한다. 유전 질환을 앓고 있는 환자를 '발단자'라고 하며, 발단자를 중심으로 가계도 조사와 작성이 이루어진다. 통일된 기호를 사용하여 가계도를 작성하는데, 세대는 로마자로 개인은 아라비아 숫자로 표시한다. [그림 10.1]은 가계도 작성에서 많이 사용되는 기호가 정리되어 있으며, [그림 10.2]와 [그림 10.3]은 이를 이용한 실제 가계도의 예시이다. 유용한 가계도 조사가 되려면 적어도 3대 이상에 걸쳐 모든 구성원에 대한 정확한 표현형의 정보가 필요하다. 유전성 망막질환의 유무를 확인하기 위해서는 안저검사를 통하여 일차 검진을 하고, 필요에 따라 전기생리학적 검사, 안저촬영 등을 시행한다. 뇌회형맥락망막위축 등 특별한 질환에서는 소변검사, 혈액검사 등을 시행하는 것이 도움이 될 수 있다. 환자를 통한 문진만으로 단순하게 가계도를 작성하는 경우에는 잘못된 정보를 얻기 쉽다.

한 가족에서 각 세대에 1명 이상의 환자가 있고 남녀의 구별 없이 유전될 때 유전양상은 상염색체우성이며 자녀가 병이 발생할 위험률은 50%이다. 엄마와 아빠가 모두 상염색체열성의 보인자일 때(근친결혼일 때 가능하다) 그 자녀는 25%의 위험이 있다. 한쪽 부모가 상염색체열성 환자이고 근친결혼이 아닐 때 자녀에서 병이 발생할 위험률은 실제로는 매우 낮은데, 일반 인구에서 상염색체열성유전자의 발현 빈도에 따라서 달라진다. 예를 들어 상염색체열성유전자의 발현 빈도를 0.2%라고 높게 가정해도 자녀의 위험률은 그것의 절반인 0.1%에 불과하다. 즉, 1,000명에 1명만 발생할 위험이 있을 뿐이다. 상염색체열성유전 방식에서 환자 비율은 그 사회에서 근친결혼이 얼마나 흔한지에 따라서 다르게 나타난다.

X-연관 유전은 전형적으로 남자에서만 증상이 나타난다. 여자에서는 2개의 X염색체가 모두 돌연변이를 나타내어야 하기 때문이다. 그러나 여성 보인자에서도 아주 경미하지만 증상이 나타날 수 있다.[3] X-연관 유전형의 남자 환자는 아들에게는 이상 유전자를

전달하지 못하며, 딸이 보인자가 되며, 2개의 X염색체는 그중 하나가 임의적으로 불활성화된다. 따라서 보인자인 이형접합체(heterozygote)의 임상증상은 2개의 X염색체 중에서 돌연변이 유전자를 가진 X염색체가 활성화되는 정도에 따라 결정된다.[4,5] 드물지만 이러한 임의적인 활성화가 극단적으로 발생하는 경우에는 X-연관 RP 또는 범맥락막위축(choroideremia)의 보인자도 심한 임상증상을 나타낼 수 있다.

임신상담에서 흔한 문제는 가족력이 없거나 가계도에 대한 정보가 제한되어 있는 단순형 RP이다. 이러한 환자의 많은 경우가 상염색체열성 형태의 유전 방식을 가질 것으로 생각되며, 근친 간 결혼이 아니라면 자녀의 발병 위험률은 일반적으로 매우 낮다.

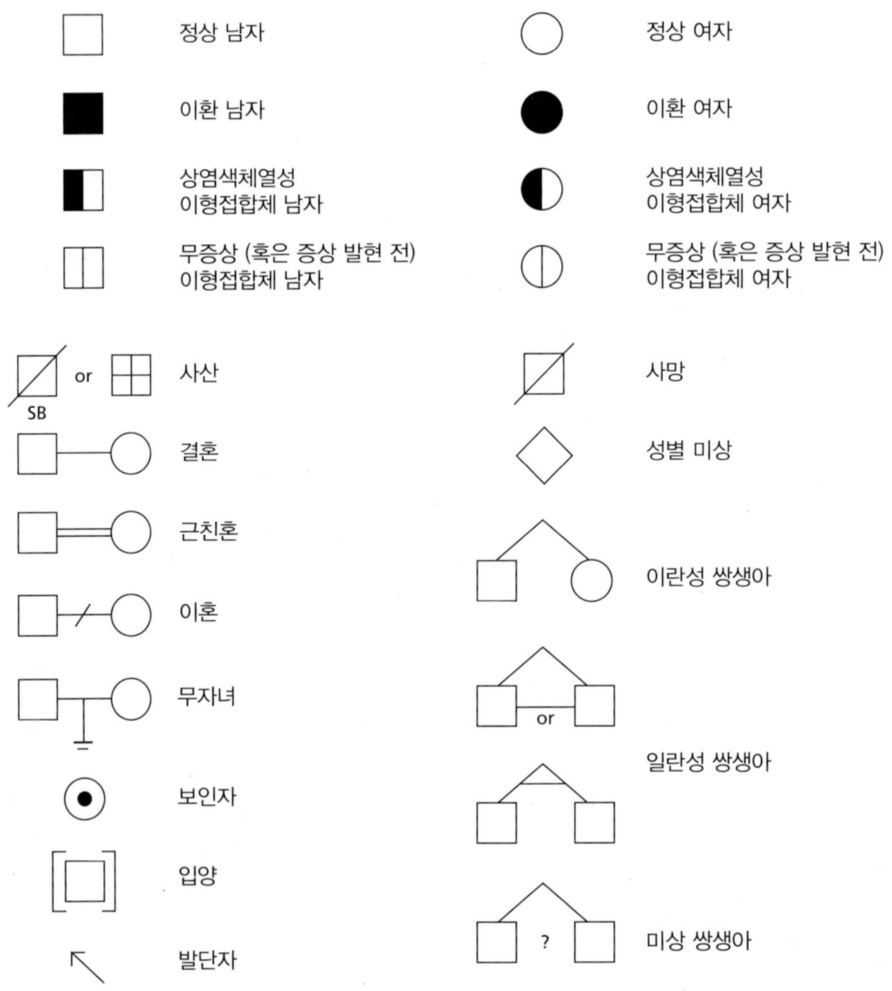

그림 10.1 가계도 작성에서 사용되는 기호들

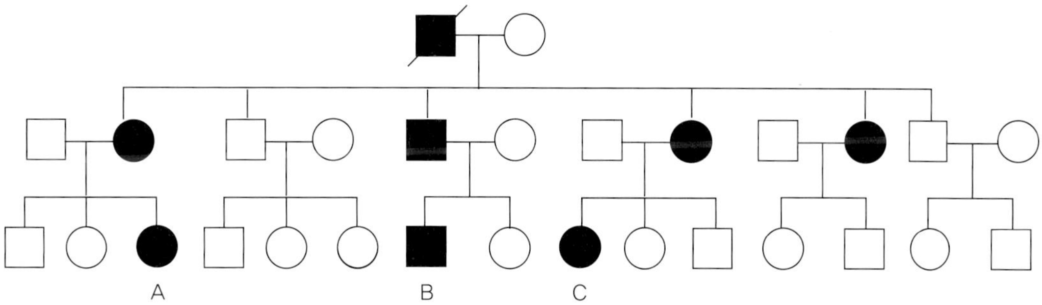

그림 10.2 우성유전 방식(7번 염색체 KLHL7 p.A153V 돌연변이)을 보이는 가계도 예시. 부모 중 1명이 돌연변이 유전자를 하나 가지고 있다면 자식에게 전해질 확률은 50%이고 남녀 성별에 미치는 영향은 동일하다. 현재 27~35세인 3세대의 환자들(A, B, C)이 결혼할 경우, 이상 유전자가 후대에 전달되어 자녀에게 망막색소변성이 발생할 확률은 50%인 반면, 같은 세대의 형제 또는 사촌의 자녀에서 망막색소변성이 발생할 가능성은 거의 없다.

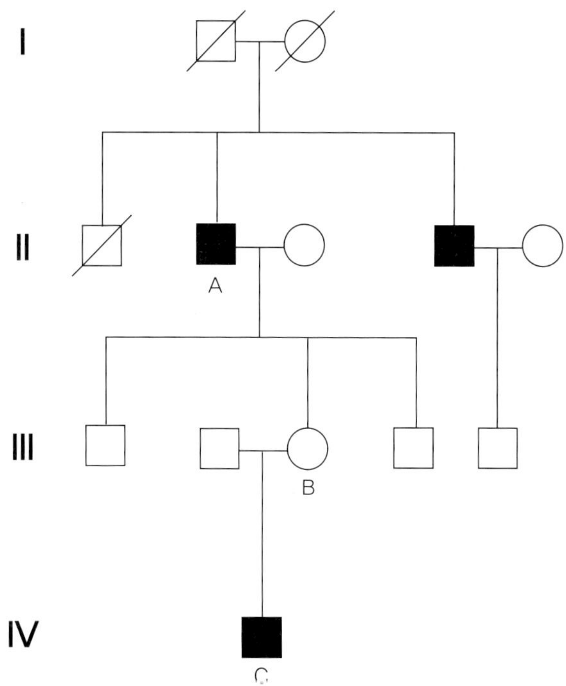

그림 10.3 성염색체연관 유전 방식(X염색체 RP2 p.C114R 돌연변이)을 보이는 가계도 예시. 6세 남자 환아 C의 경우 외할아버지(A: X′Y)로부터 어머니(B: X′X)를 통하여 넘어온 비정상 유전자(X′)에 의하여 발병하였다. X염색체 연관 유전 가계에서 남자 환자가 정상 여성과 결혼할 경우 아들은 모두 정상인 반면, 딸들은 모두 보유자가 되어 후대에 이상 유전자를 전달할 가능성이 있다. 여성 보유자가 자녀를 가질 경우, 아들의 50%는 망막색소변성이 발생하고 딸의 50%는 보유자가 된다.

3. 가족계획 및 산전진단

유전상담은 후대에서의 유전성 망막질환 발병 가능성을 알려주거나 이를 예방하는 것까지 포괄적으로 포함한다고 할 수 있다. 이러한 점을 고려하면 유전성 망막질환을 가진 환자들에서 분자유전학적 기술의 도움으로 산전진단을 시행하는 것도 유전상담의 한 과정으로 볼 수 있다. 하지만 유전성 망막질환에 대한 분자유전학적 진단이 가능해짐에 따라서 산전진단을 하여 선택적으로 임신을 중단하는 것이 현실적인 문제가 되고 있다.[6-8] 그러나 선택적인 임신중단을 위한 산전진단에 대한 법적인 견해는 나라마다 다르다. 영국에서는 2명의 의사가 시각장애가 심하다고 인정할 경우에만 허용된다. 독일도 비슷하며 임신 22주 이전에만 허용된다. 미국에서는 아직 산전진단에 대한 규제 법규가 없지만 매우 드물게 시행되고 있다. 아일랜드에서는 임신중단을 위한 산전진단은 금지되고 있다. 장애의 정도가 심하다는 기준은 다소 주관적이기 때문에 환자, 가족, 의사 사이에 의견이 엇갈릴 수 있다. 일반적인 통념에서 심하다는 것은 아주 어린 나이부터 매우 심한 시력저하를 보이는 경우를 말하기 때문에 성인이 되어 증상이 나타나는 경우는 제외된다. 우리나라에서는 법적으로 본인이나 배우자에게 유전학적 신체장애가 있는 경우에 임신 24주 이내에 인공임신중절이 허용되는데, '유전성 질환으로서 그 질환이 태아에 미치는 위험성이 높은 질환'이라고만 명시되어 있어 아직 시각장애에 대한 기준이 없다(2019년 4월 낙태죄 헌법불합치 결정에 따라 차후 관련법 개정 가능성 있음).

일반인 사이에서도 산전진단이 필요한지 또는 적절한지에 대해서 논란이 있다. 독일 RP 협회 연구에서[9] 64%의 응답자가 적절하다고 대답하였으며, 스웨덴의 비슷한 연구에서도[10] 60%가 산전진단에 긍정적인 태도를 보였다. 대부분 사람이 산전진단은 받아들이지만 만약 확인된 임신에 대해서 중단을 할지에 관해서는 유보적인 태도를 보였다. 아이가 실명을 한다고 들었을 때 32%의 응답자가 임신중절에 반대하였고, 만약 실명이 성인이 되어서 시작된다고 했을 때는 61%가 임신중절에 반대하였다. 한편 30%가 넘는 응답자는 산전진단을 하더라도 그 결과를 임신중절의 결정에 사용하지 않겠다고 대답하였다. 배우자나 본인이 임신한 환자와 가족계획에 대하여 상담했을 때 예정대로 임신을 진행하는 경우가 가장 흔하지만, 임신을 중단하거나 새로운 치료법이 나오길 기다리면서 임신을 미루는 경우도 종종 있다. 이러한 경우 자녀와 관련된 위험률에 대하여 더욱 정확한 정보를 제공한다면 부모가 보다 합리적인 결정을 하는 데 도움이 될 수 있다.

임신을 할 것인가, 하지 않을 것인가에 대한 결정이 아닌 가족계획 차원에서 연구되는 다른 대안들도 있다. 엄마가 우성유전자 또는 X-연관 유전자를 가지고 있지 않을 때 정상 기증자로부터 정자를 기증받아 인공수정하는 것을 고려할 수 있다. 배아 상태에서 융모막생검(chorial biopsy) 혹은 양수천자(amniocentesis)를 통하여 출산 전에 유전자 이상 여부를 판단할 수 있는데, 수정전(prefertilization)이나 착상전(preimplantation)에 돌연변이가 없는 정자와 배아를 골라서 선택하는 방법도 가능하다. 즉, 배아가 6~8개의 세포 단계에서 착상 전 유전검사를 시행하여 유전학적 결함이 없음을 확인한 후, 이러한 배아를 이용하여 착상을 진행하게 되면 치료 목적의 유산 가능성도 피할 수 있을 것으로 예상되나, 이러한 방법이 현실적으로 이용되기 위해서는 윤리적인 합의가 전제되어야 한다.

4. 환자 지원 단체

이미 시기능 장애가 심한 환자들은 국가와 지방 자치단체에서 운영하는 시각장애 지원 기관을 소개시켜 줌으로써 적절한 도움을 받을 수 있다. 미국과 유럽, 일본 등에서는 이러한 공적인 지원 기관들이 잘 활성화되어 있다. 이러한 기관은 모든 시각장애 환자를 대상으로 하거나 특히 망막색소변성(RP)과 같은 유전성 망막질환에 초점을 맞추기도 한다. 우리나라는 국가의 지원을 받는 시각장애 지원 기관이 많이 있지만, 아직 시각장애에 특화된 공적인 재활 기관이나 지원 기관은 없다. 환자가 사회경제적인 문제를 해결하고, 자신에게 맞는 적절한 기능적 · 사회적 재활 훈련을 하기 위해서는 이러한 지원 기관의 역할이 중요하다.

세계 여러 나라에는 RP 환자에게 특화된 지원 기관이 많이 있다. 미국의 경우, 환자 지원뿐 아니라 안과 연구 지원에서도 중요한 역할을 하고 있는 실명퇴치재단(the Foundation Fighting Blindness)은 원래 망막색소변성재단(the Retinitis Pigmentosa Foundation)으로 시작되었다. 우리나라에서도 RP 환우회에서 출발한 실명퇴치재단이 RP에 대한 홍보와 임상연구 지원 등 많은 활동을 하고 있으며, 최근에는 망막 전문가들로 이루어진 한국망막변성협회(www.kard.or.kr)가 환우 지원 사업뿐 아니라 연구 활동 및 환자들을 위한 운동 프로그램 개발 등에 힘쓰고 있다.

유전상담은 상당히 많은 양의 정보를 제공하면서 한편으로는 환자와 가족의 문제에 대하여 듣고 상담하는 과정이기 때문에 한 번의 만남으로 그 목적을 달성하기는 매우 어렵다. 따라서 정기적으로 계획을 세워 외래에 방문할 때마다 조금씩 나누어 시행하는 것이 현실적이다. 이렇게 계획적 · 지속적 상담을 잘 이루기 위해서는 교육 자료 또는 환자 상태에 대한 요약 문서를 활용할 수 있다. 아직 우리나라에는 유전상담에 대한 수가가 없고 유전상담에 대한 전문인력도 부족하기 때문에 이러한 유전상담이 활성화되어 있지 않지만 유전성 망막질환에 대한 포괄적이고 성공적인 치료를 위해서는 앞으로 유전상담의 활성화를 뒷받침하는 제도적인 장치가 마련되어야 한다. 또한 안과 의사가 단독으로 환자를 면담하고 일반적인 유전학적 정보를 일방적으로 전달하는 수준의 접근법보다는, 유전치료 전문가, 유전질환상담 전문가, 사회복지사 등 전문가 집단과 긴밀한 협조하에, 환자에게 실질적인 도움을 제공할 수 있는 포괄적인 접근 방식이 보다 효과적일 것이다.

▌참고문헌▐

1. Boughman JA, Caldwell RJ. Assessment of clinical variables and counseling needs in patients with retinitis pigmentosa. Am J Med Genet 1982;12(2):185-93.
2. Michie S, Marteau TM, Bobrow M. Genetic counselling: the psychological impact of meeting patients' expectations. J Med Genet 1997;34(3):237-41.
3. Bird AC. X-linked retinitis pigmentosa. Br J Ophthalmol 1975;59(4):177-99.
4. Lyon MF. The William Allan memorial award address: X-chromosome inactivation and the location and expression of X-linked genes. Am J Hum Genet 1988;42(1):8-16.
5. Szamier RB, Berson EL. Retinal histopathology of a carrier of X-chromosome-linked retinitis pigmentosa. Ophthalmology 1985;92(2):271-8.
6. Evans K, Gregory CY, Fryer A, et al. The role of molecular genetics in the prenatal diagnosis of retinal dystrophies. Eye(Lond) 1995;9(Pt 1):24-8.
7. Gal A, Uhlhaas S, Glaser D, Grimm T. Prenatal exclusion of Norrie disease with flanking DNA markers. Am J Med Genet 1988;31(2):449-53.
8. van den Hurk JA, van de Pol TJ, Molloy CM, et al. Detection and characterization of point mutations in the choroideremia candidate gene by PCR-SSCP analysis and direct DNA sequencing. Am J Hum Genet 1992;50(6):1195-202.
9. Pawlowitzki IH, Ruther K, Brunsmann F, von Gizycki R. Acceptability of prenatal diagnosis for retinitis pigmentosa. Lancet 1986;2(8520):1394-5.
10. Furu T, Kaariainen H, Sankila EM, Norio R. Attitudes towards prenatal diagnosis and selective abortion among patients with retinitis pigmentosa or choroideremia as well as among their relatives. Clin Genet 1993;43(3):160-5.

PART II

망막색소변성 및 유사 질환

CHAPTER 11

망막색소변성의 유전학

Genetics of Retinitis Pigmentosa

망막색소변성(RP)은 가장 흔한 유전성 망막변성질환이다. 유병률은 3,000~5,000명당 1명 정도로 나라별, 인종별로 큰 차이는 없는 것으로 알려져 있다.[1] RP는 진행하는 유전성 망막질환을 포함한 넓은 의미의 질병 그룹이며, 매우 이질적이다. 여러 유전자의 이상이 동일한 임상양상을 유발하기도 하며(genetic heterogeneity), 각각이 유전자별로 디수의 질환유발 돌연변이(disease-causing mutations)가 존재할 수 있고(allelic heterogeneity), 동일 유전자의 돌연변이 위치에 따라 같은 RP 질환이라도 임상양상이 서로 다를 수 있다(phenotypic heterogeneity). 심지어 동일한 돌연변이에 의하여 발생된 한 가계 내 RP 환자끼리도 서로 다른 임상양상을 나타내기도 한다(clinical heterogeneity).[2]

전체 RP 환자의 50~60%에서 가족력을 동반하며, 상염색체우성유전, 상염색체열성유전, X-연관 유전 등 여러 유전 방식이 알려져 있다. 하지만 가족력이 없이 생기는 독립형(simplex) RP 환자도 40~50% 정도 차지한다.[1,3] 인종에 따라 호발하는 유전자 및 돌연변이들이 다르며, 유전자 돌연변이에 따라 다양한 임상양상이 존재한다.

지금까지 밝혀진 비증후군성 RP(non-syndromic RP) 관련 유전자들만 90개가 넘으며(표 11-1), 돌연변이 수는 3,000개 이상이다. 대표적 증후군성 RP(syndromic RP)인 어셔 증후군(Usher syndrome)과 Bardet-Biedl 증후군에 관련된 유전자들은 각각 18개가 알려져 있다(표 11-2). 최근 들어 차세대염기서열분석법(next-generation sequencing) 같은 high-throughput sequencing 기법의 발달로 RP 관련 유전자 및 돌연변이가 급속히 증가하는 추세이다. 현재 유전자 분석기법을 적용한다면 전체 RP 환자의 30~80% 정도에서는 원인 유전자 및 돌연변이를 발견할 수 있을 것으로 예상된다.[4] 현재까지 알려진 RP 유전자에 대한 정보들은 RetNet 홈페이지(http://www.sph.uth.tmc.edu/retnet/)에서 찾아볼 수 있다.

1. 망막색소변성의 분류

RP를 분류하는 방식은 역사적으로 여러 방법이 있다. 우선, 망막변성 부위에 따라 중심부(central), 중심근점(pericentral), 부채형(sector) 또는 주변부(peripheral) RP로 나눌 수 있다. 지금까지 확립된 분류 체계가 존재하지는 않지만, 가장 크게 비증후군성 RP와 증후군성 RP로 나누는 것이 일반적이다. 비증후군성 RP는 질병 진행이 눈에만 국한된 경우이고, 증후군성 RP는 망막변성이 하나 이상의 다른 기관의 이상과 동반된 경우이다. 증후군성 RP는 유전자 및 환경의 상호작용에 의하여 발생하는 다인성 질환으로 현재까지 약 30여 가지 증후군이 알려져 있다.[5] 또 다른 흔한 분류 체계는 유전 방식에 따른 분류이다. 모든 RP 환자 중 상염색체우성유전이 15~25%, 상염색체열성유전이 5~20%, X-연관 유전이 5~15%를 차지하는 것으로 알려져 있다.[6,7] 한국인을 대상으로 한 연구에서는 독립성 RP가 61.9%로 가장 많았고, 상염색체우성유전이 12.1%, 상염색체열성유전이 17.3%, X-연관 유전이 8.8%를 차지하였다.[8] 최근에는 발견된 유전자 이상에 따른 분류 또한 사용되고 있다.

2. 상염색체우성유전 망막색소변성과 관련된 유전자

RP에서 상염색체우성유전은 두 번째로 흔한 유전 방식이며, 임상양상이 다른 유전 방식의 RP보다 경미한 것으로 알려져 있다. 현재까지 29개의 유전자가 밝혀졌으며, 이 중에서 *RHO*, *RP1*, *PRPF31*, *PRPF3*, *ROM1* 유전자들이 대표적으로 흔한 유전자이다(표 11.1). 특히 로돕신유전자(*RHO*)는 전체 상염색체우성유전 RP 환자의 20~30%를 차지하는 가장 흔한 원인 유전자이다.[9] 로돕신은 막대세포에 존재하는 일종의 시각 색소이며, 기능적으로 G-단백결합광자수용체(G-protein coupled photon receptor)로 빛에 상당히 예민하여 어두운 환경에서 시각을 담당한다. 구조적으로 로돕신은 '옵신(opsin)'이라는 단백질과 여기에 가역적으로 공유하고 있는 보조인자(cofactor)인 '레티날(retinal)'로 구성되어 있다. 막대세포 외절에 있는 디스크(disc)는 수천 개의 시각 색소 분자를 포함하고 있고, 옵신의 약 반수는 디스크의 이중지질막 내에 존재한다. 광전달경로(phototransduction cascade)를 살펴보면 빛에 의하여 11-시스-레티날(11-*cis*-retinal)이 all-트랜스-레티날(all-*trans*-retinal)로 이성질체화(isomerization)되면 옵신에서 입체구조적 변동(conformational change)이 일어나 메타로돕신 II(metarhodopsin II)로 변화하는데, 이것이 G-단백질 전달(protein transduction)을 활성화시켜 이차 전달자 신호전달(second messenger cascade)을 유발한다(그림 11.1). 로돕신 유전자의 돌연변이는 이러한 광전달경로에 이상을 일으키므로 대표적 질환인 RP뿐만 아니라 X-연관 선천비진행성야맹증도 유발하는 것으로 알려졌다.

지금까지 200개가 넘는 질환유발 돌연변이가 발견되었고, 이들 돌연변이는 로돕신을 이루는 3개의 구성영역(intradiscal, transmembrane, cytoplasmic domain)에 모두 흩어져 분포한다.[10] 이 중 P23H 돌연변이는 RP와 관련하여 첫 번째로 밝혀진 돌연변이로 미국 코카시안 상염색체우성유전 RP 환자의 10%에서 발견되는 흔한 유전자이지만, 미국 이외의 지역에서는 발생 빈도가 낮게 보고되었다.[11, 12] 또한 이 돌연변이는 임상적으로 양호한 예후를 보이는 것으로 알려졌다.[13] 로돕신의 C-terminal인 347번째 코돈은 지금까지 6개의 돌연변이(P347T, P347A, P347S, P347Q, P347L, P347R)가 발견된 돌연변이 호발 부위(hot spot)이다(그림 11.2). 이 부위를 침범하는 돌연변이의 경우 매우 심한 임상양상을 보이는 것으로 알려졌다.[13, 14] 저자 등이 302명의 한국인 RP 환자를 대상으로 로돕신 유전자를 분석한 결과 전체 환자의 2%에서 5종류(T17M, Y178C, K296N, A298D, P347L)의 질병유발 돌연변이가 발견되었고, 이 중 A298D는 아직 보고된 바 없는 새로운 돌연변이였다.[15] P347L 돌연변이가 발견된 한국인 RP 가족 역시 매우 심한 임상양상을 보였다.

PRPF31 유전자는 전체 상염색체우성유전 RP 환자의 5~10%를 차지한다. *PRPF31* 유전자의 이상은 *RHO* 유전자의 전구-mRNA 짜깁기(pre-mRNA splicing)를 억제하여, 광수용체 사멸을 유발한다.[16] 특징적으로, *PRPF31* 유전자의 이상은 여러 조직에서 관찰되나, 유전자 이상에 따른 표현형의 발현은 망막에서만 일어난다. 또한 *PRPF31* 유전자는 불완전 침투(incomplete penetrance)함이 관찰되었다.[17] 이러한 망막특이성과 불완전 침투는 야생형 대립유전자(wild-type alleles)의 발현 정도의 차이에 기인한 것으로 생각되며, 아데노관련바이러스-매개 유전자전달(AAV-mediated gene delivery)를 통하여 유전자 짜깁기인자(splicing factor)를 과발현할 경우 전구-mRNA 짜깁기의 부전을 보상할 수 있을 것으로 생각되므로, *PRPF31* 유전자 이상은 유전자치료의 유망한 후보로 기대되고 있다.[18]

PRPH2 유전자는 전체 상염색체우성유전 RP 환자의 5~10%를 차지하며, 기능적으로 시각세포 외분절 형성에 필수적인 peripherin 2 망막-특이 막횡단 당단백질(retina-specific

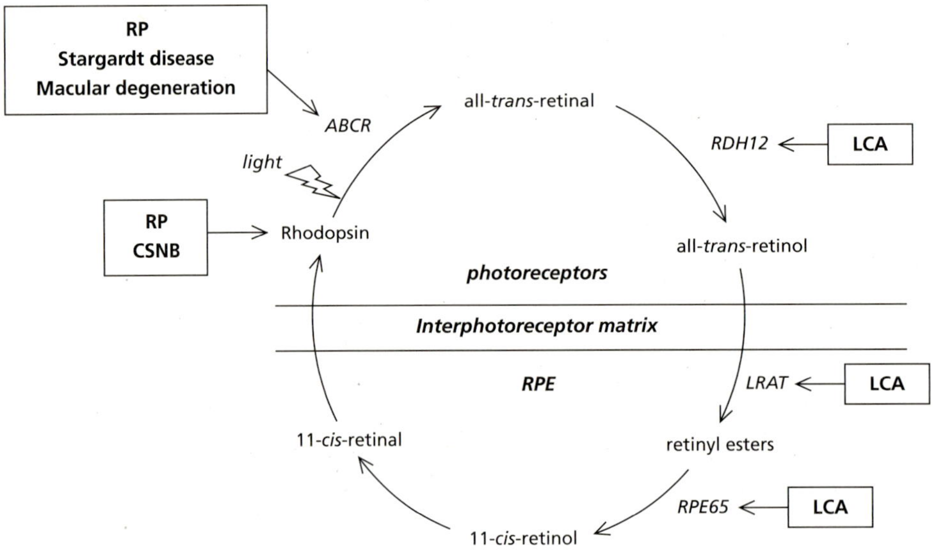

그림 11.1 레티노이드 사이클(Retinoid cycle). 빛에 의하여 11-*cis*-retinal이 all-*trans*-retinal로 이성질체화(isomerization)되는데, 이 과정에서 이상 시 망막색소변성(RP)이나 선천비진행성야맹증(CSNB)이 생길 수 있다.

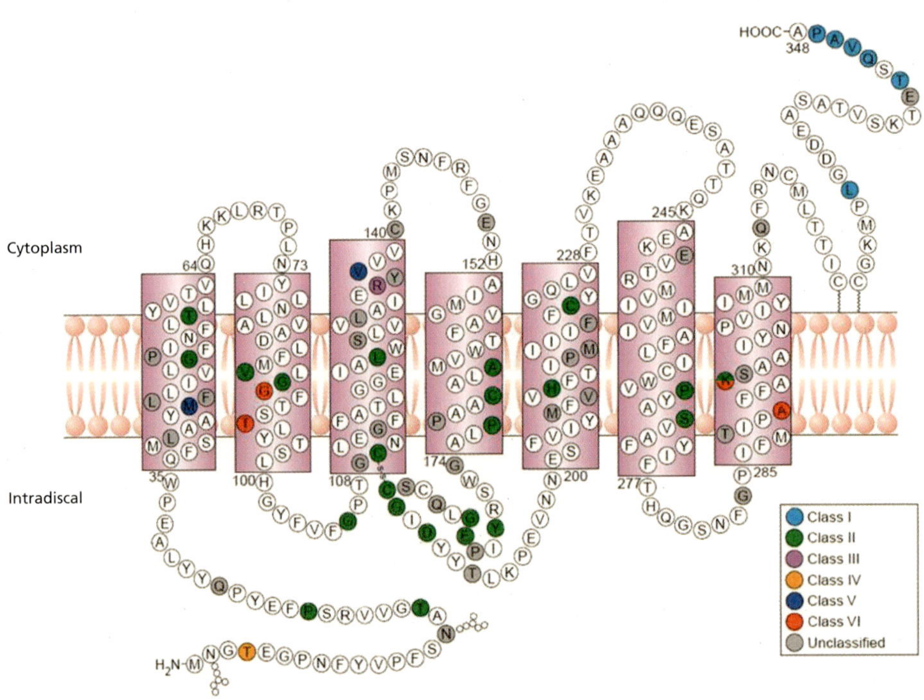

그림 11.2 로돕신 유전자의 다이아그램. 로돕신은 7개의 막관통 영역(transmembrane domain)으로 구성되어 있으며, 점돌연변이(point mutation)가 발견된 아미노산의 위치에는 컬러로 표시되어 있다.

transmembrane glycoprotein)을 발현한다.[19] 151개의 질환유발 돌연변이가 알려져 있으며, RP부터 황반변성까지 다양한 표현형을 보인다. 이러한 이질적인 표현형은 유전자변위의 위치에 따른 mRNA 짜깁기 정도의 차이에 의한 것으로 생각된다.

RP1 유전자는 전체 상염색체우성유전 RP 환자의 3~4%를 차지하며, 기능적으로 미세소관(microtubule) 형성 및 안정화에 관여하는 광수용체 특이 전사인자 단백질로 연결섬모(connecting cilia) 부위에 주로 존재한다.[20-22] *RP1* 단백질은 상당한 염기변이에도 견딜 수 있으며(tolerable), 절삭변이(truncation mutation)만이 광수용체 변성을 일으킨다. 2개의 돌연변이인 R677X와 Q679X가 전체 RP1 돌연변이의 약 60%를 차지한다.[20]

3. 상염색체열성유전 망막색소변성과 관련된 유전자

RP에서 상염색체열성유전은 가장 흔한 유전 방식으로, 일반적으로 유전자 이상에 의하여 기능 손상이 발생하기 때문에 유전자 도입으로 인한 치료 효과를 기대할 수 있다. 현재까지 66개의 유전자가 밝혀졌다(표 11.1). 이 중 *USH2A*, *PDE6A*, *PDE6B*, *RPE65* 유전자들이 대표적인 유전자들이다. *USH2A* 유전자는 2형 어셔 증후군의 30~40%, 상염색체열성 RP 환자의 10~15%에서 발견되는 원인 유전자이다.[5] 이 단백질(usherin)은 laminin EGF와 fibronectin type III domain을 가진 기저막단백질로 망막이나 내이(inner ear)의 모세혈관이나 구조적 기저막에 존재한다. C759F 돌연변이가 청각장애를 동반하지 않은 상염색체열성 RP 환자의 4~5%에서 발견된다.[23, 24]

PDE6 유전자는 전체 열성 RP 환자의 5~10%를 차지하며, 막대세포의 cGMP-phosphodiesterase α subunit(PDE6A) 및 β subunit(PDE6B)으로 광전달 과정에 관여한다. *PDE6* 유전자는 *PDE5* 유전자와 구조적으로 유사하며, *PDE5* 유전자 발현은 발기부전 치료제인 sildenafil에 의하여 억제된다.[25] 따라서 유전양식이 불분명한 RP 환자들에게 sildenafil 처방 시 주의 깊은 상담이 필요하다.[26]

RPE65 유전자는 레버선천흑암시(Leber congenital amaurosis, LCA)의 6%, 전체 상염색체열성 RP 환자의 2%에서 발견되는 원인 유전자이다.[27, 28] RPE65는 망막색소상피 특이 65kD 단백질로 11-*cis*-비타민 A의 생산에 필요하다. 이대립인자성(biallelic) *RPE65* 유전자 변이에 대한 치료제로 룩스터나(Luxturna™, Voretigene neparvovec-rzyl)가 2017년에 출시되었다. 2017년에 발표된 3상 임상시험에서는 양안에 룩스터나 치료를 받은 환자들에

서 독립적인 공간 탐색 능력, 황반부 감도 및 시야의 호전이 관찰되었으며, 이러한 호전은 약 1년 이상 지속되었다.[29] 하지만 한 눈당 42만 5천 달러에 달하는 약가는 아직 해결해야 과제이다.

4. X-연관 망막색소변성과 관련된 유전자

RP에서 X-연관 유전은 가장 드문 유전 방식이며, 가장 예후가 좋지 않은 것으로 알려졌다. 대부분 남자 환자는 20세 전에 야맹증을 동반한 시각장애가 빨리 오고, 30~40세 이전에 시력이 0.1 정도로 빠른 진행을 보인다.[30-32] 좀 더 경미한 표현형은 여자 보인자에게서 볼 수 있다. 현재까지 6개의 유전자가 관여하고, 이 중 *RPGR*과 *RP1* 유전자가 가장 흔하게 발견된다(표 11.2). *RPGR* 유전자는 전체 X-연관 유전 RP 환자의 70~90% 정도를 차지하며,[5] X-연관 RP뿐만 아니라 X-연관 원뿔세포 이상증에서도 발견된다. 기능적으로 GTPase 조절인자(regulator)로 섬모에 존재하는 단백질 수송에 관여한다. 이 단백질은 RCC1 단백질(regulator of chromosome condensation 1)과 동질성을 보이는 부위가 존재하며, *IQCB1*, *PDE6D*, *RPGRIP1*과 상호작용을 일으킨다. ORF15 엑손은 돌연변이 호발 부위로 알려졌다. *RP2* 유전자는 전체 X-연관 유전 RP 환자의 10% 정도를 차지하며, 기능적으로 human cofactor C와 유사하다.

5. 망막색소변성 관련 유전자들의 기능적 분류

90개가 넘는 RP 관련 유전자 중에는 그 기능이 아직 밝혀지지 않은 것들도 존재한다. 하지만 지금까지 알려진 RP 관련 유전자들을 단백질 생산에 따라 기능적으로 분류해 보면 광전달 과정, 비타민 A 대사 관련, 구조 또는 세포골격, 세포간 신호전달, RNA intron-splicing 인자, 세포내 단백질 수송, 섬모 및 섬모를 가진 세포의 유지, pH 조절, 식세포작용 등으로 나눌 수 있다.[5]

광전달 과정에 관여하는 유전자로는 *RHO*, *PDE6A*, *PDE6B*, *CNGA1*, *CNGB1*, *SAG*가 대표적이고, 비타민 A 대사와 관련된 유전자들은 *ABCA4*, *RPE65*, *RLBP1*, *LRAT*, *RGR* 등이 알려져 있다. 구조 및 세포골격에 관여하는 유전자들로 *RDS*, *ROM1*, *TULP1*,

CRB1, *RP1*이 밝혀졌고, 세포 간의 신호전달이나 시냅스에 관여하는 유전자들은 *USH1C*, *USH2A*, *USH3A*, *SEMA4A*, *RP2*가 존재한다. RNA 인트론 스플라이싱 인자들은 *PRPF31*, *PRPF8*, *PRPF3*, *RP9* 유전자가 대표적이며, *MYO7A*, *USH1G* 유전자들은 세포내 단백질 수송에 관여한다. 섬모 및 섬모를 가진 세포의 유지에 관련된 유전자들은 *RPGR*과 Bardet-Biedl 증후군을 일으키는 유전자들(*BBS1*, *BBS2*, *BBS4*, *BBS5*, *BBS7*)이 대표적이다. 이 밖에 *CA4* 유전자는 pH 조절, *MERTK* 유전자는 식세포작용으로 그 기능이 알려진 유전자들이다.[33]

6. 유전상담

RP 환사들에게 유전상담은 2세 계획이나 자식들의 예후에 매우 중요하다. 일단 RP로 임상적 진단이 이루어지면, 3대 이상에 걸쳐 자세한 가족력을 파악하여 가계도를 작성해야 하고, 이를 근거로 유전 방식을 파악해야 한다. 또한 여러 유전자검사법을 이용하여 원인 유전자검사를 시행해 볼 수도 있다.

상염색체우성유전을 보이는 가계에서 자식에게 미칠 가능성은 부모의 유전자 상태에 따라 결정된다. 만약 부모 중 1명이 돌연변이 인자(mutant allele)를 가지고 있다면 자식에게 전해질 가능성은 50%이고, 남녀 성별에 미치는 영향은 동일하다. 따라서 상염색체우성유전의 RP를 보이는 개개인은 각각의 자식에게 50%의 가능성으로 돌연변이 인자가 전해진다.

상염색체열성유전의 RP에서도 남녀 성별에 미치는 영향은 동일하다. 상염색체열성 방식으로 확실한 RP 표현형을 보인다면, 환자의 부모들은 모두 돌연변이 인자를 가지고 있다. 만약 양쪽 부모가 모두 보인자라면 자식의 25%는 RP 환자, 50%는 RP 보인자, 25%는 정상이다(표 11.3). 상염색체열성 RP 환자가 정상 배우자와 결혼할 때 자녀에게 RP가 유전될 확률은 매우 낮다. 그것은 자녀의 배우자가 같은 유전자의 결함을 가지고 있어야 하기 때문이다. 구태여 발생할 확률을 계산한다면 일반 인구에서 상염색체열성유전자의 발현 빈도에 따라서 달라지는데, 예를 들어 상염색체열성유전자의 발현 빈도를 0.2%라고 높게 가정해도 자녀의 위험률은 그것의 절반인 0.1%에 불과하므로 약 1,000명당 1명만 발병할 위험을 가지고 있다.

X-연관 유전에서는 관련 유전자가 X염색체에 존재하므로 RP는 남자에서만 생긴다.

여자에서는 2개의 X염색체가 존재하여 하나의 X염색체에 존재하는 정상 유전자가 다른 X염색체상의 비정상 유전자를 대체하므로 발현되지 않는다. 따라서 남자 RP의 경우 비정상 유전자는 여자 보인자(엄마)로부터 오게 된다. 비정상 유전자는 남자에서 남자로는 전달되지 않고, 남자 RP 환자의 비정상 유전자는 오직 딸에게만 전달되며, 모든 딸은 보인자가 된다. 여자가 보인자라면 비정상 유전자를 자식에게 전해 줄 가능성이 50%이므로, 남자아이의 반은 RP이고 여자아이의 반은 보인자가 된다.

표 11.1 현재까지 알려진 비증후군성 RP 원인 유전자들

	표기	위치	단백질	유전 방식	다른 질환
1	*ABCA4, ABCR, ARMD2, CORD3, RP19, STGD1*	1p22.1	Retinal-specific ATP-binding cassette transporter	AR	Juvenile and late onset recessive Stargardt disease, recessive macular dystrophy; recessive fundus flavimaculatus; recessive cone-rod dystrophy
2	*ADIPOR1, PAQR1*	1q32.1	Adiponectin receptor 1	AD	Bardet-Biedl like syndromic recessive retinitis pigmentosa
3	*AGBL5, RP75*	2p23.3	ATP/GTP binding protein-like 5	AR	-
4	*AHR*	7p21.1	Aryl hydrocarbon receptor	AR	-
5	*ARHGEF18, RP78*	19p13.2	Rho/Rac guanine nucleotide exchange factor 18	AR	-
6	*ARL2BP, BART, BART1*	16q13.3	ADP-ribosylation factor-like 2 binding protein	AR	-
7	*ARL3*	10q24.32	ADP ribosylation factor like GTPase 3	AD	-
8	*ARL6, BBS3, RP55*	3q11.2	ADP-ribosylation factor-like 6	AR	Recessive Bardet-Biedl syndrome
9	*BBS1*	11q13	BBS1 protein	AR	Recessive Bardet-Biedl syndrome
10	*BBS2, RP74*	16q13	BBS2 protein	AR	Recessive Bardet-Biedl syndrome
11	*BEST1, RP50, TU15B, VMD2*	11q12.3	Bestrophin 1	AR, AD	Best type dominant macular dystrophy; dominant vitreoretinochoroidopathy; recessive bestrophinopathy
12	*C2orf71, RP54*	2p23.2	Chromosome 2 open reading frame 71	AR	-
13	*C8orf37, BBS21, CORD16, RP64*	8q22.1	Chromosome 8 open reading frame 37	AR	Recessive cone-rod dystrophy; recessive Bardet-Biedl syndrome
14	*CA4, RP17*	17q23.2	Carbonic anhydrase IV	AD	-

15	*CC2D2A, JBTS9, MKS6*	4p15.33	Coiled-coil and C2 containing 2A protein	AD	Recessive Joubert syndrome
16	*CDH23, DFNB12, USH1D*	10q22.1	Cadherin-like gene 23	AD	Recessive Usher syndrome; Digenic Usher syndrome with *PCDH15*
17	*CERKL, RP26*	2q31.3	Ceramide kinase-like protein	AR	Recessive cone-rod dystrophy with inner retinopathy
18	*CLCC1, RP32*	1p13.3	Chloride intracellular ion channel (CLIC)-like protein 1	AR	-
19	*CLRN1, RP61, USH3, USH3A*	3q25.1	Clarin-1	AR	Recessive Usher syndrome
20	*CNGA1, CNCG, CNCG1, RP49*	4p12	Rod cGMP-gated channel alpha subunit	AR	-
21	*CNGB1, CNCG2, CNCG3L, GAR1, GARP, RP45*	16q21	Rod cGMP-gated channel beta subunit	AR	-
22	*C8orf37, BBS21, CORD16, RP64*	8q22.1	Chromosome 8 open reading frame 37	AR	Recessive cone-rod dystrophy; recessive Bardet-Biedl syndrom
23	*CRB1, LCA8, RP12*	1q31.3	Crumbs homolog 1	AR	Recessive Leber congenital amaurosis; dominant pigmented paravenous chorioretinal atrophy
24	*CRX, CORD2, LCA7*	19q13.32	Cone-rod otx-like photoreceptor homeobox transcription factor	AD	Dominant cone-rod dystrophy; recessive, dominant and *de novo* Leber congenital amaurosis
25	*CYP4V2, BCD*	4q35.2	Cytochrome P450 4V2	AR	Recessive Bietti crystalline corneoretinal dystrophy
26	*DFNB31, USH2D, WHRN*	9q32	Whirlin	AR	Recessive Usher syndrome
27	*DHDDS, RP59*	1p36.11	Dehydrodolichyl diphosphate synthetase	AR	-
28	*DHX38, PRP16*	16q22.2	DEAH (Asp-Glu-Ala-His) box polypeptide 38	AR	-
29	*EMC1*	1p36.13	ER membrane protein complex subunit 1	AR	-
30	*EYS, RP25, SPAM*	6q12	Eyes shut/spacemaker (*Drosophila*) homolog	AR	-
31	*FAM161A, RP28*	2p15	Family with sequence similarity 161 member A	AR	-
32	*FSCN2, RP30*	17q25.3	Retinal fascin homolog 2, actin bundling protein	AD	Dominant macular dystrophy
33	*GNPTG*	16p13.3	N-acetylglucosamine-1-phosphate transferase gamma subunit	AR	-

34	*GPR125, PGR21, TEM5L*	4p15.2	G protein-coupled receptor 125	AR	-
35	*GUCA1B, GCAP2, RP48*	6p21.1	Guanylate cyclase activating protein 1B	AD	Dominant macular dystrophy
36	*HGSNAT, MPS3C, RP73, TMEM76*	8p11.21-p11.1	Heparan-alpha-glucosaminide N-acetyltransferase	AR	Recessive mucopolysaccharidosis
37	*HK1, RP79*	10q22.1	Hexokinase 1	AD	Recessive nonspherocytic hemolytic anemia; recessive hereditary neuropathy
38	*IDH3B, RP46*	20p13	NAD(+)-specific isocitrate dehydrogenase 3 beta	AR	-
39	*IFT140, MZSDS, RP80, SRTD9, WDTC2*	16p13.3	Intraflagellar transport 140 Chlamydomonas homolog protein	AR	Recessive Mainzer-Saldino syndrome; recessive Leber congenital amaurosis
40	*IFT172, NPHP17, RP71, SRTD10*	2p33.3	Intraflagellar transport protein 172	AR	Recessive Bardet-Biedl syndrome
41	*IMPDH1, LCA11, RP10*	7q32.1	Inosine monophosphate dehydrogenase 1	AD	Dominant Leber congenital amaurosis
42	*IMPG2, RP56, SPARCAN*	3q12.3	Interphotoreceptor matrix proteoglycan 2	AR	-
43	*KIAA1549*	7q34	KIAA1549 protein	AR	-
44	*KIZ, RP69*	20p11.23	Kizuna centrosomal protein	AR	-
45	*KLHL7, RP42*	7p15.3	Kelch-like 7 protein (*Drosophila*)	AD	-
46	*LRAT, LCA14*	4q32.1	Lecithin retinol acyltransferase	AR	Recessive Leber congenital amaurosis
47	*MAPKAPK3*	3p21.2	Mitogen-activated protein kinase-activated protein kinase 3	AD	-
48	*MERTK, RP38*	2q13	C-mer protooncogene receptor tyrosine kinase	AR	Early onset recessive rod-cone dystrophy
49	*MT-ATP6, ATP6, NARP*	Mitochondrion	Complex V ATPase 6 subunit, nt 8527-9207	Mitochondrion	Leigh syndrome; Leber hereditary optic neuropathy
50	*MVK*	12q24.11	Mevalonate kinase	AR	Recessive mevalonic aciduria; recessive hyper-IgD syndrome
51	*NEK2, NLK1, RP67*	1q32.3	NIMA (never in mitosis gene A)-related kinase 2	AR	-
52	*NEUROD1, MODY6*	2q31.3	Neuronal differentiation protein 1	AR	-
53	*NR2E3, ESCS, PNR, RP37*	15q23	Nuclear receptor subfamily 2 group E3	AD, AR	Recessive enhanced S-cone syndrome; recessive Goldmann-Favre syndrome; combined dominant and recessive retinopathy
54	*NRL, RP27*	14q11.2	Neural retina lucine zipper	AD, AR	-

55	*OFD1, RP23*	Xp22.2	Oral-facial-digital syndrome 1 protein	X-linked	Jobert syndrome; orofaciodigital syndrome 1, Simpson-Golabi-Behmel syndrome 2
56	*OR2W3*	1q44	Olfactory receptor family 2 subfamily W member 3	AD	-
57	*PANK2, HARP, PKAN*	20p13	Pantothenate kinase 2	AR	Recessive HARP (hypoprebetalipoproteinemia, acanthocytosis, retinitis pigmentosa, and palladial degeneration); recessive Hallervorden-Spatz syndrome
58	*PDE6A, RP43*	5q33.1	cGMP phosphodiesterase alpha subunit	AR	-
59	*PDE6B, CSNB3, CSN-BAD2, RP40*	4p16.3	Rod cGMP phosphodiesterase beta subunit	AR	Dominant congenital stationary night blindness
60	*PDE6G, RP57*	17q25.3	Phosphodiesterase 6G cGMP-specific rod gamma	AR	-
61	*PRCD, RP36*	17q25.1	Progressive rod-cone degeneration protein	AR	-
62	*PROM1, CORD12, MCDR2, PROML1, RP41, STGD4*	4p15.32	Prominin 1	AR	Dominant Stargardt-like macular dystrophy; bull's-eye dominant macular dystrophy; dominant cone-rod dystrophy
63	*PRPF3, HPRP3, PRP3, RP18*	1q21.2	Pre-mRNA processing factor 3	AD	-
64	*PRPF31, PRP31, RP11*	19q13.42	Pre-mRNA processing factor 31	AD	-
65	*PRPF4, RP70*	9q32	Pre-mRNA processing factor 4	AD	-
66	*PRPF8, PRPC8, RP13*	17p13.3	Pre-mRNA processing factor 8	AD	-
67	*PRPH2, CACD2, LCA18, MDPT1, RDS, RP7, VMD3*	6p21.1	Peripherin 2	AD, digenic with *ROM1*	Dominant macular dystrophy; dominant adult vitelliform macular dystrophy; dominant cone-rod dystrophy; dominant central areolar choroidal dystrophy; recessive Leber congenital amaurosis
68	*RBP3, IRBP, RP66*	10q11.22	Interstitial retinol binding protein 3	AR	-
69	*RDH11*	14q24.1	Retinol dehydrogenase 11 (all-trans/9-cis/11-cis)	AR	-
70	*RDH12, LCA13, RP53*	14q24.1	Retinol dehydrogenase 12	AD	Recessive Leber congenital amaurosis with severe childhood retinal dystrophy

71	*REEP6, RP77*	19p13.3	Receptor accessory protein 6 (receptor expression enhancer protein 6)	AR	-
72	*RGR, RP44*	10q23.1	RPE-retinal G protein-coupled receptor	AR	Dominant choroidal sclerosis
73	*RHO, CSNBAD1, OPN2, RP4*	3q22.1	Rhodopsin	AD, AR	Dominant congenital stationary night blindness
74	*RLBP1, CRALBP*	15q26.1	Retinaldehyde-binding protein 1	AR	Recessive Bothnia dystrophy; recessive retinitis punctata albescens; recessive Newfoundland rod-cone dystrophy
75	*ROM1*	11q12.3	Retinal outer segment membrane protein 1	AD, digenic with *PRPH2*	-
76	*RP1, ORP1*	8q12.1	RP1 protein	AD, AR	-
77	*RP1L1*	8p23.1	Retinitis pigmentosa 1-like protein 1	AR	Dominant occult macular dystrophy
78	*RP2*	Xp11.23	Retinitis pigmentosa 2	X-linked, X-linked dominant	-
79	*RP9, PAP1, PIM1K*	7p14.3	RP9 protein or PIM1-kinase associated protein 1	AD	-
80	*RPE65, LCA2, RP20*	1p31.2	Retinal pigment epithelium-specific 65 kD protein	AR, AD	Recessive Leber congenital amaurosis
81	*RPGR, CORDX1, RP3*	Xp11.4	Retinitis pigmentosa GTPase regulator	X-linked, X-linked dominant	X-linked cone dystrophy 1; X-linked recessive atrophic macular dystrophy
82	*SAG, RP47*	2q37.1	Arrestin (s-antigen)	AR, AD	Recessive Oguchi disease
83	*SAMD11*	1p36.33	Sterile alpha motif domain containing 11 protein	AR	-
84	*SEMA4A, CORD10, SEMAB, RP35*	1q22	Semaphorin 4A	AD	Dominant cone-rod dystrophy
85	*SLC7A14, RP68*	3q26.2	Solute carrier family 7 member 14	AR	-
86	*SNRNP200, ASCC3L1, BRR2, HECIC2, RP33*	2q11.2	Small nuclear ribonucleoprotein 200kDa (U5)	AD	-
87	*SPP2, SPP24*	2q37.1	Secreted phosphoprotein 2	AD	-
88	*TOPORS, LUN, P53BP3, RP31*	9p21.1	Topoisomerase I binding arginine/serine rich protein	AD	-
89	*TRNT1, SIFD*	3p26.2	CCA adding tRNA nucleotidyl transferase 1	AR	Recessive retinitis pigmentosa with erythrocytic microcytosis

90	*TTC8, BBS8, RP51*	14q32.11	Tetratricopeptide repeat domain 8	AR	Recessive Bardet-Biedl syndrome
91	*TTPA*	8q12.3	Alpha-tocopherol-transfer protein	AR	-
92	*TULP1, LCA15, RP14*	6p21.31	Tubby-like protein 1	AR	Recessive Leber congenital amaurosis
93	*USH2A, RP39*	1q41	Usherin	AR	Recessive Usher syndrome
94	*ZNF408, EVR6, RP72*	11p11.2	Zinc finger protein 408	AR	Dominant familial exudative vitreoretinopathy
95	*ZNF513, RP58*	2p23.3	Zinc finger protein 513	AR	-

표는 2019년 2월 RetNet database(http://www.sph.uth.tmc.edu/retnet/)를 참고함.
AD, autosomal dominant; AR, autosomal recessive

표 11.2 현재까지 알려진 증후군성 RP 원인 유전자들

	표기	위치	질환
1	*ABHD12, PHARC*	20p11.21	Recessive syndromic PHARC (polyneuropathy, hearing loss, ataxia, retinitis pigmentosa, and cataract); recessive Usher syndrome
2	*ADGRV1, FEB4, GPR98, MASS1, USH2C, VLGR1*	5q14.3	Recessive Usher syndrome
3	*AHI1, JBTS3*	6q23.3	Rcessive Joubert syndrome
4	*ARSG*	17q24.2	Atypical recessive Usher syndrome
5	*BBIP1, BBIP10, BBS18*	10q25.2	Recessive Bardet-Biedl syndrome
6	*BBS1*	11q13	Recessive Bardet-Biedl syndrome
7	*BBS10, FLJ23560*	12q21.2	Recessive Bardet-Biedl syndrome
8	*BBS12, FLJ35630*	4q27	Recessive Bardet-Biedl syndrome
9	*BBS4*	15q24.1	Recessive Bardet-Biedl syndrome
10	*BBS5*	2q31.1	Recessive Bardet-Biedl syndrome
11	*BBS7, BBS2L1*	4q27	Recessive Bardet-Biedl syndrome
12	*BBS9, PTHB1*	7p14.3	Recessive Bardet-Biedl syndrome
13	*CC2D2A, JBTS9, MKS6*	4p15.33	Recessive retinitis pigmentosa and mental retardation; recessive Joubert syndrome
14	*CDH23, DFNB12, USH1D*	10q22.1	Recessive Usher syndrome; recessive deafness without retinitis pigmentosa; digenic Usher syndrome with *PCDH15*
15	*CEP19, C3orf34, MOSPGF*	3q29	Recessive Bardet-Biedl syndrome
16	*CEP250*	20q11.22	Atypical recessive Usher syndrome
17	*CEP290, BBS14, JBTS5, LCA10, NPHP6, MKS4, SLSN6*	12q21.32	Recessive Senior-Løken syndrome; recessive Joubert syndrome, recessive Leber congenital amaurosis; recessive Meckel syndrome
18	*CEP78, C9orf81, CRDHL*	9q21.2	Atypical recessive Usher syndrome; recessive cone-rod dystrophy with hearing loss
19	*CIB2, DFNB48, KIP2, USH1J*	15q25.1	Recessive Usher syndrome
20	*CLN3, JNCL*	16p11.2	Juvenile recessive Batten disease
21	*DFNB31, USH2D, WHRN*	9q32	Rcessive Usher syndrome; recessive deafness without retinitis pigmentosa
22	*ESPN, DFNB36*	1p36.31	Recessive Usher syndrome
23	*EXOSC2*	9q34.12	Recessive retinitis pigmentosa with hearing loss and additional disabilities
24	*FLVCR1, AXPC1*	1q32.3	Recessive retinitis pigmentosa with posterior column ataxia (PCARP)
25	*HARS, HRS, USH3B*	5q31.3	Recessive Usher syndrome
26	*IFT27, BBS19*	22q12.3	Recessive Bardet-Biedl syndrome
27	*INPP5E, CORS1, JBTS1*	9q34.3	Recessive Joubert syndrome; recessive MORM (mental retardation, truncal obesity, retinal dystrophy and micropenis) syndrome
28	*INVS, NPHP2*	9q31.1	Recessive Senior-Løken syndrome; recessive nephronophthisis

29	*IQCB1, NPHP5, SLSN5*	3q13.33	Recessive Senior-Løken syndrome; recessive Leber congenital amaurosis
30	*KSS*	mitochondrion	Kearns-Sayre syndrome including retinal pigmentary degeneration
31	*LZTFL1, BBS17*	3p21.31	Recessive Bardet-Biedl syndrome with developmental anomalies
32	*MKKS, BBS6*	20p12.2	Recessive Bardet-Biedl syndrome
33	*MKS1, BBS13*	17q22	Recessive Bardet-Biedl syndrome; recessive Meckel syndrome
34	*MT-ATP6, ATP6, NARP*	mitochondrion	Retinitis pigmentosa with developmental and neurological abnormalities; Leigh syndrome; Leber hereditary optic neuropathy
35	*MT-TP, TRNP*	mitochondrion	Retinitis pigmentosa with deafness and neurological abnormalities
36	*MT-TS2, TRNS2*	mitochondrion	Retinitis pigmentosa with progressive sensorineural hearing loss
37	*MYO7A, DFNB2, USH1B*	11q13.5	Recessive Usher syndrome, recessive congenital deafness without retinitis pigmentosa; recessive atypical Usher syndrome
38	*NPHP1, JBTS4, SLSN1*	2q13	Recessive Senior-Løken syndrome; juvenile recessive nephronophthisis; recessive Joubert syndrome; recessive Bardet-Biedl syndrome
39	*NPHP3, SLSN3*	3q22.1	Recessive Senior-Løken syndrome; adolescent recessive nephronophthisis
40	*NPHP4, SLSN4*	1p36.31	Recessive Senior-Løken syndrome; juvenile recessive nephronophthisis
41	*PANK2, HARP, PKAN*	20p13	Recessive HARP (hypoprebetalipoproteinemia, acanthocytosis, retinitis pigmentosa, and palladial degeneration); recessive Hallervorden-Spatz syndrome
42	*PCDH15, DFNB23, USH1F*	10q21.1	Recessive Usher syndrome; recessive deafness without retinitis pigmentosa; digenic Usher syndrome with *CDH23*
43	*PEX1, IRD*	7q21.2	Infantile form recessive Refsum disease
44	*PEX2, PAF1, PMP35, PXMP3*	8q21.13	Infantile form recessive Refsum disease
45	*PEX7, PTS2R, RCDP1*	6q23.3	Adult form recessive Refsum disease
46	*PGK1*	Xq21.1	Retinitis pigmentosa with myopathy
47	*PHYH, PAHX, RDPA*	10p13	Adult form recessive Refsum disease
48	*POC1B, CORD20*	12q21.33	Recessive Joubert syndrome; recessive cone-rod dystrophy
49	*POC5, C5orf37*	5q13.3	Recessive syndromic disease with retinitis pigmentosa
50	*PRPS1, ARTS, CMTX5, DFNX1*	Xq22.3	Neuropathy, optic atrophy, deafness and retinitis pigmentosa
51	*RP8, RP21*	not 9q34-qter	Dominant retinitis pigmentosa with sensorineural deafness
52	*RPGRIP1L, JBTS7, KIAA1005, MKS5, NPHP8*	16q12.2	Recessive Joubert syndrome; recesssive Meckel syndrome
53	*SDCCAG8, BBS16, CCCAP, NPHP10, SLSN7*	1q43	Recessive Bardet-Biedl syndrome; ciliopathy-related recessive nephronophthisis
54	*TMEM216, CORS2, JBTS2, MKS2*	11q12.2	Recessive Joubert syndrome; recessive Meckel syndrome
55	*TRIM32, BBS11, HT2A*	9q33.1	Recessive Bardet-Biedl syndrome; recessive limb-girdle muscular dystrophy
56	*USH1A, USH1*	not 14q32	Recessive Usher syndrome

57	*USH1C, DFNB18*	11p15.1	Recessive Usher syndrome; recessive deafness without retinitis pigmentosa
58	*USH1E*	21q21	Recessive Usher syndrome
59	*USH1G, SANS*	17q25.1	Recessive Usher syndrome
60	*USH1H*	15q22-q23	Recessive Usher syndrome
61	*USH1K*	10p11.21-q21.1	Recessive Usher syndrome
62	*WDPCP, BBS15, FRITZ*	2p15	Recessive Bardet-Biedl syndrome
63	*WDR19, ATD5, CED4, IFT144, NPHP13, PWDMP, SLSN8, SRTD5*	4p14	Recessive renal, skeletal and retinal anomalies; recessive Senior-Løken syndrome

표는 2019년 2월 RetNet database(http://www.sph.uth.tmc.edu/retnet/)를 참고함.

표 11.3 열성유전 환자의 유전상담

	양친의 인자형	아이의 인자형	아이의 표현형
부모 모두 환자	dd×dd	dd	모두 환자
한쪽 환자, 한쪽 보인자	dd×Dd	Dd, dd	1/2 보인자, 1/2 환자
부모 모두 보인자	Dd×Dd	DD, Dd, Dd, dd	1/4 건강, 1/2 보인자, 1/4 환자

참고문헌

1. Rivolta C, Sharon D, DeAngelis MM, Dryja TP. Retinitis pigmentosa and allied diseases: numerous diseases, genes, and inheritance patterns. Hum Mol Genet 2002;11(10):1219-27.
2. Daiger SP, Sullivan LS, Bowne SJ. Genes and mutations causing retinitis pigmentosa. Clinical Genetics 2013; 84(2):132-41.
3. van Soest S, Westerveld A, de Jong PT, Bleeker-Wagemakers EM, Bergen AA. Retinitis pigmentosa: defined from a molecular point of view. Surv Ophthalmol 1999;43(4):321-34.
4. Farrar GJ, Carrigan M, Dockery A, Millington-Ward S, Palfi A, Chadderton N, et al. Toward an elucidation of the molecular genetics of inherited retinal degenerations. Hum Mol Genet 2017;26(R1):R2-r11.
5. Hartong DT, Berson EL, Dryja TP. Retinitis pigmentosa. Lancet 2006;368(9549):1795-809.
6. Bunker CH, Berson EL, Bromley WC, Hayes RP, Roderick TH. Prevalence of retinitis pigmentosa in Maine. Am J Ophthalmol 1984;97(3):357-65.

7. Grondahl J. Estimation of prognosis and prevalence of retinitis pigmentosa and Usher syndrome in Norway. Clin Genet 1987;31(4):255-64.
8. Lee SH, Yu HG, Seo JM, Moon SW, Moon JW, Kim SJ, et al. Hereditary and clinical features of retinitis pigmentosa in Koreans. Journal of Korean Medical Science 2010;25(6):918-23.
9. Sung CH, Davenport CM, Hennessey JC, Maumenee IH, Jacobson SG, Heckenlively JR, et al. Rhodopsin mutations in autosomal dominant retinitis pigmentosa. Proc Natl Acad Sci U S A 1991;88(15):6481-5.
10. Dryja TP, McGee TL, Hahn LB, Cowley GS, Olsson JE, Reichel E, et al. Mutations within the rhodopsin gene in patients with autosomal dominant retinitis pigmentosa. N Engl J Med 1990;323(19):1302-7.
11. Chan WM, Yeung KY, Pang CP, Baum L, Lau TC, Kwok AK, et al. Rhodopsin mutations in Chinese patients with retinitis pigmentosa. Br J Ophthalmol 2001;85(9):1046-8.
12. Wada Y, Tamai M. Molecular genetic analysis for Japanese patients with autosomal dominant retinitis pigmentosa. Nippon Ganka Gakkai Zasshi 2003;107(11):687-94.
13. Oh KT, Longmuir R, Oh DM, Stone EM, Kopp K, Brown J, et al. Comparison of the clinical expression of retinitis pigmentosa associated with rhodopsin mutations at codon 347 and codon 23. Am J Ophthalmol 2003;136(2):306-13.
14. Berson EL, Rosner B, Sandberg MA, Weigel-DiFranco C, Dryja TP. Ocular findings in patients with autosomal dominant retinitis pigmentosa and rhodopsin, proline-347-leucine. Am J Ophthalmol 1991;111(5):614-23.
15. Kim KJ, Kim C, Bok J, Kim K-S, Lee E-J, Park SP, et al. Spectrum of rhodopsin mutations in Korean patients with retinitis pigmentosa. Molecular Vision 2011;17:844-53.
16. Yuan L, Kawada M, Havlioglu N, Tang H, Wu JY. Mutations in PRPF31 inhibit pre-mRNA splicing of rhodopsin gene and cause apoptosis of retinal cells. The Journal of neuroscience: the official journal of the Society for Neuroscience 2005;25(3):748-57.
17. Vithana EN, Abu-Safieh L, Pelosini L, Winchester E, Hornan D, Bird AC, et al. Expression of PRPF31 mRNA in patients with autosomal dominant retinitis pigmentosa: a molecular clue for incomplete penetrance? Invest Ophthalmol Vis Sci 2003;44(10):4204-9.
18. Deery EC, Vithana EN, Newbold RJ, Gallon VA, Bhattacharya SS, Warren MJ, et al. Disease mechanism for retinitis pigmentosa (RP11) caused by mutations in the splicing factor gene PRPF31. Hum Mol Genet 2002;11(25):3209-19.
19. Stuck MW, Conley SM, Naash MI. PRPH2/RDS and ROM-1: historical context, current views and future considerations. Prog Retin Eye Res 2016;52:47-63.
20. Bowne SJ, Daiger SP, Hims MM, Sohocki MM, Malone KA, McKie AB, et al. Mutations in the RP1 gene causing autosomal dominant retinitis pigmentosa. Hum Mol Genet 1999;8(11):2121-8.
21. Pierce EA, Quinn T, Meehan T, McGee TL, Berson EL, Dryja TP. Mutations in a gene encoding a new oxygen-regulated photoreceptor protein cause dominant retinitis pigmentosa. Nat Genet 1999;22(3):248-54.
22. Sullivan LS, Heckenlively JR, Bowne SJ, Zuo J, Hide WA, Gal A, et al. Mutations in a novel retina-specific gene cause autosomal dominant retinitis pigmentosa. Nat Genet 1999;22(3):255-9.
23. Rivolta C, Sweklo EA, Berson EL, Dryja TP. Missense mutation in the USH2A gene: association with recessive retinitis pigmentosa without hearing loss. Am J Hum Genet 2000;66(6):1975-8.
24. Sandberg MA, Rosner B, Weigel-DiFranco C, McGee TL, Dryja TP, Berson EL. Disease course in patients with autosomal recessive retinitis pigmentosa due to the USH2A gene. Invest Ophthalmol Vis Sci 2008;49(12):5532-9.
25. Behn D, Potter MJ. Sildenafil-mediated reduction in retinal function in heterozygous mice lacking the subunit of phosphodiesterase. Investigative Ophthalmology & Visual Science 2001;42(2):523-7.
26. Marmor MF, Kessler R. Sildenafil (Viagra) and ophthalmology. Surv Ophthalmol 1999;44(2):153-62.

27. den Hollander AI, Roepman R, Koenekoop RK, Cremers FP. Leber congenital amaurosis: genes, proteins and disease mechanisms. Prog Retin Eye Res 2008;27(4):391-419.
28. Morimura H, Fishman GA, Grover SA, Fulton AB, Berson EL, Dryja TP. Mutations in the RPE65 gene in patients with autosomal recessive retinitis pigmentosa or leber congenital amaurosis. Proc Natl Acad Sci U S A 1998;95(6):3088-93.
29. Russell S, Bennett J, Wellman JA, Chung DC, Yu ZF, Tillman A, et al. Efficacy and safety of voretigene neparvovec(AAV2-hRPE65v2) in patients with RPE65-mediated inherited retinal dystrophy: a randomised, controlled, open-label, phase 3 trial. Lancet 2017;390(10097):849-60.
30. Bader I, Brandau O, Achatz H, Apfelstedt-Sylla E, Hergersberg M, Lorenz B, et al. X-linked retinitis pigmentosa: RPGR mutations in most families with definite X linkage and clustering of mutations in a short sequence stretch of exon ORF15. Invest Ophthalmol Vis Sci 2003;44(4):1458-63.
31. Koenekoop RK, Loyer M, Hand CK, Al Mahdi H, Dembinska O, Beneish R, et al. Novel RPGR mutations with distinct retinitis pigmentosa phenotypes in French-Canadian families. Am J Ophthalmol 2003;136(4):678-87.
32. Wang DY, Chan WM, Tam PO, Baum L, Lam DS, Chong KK, et al. Gene mutations in retinitis pigmentosa and their clinical implications. Clin Chim Acta 2005;351(1-2):5-16.
33. Broadgate S, Yu J, Downes SM, Halford S. Unravelling the genetics of inherited retinal dystrophies: past, present and future. Prog Retin Eye Res 2017;59:53-96.

CHAPTER 12

망막색소변성의 진단 및 임상양상

Diagnosis and Clinical Characteristics of Retinitis Pigmentosa

망막색소변성(retinitis pigmentosa, RP)은 가장 흔한 유전성 망막질환으로서 망막의 시각세포와 망막색소상피세포가 변성되면서 시력이 영구적으로 소실되는 질환을 말하며 여러 질환의 집단이다. 처음에는 광수용체세포가 침범되며 이어서 망막내층으로 손상이 진행하여 결국 광범위한 망막위축이 일어난다. 안저검사에서 망막에 특징적인 색소 변화가 나타나며 시각세포의 손상이 진행되면서 점차 시야가 좁아지고 중심시력이 감소한다(그림 12.1). 1990년 로돕신 유전자의 돌연변이에 의해서 망막색소변성이 발생한다고 보고

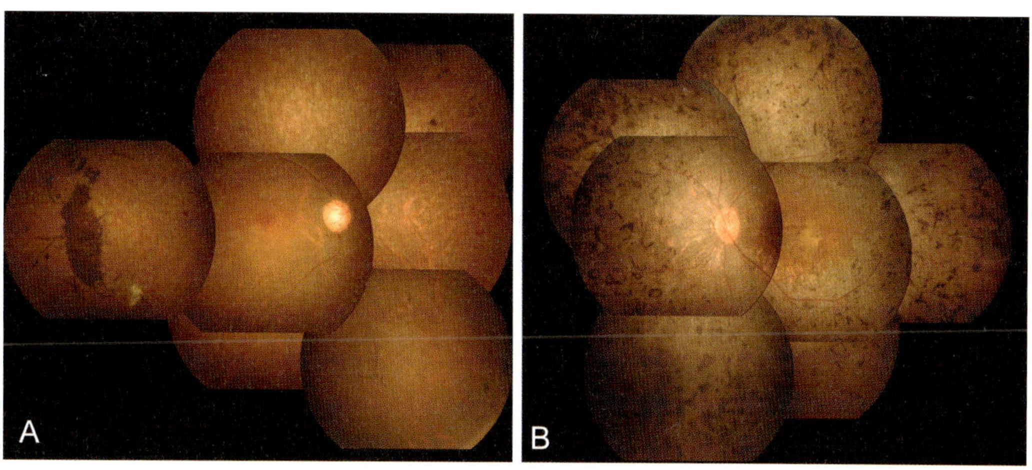

그림 12.1 안저검사에서 망막에 특징적인 색소 변화를 보이는 두 RP 환자. B 환자(여자, 44세)는 로돕신 유전자의 P347L 돌연변이가 발견된 환자로, 같은 유전자의 A298D 돌연변이가 발견된 A 환자(남자, 55세)보다 나이는 더 어리지만 훨씬 심한 망막색소침착 소견을 보인다. 이처럼 RP 환자는 유전형도 다양할 뿐만 아니라 임상형도 매우 다양하다.

된 이래 현재까지 70개 이상의 유전자에서 이상이 발견되었다.[1-3] 대부분 단일유전자 이상이 원인이지만 드물게 2개의 유전자 또는 미토콘드리아 DNA 이상이 원인이 될 수 있다.

1. 원인

망막의 시각세포와 색소상피세포에서 기능과 구조에 관여하는 단백질에 대한 유전자 이상이 원인이다. 세계적으로 4,000~5,000명당 1명의 빈도로 발생한다.[4] 열성, 우성, X-연관 유전 등 단일 유전자 이상에서 관찰되는 모든 유전 양상으로 망막색소변성이 발생할 수 있다. X-연관 유전 망막색소변성은 주로 남자에게 발생하지만 X-연관 RP를 제외한 나머지는 남녀에서 같은 비율로 발생한다.

망막에 특징적인 빛을 신경신호로 전환하는 전달경로에 관여하는 단백질부터 세포골격과 RNA에 관여하는 단백질까지 현재 70개 이상의 다양한 유전자 이상이 망막색소변성을 유발한다고 알려져 있다. 따라서 원인 유전자와 임상양상이 환자마다 달라서 1% 이상의 환자에서 원인이 되는 유전자는 중요한 원인 유전자로 취급된다.[1,5] 아직도 한두 개의 가계에서 나타나는 드문 유전자 이상이 계속 보고되고 있다.

2. 증상

망막색소변성에 나타나는 시각세포의 변성은 시각장애를 유발하는데 야맹증, 시야장애, 중심시력 감소가 대표적인 증상이다. 시각세포 중에서 초기에는 주로 막대세포를 침범하기 때문에 먼저 야맹증과 시야 협착이 나타나고 다음에 원뿔세포의 기능이 함께 감소하면서 색각 이상과 시력 저하가 나타난다.

1) 야맹증

망막색소변성 환자는 어두운 곳에서 시야의 위축을 느끼고, 일반인이 불편함을 느끼지 않는 저녁 무렵에도 불편함을 호소한다. 야맹증은 망막색소변성의 특이 증상은 아니며, 선천 야맹증(Congenital stationary night blindness)이나 나이관련황반변성(Age-related macular degeneration)에서도 나타날 수 있다. 드물고 심한 레버선천흑암시(Leber congenital amaurosis, LCA)를 제외하면 망막색소 변성의 증상은 나이가 들어가면서 서서히 나타난다. 즉, 10~20대에 야맹증이 시작되고, 30~40대에 시야장애, 그 후에 중심시력 감소가 나타난다. 환경에 따라서 증상이 달라질 수 있는데, 도시에 사는 경우는 많이 진행할 때까지 야맹증이 분명하지 않을 수 있다. 따라서 병의 시작을 정확하게 말하기 곤란한데 일반적으로는 야맹증 등 시각장애가 발생한 시점을 발병일로 한다. 야맹증의 시작을 유전형태에 따라서 조사한 연구에서 열성유전은 평균 10.7세에 시작된 반면, 우성유전은 23.4세에 시작된다.[6] 이러한 야맹증의 증상은 근시나 굴절 이상에서 보이는 야간시력 저하와 혼동될 수 있으므로 주의가 필요하다.

2) 시야장애

시야장애는 일반적으로 진행 속도가 느리며, 보통 가족 내에서 비슷한 진행을 보인다. 진행이 느리기 때문에 중기까지는 환자가 시야 협착을 느끼지 못하는 경우가 많다. 후기로 가면서 막대세포의 대부분이 파괴되어 중심시야의 바깥 부분을 볼 수 없게 되어 마치 터널 안에서 보는 것과 비슷하게 시야가 좁아져 보인다(tunnel vision: 터널시야, 그림 12.2

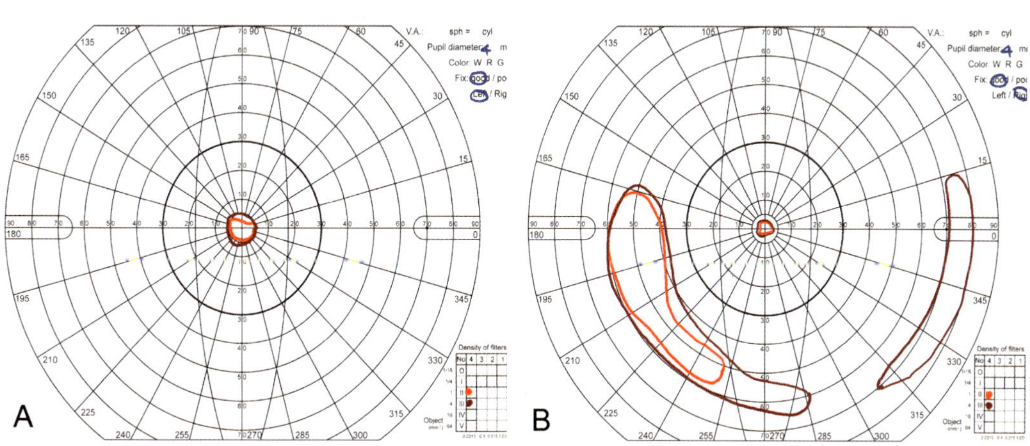

그림 12.2 (A) 주변부의 시야 협착이 심해지면서 중심부 5도 정도의 터널시야(tunnel vision)를 보이는 RP 환자. (B) 중심시야는 5도 이내만 남았지만, 주변시야의 일부가 마치 섬처럼 남아 있는 RP 환자(island vision).

A). 반대로 중심시야는 사라졌지만 주변시야의 일부가 마치 섬처럼 남아 있는 경우도 있다(island vision, 그림 12.2 B). 초기 시야장애는 30~50도 사이의 주변부에 상대적인 암점이 나타나는 것이다. 이러한 상대적인 암점은 서로 합쳐지고 진행하여 반지 모양의 시야 결손을 나타낸다(그림 12.3 A). 반지 모양의 상대적인 암점은 심할 때는 골드만의 동적 검사에서 절대 암점으로 나타나기도 하지만, IV-4-e의 시표에서는 정상 시야로 보이고 그

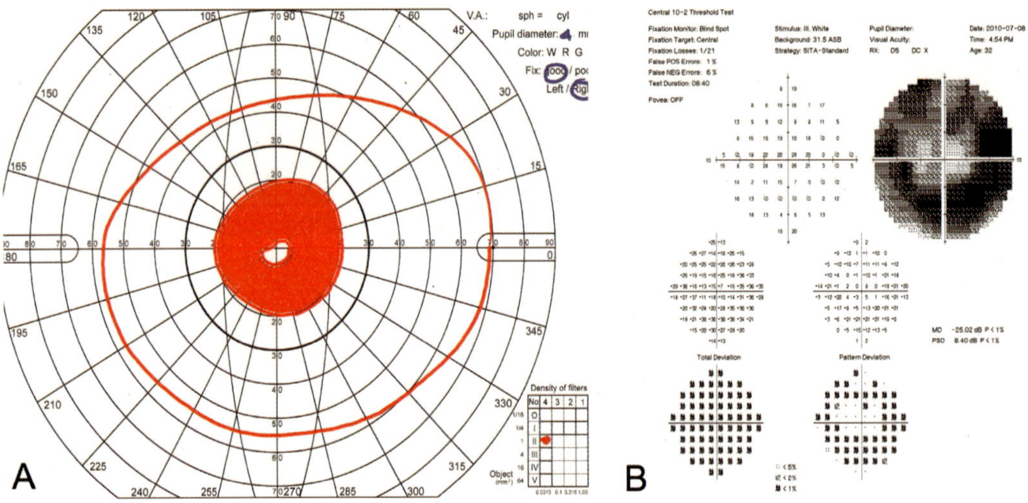

그림 12.3 (A) 골드만 시야검사에서, 20도에서 5도 사이에 암점이 합쳐져 반지 모양의 시야 결손을 보이는 RP 환자. (B) 험프리 시야검사 중심부 10–2에서 망막 감도 저하를 보이는 RP 환자. 골드만 시야검사에서 시야 결손이 중심부 10도 이하로 많이 진행된 경우 험프리 시야검사(중심부 10–2)가 도움이 된다.

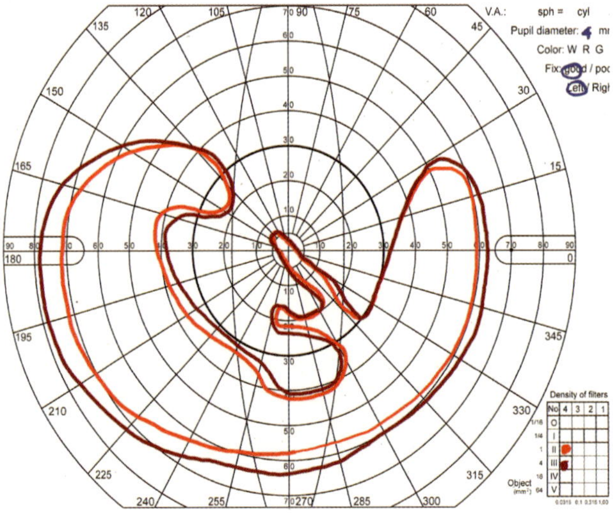

그림 12.4 지도상 모양의 시야를 보이는 RP 환자로, 주변시야의 협착은 상측 시야에서 빨리 진행됨을 볼 수 있다.

보다 작고 어두운 시표에서는 시야 협착으로 나타난다. 이러한 경우에 험프리(Humphrey)와 같은 정적 시야검사에서 망막 감도의 저하를 검사할 수 있어서 도움이 된다(그림 12.3 B). 대개 주변시야의 협착은 상측 시야에서 보다 빨리 나타난다(그림 12.4). 이것은 RP의 진행이 하측 망막에서 먼저 나타나는 것과 연관이 있다. 하버드 대학의 베르송(Berson EL) 등은 RP의 자연경과에 대한 연구에서 남아 있는 시야의 4.6%가 평균적으로 매년 소실된다고 하였다.[7] 한편 다른 연구에서는 평균 4.5년 후에 시야가 50%로 줄어든다고 하였다. 마소프(Massof R)와 핀켈스테인(Finkelstein D)은 RP 환자에서 병의 경과는 결정적인 나이(critical age)를 보정하면 서로 비슷하다는 흥미로운 주장을 하였다.[8] 결정적인 나이는 시야검사에서 손실이 관찰된 때라고 정의하였는데, 시야장애가 나타나기 전의 망막변성까지 도달하는 시간은 유전적, 환경적인 인자에 따라 다르지만 실제 망막변성이 일어난 후의 진행 속도는 망막변성 자체의 프로그램에 따르기 때문에 시간이 비슷하다는 주장이다. 이러한 두 단계 가설(two-stage hypothesis)은 흥미롭지만 좀 더 검증이 필요하다. 시야 손실은 양측 눈에 비슷한 정도로 나타난다. 일반적으로 시야 손실은 서서히 지속적으로 일어나는데, 터널시야인 경우에 시간적인 변화에 보다 예민하게 되어 환자는 병의 진행이 가속화되었다고 느낀다. 법적으로 시야 손실에 의한 실명은 미국 기준으로 골드만 시야검사에서 III-4-e 시표로 남아 있는 중심시야가 20도 이하일 때 인정한다.[9]

3) 중심시력 저하

중심시력은 후기까지 유지되는 경우도 있지만 주변시야가 많이 남아 있는 RP 환자에서도 감소하는 경우가 드물지 않다.[10] 물론 진행된 RP 환자에서 중심시야까지 손실된 경우에는 중심시력도 매우 감소한다. 낭포황반부종,[11] 망막혈관누출,[12] 황반의 망막전막,[13] 중심와의 망막색소상피결손[14,15] 등은 병의 초기에도 나타날 수 있는데 이러한 경우에 중심시력 감소가 일찍 일어난다. 또한 RP에서는 정상인보다 망막 이상과 함께 백내장, 녹내장, 원추각막, 근시, 유리체 혼탁 등의 발생 빈도가 높다.[16] 특히 근시의 발생이 다른 나라에 비해 우리나라가 높게 보고되었는데, RP 환자에서 적극적인 시력 교정과 동반된 안과 질환에 대한 치료가 필요하다는 것을 보여 준다. 따라서 RP 환자의 증상이 이러한 동반된 이상에 의한 것은 아닌지 검사해야 한다. 망막색소상피변성의 특정 유전형은 일생 동안 좋지 않은 중심시력을 유지하기도 한다. 부채꼴 망막색소변성(sector RP)은 일생 동안 좋은 중심시력을 유지하며, 상염색체우성 망막색소변성은 상염색체열성 망막색소변성과 X-연관 망막색소변성에 비해 60세 이후에도 좋은 시력을 유지하는 경향을 보인다.[7] 망막색소상피변성 환자의 시력 저하에 대한 연구에서 마모르(Marmor MF)는 상염색체우성과 상염색체우성열성 망막색소변성 환자에서 시력이 떨어지기 시작하면 4~10년(중앙값 6년) 안에 0.1로 시력이 떨어짐을 보고한 바 있다.[17] X-연관 망막색소변성의 경우 30~40세경에 0.1 또는 그 이하로 시력이 떨어진다.[7]

4) 전신증상

임상증상이 눈에 한정된 경우가 많지만 20% 정도의 환자는 전신적인 증상과 동반되어 있어서 증후군성 망막색소변성(syndromic RP)이라고 한다.[18] 난청, 신장병, 그리고 다른 기형, 중추신경계와 대사질환과 염색체 이상과 관련 있는 증후군(syndrome)의 한 증상으로 망막색소변성이 나타나는 것이다. 대표적으로 어셔 증후군(Usher syndrome)은 실명과 난청이 함께 나타난다. 두 번째로 흔한 증후군성 망막색소변성은 비만과 다지증(polydactyly)이 동반되는 바르데-비들 증후군(Bardet-Biedl syndrome, BBS)이다(표 12.1). 따라서 이러한 전신증상이 있는지 확인해야 한다.

표 12.1 망막색소변성을 나타내는 전신질환

- 대표적으로 어셔 증후군(Usher Syndorme)은 실명과 난청이 함께 나타난다.
- 프리드리히 운동실조(Friedreich's ataxia), 근육퇴행위축(muscular dystrophy), 점액다당류증(mucopolysaccharidosis)과 동반해서 망막색소변성이 나타날 수 있다.
- 알포트 병(Alport disease), 알스트롬 증후군(Alstrom syndrome), 얀스키-비엘쇼우스키 병(Jansky-Bielschowsky disease), 젤위거 증후군(Zellweger syndrome), 보그트-스필마이어-바텐 병(Vogt-Spielmeyer-Batten disease), 레프숨 병(Refsum disease), 컨스-세이어 증후군(Kearns-Sayre syndrome)에서도 망막색소변성이 나타난다.

3. 검사소견

양안의 전체 망막에 걸쳐서 진행성의 망막변성이 있는 질환을 임상적으로 망막색소변성이라고 진단할 수 있다. 정확한 진단을 위해서는 야맹증 등 환자의 증상과 안저검사 및 기능 검사소견, 나아가 진행 양상을 모두 종합하여 판단해야 한다.

1) 망막 및 전안부 검사소견

망막 시각세포의 변성이 진행하면서 색소상피세포가 망막내로 이동함으로써 안저검사에서 특징적인 뼛조각 모양의 망막내 색소침착(bone-spicule pigmentation)이 관찰된다(그림 12.5 A). 망막내 색소침착은 망막색소상피세포가 분해된 후 망막내로 이동하고 망막혈관 주위의 간질에 침착되어 생긴다. 시신경 유두는 창백하며, 혈관은 가늘어진다. 시신경 유두는 왁스 색깔을 띠고 다소 부어 보이며, C/D 비율은 일반인보다 오히려 작다. 후기에는 더욱 창백해지면서 시신경위축 형태를 보인다. 대략 10%의 환자에서 드루젠과 같은 구형의 돌기를 시신경과 그 주변 망막에서 볼 수 있는데, 특히 난청이 동반된 어셔 증후군(Usher syndrome, type I)에서 흔하다. 망막색소상피세포의 위축과 색소 탈락으로 중간부에서 주변부에 이르는 색소상피층이 얼룩지고 거칠어 보인다. 또한 색소상피와 맥락막 모세혈관의 위축으로 맥락막혈관이 비쳐 보인다(그림 12.5 B). 이러한 색소상피의 변화는 특징적인 뼛조각 모양의 망막내 색소침착이 없는 경우에도 나타나며, 이러한 무색소 망막색소변성 환자에서 망막색소변성을 진단하는 단서를 제공한다.

망막색소상피 손상이 황반에 있을 때 시력 예후가 불량하며 5년 내 시력 감소가 심하다. 황반부 망막색소상피의 변화가 없을 때 5년 후 시력 감소는 한 줄에 불과했지만 황소 눈 또는 지도상 위축이 있는 경우 3~4줄의 감소가 있었다.[19] 망막색소변성 환자에서 관찰되는 황반병증은 이러한 망막색소상피위축 소견과 함께 셀로판 황반병증, 황반원공,

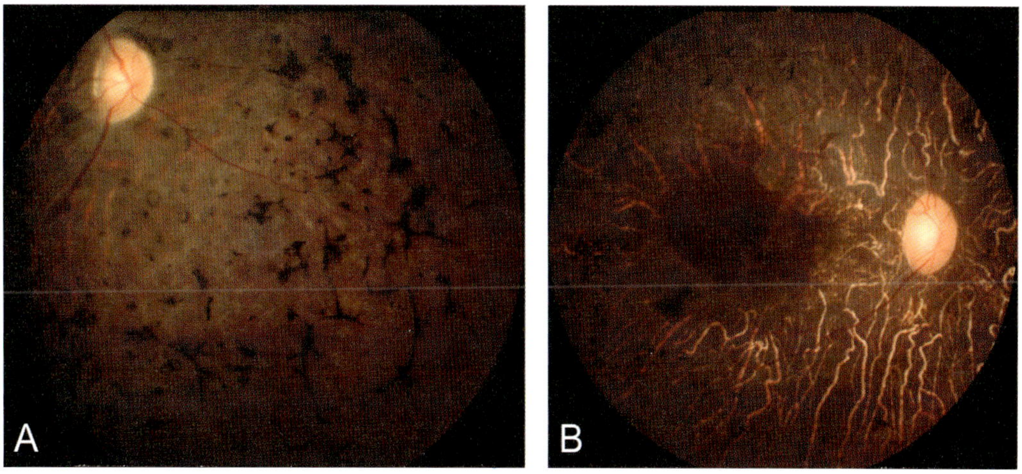

그림 12.5 (A) RP 안저검사에서 특징적인 뼛조각 모양의 망막내 색소침착(bone-spicule pigmentation)이 관찰. (B) 망막색소상피와 맥락막모세혈관의 위축으로 맥락막혈관이 비쳐 보이는 RP 안저소견.

황반전막, 낭포황반부종 등이 있다.[11, 14, 15] 일부 환자에서는 색소 이상과 위축이 망막의 일부 영역에 국한된다. 이러한 환자를 부채꼴 망막색소변성(sector RP)이라 하며, 환자가 증상을 느끼지 못하여 검진을 통하여 발견되기도 한다. 보통 비측 또는 하비측 망막을 침범하며 드물게 이측이나 상측 사분면에 나타난다.[20, 21] 시신경 주위의 색소성 망막변성도 이러한 부채꼴 망막색소변성의 한 형태로 생각한다. 부채꼴 망막색소변성은 상염색체우성 또는 상염색체열성인데 고립되어 나타나는 경우는 유전적인 원인이 아닐 수 있다. 또한 전형적인 망막색소변성에서도 초기에는 일부 망막에 색소 변화를 보이는 부채꼴 망막색소변성의 모양을 나타낼 수 있다. 따라서 부채꼴 망막색소변성으로 최종 진단하기 위해서는 10년 이상의 관찰이 필요하다.

X-연관 망막색소변성 보인자(carrier) 여성이나 초기 젊은 남자 환자에서 황백색의 금속판 같은 반사 또는 광택이 나타날 수 있다.[22] 이러한 초기 광택은 서서히 망막색소상피의 위축성 병변으로 진행하는데 우성 RP의 한 형태에서는 중심와와 중심와 근처에 한정되어 나타난다. 이러한 금속판 반사는 RP에만 특징적인 소견은 아니고 원뿔-막대세포이상증(cone-rod dystrophy)과 오구치 병(Oguchi disease)에서도 보인다.[23-25]

세극등 검사와 안저검사에서 유리체 내의 먼지 같은 색소세포를 관찰할 수 있다. 후유리체박리가 되면서 솜털 공 또는 털실 같은 혼탁이 심하게 나타날 수 있다.[26] 백내장은 RP에서 흔한 전안부 합병증이다. 20~30대의 RP 환자 중 백내장의 빈도는 우성에서 52%, 열성에서 39%, X-연관에서 72%로 높게 나타난다.[27] 나이에 따라서 증가하며 후낭혼탁이 가장 흔한 형태이다. 원추각막과 녹내장의 빈도도 다소 높은 것으로 보고되었다. 시신경유두 이상과 안저 변화, 시야 손상으로 인하여 망막색소변성 환자에서 녹내장의 진단과 치료가 쉽지 않다. 녹내장으로 오진되거나 반대로 녹내장을 놓칠 수도 있다. 고도근시와 난시의 비율이 높으며 일상생활에서 시력교정이 도움이 될 수 있다.

빛간섭단층촬영(OCT) 검사는 후극부 망막의 미세 변화를 보여 주는데 망막 두께의 감소와 뼛조각 색소 부위의 고반사와 광수용체세포층의 결손 등이 관찰될 수 있다. 이러한 망막의 변화는 중심와 주변에서 중심와를 향해 진행하며 남아 있는 중심시야의 소견과 일치한다(그림 12.6). 최근 OCT 검사를 통하여 망막색소변성 환자에서 낭포황반부종과 황반부의 망막전막의 발생이 정상보다 높게 보고되었다(그림 12.7).[28, 29] 형광안저혈관조영은 망막색소상피의 변화를 발견하는 데 유용하다(그림 12.8). 일부 환자에서는 중심와 주위에서 혈관외 형광누출과 혈액망막장벽의 이상 때문에 망막색소상피의 전반적인 형광누출이 관찰된다. 형광안저혈관조영에서의 낭포황반부종은 종종 젊고 초기 단계의 환자에

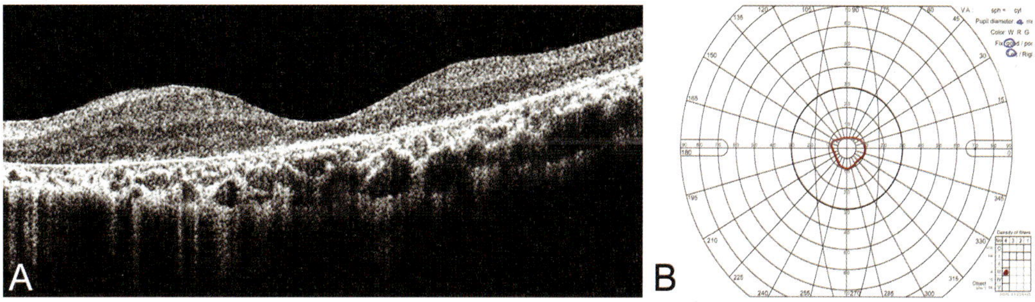

그림 12.6 (A) 빛간섭단층촬영(OCT)에서 중심와 두께의 감소와 광수용체층의 결손이 관찰된다. (B) OCT에서 보이는 망막의 변화는 중심와 주변에서 중심와를 향해 진행하며, 남아 있는 중심시야의 소견과 일치한다.

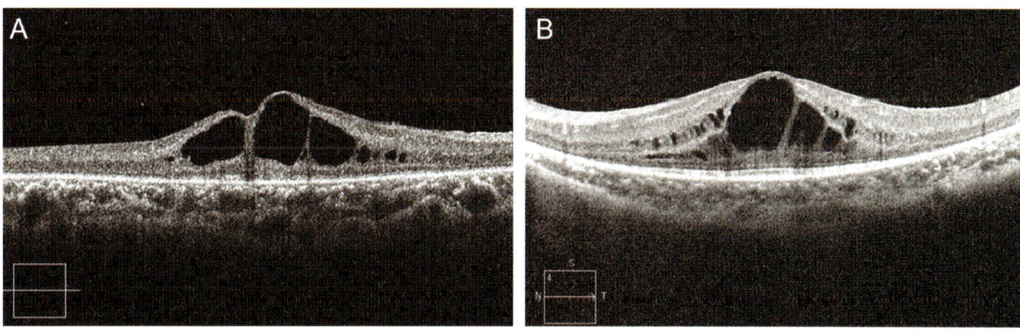

그림 12.7 낭포황반부종이 관찰된 RP 환자의 OCT. (A) 52세 남자 환자로 중심와 두께가 444μm이고 광수용체층의 외절과 내절의 경계부가 관찰되지 않는다. 교정시력은 0.2. (B) 20세 여자 환자로 중심와 두께가 560μm이지만, 광수용체층의 외절과 내절의 경계부가 잘 관찰되고 교정시력도 0.7로 양호하다.

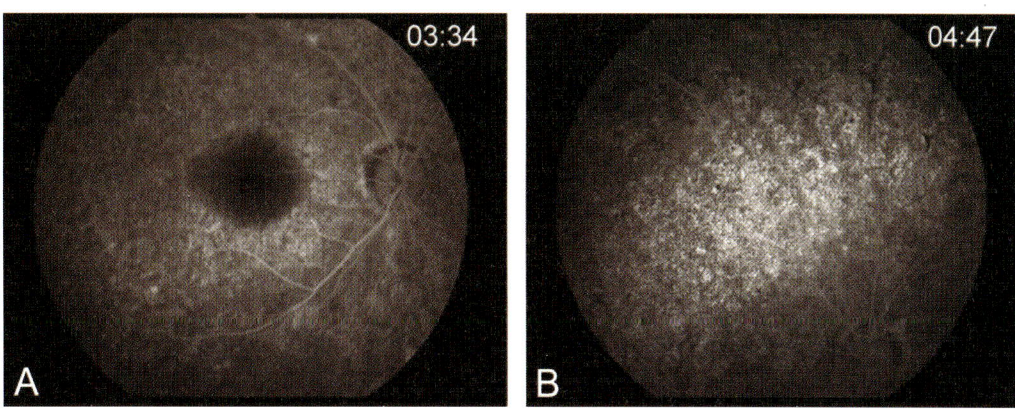

그림 12.8 RP 환자의 형광안저혈관조영 소견. (A) 망막색소상피층의 변화로 인하여 망막색소상피층의 전반적인 형광 누출이 관찰된다. (B) 주변부에서도 비슷한 소견이 관찰되며, 뼈조각 모양의 망막내 색소침착이 있는 부위는 형광차단으로 검게 보인다.

서 관찰된다. 드물지만 주변 망막혈관병증으로 인한 지방 삼출물과 장액성망막하액이 나타날 수 있다. 이러한 변화는 망막색소변성 환자의 3.6%에서 관찰되는데 상염색체우성과 열성에서 보고되었고 X-연관 유전에서는 보고가 없다.[30] 코츠 병과 다른 점은 양안에 나타나고, 성별에 따른 차이가 없으며, 보다 나이 많은 환자에서 보인다는 점이다. 망막 신생혈관도 드물게 보고가 되고 있다.

2) 시야검사

시야검사는 망막색소변성의 진단과 치료에서 매우 중요하다. 실제로 시기능의 변화를 측정하는 가장 믿을 만한 방법이다. 시야검사를 할 때는 일반인에 비해 망막색소변성 환자에서 재현성이 떨어짐을 유념해야 한다. 골드만 시야검사가 널리 사용되고 있으며, 최근 정적인 시야검사인 험프리 시야 분석 장치도 이용되고 있다. 시야검사에서 주변시야 협착 및 암점의 정도를 평가한다. 대개의 시야검사는 주변시야부터 소멸되어 중심을 향해 협착되는 모습을 보인다. 특징적으로 도넛 모양의 암점을 보이는 경우와 주변부 시야가 마지막까지 남아 있는 경우가 있다.

3) 암순응 측정

정상적으로 강한 빛자극에 노출된 후에 어둡게 하면 재빨리 원뿔 시스템이 망막의 생리적인 임계점을 낮추어 5분 후에 고원(plateau)에 도달하고, 다음에 서서히 막대 시스템의 순응이 일어나서 망막의 임계점을 1,000배 이상 낮추며 30분 후에 고원에 도달한다. 망막색소변성 환자에서는 이러한 암순응의 시간이 지연되고 망막의 임계점이 상승한다. 이러한 암순응 장애는 특히 로돕신의 돌연변이(T17M, P23H, G106R, T58A)와 깊은 연관이 있다.[31-33] P23H 돌연변이형에서는 이러한 지연된 암순응이 특징적이었으며, 병의 진행 정도와 상관없이 나타났다.

4) 전기생리검사

전기생리검사는 망막 기능에 대한 객관적인 자료를 제공하며, 막대세포와 원뿔세포의 기능 이상을 정량화함으로써 망막색소변성 환자에서 진단, 중등도 평가, 경과 관찰, 시력 예후 및 치료 효과 판단 등에 유용하게 사용된다. 망막색소변성 환자에서 망막전위도 검사(electroretinogram, ERG)에 대한 반응은 정상에서부터 반응이 너무 미약하여 측정이 불가한 경우까지 다양하다. 질병 초기에는 최대복합반응이 저하된 소견만 보일 수 있으며, 진폭감

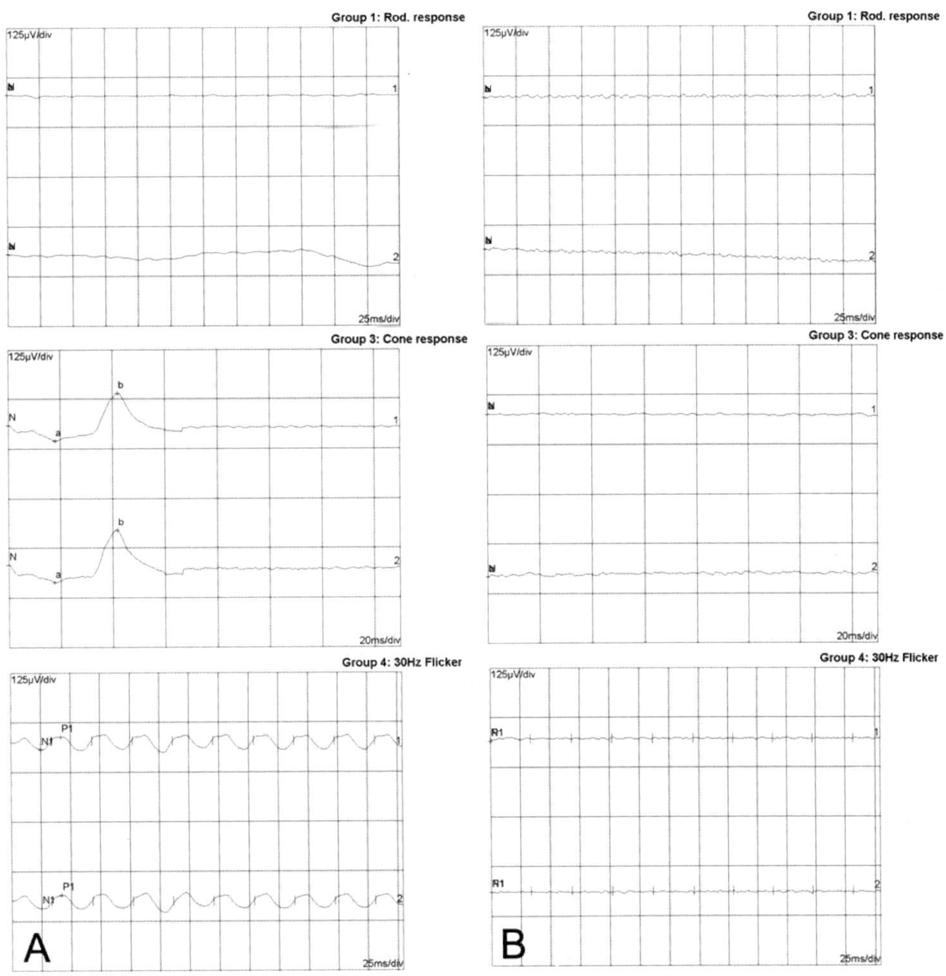

그림 12.9 RP 환자의 망막전위도 검사소견. (A) 15세 남자 RP 환자로 막대세포 기능은 파형이 측정되지 않을 정도로 저하되어 있지만, 원뿔세포 기능은 아직 일부 남아 있다. (B) 47세의 A 환자 어머니로 막대세포 및 원뿔세포 기능이 모두 측정 불가한 상태이다.

소와 함께 함의점 시간의 연장이 관찰된다. 표준 망막전위도 검사에서 막대세포의 기능이 원뿔세포보다 더 심하게 감소하고 초기에 나타난다(그림 12.9 A). 그러나 많은 환자에서 진폭의 감소가 a파와 b파에서 함께 나타나는 것으로 보아 병증의 초기부터 막대세포와 원뿔세포 모두를 포함한 광수용체의 광범위한 손상이 동반되는 것으로 보인다. 하버드 대학의 베르송 등은 RP의 자연경과에 대한 연구를 통하여 남아 있는 ERG 진폭의 16%에서 18.5% 정도가 매년 손실된다고 하였다.[7] 유전 형태에 따라서 ERG의 반응이 다른데 우성 RP에서 열성에 비해 측정이 잘되고 3년 동안의 진폭 감소도 적다고 보고되었다.[34, 35]

시야와 망막전위도 검사 사이에 상관관계가 높게 나타난다. 골드만 V-4-e 시야와 백색광 ERG 진폭 사이에 의미 있는 상관관계가 보고되었고, 이러한 것은 X-연관보다 우성 또는 열성 RP에서 높게 나타났다.[36] 진행한 RP 환자에서는 5가지 표준 ERG 모두에서 반응이 나타나지 않는다(측정 불가 또는 소멸된 망막전위도, 그림 12.9 B). 이러한 경우에도 중심부 망막의 기능은 남아 있는 경우가 많은데 다국소망막전위도 검사를 하여 이러한 중

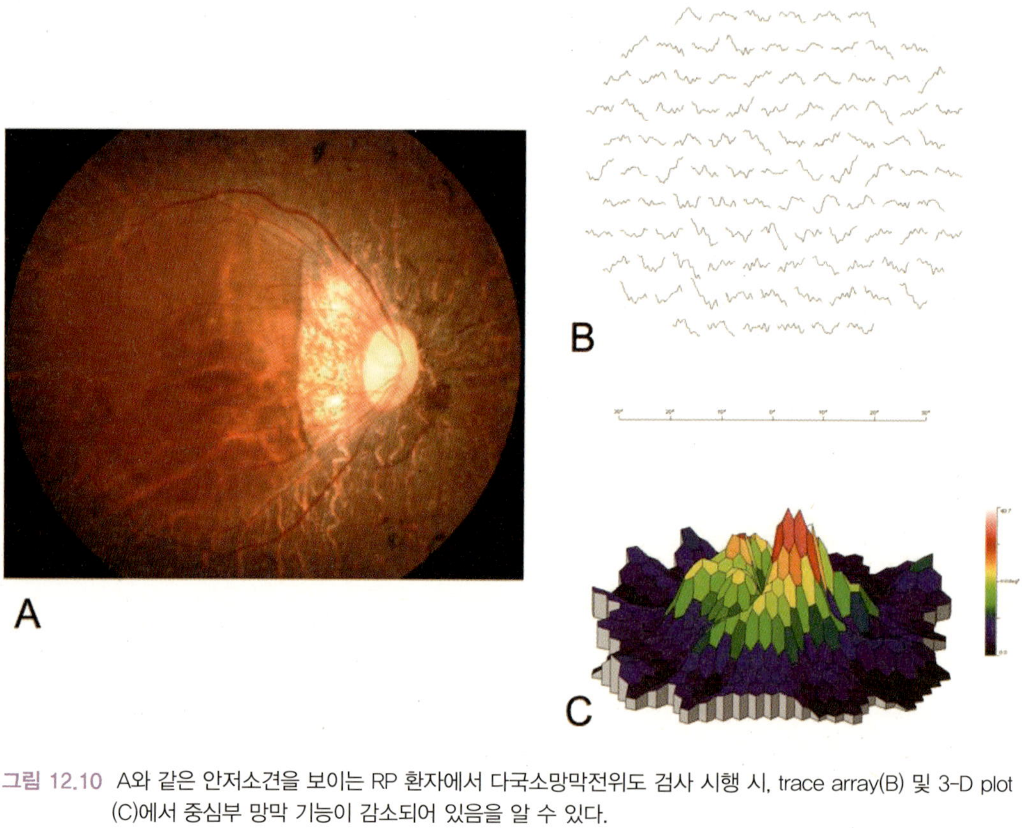

그림 12.10 A와 같은 안저소견을 보이는 RP 환자에서 다국소망막전위도 검사 시행 시, trace array(B) 및 3-D plot (C)에서 중심부 망막 기능이 감소되어 있음을 알 수 있다.

심부 망막 기능을 평가할 수 있다(그림 12.10). 다국소망막전위도 검사 기술은 중심부 망막 각 부분의 기능을 객관적으로 검사할 수 있는 방법으로서 망막색소변성 환자에서와 같이 중심부 망막 기능만 남아 있는 환자에서 유용하게 사용될 수 있다. 최근 다국소망막전위도 검사가 망막색소변성 환자의 시기능 평가와 경과관찰에 도움이 된다는 연구 결과가 보고되었다.[37, 38] 그러나 시야검사와 비교하여 남아 있는 황반부 기능의 진행 평가에 부가적인 도움이 되는지에 대해서는 추가적인 연구가 필요하다.

4. 분류

생화학적인 이상에 기초하여 망막색소변성을 분류하는 것이 이상적이겠지만 많은 분자유전학적인 연구에도 불구하고 아직 통일된 분류 체계가 없다. 따라서 연구자의 관심에 따라 다양한 분류 방법이 사용되고 있다.

1) 유전 형태에 따른 분류

임상적으로 유용하고 가장 널리 사용되는 분류이다. 상염색체우성, 상염색체열성, X-연관 유전 형태로 구분하며 adRP, arRP, X-linked RP라고 한다. 미토콘드리아 유전병에서 색소성 망막병증이 보고되어 있지만 증후군 RP가 아닌 환자에서 미토콘드리아 유전이 아직 보고된 바 없다. 유전 형태에 따른 RP의 빈도는 나라와 연구에 따라서 다르다. 국내 망막색소변성 환자를 대상으로 서울대학교병원에서 한 연구에서 arRP 17.3%, adRP 12.1%, X-linked RP 8.8%로 보고되었다.[16] 전형적인 망막색소변성은 항상 유전자와 연관이 있다는 사실에도 불구하고 RP 환자의 15~63%까지는 가족력이 없는 단독형 또는 고립형이다. 이 중 상당수는 열성유전으로 생각된다.[39]

2) 발병 시기에 따른 분류

조기 시작 망막색소변성(early-onset RP)은 실명 시기, 안구진탕(선천성을 암시)의 유무 등에 따라 다시 선천성과 유소년시작형(childhood-onset)으로 나눌 수 있다. 종종 한 가족 내에서 선천성과 유소년형이 같이 나타나기도 한다. 열성유전에서는 이러한 가족 내 차이가 적다. 망막색소변성을 확진하기 위하여 시야검사 등 정밀검사를 6~7세 이상의 어린이에서 시행할 수는 있지만 정확도가 떨어지므로 판정에 주의가 필요하다. 가장 흔한 RP는 30세 이전에 나타나는 청소년시작형(juvenile-onset)과 조기성인시작형(early adult-onset)이다. 청소년형은 집에서 생활할 때는 어려움이 없지만 낯선 곳에서 이동이 불편하다. 그 후에 나타나는 성인형(adult-onset)과 후기형(late-onset)도 드물지 않다. 후기형 망막색소변성 환자의 일부는 유전자 이상이 원인이 아닐 수도 있으며, 유전자 이상인 경우에는 열성유전인 경우가 보통이다. 한 가족의 경우 30세 이전에 발병하는 형태에서는 아주 일찍 시작하는 경우가 있는가 하면 어떤 경우는 10~20대에 시작하기도 하여 사람마다 차이가 있다. 반면, 30세 후에 나타나는 경우는 형제들끼리 비슷한 발병 시기를 보인다.

3) 분자유전학적 결함에 따른 분류

아직 대부분의 환자에서 특정 유전자 돌연변이에 대한 정보를 얻을 수 없기 때문에 분자유전학적 결함에 기초한 분류가 유용하게 사용되기에는 시간과 노력이 더 필요하다. 그러나 이러한 유전정보는 분명히 환자의 예후를 예측하고 유전상담과 치료를 결정하는 데 매우 중요하며, 산전진단도 가능하게 한다. 장래에 유전자치료를 통하여 근본적인 치료를 하기 위해서는 분자유전학적인 정보가 반드시 필요하다. 따라서 환자에 대한 원인 유전자를 찾기 위한 혈액시료의 확보와 공공적인 유전자 검진 시스템이 마련되어야 한다. 이미 영국과 미국 등 선진국에서는 유전성 망막질환에 대한 유전자검사 시스템을 비영리적으로 운영하고 있다.

4) 안저소견에 따른 분류

망막내 색소와 망막색소상피 변화 등 전형적인 안저소견을 보이지 않는 경우로서 무색소 망막색소변성(RP sine pigmento)이 있다(그림 12.11 A). 대부분의 무색소 망막색소변성은 실은 망막색소변성의 초기 시기에 관찰되는 일시적인 소견이며, 병이 진행되면서 색소

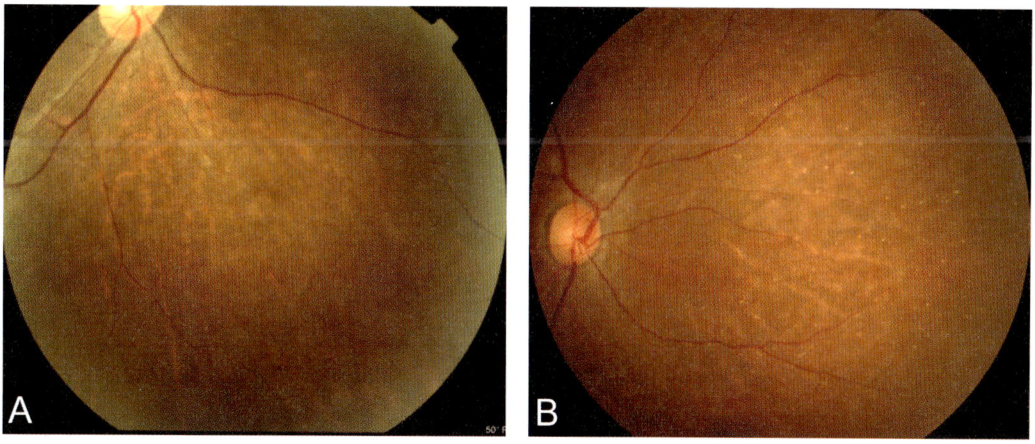

그림 12.11 (A) 망막내 색소가 관찰되지 않는 무색소 RP(RP sine pigmento) 안저소견. (B) 짙은 갈색의 색소가 아닌 흰점망막염(retinitis punctata albescens)에서 보이는 옅고 하얀 점상 병변이 중간 또는 주변 망막에 나타나는 RP 안저소견.

변화가 나타난다. 짙은 갈색의 색소가 아니라 흰점망막염(retinitis punctata albescens)에서 보이는 옅고 하얀 점상 병변이 중간 또는 주변 망막에 나타나는 경우도 있다(그림 12.11 B).[40] 이러한 소견도 젊은 망막색소변성 환자의 초기에 보이는 소견일 수 있다. 비진행성 야맹증과 연관된 백색 반점은 흰점안저(fundus albipunctatus)에 특징적이다. 비슷한 소견이 비타민 A 결핍에서도 나타날 수 있다.[41, 42]

부채꼴 망막색소변성은 1937년 비에띠(Bietti GB)에 의하여 처음 보고되었고, 1개 또는 2개의 사분면(quadrant)에 한정된 색소 변화를 특징으로 한다. 시야 손상과 색소 변화 부분이 대개 일치하며 망막전위도반응이 비교적 좋고 진행이 매우 느리다. 그러나 우성 부채꼴 망막색소변성 환자에서 빛자극에 대한 반응도달시간이 중심와를 포함하여 망막 전반에 걸쳐서 지연되어 있으며, 막대와 원뿔세포를 같이 침범한다.[43] 주로 비측과 하측을 침범하며 시야장애는 서서히 진행하지만 중심시력은 대개 보존된다.

중심주위 망막색소변성(pericentral RP)은 시야 결손이 주시점으로부터 20도에서 40도 사이가 아닌 5도에서 15도 사이에 생긴다. 중심주위 망막색소변성은 시야가 결손된 부분이 깊어지고 커져 가운데를 침범하기 때문에 병의 초기부터 큰 불편을 초래하는 특징이 있다. 단안 망막색소변성(unilateral RP)은 주로 후천적인 경우가 많으며, 단안 색소망막병증의 가장 흔한 형태는 광범위 일측 아급성 신경망막염(diffuse unilateral subacute neuroretinitis)이다.

5) 전신증상과 동반된 망막색소변성

대부분의 망막색소변성 환자는 눈 이외의 증상은 없지만 일부 환자에서 청각 이상이나 신경계 등 다른 기관의 이상을 동반하는 경우가 있다. 대표적으로 어셔 증후군은 실명과 난청이 함께 나타난다. 프리드리히 운동실조(Friedreich's ataxia), 근육퇴행위축(muscular dystrophy), 점액다당류증(mucopolysaccharidosis) 등도 망막색소변성이 나타날수 있다. 드물지만 알포트 병(Alport disease), 알스트롬 증후군(Alstrom syndrome), 얀스키-비엘쇼우스키 병(Jansky-Bielschowsky disease), 젤위거 증후군(Zellweger syndrome), 보그트-스필마이어-바텐 병(Vogt-Spielmeyer-Batten disease), 레프숨 병(Refsum disease), 컨스-세이어 증후군(Kearns-Sayre syndrome)에서도 망막색소변성이 동반될 수 있다.

5. 감별진단

망막색소변성과 다른 유전성 망막질환이 망막색소변성으로 혼동되는 경우가 많다. 많은 망막이상증이 말기로 가면 전체 망막을 침범하기 때문에 망막색소변성과 혼동될 수밖에 없는데 이때는 증상의 진행, 안저 모양, 이전 의무기록 등을 참고하여 감별할 수 있다. 원뿔-막대세포이상증(cone-rod dystrophy, CRD)이 망막색소변성과 가장 혼동되는 질환이다. 원뿔-막대세포이상증은 먼저 시력 감소와 색각 이상이 나타나고 다음에 시야장애가 진행한다. 황반의 색소와 위축이 주변부 색소 이상보다 앞서 나타난다. 후기에는 뼛조각 색소가 주변 망막에서 보일 수 있다. 망막전위도 검사는 원뿔-막대세포이상증과 망막색소변성을 구별하는 데 매우 유용하다. 원뿔 망막전위도의 심한 감소와 상대적으로 적은 막대 망막전위도의 감소에 기초하여 원뿔-막대세포이상증을 진단할 수 있다.[44] 그러나 표현형이 다양하기 때문에 주의가 필요하다. 레버선천흑암시(LCA)는 유아기부터 심한 시력 저하를 특징으로 하는 질환군이다. 망막색소변성에 포함시켜 생각하기도 하지만 독립된 질환군으로 구별하는 경우가 많다. 대부분 열성유전이며 드물게 우성유전을 한다. 6개의 유전자(*GUCY2D*, *RPE65*, *CRX*, *AIPL1*, *CRB1*, *RPGRIP1*)와 아직 알려지진 않았지만 연관분석에서 보고된 1p36, 14q24,6q11-q16의 위치가 레버선천흑암시와 연관이 있다고 알려졌다.[45, 46] 레버선천흑암시를 비합병형과 합병형 등 2개의 형태로 구분하는데 비합병형은 선천성 실명, 안구진탕, 고도원시와 망막전위도 반응의 완전 소멸을 특징으로 한다. 합병형은 다른 안과적 또는 전신적인 증상이 있는 경우이다. 바르데-비들 증후군(BBS)은 망막병증, 다지증(polydactyly), 선천성 비만, 정신지체, 생식샘저하증(hypogenitalism)을 특징으로 하는 질환이다. 이 5가지 특징이 모두 나타나는 경우보다는 몇 개만 나타나는 불완전형이 보다 흔하다. 바르데-비들 증후군에서 나타나는 망막병증은 전형적인 망막색소변성과 다르다. 일찍부터 중심시력이 감소하고 후기까지 색소침착이 적다.

이러한 망막색소변성의 표현형과 달리 후천적인 손상으로 망막색소변성과 비슷한 임상양상을 보이는 경우가 있다. 이러한 것을 가성 망막색소변성(pseudoretinitis pigmentosa)이라고도 한다. 이러한 가성 망막색소변성은 진행된 망막색소변성과 구별이 어려운 경우가 있지만 원인이 될 만한 병력과 양측 눈에 비대칭적으로 나타나며, 다른 전신소견 등이 감별점이다. 루벨라, 매독 등 감염성 망막염에 의한 색소 망막병증이 망막색소변성과 비슷한 안저소견을 보인다. 루벨라 망막병증은 난청과 동반될 수 있어서 어셔 증후군과 혼동되는데 망막전위도 검사에서 루벨라는 대개 경미한 이상을 보이지만 어셔 증후군은 심한 이상을 보인다. 매독은 선천성과 후천성 모두에서 색소 망막병증을 일으킨다. 선천성 매독에서는 흔하게 간질성 각막염이 같이 나타난다. 안저에서 지저분한 검은 색소가 뭉쳐서 보이며, 망막색소변성에 전형적인 뼛조각 색소는 드물다. 톡소플라스모시스, 톡소카리아시스, 헤르페스의 망막 감염도 색소 망막병증을 일으키는데 맥락막까지 흉터가 광범위하게 발생하고 주변의 다른 부위는 얼룩져 보인다. 망막전위도는 대개 심한 감소는 없는데 병변이 아주 광범위한 경우에는 비례해서 심한 감소를 보인다.

6. 치료

망막색소변성의 근본적인 치료는 아직 없다. 현재까지 치료는 남아 있는 시각세포를 유지하여 시력 감소를 늦추고 일상생활에 미치는 불편함을 줄이며, 동반된 안과적인 합병증을 예방하고 치료하는 데 중점을 둔다. 우선 환자에게 완전 실명이 되는 경우는 드물며 근본적인 치료법은 아직 없지만 치료하면 진행을 늦출 수 있다는 확신을 주는 것이 중요하다. 정기적인 관찰을 통하여 병의 진행을 판단하고 최신 연구성과를 공유하고 안과적인 합병증을 놓치지 않도록 한다.

보존적 치료로는 여러 연구에서 비타민 A와 비타민 E 등이 병의 경과를 늦출 수 있다는 보고를 하고 있으며,[47, 48] 또한 오메가-3 지방산,[49, 50] 카로티노이드의 하나인 루테인(lutein)[51]과 지아잔틴(zeaxanthin)도 도움이 될 수 있다고 보고되고 있다. 이러한 항산화제와 비타민을 복용함으로써 그렇지 않은 경우보다 병의 경과를 30% 정도 늦출 수 있다. 일상생활에서 챙이 있는 모자나 색안경을 착용, 강한 햇빛을 차단하여 자외선에 의한 손상을 예방하는 것이 필요하다.

줄기세포 이식은 손상받은 망막색소상피와 시세포를 대체하는 잠재적인 방법으로 활발히 연구되고 있다. 2011년 Advanced Cell Technology(ACT) 사에서 나이관련황반변성과 스타가르트 병을 대상으로 줄기세포를 기반으로 한 치료에 대한 임상시험을 시작하였다. 이 시험에서는 줄기세포를 망막색소상피로 분화시키고 유리체절제술 후 망막하 주사를 하였다. 3~12개월 동안 관찰한 결과 18명의 환자에서 시력이 개선되는 경향을 보였다.[52]

망막보철시스템(Retinal prosthesis)은 시력이 없는 환자에서 인공적인 시력(Artificial vision)을 만들어 주는 시스템이다. 최근 아구스 II 망막보철시스템(The ARGUS II prosthesis)에 대한 임상시험이 진행되었고, 망막색소변성 환자에서 효과적임이 밝혀졌다. 광각유의 환자가 20개월 후에는 글자를 알아보는 정도로의 시력 개선이 있었다. 아구스 II 망막보철시스템은 미국과 유럽에서 망막색소변성의 치료로 승인을 받았다.[53] 유전자치료 또한 연구 중이며, DNA 벡터를 이용하여 손상된 단백질을 치환하는 것을 목표로 하고 있다. 레버선천흑암시(LCA) 환자를 대상으로 *RPE65* 유전자를 치환하는 임상연구가 진행 중이며, 망막색소변성에 대한 임상시험도 시작하는 단계이다.

7. 요약

RP 환자는 초기에 야맹증이 나타나면서 점점 시력이 감퇴하고 시야가 좁아져 결국은 시력을 소실하게 된다. 이러한 과정에서 정상적인 사회활동을 영위하던 사람들이 시력이 소실되면서 느끼는 좌절과 고통은 개인과 가족에게 커다란 절망을 주며, 사회적 차원에서도 이들의 경제활동 단절에 따른 경제활동인구 감소에 의한 손실 또한 크다. 근본적인 치료 방법은 아직 없지만 지속적인 치료를 통하여 합병증을 예방하고 병의 경과를 늦춤으로써 실명에 도달하는 기간을 연장할 수 있다.

▌참고문헌 ▌

1. Daiger SP, Bowne SJ, Sullivan LS. Perspective on genes and mutations causing retinitis pigmentosa. Arch Ophthalmol 2007;125(2):151-8.
2. Dryja TP, McGee TL, Hahn LB, et al. Mutations within the rhodopsin gene in patients with autosomal dominant retinitis pigmentosa. N Engl J Med 1990;323(19):1302-7.
3. Dryja TP, McGee TL, Reichel E, et al. A point mutation of the rhodopsin gene in one form of retinitis pigmentosa. Nature 1990;343(6256):364-6.
4. Bunker CH, Berson EL, Bromley WC, et al. Prevalence of retinitis pigmentosa in Maine. Am J Ophthalmol 1984;97(3):357-65.
5. Hartong DT, Berson EL, Dryja TP. Retinitis pigmentosa. Lancet 2006;368(9549):1795-809.
6. Tanito T, Ohba N. Studies on pigmentary retinal dystrophy. I. Age of onset of subjective symptoms and the mode of inheritance. Jpn J Ophthalmol 1976;20:474-81.
7. Berson EL, Sandberg MA, Rosner B, et al. Natural course of retinitis pigmentosa over a three-year interval. Am J Ophthalmol 1985;99(3):240-51.
8. Massof R, Finkelstein D. A two-stage hypothesis for the natural course of retinitis piqmentosa. Adv Biosci 1987;62:29 58.
9. Department of Health Education and Welfare, Office of Disablility Program. Disability operational policy and procedures, informational digest. Code A2.01b. Special senses and hearing, listing of impairment, part A-2.00A3. Washington, DC: US Goverment Printing Office 1979.
10. Grover S, Fishman GA, Anderson RJ, et al. Visual acuity impairment in patients with retinitis pigmentosa at age 45 years or older. Ophthalmology 1999;106(9):1780-5.
11. Ffytche TJ. Cystoid maculopathy in retinitis pigmentosa. Trans Ophthalmol Soc U K 1972;92:265-83.
12. Geltzer AI, Berson EL. Fluorescein angiography of hereditary retinal degenerations. Arch Ophthalmol 1969; 81(6):776-82.
13. Hansen RI, Friedman AH, Gartner S, Henkind P. The association of retinitis pigmentosa with preretinal macular gliosis. Br J Ophthalmol 1977;61(9):597-600.
14. Fishman GA, Fishman M, Maggiano J. Macular lesions associated with retinitis pigmentosa. Arch Ophthalmol 1977;95(5):798-803.
15. Fishman GA, Maggiano JM, Fishman M. Foveal lesions seen in retinitis pigmentosa. Arch Ophthalmol 1977;95(11):1993-6.
16. Lee SH, Yu HG, Seo JM, et al. Hereditary and clinical features of retinitis pigmentosa in Koreans. J Korean Med Sci 2010;25(6):918-23.
17. Marmor MF: The electroretinogram in retinitis pigmentosa. Arch Ophthalmol 1979;97:1300-4.
18. Boughman JA, Caldwell RJ. Assessment of clinical variables and counseling needs in patients with retinitis pigmentosa. Am J Med Genet 1982;12(2):185-93.
19. Flynn MF, Fishman GA, Anderson RJ, Roberts DK. Retrospective longitudinal study of visual acuity change in patients with retinitis pigmentosa. Retina 2001;21(6):639-46.
20. Berson EL, Howard J. Temporal aspects of the electroretinogram in sector retinitis pigmentosa. Arch Ophthalmol 1971;86(6):653-65.
21. Hellner KA, Rickers J. Familiary bilateral segmental retinopathia pigmentosa. Ophthalmologica 1973;166(5): 327-41.
22. Goodman G, Ripps H, Siegel IM. Sex-linked ocular disorders: trait expressivity in males and carrier females. Arch Ophthalmol 1965;73:387-98.

23. Heckenlively JR, Weleber RG. X-linked recessive cone dystrophy with tapetal-like sheen. A newly recognized entity with Mizuo-Nakamura phenomenon. Arch Ophthalmol 1986;104(9):1322-8.
24. Jacobson DM, Thompson HS, Bartley JA. X-linked progressive cone dystrophy. Clinical characteristics of affected males and female carriers. Ophthalmology 1989;96(6):885-95.
25. Noble KG, Margolis S, Carr RE. The golden tapetal sheen reflex in retinal disease. Am J Ophthalmol 1989; 107(3):211-7.
26. Vingolo EM, Giusti C, Forte R, Onori P. Vitreal alterations in retinitis pigmentosa: biomicroscopic appearance and statistical evaluation. Ophthalmologica 1996;210(2):104-7.
27. Berson EL, Rosner B, Simonoff E. Risk factors for genetic typing and detection in retinitis pigmentosa. Am J Ophthalmol 1980;89(6):763-75.
28. Chung H, Hwang JU, Kim JG, Yoon YH. Optical coherence tomography in the diagnosis and monitoring of cystoid macular edema in patients with retinitis pigmentosa. Retina 2006;26(8):922-7.
29. Hirakawa H, Iijima H, Gohdo T, Tsukahara S. Optical coherence tomography of cystoid macular edema associated with retinitis pigmentosa. Am J Ophthalmol 1999;128(2):185-91.
30. Pruett RC. Retinitis pigmentosa: clinical observations and correlations. Trans Am Ophthalmol Soc 1983;81: 693-735.
31. Jacobson SG, Kemp CM, Sung CH, Nathans J. Retinal function and rhodopsin levels in autosomal dominant retinitis pigmentosa with rhodopsin mutations. Am J Ophthalmol 1991;112(3):256-71.
32. Kemp CM, Jacobson SG, Roman AJ, et al. Abnormal rod dark adaptation in autosomal dominant retinitis pigmentosa with proline-23-histidine rhodopsin mutation. Am J Ophthalmol 1992;113(2):165-74.
33. Moore AT, Fitzke FW, Kemp CM, et al. Abnormal dark adaptation kinetics in autosomal dominant sector retinitis pigmentosa due to rod opsin mutation. Br J Ophthalmol 1992;76(8):465-9.
34. Berson EL. Retinitis pigmentosa and allied diseases: applications of electroretinographic testing. Int Ophthalmol 1981;4(1-2):7-22.
35. Tanino T, Ohba N. Studies on pigmentary retinal dystrophy. II. Recordability of electroretinogram and the mode of inheritance. Jpn J Ophthalmol 1976;20:482-6.
36. Sandberg MA, Weigel-DiFranco C, Rosner B, Berson EL. The relationship between visual field size and electroretinogram amplitude in retinitis pigmentosa. Invest Ophthalmol Vis Sci 1996;37(8):1693-8.
37. Janaky M, Palffy A, Deak A, et al. Multifocal ERG reveals several patterns of cone degeneration in retinitis pigmentosa with concentric narrowing of the visual field. Invest Ophthalmol Vis Sci 2007;48(1):383-9.
38. Nagy D, Schonfisch B, Zrenner E, Jagle H. Long-term follow-up of retinitis pigmentosa patients with multifocal electroretinography. Invest Ophthalmol Vis Sci 2008;49(10):4664-71.
39. Jay M. On the heredity of retinitis pigmentosa. Br J Ophthalmol 1982;66(7):405-16.
40. Lauber H. Die sogenannte Retinitis punctata albescens. Klin Monbl Augenheilkd 1910;48:133-48.
41. Marmor MF. Fundus albipunctatus: a clinical study of the fundus lesions, the physiologic deficit, and the vitamin A metabolism. Doc Ophthalmol 1977;43(2):277-302.
42. Levy NS, Toskes PP. Fundus albipunctatus and vitamin A deficiency. Am J Ophthalmol 1974;78(6):926-9.
43. Massof RW, Finkelstein D. Vision threshold profiles in sector retinitis pigmentosa. Arch Ophthalmol 1979; 97(10):1899-904.
44. Berson EL, Gouras P, Gunkel RD. Progressive cone-rod degeneration. Arch Ophthalmol 1968;80(1):68-76.
45. Camuzat A, Dollfus H, Rozet JM, et al. A gene for Leber's congenital amaurosis maps to chromosome 17p. Hum Mol Genet 1995;4(8):1447-52.
46. Perrault I, Rozet JM, Calvas P, et al. Retinal-specific guanylate cyclase gene mutations in Leber's congenital amaurosis. Nat Genet 1996;14(4):461-4.

47. Berson EL, Rosner B, Sandberg MA, et al. Vitamin A supplementation for retinitis pigmentosa. Arch Ophthalmol 1993;111(11):1456-9.
48. Berson EL, Rosner B, Sandberg MA, et al. A randomized trial of vitamin A and vitamin E supplementation for retinitis pigmentosa. Arch Ophthalmol 1993;111(6):761-72.
49. Hoffman DR, Locke KG, Wheaton DH, et al. A randomized, placebo-controlled clinical trial of docosahexaenoic acid supplementation for X-linked retinitis pigmentosa. Am J Ophthalmol 2004;137(4): 704-18.
50. Wheaton DH, Hoffman DR, Locke KG, et al. Biological safety assessment of docosahexaenoic acid supplementation in a randomized clinical trial for X-linked retinitis pigmentosa. Arch Ophthalmol 2003;121 (9):1269-78.
51. Aleman TS, Duncan JL, Bieber ML, et al. Macular pigment and lutein supplementation in retinitis pigmentosa and Usher syndrome. Invest Ophthalmol Vis Sci 2001;42(8):1873-81.
52. Schwartz SD, Regillo CD, Lam BL, Eliott D, et al. Human embryonic stem cell-derived retinal pigment epithelium in patients with age-related macular degeneration and Stargardt's macular dystrophy: follow-up of two open-label phase 1/2 studies. Lancet 2015;385:509-16.
53. Humayun MS, Dorn JD, da Cruz L, Dagnelie G, Sahel JA, Stanga PE. Interim results from the international trial of second Sight's visual prosthesis. Ophthalmology 2012 Apr;119(4):779-88.

CHAPTER 13

증후군성 망막색소변성

Syndromic Retinitis Pigmentosa

망막색소변성 환자의 약 30%에서 정도의 차이는 있으나 청력 저하를 경험한다. 그 외 여러 보고에 따르면 난청 외에 근육병, 부비동염, 호흡기계 감염 등도 동반되며, 갑상선 질환의 위험도 정상인보다 높다. 망막색소변성과 동반된 증상에 따라 여러 증후군이 있으며, 이 중 난청이 있는 어셔 증후군(Usher syndrome)이 가장 흔하다.

1. 어셔 증후군

어셔 증후군은 상염색체열성으로 유전되며 선천적인 난청과 전형적인 망막색소변성과 구별되지 않는 망막변성을 갖는 질환이다. 1858년 본 그라페(von Graefe)에 의하여 처음 보고되었으나 영국의 안과 의사인 찰스 어셔(Charles Usher)가 같은 질환을 보이는 가족에 대하여 보고하면서 어셔 증후군으로 명명되었다.[1] 어셔는 청력소실의 정도, 발생하는 연령, 시력 저하의 정도에 따라 적어도 2가지의 형태가 존재한다고 하였다. 시력 저하와 청력 소실이 동반된 증후군은 50가지가 넘는데, 이 중 어셔 증후군이 가장 흔하며 성인 환자의 50% 이상을 차지한다. 어셔 증후군은 망막색소변성과 관련된 증후군 중에서도 가장 흔하며 모든 망막색소변성 환자의 18% 정도를 차지한다. 유병률은 10만 명당 1.8명에서 2.6명의 빈도로 나타나며 미국에서는 실명과 난청을 모두 가진 환자의 50%에 달한다. 대한민국의 경우 유병률을 알 수는 없으나 수차례 어셔 증후군에 대한 증례 보고가 있었다.[2-5]

1) 3가지 주요 아형

어셔 증후군은 대개 3가지로 임상양상에 의하여 나뉘며, 이 중 1형과 2형이 흔하고 3형은 드물다.[6] 1형의 경우 선천적인 감각신경성 난청과 언어습득전 농(prelingual deafness) 또는 심한 구음장애와 전정기능 이상이 있으며 어려서 발생한 망막변성이 있다. 2형의 경우는 부분적이거나 진행하지 않는 선천적 난청이 있으며 전정기능 장애에 따른 증상은 없고, 망막변성은 1형에 비해 좀 더 늦은 시기에 발생한다. 3형은 10대에서 30대에 시작하는 진행성 난청과 어른이 되어 발생하는 망막변성과 원시성 난시를 특징으로 한다. 그 외에도 홀그렌 증후군(Hallgren syndrome)으로 불리는 변형이 있는데 이는 선천적으로 진행하는 난청과 더불어 전정성 운동실조(vestibular ataxia)와 망막변성을 특징으로 한다.

2) 유전자

어셔 증후군의 3가지 아형은 분자유전학적 연관분석으로 관련 유전자 및 그 loci(유전자 위치)를 구별함이 가능해졌다. 1995년 어셔 증후군의 첫 번째 유전자가 발견된 이후 9개의 유전자를 포함하는 11개의 loci가 발견되었다. 1형의 경우 7개의 loci가 연관되는데, 그 위치는11q13.5(*USH1B*), 11p15.1(*USH1C*), 10q21-22(*USH1D*), 21q21(*USH1E*), 10q21-22(*USH1F*), 17q24-25(*USH1G*), 15q22-23(*USH1H*)이다.[7,8] 2형의 경우 3개의 loci가 보고되며 1q41(*USH2A*), 5q14.3-q21.3(*USH2C*), 9q32-34(*USH2D*)이다. 3형의 경우 3q21-25(*USH3A*)와 관련 있다. 가장 최근에 발견된 어셔 증후군 유전자는 *USH2D*에 위치한 *WHRN*로서, scaffold protein인 whirlin을 발현한다. Whirlin은 이전부터 usherin과 같이 망막과 내이 모두에서 관찰되었고 또한 *WHRN* 유전자가 *USH2A*와 상호작용이 있음이 발견되어 후보유전자로 생각되던 차에, 독일의 어셔 증후군 2형 가계에서 돌연변이가 확인되었다. *USH1H*로 명명된 어셔 증후군 1형의 새로운 locus는 파키스탄의 규모가 큰 2가계의 연관분석에서 발견되었는데, 유전자나 발현되는 단백질은 아직 밝혀져 있지 않으며, 비증후군성 난청의 locus 일부와 겹침이 알려져 있다. 그리고 이전에 보고되었던 loci 중 *USH1A*와 *USH2B*는 추가적인 가계도 분석과 분자생물학적 분석 결과 오류로 생각되어 최근 제외되었다.

이 중 몇 가지 유전자는 돌연변이가 있을 경우 비증후군성 형태로 감각신경성 난청만 단독으로 나타나게 되는데, 가장 흔하고 심한 아형은 *USH1B*로 이는 myosin VIIA(*MYO7A*)와 연관이 있다.[9] *MYO7A*에 의하여 만들어지는 단백질은 달팽이관과 내이의 vestibular hair cell, 망막색소상피세포, 망막의 광수용체에서 발견된다.[10] 내이의 kinocilium과 stereocilia에서 myosin VIIa가 발견되며, 광수용체 시냅스 말단부에서도 *MYO7A*가 microtubule과 상호작용을 하고 있으며 ribbon-synaptic vesicle complex와도 연관된다. 리우(Liu XR) 등[11]은 immunogold labeling으로 *MYO7A*가 광수용체의 내-외분절 연결 부위에서 중점적으로 분포된 것을 보고하였는데, 외분절의 disc 생성에 관여한다고 제시하였으며, 망막색소상피세포의 첨단부에서도 발견하였다. *MYO7A* 외에도 *USH1C*, *CDH23*, *WHRN* 등의 돌연변이가 달팽이관의 섬모에 의한 nonsyndromic recessive deafness를 초래한다. 2형의 유전자로 *USH2A*는 usherin을 발현하는데, 이의 돌연변이에서는 난청 없이 상염색체열성 형태의 망막색소변성만 비증후군성으로 나타난다.[12]

시각세포에서 연결 섬모(connecting cilium)는 대사가 활발한 내분절과 빛에 민감한 외분절을 연결하고 있는데, 광전달(phototrasduction)에 필요한 분자들은 내분절에서 만들어져 연결섬모를 통하여 외분절로 수송된다. 어셔 증후군 1형과 2형에 관계된 유전자들이 발현하는 단백질, 예를 들어 usherin, SANS, whirlin 등이 바로 이 연결섬모나 그 주위에 분포하는 것으로 확인되었다. 또한 2형의 3가지 유전자 모두 그리고 1형에서 하모닌(harmonin)을 제외한 모든 유전자가 발현하는 단백질은 후각 상피세포 또는 정충뿐 아니라 망막 시세포에서 섬모 형태를 띤 부분에서도 발견된다. 비록 흔히 잘 알려진 섬모 이상 질환, 예를 들면 원발성 섬모이상운동증, 수두증, 다낭성 간/신 질환 등이 동반되지는 않지만, 어셔 증후군은 연결섬모의 이상으로 발병하는 망막 이상을 지칭하는 '망막 섬모병증(retinal ciliopathy)'의 한 예로 분류된다.

3) 빈도와 유병률

아형에 따른 빈도는 보고에 따라 차이가 있으나 대개 현저한 언어습득전 농을 가진 사람의 3~6%가 1형 어셔 증후군이다. 피아차(Piazza L) 등[13]은 106명의 어셔 증후군에서 33%가 1형, 67%가 2형이었고 3형은 없었다고 보고하였으며, 버밍햄(Birmingham) 지역의 역학조사에서는 1형이 33%, 2형이 47%, 그리고 3형이 20%로 보고되었다. 덴마크인 대상의 다른 연구에서 어셔 증후군의 유병률은 1형의 경우 1.5/100,000, 2형은 2.2/100,000,

3형은 0.1/100,000였고, 전체 어셔 증후군의 유병률은 5/100,000으로 추정되었다. 오리건(Oregon) 망막변성센터에 등록된 어셔 증후군 망막색소변성 환자 중 1형은 32%, 2형은 65%, 3형은 3%이고, 3형 어셔 증후군의 대부분은 핀란드 혈통을 지니고 있었다고 한다. 아직 국내에서는 어셔 증후군 환자가 얼마나 있고 어떤 유형이 많은지 잘 알려져 있지 않다.

4) 임상양상

1형 어셔 증후군에서 전정기능의 저하가 일찍 나타나는데, 유아기에 혼자 걷기가 지연되는 발달 양상을 보인다. 1형 어셔 증후군에서는 15세경 야맹증이 발생하나 2, 3형의 경우 보다 높은 연령인 30대 초반에 발생한다.[14] 시력의 경우 1형보다는 2형이 좀 더 좋으며, 누적백분율(cumulative percentage)로 29세 때 0.5 이상의 시력을 유지하는 경우가 1형에서는 69%인 데 반해 2형의 경우 94%이다. 대개 40세까지 77%의 1형 환자와 95%의 2형 환자가 0.1의 시력을 유지한다. 형광안저혈관조영에서 중심오목의 병변은 1형의 경우 2형(42.9세, 19~71세)보다 빠른 34.3세(14~35세)에 나타났다. 백내장의 발생은 후낭하혼탁이 많으며 두 아형 간의 차이는 없다. 망막전위도 검사는 모든 아형에서 심하게 저하된 진폭을 보이거나 반응이 없다.

주된 전정기능의 이상은 1형에서 아이들의 운동 발달지연과 장년기의 비진행성 운동실조로 나타난다. 대개 1형 어셔 증후군의 경우 18개월 이전에 걷지 못하는 경우가 대부분이다. 2형에서의 간헐적인 운동실조는 소뇌위축에 의한 것으로 구음 장애도 심하다.[15] 인공와우 삽입술은 심한 난청이 있는 경우 성공적인 치료 방법이다.[16] 언어 습득 면에서 선천적인 난청의 경우, 망막전위도 검사 등의 조기 진단으로 어셔 증후군을 감별하는 것이 중요하며, 조기 발견된 경우 언어, 구음 장애를 줄일 수 있다.

5) 조기진단의 중요성과 어려움

어셔 증후군의 진단을 놓치게 되는 이유는 어린 나이에 발생하고 망막검사에도 색소변성은 보이지 않으며, 작은 색소침착이 있어도 루벨라(rubella) 망막증과 같은 다른 질환으로 진단하는 경우가 많기 때문이다. 따라서 선천적 난청이 있거나 청력소실이 진행되는 소아의 경우 어셔 증후군을 의심해야 하고 어셔 증후군이 의심되는 경우 망막전위도 검사를 시행하는 것이 도움이 되겠다. 망막의 색소변성과 난청이 동반된 경우 어셔 증후군 외에도 유아형 레프숨(infantile Refsum) 병, 성인형 레프숨(adult Refsum) 병, 코케인(Cockayne) 증후군, 바르데-비들(Bardet-Biedl) 증후군, 알스트롬(Alström) 증후군, 플린-에어드(Flynn-Aird) 증후군, 프리드리히(Friedreich) 운동실조, 컨스-세이어(Kearns-Sayre) 증후군 등이 포함된다.

2. 그 외 증후군

어셔 증후군 외 망막색소변성을 보이는 다른 증후군은 매우 드물며, 문헌 보고에 따른 안과적 소견이 망막병변 외에 매우 다양한 양상으로 나타난다.

1) 알라질 증후군

알라질 증후군(Alagille syndrome, arteriohepatic dysplasia)은 신생아에서 간내담도의 형성부전(intrahepatic bile duct hypoplasia)으로 황달과 넓고 두드러진 이마, 뾰족한 턱, 주먹코와 hyperteloric eyes가 특징적인 삼각형 얼굴, 심혈관계이상(peripheral pulmonary artery hypoplasia)과 척추 등의 골격계 이상을 보이며 눈에는 posterior embryotoxon, Axenfeld anomaly, corectopia, 사시와 망막의 색소침착이 있다.[17]

2) 알스트롬 증후군

알스트롬 증후군(Alström syndrome)은 1959년 스웨덴에서 처음 기술되었는데, 전신적으로 심근병증, 비만, 당뇨, 난청, 신부전, 흑색가시세포증, 탈모, 성기발육부전 등이 동반된 망막변성을 보이며 상염색체열성유전을 하는 것으로 알려져 있다.[18] 눈에서는 망막변성 외에도 백내장 등이 관찰된다.[19] 10세 이전에 심각한 시력 감소가 나타나서 10세에 망막전위도가 소실되며, 20세경에는 대개 실명한다고 알려져 있다.

3) 코케인 증후군

코케인 증후군(Cockayne syndrome, Neill-Dingwall syndrome)은 심한 왜소증(dwarfism)과 정신지체, 난청, 조로증, 두개내 석회화와 동반된 망막의 색소변성이 특징이다.[20] 그 외 눈에서의 변화는 노출성 각막병증, 색소 망막병증, 안구함몰, 원시, 안구진탕, 백내장 등이 보고되며, 20대에 이미 심한 시력 감소가 나타난다고 알려져 있다.

4) 무베타지방단백혈증

무베타지방단백혈증(abetalipoproteinemia, OMIM 200100)은 드문 대사질환으로 상염색체열성으로 유전되며 흡수장애(malabsorption), 유극적혈구증(acanthocytosis), 낮은 혈중 콜레스테롤과 microsomal triglyceride transfer protein의 변이로 인한 apo B의 결핍이 특징적이다.[21] 눈에서는 망막의 색소변성과 그 외 안구 운동장애, 동공부등, 안진, 사시, 안검하수 등 다양한 임상양상이 보고되었으며, 증상이 없는 무베타지방단백혈증 환자에서도 망막전위도 검사나 형광안저혈관조영에서 망막의 병변이 관찰되기도 한다.

5) 쥐느 증후군

쥐느 증후군(Jeune syndrome, asphyxiating thoracic dystrophy, OMIM 208500)은 상염색체열성으로 유전되며 골격계, 신장, 눈 등 다기관 이상을 특징으로 한다.[22] 왜소증과 다지증(polydactyly), 단지증(brachydactyly)이 있으며, 나이가 들어 신부전이 발생한다. 눈에서는 망막변성과 더불어 안진, 사시 등이 관찰된다.

▌참고문헌▐

1. Usher CH. On the inheritance of retinitis pigmentosa with notes of cases. Roy Ophthalmol Hosp Rsp 1914; 19:130-236.
2. Kim KH, Lee SJ, Lee HK. Two cases Usher's syndrome in two brothers. J Korean Ophthalmol Soc 1995; 36: 153-9.
3. Kim SJH, Koo HM, Chung SK. Type IV Usher's syndrome manifested by woman. J Korean Ophthalmol Soc 1997;38:1289-93.
4. Lee SJ, Lee JH, Choi YJ, et al. A case of type 1 Usher's syndrome with bilateral cataract. J Korean Ophthalmol Soc 1998;39:784-9.
5. Han SB, Kim SJ, Kim JH, et al. The clinical manifestations of Usher syndrome in Korea. J Korean Ophthalmol Soc 2007;48(7):950-6.
6. Boughman JA, Vernon M, Shaver KA. Usher syndrome; definition and estimate of prevalence from two high-risk populations. J Chron Dis 1983;36:595-603.
7. Smith RJH, Lee EC, Kimberling WJ, et al. Localization of two genes for Usher syndrome type 1 to chromosome 11. Genomics 1992;14:995-1002.
8. Kaplan J, Gerber S, Bonneau D, et al. A gene for Usher syndrome type 1(USH1A) maps to chromosome 14q. Genomics 1992;14:979-87.
9. Weil D, Kussel P, Blanchard S, et al. The autosomal recessive isolated deafness, DFNB2, and the usher 1B syndrome are allelic defects of the myosin-VIIA gene. Nat Genet 1997;16:191-3.
10. Barrong SD, Chaitin MH, Fliesler SJ, et al. Ulrastructure of connecting cilia in different genetic forms of retinitis pigmentosa. Arch Ophthalmol 1992;110:706-10.
11. Liu XR, Vansant G, Udovichenko IP, et al. Myosin VIIa, the product of the Usher 1B syndrome gene, is concentrated in the connecting cilia of photoreceptor cells. Cell Motil Cytoskeleton 1997;37:240-52.
12. Eudy JD, Weston MD, Yao S, et al. Mutation of a gene encoding a protein with extracellular matrix motifs in Usher syndrome type IIa. Science 1998;280:1753-7.
13. Piazza L, Fishman GA, Faber M, et al. Visual acuity loss in patients with Usher's syndrome. Arch Ophthalmol 1986;104:1336-9.
14. Smith RJH, Berlin CI, Hejtmancik JF, et al. Clinical diagnosis of the Usher syndromes. Usher syndrome consortium. Am J Med Genet 1994;50:32-8.
15. Fishman GA, Kumar A, Joseph ME, et al. Usher's syndrome: Ophthalmc and neuro-otologic findings suggesting genetic heterogeneity. Arch Ophthalmol 1983;101:1367-74.
16. Loudon N, Marlin S, Busquet D, et al. Usher syndrome and cochlear implantation. Otol Neurotol 2003; 24: 216-21.
17. Hingorani M, Nischal KK, Davies A, et al. Ocular abnormalities in Alagille syndrome. Ophthalmology 1999; 106:330-7.
18. Alstrom CH, Hallgren B, Nilsson LB, et al. Retinal degeneration combined with obesity, diabetes mellitus, and neurogenous deafness. Acta Psychiatr Scand 1959;34:1-35.
19. Sebac J, Albert DM, Craft JL. The Alstrom syndrome; ophthalmic histopathology and retinal ultrastructure. Br J Ophthalmol1984;68:494-501.
20. Pearce WG. Ocular and genetic features of Cockayne's syndrome. Can J Ophthalmol 1972;7:435-44.
21. Cogan DG, Rodrigues M, Chu FC, et al. Ocular abnormalities in abetalipoproteinemia: a clinicopathologic correlation. Ophthalmology 1984;91:991-8.
22. Wilson DJ, Weleber RG, Beals RK. Retinal dystrophy in Jeune's syndrome. Arch Ophthalmol 1987;105:651-7.

CHAPTER 14

망막색소변성의 치료

Treatment of Retinitis Pigmentosa

현재까지 망막색소변성(RP)에 대한 근본적인 치료법은 없는 상태이다. 변성의 원인이 되는 돌연변이를 고치고 소실된 시각세포를 복원하는 치료 방법에 대한 많은 연구가 진행되고 있지만 아직 임상적인 적용은 제한되어 있다. 가까운 장래에 근본적인 치료 방법이 이용될 것이라 기대한다.

RP 치료에 가장 많은 오해는 치료 방법이 없다는 주장이다. 아직 RP에 대한 근본적인 치료 방법이 없기 때문에 완치가 되지 않는 질병이긴 하지만 환자에게 도움이 되는 여러 가지 방법이 있으므로 치료할 수 없다는 것은 잘못된 주장이며, RP 환자는 적절한 치료를 받아야 한다. 환자들은 유용한 최신 정보를 듣고 증상을 지연 또는 완화시키는 치료를 받음으로써 도움을 받을 수 있다. 정확한 굴절검사, 적절한 백내장 수술, 황반부종에 대한 치료, 저시력 기구 등은 환자의 시기능을 향상시키고 삶의 질을 높이게 된다. RP를 치료할 때 의사는 환자의 불편을 이해하고, 조력자와 상담자로서 환자를 대해 주어 지속적인 치료가 이루어지도록 해야 한다.[1]

1. 다각적 치료 원칙

우선 2009년도부터 국가가 지정한 희귀 난치성 질환 상병으로 등록하여 경제적 부담을 줄여 주고, 희귀질환센터 등 환자지원사업의 도움을 받게 하였다. 또한 환우회 등을 통하여 최신 정보를 교환하고 정서적 유대감을 키우는 것이 도움이 될 수 있다. 한편 정확한 문진과 가계도를 통하여 유전형을 밝히고 가족 상담을 해 주어야 하며, 정확한 굴절 이상을 측정하여 최대교정시력을 만들어 주는 것이 중요하다.

저시력 보조기구가 필요한 경우 시야 확대경 및 돋보기 등의 보조기구 처방을 한다. 야맹증이 심한 경우 밝은 손전등을 이용하거나 어두운 조명하에서 빛을 증폭시켜 주는 야간 시력 보조기구가 도움이 될 수 있다.[2] 화창한 날에 외출할 때는 색안경이나 챙이 있는 모자를 착용하여 자외선 및 550nm 이상의 푸른색 빛을 차단하는 것을 권장하고 있다. 눈부심과 빛이 산란되는 것을 감소시켜 지나친 빛자극에 의한 망막 손상을 예방하고, 환자로 하여금 색의 대비를 증가시키고 암순응 및 명순응 시간을 단축시켜 증상을 완화시킬 수 있다.

망막색소변성 환자에서 우울증의 발생 빈도가 높으므로, 이러한 증상이 의심되면 정신건강의학과 의사에 의뢰하여 상담과 치료를 받을 수 있도록 도와주어야 한다.[3] 정기적인 검진과 시야검사를 통하여 병의 진행 정도와 진행 속도를 정기적으로 확인함으로써 진행에 대한 환자의 막연한 두려움을 해소하고, 한편으로 자신의 시기능을 객관적으로 인지시켜 적절한 시기가 되면 운전을 중단하도록 한다.

2. 합병증 치료

1) 백내장

RP 환자에서는 시기능을 감소시키는 백내장이 종종 발생한다. 이러한 경우 백내장 수술이 시력 회복에 도움이 될 수 있다. 가장 흔한 형태는 후낭하혼탁 백내장이며, 일반적인 백내장 환자들보다 더 젊은 나이에 발생하는 것으로 알려져 있다.[4,5] 실제로 다른 형태의 백내장에 비해 후낭하혼탁 백내장을 가진 RP 환자들에서 수술 후 시력 회복이 가장 좋다. 형광안저혈관조영이나 빛간섭단층촬영을 이용한 황반 기능 평가를 통하여 수술 후 시력 호전 정도를 가늠할 수 있다. 또한 레이저 간섭계(laser interferometry)나 잠재 시력 측정기(potential acuity meter), 산동하 시력 등은 수술 후 시력을 예측하는 데 도움이 된다.[6] 백내장 수술 후 시력 향상은 RP의 정도가 심하지 않을 때 많이 나타난다. 연구 결과에서 RP 환자가 다른 일반 백내장 환자와 비교하여 수술에 따른 합병증의 발생이 크게 다르지 않은 것으로 나타났다. 그러나 수술 후 후발백내장, 전낭절개창 수축, 인공수정체의 탈구 등이 잘 발생하기 때문에 수술 후 경과 관찰이 필요하다. 후발백내장의 경우에는 후낭절개용 레이저 치료가 시력 회복에 도움이 된다.[7] 또한 수술 후 낭포황반부종의 위험을 줄이기 위하여 일반적인 경우보다 더욱 강력한 스테로이드의 사용이 권장된다. 한편 백내장 수술을 함으로써 중심시력의 개선을 도모할 수는 있으나 시야가 좋아진다거나 병의 진행을 막지는 못한다고 환자에게 주지시켜야 한다.[5] 수술 전에 실현 가능한 시력 회복에 관하여 충분히 논의하고 수술을 진행해야 수술 후 환자가 실망하지 않게 된다. 특히 심한 RP 환자에서는 중심시력도 개선되지 않는 경우가 종종 있으므로 주의가 필요하다.

2) 낭포황반부종

낭포황반부종도 RP 환자에서 종종 나타나는 합병증 중의 하나이다. 빛간섭단층촬영이 널리 사용되면서 RP 환자에서 황반부종이 이전에 생각되었던 것보다 더 많다는 것이 알려졌다. 낭포황반부종은 중심시력 저하를 야기하며,[8] 여러 치료법이 제시되고 있다. 경구용 탄산탈수효소억제제인 아세타졸아미드(acetazolamide)를 유도용량으로 500mg/day 주고 250mg/day의 용량으로 유지하는 것이 권장되고 있다. 아세타졸아미드 경구 투여로 중심황반 두께의 감소를 유발할 수 있으며, 치료 7~15일 후 빛간섭단층촬영에서 낭포황반부종의 감소를 확인할 수 있었다. 2주가 경과한 후에도 호전이 없을 경우 치료에 반응이 없는 것으로 판단하여 중단해야 한다.[9] 또한 전신적인 부작용이 없는 탄산탈수효소억제제가 들어 있는 안약도 도움이 될 수 있다. 하지만 이러한 약물이 낭포황반부종의 재발률을 줄이지는 못하는 것으로 알려져 있다.[10]

아세타졸아미드를 장기적으로 경구 투여하면 식욕 저하, 피로감, 손발 저림, 요로 결석, 빈혈 등의 합병증이 발생할 수 있어 환자의 순응도가 매우 떨어진다. 따라서 이러한 전신적인 부작용을 줄이는 데 있어 탄산탈수효소억제제 안약의 투여는 도움이 될 수 있다.

다른 원인에서 발생하는 낭포황반부종에 대해서 스테로이드가 효과적이기 때문에 RP 환자에 대해서도 스테로이드의 안구주위주사, 경구 투여 등이 시도되었는데, 일시적이기는 하지만 효과적이라고 생각되고 있다. 유리체강내 트리암시놀론아세테이트 주입술(4mg/0.1ml)도 부종의 해소에 도움이 될 수 있으나 효과가 때로 일시적이고, 반동현상으로 초기보다 시력 저하를 더 유발할 수 있다.[9]

유리체강내 anti-VEGF 인자 주입술도 고려해 볼 수 있으나 만성적으로 사용할 경우 혈관 가늘어짐이 있는 망막색소변성 환자에서 해가 될 수도 있으므로 다른 치료에 반응이 없을 경우 고려해 볼 수 있다.[11]

유리체절제술과 동시에 내경계막의 제거술로 낭포황반부종을 감소시키는 연구는 많지 않으며, 인과관계 및 장기적인 예후에 대해서도 아직 확실하지 않다.

3. 보조제치료

망막색소변성에 뚜렷한 치료법이 없다는 사실에 예로부터 여러 치료법과 민간요법들이 고안되었으나, 객관적으로 치료 효과가 검증되지 않아 환자로 하여금 경제적으로는 물론 심리적으로 많은 실망감을 안겨 주었다. 따라서 병의 진행을 억제하기 위하여 사용되는 보조제의 효과에 대해서 지나친 기대를 하지 말아야 한다.

고용량의 비타민 A 제제(15,000 IU/day)의 복용이 망막색소변성에서 시야 협착의 진행 및 망막전위도 검사상 진폭 감소를 늦추는 것으로 알려져 있다. 하지만 *ABCA4* 유전자 변이로 발생한 망막색소변성에서는 오히려 역효과를 나타내는 것으로 알려져 있으며, 또한 고용량의 비타민 A 제제는 간독성, 임신 시 기형, 골다공증 등의 부작용이 있어서 효과 및 안전성에 논란이 있다.[12] 따라서 고용량의 비타민 A 제제 투여 시에는 부작용에 대한 정기적인 검진이 필요하다.[13]

하루 400mg의 Docosahexaenoic acid(DHA)를 4년간 복용한 결과 X-연관 망막색소변성 환자에서 원뿔 망막전위도가 적혈구의 DHA의 농도와 상관관계가 있다는 보고가 있어, X염색체 관련 망막색소변성에서 DHA를 보조적으로 사용할 수 있다.[9]

루테인(lutein)과 지아잔틴(zeaxanthin)은 황반에 존재하는 색소로 산화 손상이나 강한 빛에 의한 광수용체의 손상을 막는 효과가 있지만, 우리 몸에서 합성되지 않는다. 따라서 보조제를 통한 추가적인 복용이 도움이 될 수 있는데, 루테인의 복용이 시야검사에서 측정되는 감도의 감소를 늦추는 것으로 알려져 있으며, 하루 20mg을 6개월간 복용했을 때 50%의 환자에서 황반 색소의 증가가 관찰되었으나 아직 장기간의 효과에 관련해서는 알려진 바가 없다.[9]

산딸기의 일종인 빌베리의 추출 성분인 안토시아노사이드(anthocyanoside)는 비타민 C보다 강력한 항산화 효과가 있으며, 야맹증과 당뇨망막병증 진행 예방에 효과가 있다.

4. 생활습관 개선

RP는 아직 완치하기가 어려운 질환이기 때문에 음식 등 생활습관을 개선하는 것이 병의 진행을 억제하는 데 도움이 될 가능성이 있다. 이러한 생활습관은 임상시험이나 비교 연구를 통하여 검증이 어렵기 때문에 현재까지 확실한 치료 효과가 있다고 단정할 수는 없다. 하지만 이론적으로 도움이 될 만한 방법을 소개하고자 한다. 우선 음식에 관하여 색깔 있는 채소와 루테인 등 황반 색소가 들어 있는 계란, 시금치, 호박 등이 도움이 될 수 있다. 또한 DHA 등 오메가-3 지방산이 들어 있는 등푸른생선, 포도씨유, 올리브유 등도 좋을 수 있다. 반면, 튀긴 음식이나 담배 등은 몸에서 산화스트레스를 증가시키므로 오히려 해가 될 수 있다.

강한 빛자극은 이론적으로는 피하는 것이 좋을 수 있다. 그러나 연구 결과를 보면 실내 또는 일상적인 야외 활동에서 받는 빛자극은 병의 진행과 관계없다고 알려져 있다.[14] RP 환자에서 우울증의 빈도가 높다는 사실을 고려하면 오히려 이러한 일상적인 야외 활동은 권장할 필요가 있다.[3] 그러나 지나치게 빛에 노출되는 것을 제한함으로써 RP의 진행을 억제하는 데 도움이 될 가능성이 있다.[15] 빛자극에 민감한 환자에서 야외 활동을 할 때 선글라스의 착용이 이러한 빛에 대한 증상을 해소하고 대조 감도를 높이는 데 도움이 될 수 있다. 그러나 빛 차단과 마찬가지로 선글라스가 RP의 진행을 억제하는 데 도움이 된다는 어떠한 연구 결과도 없다. 따라서 선글라스의 착용은 증상을 고려하여 처방해야 한다.

5. 망막이식

100년 전 망막이식이 처음 시도된 이후 많은 연구가 진행되었다.[16] 리와 터너(Li LX & Turner JE)는 1988년 정상 망막색소상피세포를 쥐의 망막하에 이식하여 즉각적인 광수용체의 회복을 확인하였다.[17] 이후 인체 태아신경망막의 쥐의 망막하 이식이 성공하였으며,[18] 망막색소변성 환자에서 인체 태아신경망막의 이식이 시행되었다.[19] 아직은 진행 중인 상태이나 추후 개척될 분야이다.

6. 인공망막

인공망막은 망막색소변성으로 인하여 심각한 광수용체세포 손상이 발생한 눈에서 시력을 부분적으로 회복시켜 주기 위한 의과학 임플란트 장치이다. 특히 망막색소변성은 심한 광수용체세포 및 망막색소상피세포의 변성에 비해 내측 망막의 세포는 비교적 잘 보존되어 있어 인공망막 이식 치료의 좋은 대상이 된다. 인공망막은 자극용 전극을 망막하 공간이나 망막위 또는 맥락막 바깥 공간에 삽입하여 특수 안경에 달린 카메라의 영상이 전기자극에 알맞은 신호로 전환되어 살아 있는 망막 신경절세포나 시신경을 직접 자극하여 이를 뇌에서 인식하게 만든다.[20, 21] Argus® II Retinal Prothesis System(Second Sight Medical Products, Inc, Sylmar, CA)은 대표적인 망막위 이식용 인공망막이며, Alpha IMS(Retina Implant AG, Reutlingen, Germany)는 대표적인 망막하 이식용 인공망막이다. 최근 2006년도에 말기 망막색소변성 환자를 대상으로 망막위 인공망막(Argus® II) 이식을 시행한 임상시험의 5년간 안전성 및 효용성에 대한 결과가 발표되었다.[22] 망막하 인공망막(Alpha IMS) 또한 망막색소변성을 포함한 말기 유전성 망막질환 환자를 대상으로 한 임상시험에서 적은 양의 시력호전이지만 일상생활에 도움이 되는 효과를 얻을 수 있었다.[23]

7. 유전자치료

유전자 치료는 유전 결함이 밝혀진 망막색소변성에서 레트로바이러스(retrovirus)나 아데노바이러스(adenovirus) 등의 바이러스를 운반체(vector)로 사용하여, 원하는 유전자를 이식하여 잘못된 유전자의 기능을 대신하거나 잘못된 유전자를 대치하는 치료법이다.

대표적인 예로는 *RPE65* 유전자 변이로 유발되는 레버선천흑암시의 경우에 아데노바이러스를 운반체로 이용하여 정상적인 *RPE65* DNA를 망막하 공간에 삽입하는 것을 들 수 있다. 경과관찰에서 시력, 망막전위도의 호전을 보이며, 예상 외의 합병증은 아직 관찰되지 않았다.[10, 24-27]

8. 줄기세포치료

줄기세포치료는 아직 변성된 세포를 되살리거나 변성을 늦추는 특별한 치료 방법이 없는 망막색소상피변성에 있어서 한 가지 대안이 될 수 있다. 줄기세포는 다양한 세포로 분화할 수 있는 능력이 있어 안구 내로 이식되었을 때 신경망막이 손상된 영역으로 이주하고 증식하여 손상된 망막색소상피세포를 재건할 것이라 기대된다. 한편으로는 줄기세포가 망막세포의 역할을 대신하거나 혹은 망막 기능을 유지하는 데 필요한 신경촉진 인자(neurotrophic factor)를 생성함으로써 망막 기능을 호전시킬 수 있다고 기대하고 있다. 망막세포로 분화시키기 위하여 사용되는 줄기세포로는 배아줄기세포, 태아조직에서의 줄기세포, 골수 줄기세포 및 성체세포를 재프로그램한 유도줄기세포(induced pluripotent stem cells, iPS) 등이 있다.[28] 동물실험에서는 골수 기원의 망막세포를 망막색소상피변성 마우스 모델에 이식하여 시력이 호전되었다는 보고가 있고,[29] 배아줄기세포를 망막색소상피세포로 분화 유도하여, 역시 마우스 모델에서 시각 기능의 호전을 이루었다는 보고가 있다.[30] 몇 명의 망막색소상피 변성 환자와 황반변성 환자에게서 태아망막색소상피판(RPE sheet)을 이식하여 이중 일부가 시력의 호전을 보이고 있다는 연구가 진행 중에 있으나, 이는 세포 형태가 아닌 판 형태의 조직을 망막하 이식해야 하는 기술적인 문제와 분화된 태아 조직을 사용하는 윤리적 문제에 봉착해 있다.[31] 아직 임상에서 성공적인 줄기세포치료의 보고 사례는 없으나 최근 한 연구에서는 망막색소변성 환자 개개인에서 얻은 체세포를 iPS로 생성하였고, 또 이를 망막색소변성의 원인 세포인 막대시각세포(rod photoreceptor)로 분화할 수 있음을 보고하여, 안전하게 임상에 적용할 수 있는 가능성을 보여 주었다.[32]

9. 신경성장 인자

신경성장 인자(ciliary neurotrophic factor, CNTF)는 광수용체의 변성을 막는 것으로 알려져 있으며, 동물실험에서도 효과를 인정받았다. CNTF를 주입한 군에서 외과립층의 두께가 증가되어 광수용체의 보존이 입증되었고, 망막전위도 검사상 암순응, 명순응 모두에서 호전되는 양상을 보였다. 현재 지속적인 안내 주입을 위한 이식기구 개발이 이루어지고 있는 실정이다.[33]

▌참고문헌 ▌

1. Weleber RG. The Cuban experience: false hope for a cure for retinitis pigmentosa. Arch Ophthalmol 1996;114:606-7.
2. Morrissette DL, Marmor MF, Goodrich GL. An evaluation of night vision mobility aids. Ophthalmology 1983;90:1226-30.
3. Hahm BJ, Shin YW, Shim EJ, et al. Depression and the vision-related quality of life in patients with retinitis pigmentosa. Br J Ophthalmol 2008;92(5):650-4.
4. Lee SH, Yu HG, Seo JM, Moon SW, Moon JW, Kim SJ, Chung H. Hereditary and clinical features of retinitis pigmentosa in Koreans. J Korean Med Sci 2010;25(6):918-23.
5. Newsome DA, Stark WJ Jr, Maumenee IH. Cataract extraction and intraocular lens implantation in patients with retinitis pigmentosa or Usher's syndrome. Arch Ophthalmol 1986;104:852-4.
6. Kogure S, Iljima H. Preoperative evaluation by laser interferometry in cataractous eyes with retinitis pigmentosa. Jpn J Ophthalmol 1993;37:282-6.
7. Hayashi K, Hayashi H, Matsuo K, et al. Anterior capsule contraction and intraocular lens dislocation after implant surgery in eyes with retinitis pigmentosa. Ophthalmology 1998;105:1239-43.
8. Fetkenhour CL, Choromokos E, Weinstein J, et al. Cystoid macular edema in retinitis pigmentosa. Trans Am Acad Ophthalmol Otolaryngol 1977;83:OP-515-OP-521.
9. Ryan SJ, Schachat AP, Sadda SR. Retinitis pigmentosa and allied disorders, 5th ed. vol 2. New Tork, Elsevier; 2013:761-835.
10. Weiner JM. Diuretics and other agents employed in the mobilization of edema fluid. In: Gilam AG, Rall TW, Nies AS, et al, eds. The pharmacological basis of therapeutics. 8th edn. New York: Macmillan 1990;716-8.
11. Yuzbasioglu E, Artunay O, Rasier R, et al. Intravitreal bevacizumab(Avastin) injection in retinitis pigmentosa. Curr Eye Res 2009;34(3):231-7.
12. Musarella MA, Macdonald IM. Current concepts in the treatment of retinitis pigmentosa. J Ophthalmol 2011;753547. Epub 2010 Oct 11.
13. Sibulesky L, Hayes KC, Pronczuk A, et al. Safety of <7500 RE(<25 000IU) vitamin A daily in adults with retinitis pigmentosa. Am J Clin Nutr 1999;69:656-63.
14. Berson EL. Light deprivation and retinitis igmentosa. Vis Res 1980;20:1179-84.
15. Naash MI, Peachey NS, Li Z-Y, et al. Light-induced acceleration of photoreceptor degeneration in transgenic mice expressing mutant rhodopsin. Invest Ophthalmol Vis Sci 1996;37:775-85.
16. Bok D. Retinal transplantation and gene therapy: present realities and future possibilities. Invest Ophthalmol Vis Sci 1993; 34:473-6.
17. LI, LX, Turner, JE. Inherited retinal dystrophy in RCS rat: prevention of photoreceptor degeneration by pigment epithelial-cell transplantation. Exp Eye Res 1988;47:911-7.
18. DiLoreto D Jr, del Cerro C, del Cerro M. Cyclosporine treatment promotes survival of human fetal neural retina transplanted to the subretinal space of the light-damaged Fischer 344 rat. Exp Neurol 1996;140(1): 37-42.
19. Das T, del Cerro M, Jalali S, et al. The transplantation of human fetal neuroretinal cells in advanced retinitis pigmentosa patients: results of a long-term safety study. Exp Neurol 1999;157(1):58-68.
20. Chow AY, Pardue MT, Chow VY, et al. Implantation of silicone ship micro photo diode arrays into the cat sub-retinal space. IEEE Trans Neural Syst Rehabil Eng 2001;9:86-95.
21. Jensen RJ, Rizzo JF 3rd, Ziv OR, Grurnet A, Wyatt JC. Thresholds for activation of rabbit retinal ganglion cells with an ultra fine, extracellular microelectrode. Invest Ophthalmol Vis Sci 2003;44(8):3533-43.

22. da Cruz L, Dorn JD, Humayun MS, et al. Five-year safety and performance results from the Argus II Retinal Prothesis System clinical trial. Ophthalmology 2015;123(10):2248-54.
23. Stingl K, Bartz-Schmidt KU, Besch D, et al. Subretinal visual implant Alpha IMS – clinical trial interim report. Vision Res 2015;111(ptB):149-60.
24. Flannery JG, Greenberg KP. Looking within for vision. Neuron 2006;50:1-3.
25. Van Hooser JP, Aleman TS, He YG, et al. Rapid restoration of visual pigment and function with oral retinoid in a mouse in a mouse model of childhood blindness. Proc Natl Acad Sci U S A 2000;20:999-1004.
26. Cideciyan AV, Hauswith WW, Aleman TS, et al. Human RPE65 gene therapy for Leber congenital amaurosis: persistence of early visual improvements and safety at 1 year. Hum Gene Ther 2009;20:999-1004.
27. Simonelli F, Maguire Am, Testa F, et al. Gene therapy for Leber's congenital amaurosis is safe and effective through 1.5 years after vector administration. Mol Ther 2010;18:643-50.
28. Park JH, Ku SY, Cho MS, et al. Stem cell based strategies for the treatment of degenerative retinal diseases. Korean J of Reprod Med 2010:37;199-206.
29. Arnhold S, Absenger Y, Klein H, Addicks K, Schraermeyer U. Transplantation of bone marrow-derived mesenchymal stem cells rescue photoreceptor cells in the dystrophic retina of the rhodopsin knockout mouse. Graefes Arch Clin Exp Ophthalmo 2007;245:414-22.
30. Wang NK, Tosi J, Kasanuki JM, et al. Transplantation of reprogrammed embryonic stem cells improves visual function in a mouse model for retinitis pigmentosa. Transplantation 2010;89:911-9.
31. Radtke ND, Aramant RB, Seiler MJ, Petry HM, Pidwell D Vision change after sheet transplant of fetal retina with retinal pigment epithelium to a patient with retinitis pigmentosa. Arch Ophthalmol 2004;122:1159-65.
32. Jin ZB, Okamoto S, Osakada F, et al. Modeling retinal degeneration using patient-specific induced pluripotent stem cells. PLOS One 2011;6:e17084.
33. Bramall AN, Wright AF, Jacobson SG, McInnes RR. The genomic, biochemical, and cellular responses of the retina in inherited photoreceptor degenerations and prospects for the treatment of these disorders. Annu Rev Neurosci 2010;33:441-72.

CHAPTER 15

레버선천흑암시

Leber Congenital Amaurosis

레버선천흑암시는 유전적 원인으로 실명을 유발할 수 있는 가장 심각한 형태의 망막질환이다. 이 질환을 '가장 심각하다'라고 설명할 수 있는 이유는 질환에 이환된 환자들이 유아기에서부터 극도로 저하된 시력을 보이기 때문이다. 현재까지 14개 유전자의 돌연변이(mutation)가 레버선천흑암시 혹은 어린 나이에 발생하는 망막변성의 발생에 연관된 것으로 알려져 있다. 최근 이 중 일부 유전자 돌연변이에 대한 유전자치료(gene therapy) 연구가 기대되는 초기 결과를 보이면서 레버선천흑암시와 유전적 이상에 대한 관심이 모아지고 있다.

1. 임상양상

레버선천흑암시는 유아기부터 심각한 시력의 소실을 보이는 유전성 망막질환들의 그룹으로 정의할 수 있다. 레버선천흑암시의 진단을 위해서는 다음의 4가지 임상양상을 만족해야 한다. 즉, 유아기의 심각한 시력 소실과 눈떨림(nystagmus), 느리고 완만한 동공반사(amaurotic pupil), 망막전위도 검사상 반응 없음(flat ERG)을 보여야 한다. 레버선천흑암시는 대개 생후 6주경에 눈떨림이나 방황주시 등의 증상을 부모가 발견하여 병원을 방문하게 된다. 유전양상 혹은 알려진 유전자 돌연변이의 확인 등은 진단에 중요한 근거가 되기도 하며, 레버선천흑암시는 대부분 상염색체열성유전 양상을 보인다.

레버선천흑암시는 발생 빈도가 1/30,000명에서 1/81,000명으로 추정되는 드문 질환이다. 하지만 이 질환은 전체 유전성 망막질환의 최소 5%를 차지할 것으로 생각되며, 서구의 경우 저시력 아동을 위한 특수학교 학생의 20%의 빈도를 차지하는 것으로 보고되었다.[1] 이 질환이 처음 보고된 것은 1869년 레버(Leber T)에 의해서이다. 그는 1세 이전에 심각한 시력의 소실을 보이며, 느리고 완만한 동공반사와 눈떨림을 동반하나 안저소견은 크게 비정상으로 보이지 않는 상염색체열성으로 유전되는 질환을 앓고 있는 환아들을 처음 보고하였다.[2] 1954년 유사한 환아들의 증례보고에 의하면 이들 환자의 망막전위도 검사에서 파형성이 관찰되지 않음을 발견하였다.[3] 이후 망막전위도 검사에서의 음성반응은 레버선천흑암시의 진단에 필요한 조건으로 추가되었다.

선천적인 이유에 의해서 유아기부터 심각한 시력 이상소견을 보이는 전신적인 질환들, 즉 주버트 증후군(Joubert syndrome), 페르옥시솜 병(peroxisomal disease), 바텐 병(Batten disease: neuronal ceroid lipofuscinosis, NCLs) 등은 한때 레버선천흑암시와 혼용되어 진단된 경우가 있었으나, 최근 대부분의 연구자들은 레버선천흑암시를 이들 전신질환과 분리하여 진단하고 있다.[4]

2. 시력 및 망막의 병변

레버선천흑암시 환자의 시력과 증상의 진행은 다양한 양상을 보인다. 이는 아마도 레버선천흑암시가 각기 다른 여러 유전자 돌연변이의 결과로 발생하는 질환들의 집합체이기 때문일 것이다. 시력은 대개 0.1에서 광각유(light perception)까지 다양하게 나타나며, 광각무(no light perception)도 나타날 수 있다. 대부분의 경우 레버선천흑암시 환자의 시력은 광각유에서, 스넬렌 시력 0.1 정도로 저하된 상태에서 크게 변화하지 않으나 제한된 정도에서 다양성을 보인다. 예를 들면 *CPE290*과 *GUCY2D* 유전자 돌연변이에 의한 레버선천흑암시 환자는 유아기부터 매우 심각한 시력 소실 증상으로 보이지만 저하된 시력은 비교적 안정되게 유지된다. 반면, *AIPL1*이나 *RPGRIP1* 유전자의 변형을 동반한 레버선천흑암시 환자는 시력의 소실이 계속 진행하는 것으로 알려져 있다. *CRB1*나 *LCA5*, *RPE65* 유전자 돌연변이에 의한 경우는 시력이 약간씩 좋아지는 시기가 있으며, 이후에는 시력이 다시 저하되는 진행을 보인다.[4] *CRX* 돌연변이를 동반한 레버선천흑암시의 경우 상염색체우성유전의 가능성이 제시되었으며, 12년간의 관찰 결과 일부에서 시기능의 호전이 관찰되기도 하였다.[5]

현재로서는 레버선천흑암시로 진단된 환자 중에서 각각의 유전자의 변형에 따라 구별

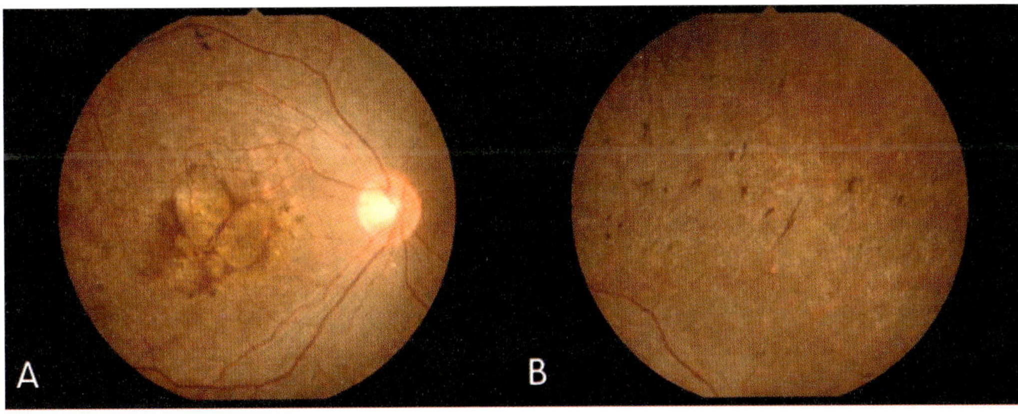

그림 15.1 6세 때부터 시력 저하가 있었던 23세 레버선천흑암시 환자의 안저 사진. (A) 황반의 이상과 혈관의 가늘어짐이 관찰된다. (B) 색소의 침착과 망막색소상피의 granularity가 관찰된다.

되는 임상증상 혹은 망막병변의 양상(geno-specific phenotypic feature)을 정립하기에는 연구 결과가 부족하다.[6] 구별이 가능한 예는 *RPE65*의 돌연변이에 의한 경우와 *GUCY2D*의 돌연변이에 의한 경우이다. *RPE65*의 돌연변이는 시력이 저하되지만 측정이 가능한 범위를 보이고 야맹증을 호소한다. 반면, *GUCY2D* 돌연변이 환자는 좀 더 심한 시력 저하를 보이고 눈부심 증상을 보이나 야맹증은 동반되지 않는다.[7] 망막의 모양도 정상 안저소견부터 황반 결손(macular coloboma)까지 매우 다양하게 나타난다. 대부분 환자는 정상 안저 혹은 약간의 망막색소상피 난알모양안저(granularity), 경도의 혈관 가늘어짐 소견을 보인다. 이외에 황반평균 (macular coloboma)이나 후추소금안저(salt and pepper retinopathy), 흰점망막염(retinitis punctata albescens), 동전모양색소침착(nummular pigmentation), 뼛조각모양색소침착(bone spicule pigmentation) 등 다양한 망막소견이 레버선천흑암시에서 보고되었다(그림 15.1).[4,6]

3. 동반되는 안구 이상

굴절 이상은 레버선천흑암시에서 흔하게 동반되는 안과 이상이다. 특히 높은 돗수의 원시가 많이 동반된다. 이러한 현상은 유전적인 원인일 수 있으나, 아마도 성장하면서 일어났어야 하는 정시화 과정(emmetropization process)이 유아기부터의 시력의 소실로 인하여 정상적으로 이루어지지 않아 발생하는 것으로 생각된다. 눈부심이나 야맹증도 레버선천흑암시와 많이 동반되는 증상이며, 이 현상들은 아마도 유전자 돌연변이에 의한 증상의 일부로 생각된다.

안구를 환아 자신이 반복적으로 손가락이나 손마디의 관절로 누르고 문지르는, 이른바 'eye-rubbing-oculodigital sign'은 레버선천흑암시의 중요한 증상이다. 레버선천흑암시만의 질병 특징적인 증상은 아니지만 환자의 시력 이상을 처음 의심하게 해 주는 증상일 수 있으며, 그 자체가 안구에 다른 이상을 유래할 수 있기 때문이다. 이 증상의 원인은 아직 정확히 밝혀지지는 않았지만 환자가 자신의 안구에 직접 자극을 주면 빛이 번쩍이는 감각을 느낄 수 있기 때문에 습관적으로 반복하는 것일 수 있다. 반복되는 이 행동은 안구주위의 지방조직을 위축시켜 이차적으로 안구함몰을 유발할 수 있다. 작은 안구와 안구함몰은 레버선천흑암시 환자의 특징적인 얼굴 모습으로 알려져 있다.

'Eye-rubbing-oculodigital sign'이 안구에 영향을 줄 수 있는 또 다른 현상은 원추각막이다. 반복되는 각막의 자극은 각막실질의 확장을 유발하여 원추각막의 발생에 영향을 줄 수 있다. 35명의 레버선천흑암시 환자를 검사한 연구에 의하면, 이 중 29%에서 원추각막이 발생했음이 보고되었다. 이 연구에서 저자는 동반되는 원추각막이 눈 비빔(oculodigital sign)에 의한 이차적인 변화가 아니라 유전자의 돌연변이에 의한 레버선천흑암시 고유의 증상일 것으로 추정하였다.[8] 가능한 원추각막의 다른 원인으로 안구내 독성 물질에 의하여 각막 실질이 얇아지는 이론이 있다. 레버선천흑암시 환자의 망막세포가 사멸함에 따라 분해효소 등 안구내 독성 물질이 증가하고, 이로 인하여 원추각막이 발생한다는 이론이다. 따라서 현재까지 레버선천흑암시에서 동반되는 원추각막의 발생기전은 유전적인 원인, 안구 외부로부터의 각막 자극, 안구 내부에서의 독성에 의한 원인 등을 고려할 수 있겠다. 백내장도 레버선천흑암시와 자주 동반되어 발생하는 것으로 알려져 있다. 발생기전은 아마도 원추각막의 발생과 비슷하게 유전적 원인, 외부에서의 자극, 내부의 독성 등을 들 수 있을 것이다.[1, 4] 어떤 원인에서이든지 레버선천흑암시에서 동반되는 원추각막과 백내장은 환자의 시력을 더욱 악화시키는 합병증이라는 점에서 중요하다.

4. 동반되는 안구 이외의 이상

레버선천흑암시 환자의 17%에서 지능장애(mental retardation)가 동반될 수 있음이 일찍이 보고된 바 있다.[9] 그러나 유전자검사가 상용화되기 전에 보고되었던 레버선천흑암시와 동반한 지능장애는 실제로는 바텐 병(Batten disease, NCLs), 페르옥시솜 병 등 지능장애와 시력장애를 동시에 보이는 다른 질환이었을 가능성이 있다. 최근 보고에 의하면, 선천적 시력장애와 안진, 동공반사 없음, 망막전위도 파형 없음, 상염색체열성유전의 특징을 보이는 좁은 의미의 레버선천흑암시 환자들을 검사해 본 결과 지능장애의 증거를 찾을 수 없었다.[10,11] 그러나 지능장애가 이 질환군 자체의 유전적 원인에 의해서 동반되는 현상인지 아닌지는 아직 논란으로 남겨 놓아야 한다. 자폐증의 동반 여부 역시 같은 이유에서 불분명하고 논란이 있다.

후각장애(olfactory dysfunction)는 비교적 최근에 알려진 동반증상이다. 이는 *CEP290* 유전자의 돌연변이에 의한 레버선천흑암시 환자에서 보고되었으며, 따라서 질병 고유의 유전자 이상에 의한 동반증상이다. 그러나 *RPGRIP1*이나 *RGPR*의 관련 유전자 변형에 의한 레버선천흑암시나 망막색소변성 환자에서는 이러한 이상이 발견되지 않았다. 후각 이상은 또한 *CEP290* 돌연변이 보인자에서도 발견되었다.[12]

5. 비슷한 임상양상을 보이는 안구질환들

유아기에 심각한 시력의 저하를 보이며, 안진을 보이는 질환으로 완전형 혹은 불완전형 전색맹(complete and incomplete achromatopsia)과 완전형 혹은 불완전형 선천비진행성야맹증(complete and incomplete congenital stationary night blindness), 백색증(albinism), 시신경형성저하(optic nerve hypoplasia) 등이 있다. 이들 질환은 유아기부터 시작된 시력의 저하라는 점에서 초기 단계의 레버선천흑암시와의 감별이 어려울 수 있다. 완전형 전색맹은 레버선천흑암시와 유사하게 유아기의 시력 저하를 보이고, 눈떨림을 동반하며, 눈부심을 보이나 정상적인 안저소견을 가진다. 이 질환도 생후 6주경에 이상이 발견되며, 망막전위도 검사나 유전자검사를 하지 않는다면 레버선천흑암시와 감별이 어렵다. 망막전위도 검사에서 이 질환은 원뿔세포반응(cone response)은 저하되어 있으나 정상적인 막대세포반응(rod response)을 보인다. 이 질환의 환아는 성장하면서 색맹이나 0.1 정도의 안정된 시력을 보이게 된다. 선천비진행성야맹증은 시력 저하와 안진, 야맹증을 보이는 점에서 레버선천흑암시와 감별이 어렵다. 이 질환 역시 유전자검사 혹은 망막전위도 검사로 감별되며, 원뿔세포반응은 정상적이나 저하된 막대세포반응을 특징으로 한다.

백색증(albinism)은 유아기에 발견되는 시력 저하의 원인일 수 있다. 이 경우는 머리카

락이나 피부, 안구의 색소결핍 증상이 동반되며, 황반부 형성부전(foveal hypoplasia), 과도한시신경교차(increased decussation at optic chiasm) 등의 동반 이상이 발견된다. 백색증 환자 역시 망막전위도 검사를 통하여 레버선천흑암시와 구별이 가능하며, 정상적인 망막전위도 소견을 보인다.

시신경형성저하(optic nerve hypoplasia)는 유아기 시력 저하의 중요 원인이다. 이 질환은 산발적으로 발생하며, 멘델 유전법칙을 따르지 않는다. 산모의 나이가 어리거나 첫 번째 아기, 흡연, 임신 중 음주 등의 원인이 이 질환의 발생과 관련이 있는 것으로 알려져 있다. 환아는 선천적인 시력 저하와 눈떨림을 동반하나 시신경 유두가 작은 것을 제외하고는 정상적인 안저소견을 보인다. 흔히 뇌발달장애와 동반되며 시신경형성저하, 뇌하수체 기능 저하, 뇌의 중간선 구조물 이상(midline structural brain defect)의 3가지 증상이 동시에 나타날 수 있다. 이러한 경우를 드 모르지에르 증후군(de Morsier syndrome, septo-optic dysplasia)이라 부르기도 한다. 뇌하수체 기능 이상으로는 성장호르몬의 결핍이 가장 많은 것으로 알려져 있다.

6. 비슷한 임상양상을 보이는 전신질환들

레버선천흑암시와 비슷하게 유아기부터 시력장애를 보이는 전신성 질환군을 감별진단할 질환으로 보기는 조심스럽다. 과거의 진단 기준에 의하면 이 질환들은 '감별해야 할 질환'이 아니라 '임상양상이 겹치는 질환'이기 때문이다. 레버선천흑암시에 대한 진단기준은 과거 유전적인 진단기준이 없었던 시기를 거쳐 현재는 유전자 이상에 근거한 방법으로 변하고 있다. 향후 이 질환들과의 구별을 명확히 하여 진단과 치료에 방향을 설정해야 할 필요성이 있다.

알스트롬 증후군을 가지는 환아는 대개 유아기에 시력 저하와 눈떨림 등의 증상이 첫 이상으로 발견된다. 환아는 성장하면서 청력 이상, 비만, 당뇨 등의 다른 이상이 동반되게 된다. 이 질환의 유전자 돌연변이는 *ALMS1* 유전자에서 발견된다. 바텐 병은 선천성 대사질환으로 신경 세로이드 리포푸신증(neuronal ceroid lipofuscinoses, NCLs)으로 알려진 퇴행성 신경질환 중 하나이다. 신경조직에 색소성 지질의 비정상적인 축적을 특징적으로 보이며, 대개 4~10세경에 증상이 발견된다. 이 질환은 유아기부터 시력 소실과 안진이 발견되며, 간질이 동반될 수 있다. 특히 영아형 신경 세로이드 리포푸신증(infantile neuronal ceroid lipofuscinoses, Santavuori-Haltia disease)은 6~24개월경에 시력의 장애를 보이고 말과 행동의 어눌함, 경련의 증상을 보여 레버선천흑암시와의 감별이 어렵다. 이 질환은 *PPT1*의 유전자 돌연변이가 원인으로 밝혀져 있다.

페르옥시솜 병은 페르옥시솜의 결핍으로 발생하는 질환이다. 유아기의 시력장애 등 안구에서 나타나는 증상은 레버선천흑암시와 겹친다. 그러나 이 질환군의 주된 증상은 청각 이상, 발달장애, 기형(dysmorphic features), 간비대증 등 전신증상들이다. 연관된 돌연변이 유전자는 12개의 *PEX* 유전자들에서 발견된다.

소뇌-안구-신 증후군(cerebello-oculo-renal syndrome, CORS)은 소뇌, 눈, 그리고 신장을 침범하는 질환군으로, 이 질환군에는 시니어-로켄 증후군(Senior-Løken syndrome), 주버트 증후군(Joubert syndrome), 메켈 증후군(Meckel syndrome) 등이 포함된다. 시니어-로켄 증후군은 콩팥황폐증(nephronophthisis)과 유아기부터의 망막변성이 동반된다. 주버트 증후군은 소뇌벌레무형성(hypoplasia of cerebellar vermis)을 특징으로 하며 유아기부터의 콩팥황폐증과 망막변성이 동반될 수 있다. 메켈 증후군은 신장 이상과 뇌기형(encephalocele), 다지증(polydactyly), 간 이상 등이 발생할 수 있다. 이들 질환은 중심체(centrosome)와 섬모(cilia)를 구성하는 단백질의 이상을 보이며, 레버선천흑암시의 원인으로도 알려진 유전자 *CEP290*의 변형이 소뇌-안구-신 증후군의 발생도 유발할 수 있다.

7. 망막의 기능과 구조

레버선천흑암시 환자는 망막의 기능을 검사하는 망막전위도 검사에서 파형이 형성되지 않는다. 그러나 레버선천흑암시 환자에서 망막전위도 검사의 결과에 반응이 없다는 것으로 망막의 광수용체층(photoreceptor layer)이 모두 파괴되어 있다고 단정할 수는 없다. 제이콥슨(Jacobson SG) 등은 11명의 *RPE65* 변형으로 유발된 레버선천흑암시 환자의 빛간섭단층촬영(optical coherence tomography, OCT) 검사를 실시하였다. 이들 환자의 50%는 정상 황반 두께를 유지하고 있었고, 모든 환자가 비교적 정상적인 시신경섬유층을 유지하고 있었다. 이 결과는 *RPE65* 돌연변이로 유발된 레버선천흑암시 환자들이 시력 기능의 소실이 상당히 진행했음에도 불구하고 오랫동안 광수용체 시각세포의 구조가 유지됨을 의미한다.[13] 비슷한 연구의 결과로 *GUCY2D*나 *RPGRIP1* 유전자 돌연변이 레버선천흑암시 환자는 비교적 정상적인 망막구조가 유지되는 반면, *CRB1*, *RDH12* 유전자 돌연변이 환자는 정상적인 망막구조가 결여되어 있었다.[14-17] 레버선천흑암시의 원인 유전자 변형이 여러 종류이기 때문에 조직학적 검사는 유전자의 종류에 따라 상이할 수 있다.

또한 조직학적 검사를 할 수 있는 경우는 성인일 가능성이 많으며, 대부분 이차적인 변성이 진행되었을 것으로 예상할 수 있다. 그럼에도 불구하고 현재까지 보고된 13개의 레버선천흑암시 환자의 조직학적 검사 연구 중 3개의 경우에서 (비록 모두의 변형된 유전자 종류는 알 수 없지만) 시신경섬유층, 시세포층, 망막색소상피층 등이 잘 유지되었다.[17, 18] 이는 최근에 발전한 빛간섭단층촬영을 이용한 레버선천흑암시 환자의 망막구조 연구 결과에도 부합된다. 이상의 고찰로 레버선천흑암시 환자 중 최소한 일부의 경우는 망막구조의 장애가 아닌 '망막 기능'의 장애이며, 이 경우 망막의 구조는 성인이 되어서도 비교적 오랫동안 유지됨을 알 수 있다. 이렇게 망막의 구조가 늦은 나이까지 유지되는 레버선천흑암시의 경우를 대상으로 돌연변이된 유전자를 보완하여 망막의 기능에 필요한 단백질을 보충하는 연구가 우선적으로 시도되었다.[1, 4]

8. 유전자 돌연변이

현재까지 알려진 바에 의하면, 대략 14종류의 유전자에서 400개 이상의 돌연변이가 레버선천흑암시의 발생에 관여한 것으로 확인되고 있다. 확인된 이들 유전자의 변형은 보고된 레버선천흑암시의 약 70%의 경우를 설명할 수 있을 것으로 예상한다. 현재까지 밝혀진 모든 유전자 돌연변이의 빈도를 조사한 연구는 없으나, 레버선천흑암시의 진단과 관련하여 가장 많은 유전자 돌연변이가 보고된 것은 *CEP290*(15%)이다. *CEP290*에서의 돌연변이는 안구에서의 진단인 레버선천흑암시 이외에도 신장, 뇌의 발달 장애 등 심각한 전신증상이 동반될 수 있으며, 이런 경우 주버트 증후군이나 시니어 로켄 증후군, 메켈 증후군 등의 전신질환군(syndromic disease)으로 진단될 수 있다. *CEP290* 유전자 이외에 레버선천흑암시와 연관된 것으로 알려진 유전자를 빈도 순으로 나열하면 *GUCY2D*, *CRB1*, *IMPDH1*, *RPE65*, *AIPL1*, *RPGRIP1*, *RDH12*, *LCA5*, *CRX*, *TULP1*, *MERTK*, *LART*, *RD3*이다.[4] 이들 중 일부(즉, *LRAT*, *MERTK*, *RPE65*, *TULP1*)는 유아기에 발병하는 다른 유전적 망막변성의 발생에도 관여하는 것으로 알려져 있다. 레버선천흑암시는 대부분 상염색체열성유전 방식으로 유전된다. 그러나 예외적으로 *CRX* 유전자에서 발생한 12-bp 결실(deletion) 변형이 우성유전 방식을 따르는 경우가 보고된 바 있다.[19] 레버선천흑암시의 진단에서 유전자검사는 다른 질환과의 감별진단, 증상의 예후, 가계에 대한 유전적 상담 측면에서 중요성을 가진다. 최근에 소개된 몇몇 유전자에 대한 유전자 치환 치료에서의 기대되는 결과는 레버선천흑암시에서 유전자 진단의 필요성을 대두시키고 있다. 또한 *CEP290* 유전자의 돌연변이 여부는 심각한 전신질환군의 진단을 가능하게 해 준다는 점에서도 의의가 있다.

9. 발생기전

*GUCY2D*는 retinal guanylate cyclase(RetGC-1)를 발현하는 유전자이다. 염색체 17p13.1에 위치하며 처음으로 레버선천흑암시와의 연관성이 밝혀진 유전자이다.[20] RetGC-1은 시각회로에서 중요한 cGMP의 재생에 관여하며, 이 과정은 한 번의 광전자변환(phototransduction) 이후 시세포가 새로운 빛에 반응할 수 있는 상태로 회복하는 데 중요한 역할을 한다. RetGC-1이 완전히 기능을 잃은 경우, cGMP의 재생이 안 되므로 망막 시각세포의 cGMP는 지속적으로 낮으며, 이는 광전자변환이 지속적으로 활성화된 상태와 유사하고, 결국 정상 망막에서 망막의 광수용체가 지속적으로 빛에 노출되어 있는 상태와 비슷할 것이다.[7]

비슷하게 광전자변환의 장애를 유발하는 유전자로 *AIPL1*이 알려져 있다. Aryl hydrocarbon receptor protein like-1(*AIPL1*)은 384-aa 단백질이며, 기존에 알려진 aryl hydrocarbon receptor protein과 49%의 동질성을 가진다. RetGC-1의 결핍이 주로 원뿔세포의 cGMP의 재생산 억제를 유발하는 것에 비해 *AIPL1*의 결핍은 막대세포의 cGMP 분해(cGMP phosphodiesterase) 억제를 유발한다.[21] 결과적으로 발생한 cGMP의 과도한 증가는 시세포에 심각한 변성을 유발하게 된다. 흥미롭게도 이러한 현상은 망막색소변성을 유발하는 *PDE6A* 혹은 *PDE6B*의 돌연변이에서도 관찰된다. 원인 유전자의 돌연변이에 따라서 *AIPL1*에서는 레버선천흑암시, *PDE6A*와 *PDE6B*에서는 망막색소변성이 각각 다르게 발생하는 이유는 밝혀지지 않았다.

*RPE65*는 염색체 1p31에 위치하며, 레버선천흑암시를 유발할 수 있는 돌연변이로 잘 알려진 유전자이다. 발현되는 *RPE65* 단백질은 망막색소상피에 존재하며, retinol-binding protein과 11-*cis* dehydrogenase와 결합하여 시각회로(visual cycle, retinoid cycle)에 관여한다(그림 15.2). *RPE65* 단백질(63-kDa, 533aa)은 시각회로에서 11-*cis*-retinal의 형성에 필수

적으로 생각되며, 결핍 시 망막색소상피 내에서 11-*cis*-retinal의 생성이 저하되고, retinyl-esters의 축적이 발생한다. 정상적인 시각회로가 기능을 못하므로 *RPE65* 돌연변이에 의한 레버선천흑암시 환자는 태어나면서부터 어둠에 싸인 상태라 말할 수 있다.[22] 이는 *GUCY2D*의 돌연변이에 의한 레버선천흑암시 환자가 태어나면서부터 지속적인 빛에 노출된 상태인 경우로 비유되는 점과 비교된다.[7] *Rpe*$^{-/-}$ 생쥐를 이용한 동물실험에서, 원뿔세포는 m-RNA의 발현이 억제되면서 질병 초기에 사멸하는 반면, 막대세포는 기능이 유지되고 생존하였다.[23] *RPE65*의 결핍에 의한 세포의 구조적인 변성은 아마도 11-*cis*-retinal에 결합하지 못하고 축적된 로돕신에 의한 지속된 자극에 의하여 이차적으로 발생할 것으로 생각되고 있다.[22] 이상의 결과로 *RPE65*의 변형에 의한 레버선천흑암시의 경우 환자는 병의 초기에 원추세포의 소실이 발생하며, 일부 남아 있는 막대세포에 의해서 측정할 수 있는 약간의 시력이 유지될 것으로 예상된다.

*RDH12*는 35kDa(316aa) 크기의 retinol dehydrogenase(RDH) 중 하나이며, 시각회로에서 all-*trans*-retinal에서 all-*trans*-retinol로의 환원을 촉매한다. 실험적으로 유발된 *RDH12*$^{-/-}$ 생쥐는 과도하게 축적된 all-*trans*-retinal이 관찰되었으며, 이와 연관된 것으로 추정되는 광독성(light-induced retinal apoptosis)이 관찰되었다.[24] 이 결과를 바탕으로 *RDH12*는 시각회로에서 과도하게 축적될 수 있는 레티노산(retinoic acid)의 조절에 관여하며, 광각세포를 보호하는 역할을 할 것으로 추정된다. 시각회로의 이상으로 유발되는 레버선천흑암시의 또 다른 원인 유전자로 *LRAT*를 들 수 있다. *LRAT* 유전자는 lecithin retinol acyltransferase(LRAT)를 발현하며, 이 단백질은 시각회로에서 retinyl ester의 생성에 관여한다. 이 과정을 통하여 광각세포의 레티날이 망막색소상피로 이동하며 11-*cis*-retinol의 생성에 사용되게 된다(그림 15.2).

*CRX*와 *CRB1* 유전자에서의 돌연변이는 시각세포의 구조적인 발달에 장애를 유발할 수 있다. Cone-rod homeobox 유전자인 *CRX*는 32kDa의 homeobox transcription factor를 코딩한다. *CRX*는 초기 망막세포가 시각세포로의 분화되는 과정을 조절하며, 초기 망막의 발달 과정에서 시각세포로의 분화를 식별할 수 있는 초기 표식자이기도 하다. 또한 *CRX*는 시각세포에서 발현되는 로돕신(rhodopsin), IRBP(interphotoreceptor retinoid binding protein), 아레스틴(arrestin) 등의 단백질 발현을 조절하는 역할을 한다.[25] *CRX*$^{-/-}$ 동물실험에서 시각세포 외절(outer segment)에서의 단백질 생성이 억제되었으며, 광전자변환(phototransduction)이 발생하지 않았다.[26]

*CRB1*은 Dorsophilia crumbs protein을 발현하며, 발생 초기 상피세포의 정렬(apico-basal

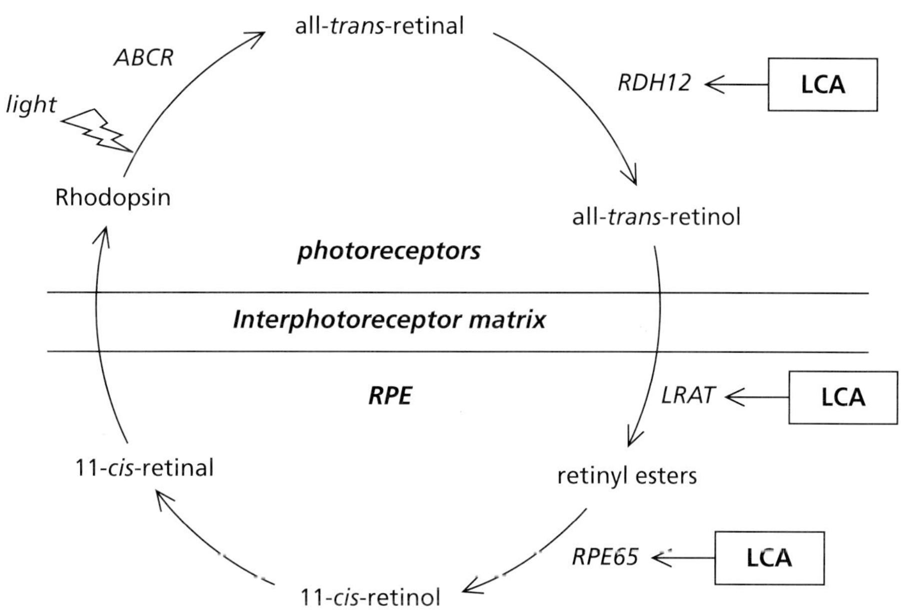

그림 15.2 레티노이드 사이클(Retinoid cycle). 이 시각회로에 관여하는 단백질 중 *RDH12*, *LRAT*, *RPE65*에 이상이 생기면 레버선천흑암시(LCA)가 발생하게 된다.

cell polarity)과 부착(adherent junction)에 중요한 기능을 수행한다. 망막의 광각세포 등의 신경세포와 상피세포는 세포의 윗부분과 아랫부분이 구분되어 정렬됨이 세포의 기능과 생존에 중요하다. *CRB1*은 특히 뇌조직과 눈에서만 존재하며, 망막에서는 주로 뮐러세포(Müller cell)의 첨부에 위치한다. *Crb1*$^{-/-}$ 생쥐는 뮐러세포의 첨부에 위치한 섬모가 불규칙한 크기와 숫자로 배열되어 있음이 보고되었다.[27] 빛간섭단층촬영으로 관찰한 *CRB1* 돌연변이 레버선천흑암시 환자의 망막구조는 정상적인 층간의 구별이 없어지고, 망막이 두꺼워져 있었다. 이는 발달 도중의 미성숙 망막의 특징적 소견이며, 이를 근거로 *CRB1*의 유전자 돌연변이로 인한 레버선천흑암시는 망막의 발달장애로 인하여 발생하는 것으로 추정된다.[14]

*TULP1*은 광각세포의 섬모를 통한 물질이동의 장애로 레버선천흑암시를 유발할 것으로 생각된다. 비슷한 기전으로 레버선천흑암시를 유발하는 유전자 이상으로 *RPGRIP1*, *CEP290*을 들 수 있다. 61kDa(542aa)의 TULP1은 Turbby-like protein(TULP)의 일종으로 이들 단백질은 중추신경계의 기능과 발달에 중요한 역할을 수행한다. TULP1은 망막의 시각세포에 풍부하게 존재한다. TULP1은 망막모세포종(retinoblastoma)의 발생과 연관이

있는 것으로 보고되었으며, 아마도 망막의 분화 과정에서 전사 인자(transcription factor)로서의 역할을 수행할 것으로 예상된다. TULP1이 결핍된 동물실험에서, 시각세포의 내절(inner segment)에서 비정상적인 로돕신의 분포를 보여 TULP1이 시각세포 내에서 로돕신의 이동에 관여할 것으로 생각된다.[28]

*RPGRIP1*은 RP GTPase regulator interacting protein 1을 발현하는 유전자이다. RPGRIP1은 RPGR(RP GTPase regulator)과 결합하는데, 이를 발현하는 *RPGR*은 X-연관 유전 망막색소변성에서 돌연변이가 발견되는 유전자이다. *RPGRIP1*$^{-/-}$ 동물실험의 결과로 RPGRIP1은 RPGR을 광각세포의 섬모에 결합시키는 역할을 담당하는 것으로 추정된다.[29] CEP290은 290kDa(2472aa)의 중심체(centrosome) 단백질이다. *Crx*$^{-/-}$ 동물모델과 *Nrl*$^{-/-}$ 동물모델에서 이 단백질이 저하되어 있음이 밝혀지면서 유아기의 망막변성에 원인 돌연변이 중 하나로 생각되었다. 분열하는 세포에서의 역할 이외에 CEP290은 망막 광각세포에서 RPGR을 포함한 여러 단백질과 함께 섬모를 통한 물질이동에 관여할 것으로 생각된다.[30]

이외에 *LCA5*, *IMPDH1*, *MERTK*, *RD3* 유전자가 레버선천흑암시 혹은 유아기에 발병하는 망막변성과 연관되어 있을 것으로 생각된다.

10. 레버선천흑암시에 대한 실험적 유전자치료

안구는 중추신경계의 일종으로 유전자치료에 있어서 몇 가지 장점을 가지고 있다. 안구는 우선 접근성이 좋으며, 망막하(subretinal space)에 자연적으로 형성될 수 있는 공간을 가지고 있다. 망막하 공간의 장점은 많은 양의 약물을 비교적 안전하게 주입할 수 있으며, 혈관망막장벽(blood retinal barrier)을 가지고 있어 주입한 약물이 혈관으로 누출되지 않고 안구 내에 보존된다는 점이다. 또한 안구는 면역이 억제된 공간으로 유전자 주입 치료에 적합하다. 마지막으로 안구는 치료의 효과를 관찰하고 평가하는 데 적합하다. 시력검사, 대비감도 검사, 망막전위도 검사, 동공반사 검사, 암순응 검사 등 비침습적인 방법으로 치료의 효과를 검사할 수 있으며, 빛간섭단층촬영 등의 발달된 기술을 이용하여 망막구조의 변화도 관찰할 수 있다.[4]

레버선천흑암시에 대한 유전자치료의 가능성은 2001년 어클랜드(Acland GM) 등에 의하여 처음 보고되었다. 브리아드 도그(Briard dog)는 *RPE65* 유전자의 삭제 돌연변이(null mutation)에 의하여 발생된 레버선천흑암시의 동물모델로서, 유전자 주입 치료를 위한 좋은 대상이다. 이 동물모델을 대상으로 *RPE65* DNA를 망막하 공간의 25% 범위에 주입한 안구는 치료하지 않은 안구에 비해 암순응 망막전위도 검사와 플릭커 망막전위도 검사 결과가 16% 증가되었다. 동공반사와 시유발전위 검사 결과 역시 호전을 보였으며, 치료받은 Briard dog는 어두운 방안에서 장애물을 피하는 등 치료받지 않은 개와 다른 행동양상을 보였다.[31] 이러한 치료 효과는 3년 뒤에도 안정적인 양상을 보였으며, 혈청에서 항체의 형성이 발견되었으나 이상반응은 유발하지 않았다. 일부 동물에서 안구 내의 면역 증가 현상이 발견되었으나 *RPE65*에 대한 직접적인 거부반응은 아니었다. 안구 이외의 조직에서 *RPE65* 유전자의 발현은 발견되지 않았다.[32] 망막색소상피에 특이적인 치료를 위하여 DNA 주입의 매개를 AAV(adeno-associated virus) 벡터에서 AAV4 벡터로 변경한 연구에서 망막전위도 검사 결과의 향상이 치료 후 15일 이후로 더 빠르게 나타남이 보고되었으며, 다른 동물을 대상으로 한 연구들에서도 비슷한 결과가 보고되었다.[33]

이상의 동물실험 결과를 바탕으로 2008년 사람을 대상으로 한 연구를 시도하였다. AAV를 매개로 하여 3명의 레버선천흑암시 환자의 상비측 망막하에 *RPE65* DNA(AAV2.hRPE65v2: $1.5X10^{10}$ viral particle in 150μl)를 주입하였다. 3명의 환자 모두 안구내 혹은 전신적인 염증은 발견되지 않았다. 주입 2주 후 환자들은 주관적 시력의 호전을 보고하였으며, ETDRS 시력 측정 결과 3~4.5줄의 시력 증가를 보였다. 특히 1명의 환자는 치료 전 안전수동시력에서 치료 후 20/710의 시력 증가를 보였다. 시야검사 결과 3명의 환자는 평균적으로 80도에서 200도로 시야가 넓어졌다. 이외에도 장애물을 피하는 행동의 변화를 보였으며, 눈떨림이 감소하고 동공반사가 증가하는 반응을 보였다. 그러나 망막전위도 검사 결과에서는 변화를 보이지 않았다.[34] 베인브릿지(Bainbridge JWB) 등은 3명의 환자를 대상으로 한 연구 결과를 2008년 발표하였다. 이들은 17~23세의 환자를 대상으로 황반부를 포함하여 AAV2/2.hRPE65(10^{11} viral particle in 1ml)를 망막하에 주입하였다. 3명 중 1명의 환자에서 괄목할 만한 증상의 호전을 보였다. 그러나 나머지 2명의 환자는 증상의 호전을 보이지 않았다. 이들 3명의 환자 역시 망막전위도 검사에서 변화를 보이지 않았다.[35] 이외에 역시 2008년에 3명의 레버선천흑암시 환자를 대상으로 한 유전자치료가 시도되었고, 3명 모두에서 의미 있는 시력의 호전을 얻었다. 저자들은 결과로 얻어진 시력 호전이 결핍되어 있던 시각회로의 부분적인 복구에 의한 것임을 증명하였다.[36]

상기 선행연구들의 결과를 바탕으로 2012~2013년까지 시행된 AAV2-hRPE65v2 유전자치료의 3상 임상시험 결과가 2017년에 발표되었다.[37] 4~44세까지의 31명의 biallelic *RPE65* mutation을 가진 환자를 대상으로 21명의 실험군과 10명의 대조군을 설정하여, 유전자치료 후 1년이 지난 시점에서 미리 선정된 평가 방법으로 시기능(다양한 조도하에서 장애물 코스를 통과하는 능력)을 측정하였다. 그 결과 유전자치료를 받았던 그룹은 낮은 조도에서도 장애물 코스를 통과하는 능력이 비치료 그룹에 비해 통계적으로 유의하게 개선되었다. 유전자치료를 받은 환자들에서 충혈, 안압 상승 및 망막열공 등의 부작용이 관찰되기도 했으나 정도가 심하지 않았고, 모두 저절로 호전되거나 잘 치료되었다. 이와 같은 연구 결과를 통하여 FDA에서는 혁신치료제 및 희귀의약품 지정을 거친 끝에 해당 유전자치료제(Luxturna, voretigene neparvovec)의 발매를 승인하였고, 이 유전자치료제는 안과질환 분야에서 FDA 승인을 받은 첫 번째 약제가 되었다.

11. 전망

레버선천흑암시 연구에서의 현안은 분자생물학적인 진단 기준과 각각의 유전자형에 대한 치료의 방법을 확립하는 일이다. 레버선천흑암시를 유발할 수 있는 각각의 유전자 돌연변이에 따른 특징적인 표현형의 확립(genotype-phenotype correlation)은 이러한 목적을 달성하기 위하여 필요하다. 특히 시각세포의 심각한 변성을 유발하는 유전자 돌연변이와 구조적인 변성보다는 기능을 저하시키는 유전자 돌연변이를 구분하는 것은 이 질환의 연구에 있어 중요한 점이다. 이러한 관점에서 빛간섭단층촬영과 양전자방출단층촬영(PET scan), 산소농도측정 등을 포함한 유전자 돌연변이 각각의 임상양상을 비교하는 연구가 필요하다.

레버선천흑암시에 대한 대규모의 코호트 연구는 아직 시도된 바 없다. 국내에서는 20명의 환자를 대상으로 한국인 레버선천흑암시 환자의 유전자 돌연변이를 분석한 연구가 보고되었으며, 42명의 환자를 대상으로 임상적 특징을 비교한 후향적 연구 결과가 보고된 바 있다. 4세 이후 시력측정이 가능했던 32명의 환자 중 8명의 환자는 저시력기구의 도움으로 글을 읽을 수 있는 최소한의 시력이 보존되었으며, 정상적인 안저를 가졌던 환자에서 유용한 시력을 유지하는 경우가 더 많았다.[38, 39] *RPE65*의 돌연변이에 대한 유전자치료 시도의 성공적인 결과는 매우 흥미롭다. 그러나 향후 이들 치료의 분자생물학적인 치료 기전이 연구되어야 할 것이며, 오랜 기간 부작용의 발생 가능성에 대한 검증이 필요할 것으로 생각된다.

참고문헌

1. Koenekoop RK. An overview of Leber's congenital amaurosis: a model to understand human retinal development. Surv Ophthalmol 2004;49:379-98.
2. Leber's T. Ueber Retinitis pigmentosa und angeborene Amaurose. Graefes Arch Clin Exp Ophthalmol 1869; 15:1-25.
3. Franceschetti A, Dieterle P. Diagnostic and prognostic importance of the electroretinogram in tapetoretinal degeneration with reduction of the visual field and hemeralopia. Confin Neurol 1954;14:184-6.
4. den Hollander AI, Roepman R, Koenekoop RK, et al. Leber's congenital amaurosis: Genes, proteins and disease mechanisms. Progress in Retinal and Eye Research 2008;27:391-419.
5. Koenekoop RK, Lopez I, den Hollander AI, et al. Genetic testing for retinal dystrophies and dysfunctions: benefits, dilemmas and solutions. Clin Exp Ophthalmol 2007;35: 473-85.
6. Koenekoop RK, Loyer M, Dembinska O, et al. Visual improvement in Leber's congenital amaurosis and the CRX genotype. Ophthal Genet 2007;23:49-59.
7. Perrault I, Rozet JM, Ghazi I, et al. Different functional outcome of RetGC1 and RPE65 gene mutations in Leber's congenital amaurosis. Am J Hum Genet 1999 64:1225-8.
8. Elder MJ. Leber's congenital amaurosis and its association with keratoconus and keratoglobus. J pediar Ophthalmol Strabismus 1994;31:38-40.
9. Alstrom CH, Olson OA. Heredoretinopathia congenitalis monohybrida recessiva autosomalis. Hereditas 1957;43:1-17.
10. Lotery AJ, Namperumalsamy P, Jacobson SG, et al. Mutation analysis of 3 genes in patients with Leber's congenital amaurosis. Arch Ophthalmol 2000;118:538-43
11. Hanein S, Perrault I, Gerber S, et al. Leber's congenital amaurosis: comprehensive survey of the genetic heterogeneity, refinement of the clinical definition, and genotype-phenotype correlations as a strategy for molecular diagnosis. Hum Mutat 2004;23:306-17.
12. McEwen DP, Koenekoop RK, Khanna H, et al. Hypomorphic CEP290/NPHP6 mutations result in anosmia caused by the selective loss of G proteins in cilia of olfactory sensory neurons. Proc Natl Acad Sci U S A 2007;104:15917-22.
13. Jacobson SG, Aleman TS, Cideciyan AV, et al. Human cone photoreceptor dependence on RPE65 isomerase. Proc Natl Acad Sci U S A 2007;104:15123-8.
14. Jacobson SG, Cideciyan AV, Aleman TS, et al. Crumbs homolog 1(CRB1) mutations result in a thick human retina with abnormal lamination. Hum Mol Gen 2003;12:1073-8.
15. Jacobson SG, Cideciyan AV, Aleman TS, et al. RDH12 and RPE65, visual cycle genes causing Leber congenital amaurosis, differ in disease expression. Invest Ophthalmol Vis Sci 2007;48:332-8.
16. Jacobson SG, Cideciyan AV, Aleman TS, et al. Leber's congenital amaurosis caused by an RPGRIP1 mutation shows treatment potential. Ophthalmology 2007;114:895-8.
17. Milam AH, Barakat MR, Gupta N, et al. Clinicopathologic effects of mutant GUCY2D in Leber's congenital amaurosis. Ophthalmology 2003;110:549-58.
18. Horsten GP, Winkelman JE. Development of the ERG in relation to histological differentiation of the retina in man and animals. Arch Ophthalmol 1960;63:232-42.
19. Sohocki MM, Sullivan LS, Mintz-Hittner HA, et al. A range of clinical phenotypes associated with mutations in CRX, a photoreceptor transcription-factor gene. Am J Hum Genet 1998;63:1307-15.
20. Perrault I, Rozet JM, Calvas P, et al. Retinal-specific guanylate cyclase gene mutations in Leber's congenital amaurosis. Nat Genet 1996;14:461-4.

21. Liu X, Bulgakov OV, Wen XH, et al. AIPL1, the protein that is defective in Leber's congenital amaurosis, is essential for the biosynthesis of retinal rod cGMP phosphodiesterase. Proc Natl Acad. Sci U S A 2004; 101:13903-8.
22. Woodruff ML, Olshevskaya EV, Savchenko AB, et al. Constitutive excitation by Gly90Asp rhodopsin rescues rods from degeneration caused by elevated production of cGMP in the dark. J Neurosci 2007;27:8805-15.
23. Cottet S, Michaut L, Boisset G, et al. Biological characterization of gene response in Rpe65-/- mouse model of Leber's congenital amaurosis during progression of the disease. FASEB J 2006;20:2036-49.
24. Maeda A, Maeda T, Imanishi Y, et al. Retinol dehydrogenase(RDH12) protects photoreceptors from light-induced degeneration in mice. J Biol Chem 2006;281:37697-704.
25. Furukawa T, Morrow EM, Cepko CL. Crx, a novel otx-like homeobox gene, shows photoreceptor-specific expression and regulates photoreceptor differentiation. Cell 1997;91:531-41.
26. Furukawa T, Morrow EM, Li T, et al. Retinopathy and attenuated circadian entrainment in Crx-deficient mice. Nat Genet 1999;23:466-70.
27. van de Pavert SA, Sanz AS, Aartsen WM, et al. Crb1 is a determinant of retinal apical Müller glia cell features. Glia 2007;55:1486-97.
28. Hagstrom SA, Adamian M, Scimeca M, et al. A role for the Tubby-like protein 1 in rhodopsin transport. Invest Ophthalmol Vis Sci 2001;42:1955-62.
29. Zhao Y, Hong DH, Pawlyk B, et al. The retinitis pigmentosa GTPase regulator(RPGR)-interacting protein: subserving RPGR function and participating in disk morphogenesis. Proc Natl Acad Sci U S A 2003; 100:3965-70.
30. Chang B, Khanna H, Hawes N, et al. In-frame deletion in a novel centrosomal/ciliary protein CEP290/NPHP6 perturbs its interaction with RPGR and results in early-onset retinal degeneration in the rd16 mouse. Hum Mol Genet 2006;15:1847-57.
31. Acland GM, Aguirre GD, Ray J, et al. Gene therapy restores vision in a canine model of childhood blindness. Nat Genet 2001;28:92-5.
32. Acland GM, Aguirre GD, Bennett J, et al. Long-term restoration of rod and cone vision by single dose rAAV-mediated gene transfer to the retina in a canine model of childhood blindness. Mol Ther 2005;12:1072-82.
33. Rolling F, Le Meur G, Stieger K, et al. Gene therapeutic prospects in early onset of severe retinal dystrophy: restoration of vision in RPE65 Briard dogs using an AAV serotype 4 vector that specifically targets the retinal pigmented epithelium. Bull Mem Acad R Med Belg 2006;161:497-508.
34. Maguire AM, Simonelli F, Pierce EA, et al. Safety and efficacy of gene transfer for Leber's congenital amaurosis. N Engl J Med 2008; 358:2240-8.
35. Bainbridge JWB, Smith AJ, Barker SS, et al. Effect of gene therapy on visual function in Leber's congenital amaurosis. N Engl J Med 2008;358:2231-9.
36. Cideciyan AV, Aleman TS, Boye SL, et al. Human gene therapy for RPE65 isomerase deficiency activates the retinoid cycle of vision but with slow rod kinetics. Proc Natl Acad Sci U S A 2008; 105:15112-7.
37. Russell S, Bennett J, Wellman JA, et al. Efficacy and safety of voretigene neparvovec (AAV2-hRPE65v2) in patients with RPE65-mediated inherited retinal dystrophy: a randomised, controlled, open-label, phase 3 trial. Lancet 2017;26;390:849-60.
38. Seong MW, Kim SY, Yu YS, et al. Molecular characterization of Leber's congenital amaurosis in Koreans. Mol Vis 2008;14:1429-36.
39. 황준서, 김정훈, 정호경 외. 한국인 레버선천흑암시 환자의 임상양상. J Korean Ophthalmol Soc 2007;48: 1257-62.

CHAPTER 16

선천비진행성야맹증

Congenital Stationary Night Blindness

선천비진행성야맹증(congenital stationary night blindness, CSNB)은 야간시력의 저하와 암순응의 장애를 특징으로 하는 선천성, 비진행성의 망막질환군을 일컫는 말이다.[1,2] 이 질환군은 유전적으로 또는 임상적으로 서로 다른 다양한 질환으로 이루어져 있으며, 주로 시세포 내에서의 광변환 과정(phototransduction cascade)이나 시세포에서 양극세포로의 신호전달 과정에 관계된 유전자의 돌연변이에 의하여 발생한다.[3] 선천비진행성야맹증의 증상은 대체로 진행하지 않는 야맹증 혹은 어두운 조명에서의 시력 저하가 대표적이며, 그 외에 안구진탕, 근시, 사시, 안저소견의 이상이 나타날 수 있고,[4] 망막전위도 이상, 암순응의 지연 등이 동반된다.[2] 선천비진행성야맹증의 유병률은 북유럽에서 10만 명당 0.34명으로 추정된 바 있으나[5] 아직 명확히 알려져 있지는 않고, 도시화에 따른 야간 조명의 확대로 야맹 증상의 발현이 감소되는 점과 야간시력의 측정이 일상적으로 이루어지지 않는다는 점에서 볼 때 유병률이 저평가되었을 것으로 생각된다.[6]

1. 분류

선천비진행성야맹증은 안저소견, 망막전위도의 양상, 유전 방식 등에 따라 각각의 질환으로 세분화될 수 있다.[7] 선천비진행성야맹증의 일반적인 분류 방식 및 관련된 유전자 이상은 다음과 같다.[6]

■ 정상 안저를 가지는 선천비진행성야맹증

A. 리그스(Riggs)형 선천비진행성야맹증
- rhodopsin
- rod transducin의 α subunit(GNAT1)
- rod cGMP-phosphodiesterase(PDE6B)

B. 슈베르트-본세인(Schubert-Bornschein)형 선천비진행성야맹증
a. 완전형(complete type, CSNB type 1)
- NYX
- GRM6, TRPM1, GPR179, LRIT3

b. 불완전형(incomplete type, CSNB type 2)
- CACNA1F
- CABP4, CACNA2D2

■ 비정상 안저를 가지는 선천비진행성야맹증

A. 오구치 병(Oguchi disease)
- arrestin(SAG)
- G protein-coupled receptor kinase(GRK1)

B. 흰점안저(Fundus albipunctatus)
- 11-cis retinol dehydrogenase(RDH5)

2. 정상 안저를 가지는 선천비진행성야맹증

정상 안저를 가지는 선천비진행성야맹증은 비정상 안저를 가지는 선천비진행성야맹증보다 흔하며 상염색체열성, 상염색체우성, X-연관 열성 양식 등 다양한 양식으로 유전된다. 망막전위도 검사에서 감소된 막대세포반응을 나타내며, 안저소견이 정상인 점이 망막색소변성과의 감별점이다. 망막전위도 검사 결과의 양상에 따라 크게 리그스(Riggs)형과 슈베르트-본세인(Schubert-Bornschein)형으로 나뉜다.[6]

1) 리그스형(또는 누가렛형) 선천비진행성야맹증

리그스(Riggs LA)는 1954년 암순응 망막전위도가 심하게 감소되어 있고, 암순응 원뿔세포 기능은 남아 있는 선천비진행성야맹증을 2명의 형제에서 보고하였다.[8] 이 질환은 1838년 Cunier에 의하여 남프랑스의 누가렛(Nougaret) 가(家)에서 처음 보고되었는데, 이 가계 환자들은 야간시력 저하 이외에 나머지 시기능은 정상이었다.[9]

네틀십(Nettleship E)은 누가렛 가의 9대를 포함하는 가계도에서 2,121명 중 135명이 야맹증을 보이고 이 질환이 상염색체우성유전 양식을 따름을 확인하여 보고하였으며,[10] 램부쉬(Rambusch T)는 1909년 덴마크의 한 가계에서 이와 같은 질환이 유전됨을 보고하였다.[11]

(1) 임상소견

Riggs형 선천비진행성야맹증은 비교적 경미한 야맹증을 보이며, 안구진탕이나 고도근시는 거의 보이지 않고, 명순응 시력은 정상범위에 있다.[6] 암순응 3.0 망막전위도(막대-원뿔세포 최대복합반응) 검사에서는 a파의 크기가 감소되어 있는데, 이는 시세포(막대세포) 수준에서 기능 이상이 있음을 의미한다.[12] Riggs형 환자의 암순응 곡선에서 막대세포-원뿔세포 굴곡점이 소실된 것 역시 막대세포의 기능 이상을 뜻하며, 눈전위도(electrooculography) 결과에서 명순응 후 진폭 상승(light rise)이 감소되어 있다는 점에서도 광수용체 자체의 기능이상을 추측할 수 있다. 그렇지만 암순응 원뿔세포 기능은 보존되어 있거나 약간 감소되어 있다.[6] 암순응 3.0 망막전위도에서 b파의 크기 역시 감소되어 있는데, 이와 함께 b파/a파의 비도 감소되어 있을 수 있고, 이 경우 음성 망막전위도 파형이 관찰되기도 한다.[6] Riggs형에서는 암순응 상태에서 자극광의 증가에 따라 a파, b파의 진폭이 증가하지 않는다.

(2) 유전 및 병인

Riggs형 선천비진행성야맹증은 상염색체우성 및 상염색체열성 양식으로 유전되는데, 막대세포의 광변환 과정에 관계된 유전자들의 돌연변이가 원인인 것으로 여겨지고 있다.[6] 이 과정에는 로돕신(rhodopsin), 트랜스듀신(transducin), cGMP-인산디에스테르 가수분해효소(cGMP-phosphodiesterase) 등이 관여하며, 이들에서 돌연변이가 나타나면 막대세포가 지속적인 배경광에 노출된 것처럼 작동하게 되어 야맹증이 나타난다고 생각된다. Nougaret 가계에서 막대세포 트랜스듀신의 α-subunit인 *GNAT1*에 p.Gly38Asp 돌연변이가 있음이 확인된 바 있고,[13] 2007년 Rambusch 가계에서 *GNAT1*의 6번째 exon에 p.Gln200Glu 돌연변이가 확인되었다.[14] 최근에는 Riggs형과 같은 임상양상을 보이고, 상염색체열성으로 유전되는 파키스탄의 선천비진행성야맹증 가계에서 *GNAT1*의 missense 돌연변이가 보고된 바 있다.[15] 또한 Nougaret 가와 Rambusch 가 모두에서 막대세포 cGMP-phosphodiesterase α-subunit의 돌연변이가 발견되었는데, 진행하는 소견 없이 정상적인 시력과 시야를 보였다.[16] 한편, 이 가계의 환자들처럼 망막변성의 진행 없이 정상적인 시력, 시야, 안저소견을 보이는 Riggs형 상염색체우성 선천비진행성야맹증 환자들에서 로돕신 유전자에 Ala292Glu, Thr94Ile와 같은 돌연변이가 발견되었다.[17, 18] 로돕신 유전자의 Gly90Asp의 돌연변이는 선천비진행성야맹증을 일으키나, 중년 이후 시야가 협착되며 안저에 뼛조각 색소침착이 나타나기도 하였다.[19] 로돕신 유전자 돌연변이가 있는 환자에서 망막전위도 막대세포반응은 a파, b파는 모두 나타나지 않으며, 암순응 곡선에서도 제2상인 막대세포부가 나타나지 않으나, 원뿔세포반응 및 암순응 후 원뿔세포의 회복은 정상적이다. 최근에는 상염색체열성 Riggs형 선천비진행성야맹증 환자에서 나트륨-칼슘 교환기에 돌연변이가 보고되기도 하였다.[20]

2) 슈베르트-본세인형 선천비진행성야맹증

슈베르트-본세인(Schubert-Bornschein)형은 가장 흔한 형태의 선천비진행성야맹증으로, 암순응 망막전위도에서 b파는 소실되지만 a파는 정상 혹은 아주 경미하게만 감소되어, 결과적으로 전형적인 음성 망막전위도(negative ERG)를 나타내는데, 이는 시세포에서 양극세포로의 신호전달 과정의 이상을 시사한다.[21] 대개 X-연관열성 혹은 상염색체열성유전 양식을 보이며,[22] 주된 증상으로 야간시력 저하, 고도근시 또는 원시, 주간시력 저하, 안구진탕 등이 있다.[23] 조직병리학적 연구에서 Schubert-Bornschein형 선천비진행성야맹증의 이상은 망막 중간층인 양극세포층에 있음이 제시되었다.[24] 미야케(Miyake Y) 등은 Schubert-Bornschein형을 망막전위도 결과, 암순응 곡선, 굴절 이상에 따라 다시 세분하여 완전형과 불완전형으로 나누었다.[22]

(1) 완전형(Complete form, CSNB1)

완전형은 망막전위도에서 OFF-양극세포의 기능은 보존되는 반면, ON-양극세포 경로의 이상이 있는 경우로, 암순응 0.01 망막전위도에서는 망막전위도반응이 완전히 소실되고, 암순응 3.0 망막전위도에서는 정상 크기의 a파 및 심한 b파의 감소 혹은 소실이 관찰되는 형태이다.[22] 망막전위도에서 막대세포반응은 나타나지 않으며, 원뿔세포반응은 많이 감소되어 나타난다. 대개 진동소파 전위는 나타나지 않으며, 이는 망막중간층의 이상을 시사한다.[22] 여성 보인자에서도 진동소파 전위는 비정상으로 나타날 수 있다. ON-양극세포에만 연결을 가지고 있는 S-원뿔세포 망막전위도 역시 비정상으로 나타난다.[25]

완전형은 주로 근시에서 호발하며, 거의 100%의 환자에서 상당한 야간시력 저하가 있다.[2] 주간시력도 20/40 정도로 저하되어 있고,[23] 시간에 따라 줄어드는 경향의 안구진탕도 종종 동반된다.[6] 중등도에서 고도 근시가 흔하게 나타나며, 굴절률의 구면대응치기 −7.4D 정도로 보고되었다.[23] 색각이나 시야는 보통 정상이다.[6]

완전형은 X염색체상의 *NYX* 유전자의 돌연변이와 관련되어 성염색체 열성유전 양식으로 나타날 수 있고, Xp11.4 위치와 연관이 있다고 알려져 있다.[26] 또한 상염색체열성으로도 유전될 수 있는데, 이 경우 *GRM6*, *TRPM1*, *GPR179*, *LRIT3* 등 ON-양극세포에 존재하는 단백질을 생성하는 유전자들의 돌연변이와 관련되어 있다.[27-30] 이 중 *TRPM1*과 관련하여 15q13.3 유전자의 미세결손이 있는 경우 간질성 뇌병증을 포함하는 증후군이 발현할 수 있다.[31]

(2) 불완전형(Incomplete form, CSNB2)

불완전형은 ON-양극세포 및 OFF-양극세포 경로 모두에 이상이 있는 경우인데, 암순응 0.01 망막전위도에 대한 반응은 정상보다 감소되긴 하나 완전히 소실되지 않는다.[6] 막대세포반응이 감소되어 있긴 하나 나타나며, 완전형에 비해 원뿔세포반응은 훨씬 약하다. 암순응 3.0 망막전위도에서 정상에 가까운 a파 및 감소된 b파가 관찰되어 음성 망막전위도 파형을 보인다. 대부분 환자에서 진동소파 전위가 나타난다. 명순응 망막전위도반응은 완전형보다 훨씬 감소되어 있다.

불완전형은 경한 근시나 원시가 많으며, 야맹증은 54%의 환자에서 미미하게 나타난다.[2] 평균 시력은 20/60 정도로 완전형보다 좋지 않으며, 주간시력의 상애가 완전형보다 중하게 나타난다.[23] 광과민성은 53%에서 나타나며, 완전형보다 더 자주 나타난다.[23] 색각 이상이 다양한 정도로 나타날 수 있다.[23] 원뿔세포 이영양증과의 구분이 종종 쉽지 않은데, 원뿔세포 이영양증의 경우에는 암순응 망막전위도반응이 상당히 보존되어 있고, 단일 섬광에 대한 전형적인 음성 망막전위도 양상은 잘 보이지 않는다.[6]

불완전형은 *CACNA1F* 유전자의 돌연변이와 관련된 경우 X염색체 연관되어 유전하고, *CABP4* 혹은 *CACNA2D2* 유전자 돌연변이와 관련된 경우 상염색체열성으로 유전된다.[6] Xp11.23에 위치하는 L-형 칼슘통로의 α1-subunit 유전자의 돌연변이와 연관이 있다.[32]

출생 시부터 시력이 나쁘고 안구진탕이 있으며, 생후 4개월의 망막전위도에서 현저한 이상소견이 보여 레버선천흑암시(Leber congenital amaurosis)로 진단되었던 환아가 자라면서 명소시력과 주시가 호전되고, 깊은 음성 망막전위도 결과를 보여 결국 선천비진행성야맹증으로 다시 진단된 경우가 보고되었다.[33] 이로 미루어 선천비진행성야맹증 환자도 영아 초기에는 심각한 시력 이상을 보일 수 있으며, 망막전위도 검사는 파형이 생후 6개월까지는 완전히 나타나지 않으므로 해석에 주의하거나 그 이후에 시행해야 한다.

3. 비정상 안저를 가지는 선천비진행성야맹증

이 질환군에는 오구치 병과 흰점안저가 속한다.

1) 오구치 병(Oguchi disease)

1907년 오구치(Oguchi)는 야맹증을 호소하는 일본인 군인에서 특이한 금빛(혹은 회황백색)의 망막 변색과 함께 안구 후부의 금속성 광택이 동반된 드문 선천비진행성야맹증을 기술하였다.[34] 안저의 특이한 색조는 검사 시 입사되는 빛의 강도나 입사각에 따라 미묘한 차이를 보인다. 망막혈관 자체의 이상은 없으나 주위로부터 뚜렷하게 선명하게 솟아올라 있었으며, 황반은 주위와 비교할 때 비정상적으로 어둡게 보였다. 1913년 미즈오(Mizuo G)는 오구치 병의 특이한 안저 색상이 오랜 암순응 후에는 사라져 망막이 완전히 정상으로 관찰되는 것을 발견하였는데, 이 현상은 '미즈오-나카무라 현상(Mizuo-Nakamura phenomenon)' 혹은 '미즈오 현상'으로 명명되었다.[35] 이때 안저 전체가 한꺼번에 변화하는 것은 아니고, 부위에 따른 시간차는 나타날 수 있으며, 다시 빛에 노출되면 망막은 다시 서서히 원래의 회황백색 색상으로 되돌아갔다. 최근 보고에 의하면 이러한 이상 벽판대광반사(tapetal light reflex)와 암순응 후의 정상 안저소견은 오구치 병에서만 관찰되는 것은 아니고 원뿔세포이상증, 스타가르트 병, X-연관 망막층간분리에서도 나타날 수 있다.

(1) 임상소견

오구치 병 환자들은 일반적으로 선천야맹증을 호소하나 시력, 색각, 시야는 대개 정상이다.[6] 전형적으로 막대세포의 암순응이 극도로 지연되어 나타나며, 원뿔세포의 암순응은 정상적이나 암순응 속도의 지연이나 역치의 상승이 관찰되는 경우도 있다.[36] 망막전위도 검사에서는 암순응 0.01 망막전위도에서 막대세포반응이 소실되어 a파, b파 모두 관찰되지 않고, 암순응 3.0 망막전위도에서는 a파가 감소되어 있으면서 b파가 소실되어 음성 망막전위도가 나타난다. Miyake 등은 오구치 병에서의 음성 망막전위도를, 긴 섬광자극에 대한 반응으로써 Schubert-Bornschein형 선천비진행성야맹증의 음성 망막전위도와 구별하였는데, 명순응 망막전위도에서 오구치 병 환자들의 ON, OFF 반응은 모두 정상이었으나 완전형의 Schubert-Bornschein형 선천비진행성야맹증 환자들에서는 ON 반응이 감소되어 있었다.[37] 오구치 병의 원뿔세포반응은 약한 a파와 진동소파전위를 보이며, 특징적으로 b파가 소실되어 있다.[38, 39] 장시간의 암순응으로 막대세포 기능이 회복되면 단일섬광자극에 정상적인 막대세포반응을 나타내지만, 한 번의 빛자극에도 막대세포반응은 다시 소실되어 다시 장기간의 암순응을 해야 그 기능이 회복된다.[40]

암순응 곡선에서 제1상인 원뿔세포 암순응 곡선은 정상 수준까지 빠르게 도달되는 정상적인 형태를 나타내며, 그 후 장시간 그대로 지속되고(cone plateau), 제2상에 해당하는 막대세포 암순응 곡선은 정상 수준의 역치에 도달할 때까지 아주 서서히 떨어지는데, 이에 걸리는 시간은 나카무라(Nakamura B)에 의하면 2~24시간으로 매우 다양하다.[41] 결과적으로 암순응 곡선상 원뿔세포-막대세포굴곡점의 출현이 지연된다. 미즈오 현상과 역치 변화는 서로 관련이 없었다.[36] 형광안저혈관조영 검사 결과는 정상이다. 오구치 병은 일반적으로 진행하지 않는 것으로 생각되나, 시세포 변성으로 진행하는 경우도 있다.[6]

광간섭단층촬영을 이용한 연구들에서, 오구치 병 환자에서 명순응 상태에서 막대세포 외절의 길이가 명순응 상태에서는 단축되어 있다가 장시간의 암순응 후 회복되는 것이 보고된 바 있다.[42, 43] 병리학적 검사 결과는 연구마다 다소 상충되는 면이 있지만, 공통적인 것은 시세포 외절과 망막색소상피층 사이에 비정상적인 층이 존재한다는 점과 리포푸신(lipofuscin)이 비정상적으로 축적된다는 점이다.

(2) 유전 및 병인

오구치 병은 상염색체열성의 유전 양식을 뚜렷하게 보인다. 예전에는 이 질환이 로돕신의 재합성이 매우 지연되어 유발된다고 생각하였으나 오구치 병 환자에서 로돕신이 양이나 재생 능력이 모두 정상이며, 광과민성(photosensitivity)도 정상임이 보고되었다.[44] 이후 오구치 병에서의 유전 이상은 시세포에서 광변환 과정 이후 회복에 관여하는 G 단백질 연결 수용체 키나아제(G protein-coupled receptor kinase, *GRK1*)와 어레스틴(arrestin 혹은 *SAG*) 유전자에 있음이 발견되었다.[45-47] 이들은 로돕신의 비활성화 과정에서 인산화에 필요하며, 교대로 광변환과정을 멈추는 역할을 한다. 이들에 돌연변이가 있으면 로돕신 분자들은 광활성 상태(photoactivated state)에 있게 되고, 이들이 계속 광변환 과정을 계속적으로 자극하게 된다. 어레스틴 유전자의 돌연변이는 일본 환자들에서 흔히 나타난다.[47-49]

2) 흰점안저(Fundus albipunctatus)

흰점안저는 특징적인 다수의 작은 황백색 반점들이 안저에서 관찰되는 선천비진행성야맹증의 한 형태이다.[50] 망막 깊은 층에 다수의 황백색 반점이 관찰되는데, 이러한 점들은 11-*cis*-retinal 전구체를 포함하는 것으로 추정된다.[51] 1910년 로버(Lauber H)가 처음으로 흰점안저를 기술하였는데, 비슷한 안저소견을 보이는 진행성 망막색소상피변성질환(tapetoretinal degeneration)인 흰점망막염(retinitis punctata albescens)과 흰점안저를 구별하여 정리하였다.[52] 흰점안저는 흰점망막염에 비해 비진행성이며, 시야의 변화가 없고 망막혈관이 정상이라는 점이 감별점이다.

(1) 임상소견

대개 황반부가 보존되므로 환자들의 시력, 색각, 시야 검사 결과는 보통 정상이다.[6] 안저소견에서 특징적인 다수의 황백색 반점들이 보이는데 황반부에서는 별로 관찰되지 않으며, 이측 혈관궁 주변에 조밀하게 분포하지만 망막 주변부로 갈수록 수가 적어지는 양상을 보인다(그림 16.1). 장기적으로 관찰하면, 어릴 때 보이던 반점들(fleck)이 나이가 들면서 오목 반점(punctate dots) 형태가 되며, 희미해질 수도 있고 개수가 더 늘어날 수도 있다.[53, 54] 그 외에 진행성의 망막변성은 보이지 않으나 드물게 황반부에 망막색소상피위축이 점점이 나타나는 경우도 있다.

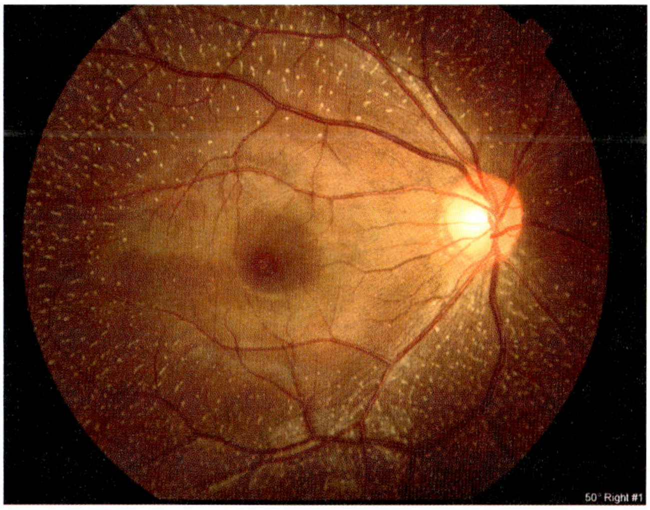

그림 16.1 흰점안저 환자의 안저 사진. 황반부를 제외한 안저 전반에 다수의 황백색 반점들이 관찰된다.

망막전위도에서는 20~30분 정도의 암순응 후 시행하는 암순응 망막전위도반응은 소실 혹은 감소되어 있으나, 암순응 시간을 충분히 길게 하면 망막전위도에 정상적인 진폭이 나타나며, 이때 필요한 시간은 대개 수 시간이 걸리고 환자마다 차이도 크다.[50] 명순응 망막전위도는 황반이영양증이 동반되어 있지 않은 한 보통 정상이다.[50] 눈전위도도 마찬가지의 양상을 보이는데, 오랜 시간에 걸쳐 완전한 암순응이 이루어져야 눈전위도에서 명순응 후 진폭 상승(light rise)이 온전히 나타난다. 최근에는 흰점안저 환자의 배경 자가형광이 감소되어 있는 것이 보고되었다.[51, 55]

암순응 곡선에서는 막대세포와 원뿔세포 모두 현저히 지연된 결과를 보인다. 암순응 시 역치의 회복이 아주 지연되지만, 최종적으로는 거의 양호한 감도에 도달하게 된다. 결국 암순응 곡선에서 원뿔세포–막대세포 굴곡점이 늦게 나타나고, 제2상인 막대세포 암순응 곡선의 정상 역치까지 지연이 나타나지만 오구치 병만큼 아주 지연되지는 않는다.

(2) 유전 및 병인

흰점안저는 상염색체열성의 유전 양식을 보이며, 기본적인 병인은 시세포에서 시각 사이클(visual cycle)에 관련된 시색소의 재생이 현서히 지연된 것으로 밝혀졌다.[50, 56] 이는 대부분의 환자들에서 *RDH5*(retinol dehydrogenase 5) 유전자의 돌연변이에 의한 것으로 보고되었다.[50, 57] Retinol dehydrogenase는 망막색소상피 안에서 11-*cis*-retinol을 11-*cis*-retinal로 바꾸어 로돕신의 재생에 관여하는데, 망막색소상피세포에서 11-*cis*-retinol dehydrogenase가 결핍되면 광활성 상태로부터 시세포의 회복이 지연된다. 흰점안저 환자들에서 로돕신 재생은 지연되어 있으며, 암순응을 오래 하면 정상 로돕신 수준을 회복한다. 한편, 비 동양권의 보고들에서는 *RDH5* 돌연변이가 관찰되지 않기도 하며,[58, 59] *RPE65*의 복합 이형 돌연변이로 인한 흰점안저도 보고된 바 있다.[60]

(3) 감별진단

다른 형태의 선천비진행성야맹증, 흰점망막염, 노란점안저(fundus flavimaculatus), 망막색소변성 등과 감별해야 한다. 흰점망막염도 상염색체열성유전을 한다고 알려져 있으며, 망막의 심부에 다수의 황백색 반점이 관찰되어 젊을 때는 안저소견이 비슷하지만 오랫동안 경과 관찰 시 진행성의 망막변성을 보인다. 이러한 변성은 주변부의 뼛조각 색소침착이나 망막 동맥의 협세화, 주변시야 소실 등 기본적으로 전형적인 망막색소변성과 비슷하다. 흰점안저의 다른 형태가 칸도리(Kandori F) 등에 의하여 기술되어 'fleck retina with congenital nonprogressive night blindness'라고 명명된 바 있는데, 전형적인 흰점안저에 비해 경계가 분명한 노란색 반점이 더 크고 더 불규칙하며, 수가 더 적다.[61] 망막전위도 결과는 흰점안저에서와 비슷한데, 명순응 망막전위도는 정상이지만 암순응 지연과 비례하여 막대세포반응은 지연되어 나타난다.

▌참고문헌▐

1. Carr RE. Congenital stationary nightblindness. Trans Am Ophthalmol Soc 1974;72:448-87.
2. Bijveld MM, van Genderen MM, Hoeben FP, et al. Assessment of night vision problems in patients with congenital stationary night blindness. PLoS One 2013;8(5):e62927.
3. Malaichamy S, Sen P, Sachidanandam R, et al. Molecular profiling of complete congenital stationary night blindness: a pilot study on an Indian cohort. Mol Vis 2014;20:341-51.
4. Zeitz C. Molecular genetics and protein function involved in nocturnal vision. Expert Rev Ophthalmol 2007;2:467-85.
5. Haim M. Congenital stationary night blindness. Acta Ophthalmol(Copenh) 1986;64(2):192-8.
6. Zeitz C, Robson AG, Audo I. Congenital stationary night blindness: an analysis and update of genotype-phenotype correlations and pathogenic mechanisms. Prog Retin Eye Res 2015;45:58-110.
7. Dryja TP. Molecular genetics of Oguchi disease, fundus albipunctatus, and other forms of stationary night

blindness: LVII Edward Jackson Memorial Lecture. Am J Ophthalmol 2000;130(5):547-63.
8. Riggs LA. Electroretinography in cases of night blindness. Am J Ophthalmol 1954;38(1:2):70-8.
9. Cunier F. Hemeralopie hereditaire depuis deux siecles dans une famille de la commune de Vendemian, a cinq lieues de Montpellier. Ann d'Ocul 1838;1:32-4.
10. Nettleship E. A history of congenital stationary night blindness in nine consecutive generations. Trans Ophthalmol Soc UK 1907;27:269.
11. Rosenberg T, Haim M, Piczenik Y, Simonsen SE. Autosomal dominant stationary night-blindness. A large family rediscovered. Acta Ophthalmol(Copenh) 1991;69(6):694-702.
12. Sandberg MA, Pawlyk BS, Dan J, et al. Rod and cone function in the Nougaret form of stationary night blindness. Arch Ophthalmol 1998;116(7):867-72.
13. Dryja TP, Hahn LB, Reboul T, Arnaud B. Missense mutation in the gene encoding the alpha subunit of rod transducin in the Nougaret form of congenital stationary night blindness. Nat Genet 1996;13(3):358-60.
14. Szabo V, Kreienkamp HJ, Rosenberg T, Gal A. p.Gln200Glu, a putative constitutively active mutant of rod alpha-transducin(GNAT1) in autosomal dominant congenital stationary night blindness. Hum Mutat 2007;28(7):741-2.
15. Naeem MA, Chavali VR, Ali S, et al. GNAT1 associated with autosomal recessive congenital stationary night blindness. Invest Ophthalmol Vis Sci 2012,53(3):1353-61.
16. Gal A, Orth U, Baehr W, et al. Heterozygous missense mutation in the rod cGMP phosphodiesterase beta-subunit gene in autosomal dominant stationary night blindness. Nat Genet 1994;7(1):64-8.
17. Dryja TP, Berson EL, Rao VR, Oprian DD. Heterozygous missense mutation in the rhodopsin gene as a cause of congenital stationary night blindness. Nat Genet 1993;4(3):280-3.
18. Al-Jandal N, Farrar GJ, Kiang AS, et al. A novel mutation within the rhodopsin gene(Thr-94-Ile) causing autosomal dominant congenital stationary night blindness. Hum Mutat 1999;13(1):75-81.
19. Sieving PA, Richards JE, Naarendorp F, et al. Dark-light: model for nightblindness from the human rhodopsin Gly-90 --> Asp mutation. Proc Natl Acad Sci U S A 1995;92(3):880-4.
20. Riazuddin SA, Shahzadi A, Zeitz C, et al. A mutation in SLC24A1 implicated in autosomal-recessive congenital stationary night blindness. Am J Hum Genet 2010;87(4):523-31.
21. Schubert G, Bornschein H. Analysis of the human electroretinogram. Ophthalmologica 1952;123(6):396-413.
22. Miyake Y, Yagasaki K, Horiguchi M, et al. Congenital stationary night blindness with negative electroretinogram. A new classification. Arch Ophthalmol 1986;104(7):1013-20.
23. Bijveld MM, Florijn RJ, Bergen AA, et al. Genotype and phenotype of 101 dutch patients with congenital stationary night blindness. Ophthalmology 2013;120(10):2072-81.
24. Watanabe I, Taniguchi Y, Morioka K, Kato M. Congenital stationary night blindness with myopia: a clinico-pathologic study. Doc Ophthalmol 1986;63(1):55-62.
25. Kamiyama M, Yamamoto S, Nitta K, Hayasaka S. Undetectable S cone electroretinogram b-wave in complete congenital stationary night blindness. Br J Ophthalmol 1996;80(7):637-9.
26. Pusch CM, Zeitz C, Brandau O, et al. The complete form of X-linked congenital stationary night blindness is caused by mutations in a gene encoding a leucine-rich repeat protein. Nat Genet 2000;26(3):324-7.
27. Dryja TP, McGee TL, Berson EL, et al. Night blindness and abnormal cone electroretinogram ON responses in patients with mutations in the GRM6 gene encoding mGluR6. Proc Natl Acad Sci U S A 2005;102(13):4884-9.
28. Audo I, Kohl S, Leroy BP, et al. TRPM1 is mutated in patients with autosomal-recessive complete congenital stationary night blindness. Am J Hum Genet 2009;85(5):720-9.
29. Audo I, Bujakowska K, Orhan E, et al. Whole-exome sequencing identifies mutations in GPR179 leading to

autosomal-recessive complete congenital stationary night blindness. Am J Hum Genet 2012;90(2):321-30.
30. Zeitz C, Jacobson SG, Hamel CP, et al. Whole-exome sequencing identifies LRIT3 mutations as a cause of autosomal-recessive complete congenital stationary night blindness. Am J Hum Genet 2013;92(1):67-75.
31. Masurel-Paulet A, Drumare I, Holder M, et al. Further delineation of eye manifestations in homozygous 15q13.3 microdeletions including TRPM1: a differential diagnosis of ceroid lipofuscinosis. Am J Med Genet A 2014;164a(6):1537-44.
32. Bech-Hansen NT, Naylor MJ, Maybaum TA, et al. Loss-of-function mutations in a calcium-channel alpha1-subunit gene in Xp11.23 cause incomplete X-linked congenital stationary night blindness. Nat Genet 1998;19(3):264-7.
33. Weleber RG, Tongue AC. Congenital stationary night blindness presenting as Leber's congenital amaurosis. Arch Ophthalmol 1987;105(3):360-5.
34. Oguchi C. Ueber einen Fall von eigenartiger Hemeralopie. Nippon Ganka Gakkai Zasshi 1907;11:123-34.
35. Mizuo G. On a new discovery in the dark adaptation of Oguchi's disease. Acta Societatis Ophthalmologicae Japonicae 1913;17:1854-9.
36. Carr RE, Gouras P. Oguchi's disease. Arch Ophthalmol 1965;73:646-56.
37. Miyake Y, Yagasaki K, Horiguchi M, Kawase Y. On- and off-responses in photopic electroretinogram in complete and incomplete types of congenital stationary night blindness. Jpn J Ophthalmol 1987;31(1):81-7.
38. Usui T, Tanimoto N, Ueki S, et al. ERG rod a-wave in Oguchi disease. Vision Res 2004;44(5):535-40.
39. Miyake Y, Horiguchi M, Suzuki S, et al. Electrophysiological findings in patients with Oguchi's disease. Jpn J Ophthalmol 1996;40(4):511-9.
40. Gouras P. Electroretinography: Some basic principles. Invest Ophthalmol 1970;9(8):557-69.
41. Nakamura B. Ueber ein neues Phanomen der Farbenveranderung des menschlichen Augenhintergrundes im Zusammenhang mit der fortschreitenden Dunkeladaptation. Klin Monatsbl Augenheilkd 1920;65:883.
42. Hashimoto H, Kishi S. Shortening of the rod outer segment in Oguchi disease. Graefes Arch Clin Exp Ophthalmol 2009;247(11):1561-3.
43. Takada M, Otani A, Ogino K, Yoshimura N. Spectral-domain optical coherence tomography findings in the Mizuo-Nakamura phenomenon of Oguchi disease. Retina 2011;31(3):626-8.
44. Carr RE, Ripps H. Rhodopsin kinetics and rod adaptation in Oguchi's disease. Invest Ophthalmol Vis Sci 1967;6:426-36.
45. Yamamoto S, Sippel KC, Berson EL, Dryja TP. Defects in the rhodopsin kinase gene in the Oguchi form of stationary night blindness. Nat Genet 1997;15(2):175-8.
46. Hayashi T, Gekka T, Takeuchi T, et al. A novel homozygous GRK1 mutation(P391H) in 2 siblings with Oguchi disease with markedly reduced cone responses. Ophthalmology 2007;114(1):134-41.
47. Hayashi T, Tsuzuranuki S, Kozaki K, et al. Macular Dysfunction in Oguchi Disease with the Frequent Mutation 1147delA in the SAG Gene. Ophthalmic Res 2011;46(4):175-80.
48. Fuchs S, Nakazawa M, Maw M, et al. A homozygous 1-base pair deletion in the arrestin gene is a frequent cause of Oguchi disease in Japanese. Nat Genet 1995;10(3):360-2.
49. Nakazawa M, Wada Y, Fuchs S, et al. Oguchi disease: phenotypic characteristics of patients with the frequent 1147delA mutation in the arrestin gene. Retina 1997;17(1):17-22.
50. Skorczyk-Werner A, Pawlowski P, Michalczuk M, et al. Fundus albipunctatus: review of the literature and report of a novel RDH5 gene mutation affecting the invariant tyrosine(p.Tyr175Phe). J Appl Genet 2015;56(3):317-27.
51. Schatz P, Preising M, Lorenz B, et al. Lack of autofluorescence in fundus albipunctatus associated with mutations in RDH5. Retina 2010;30(10):1704-13.

52. Lauber H. Die sogenannte Retinitis punctata albescens. Klin Monatasbl Augenheilkd 1910;48:133.
53. Marmor MF. Long-term follow-up of the physiologic abnormalities and fundus changes in fundus albipunctatus. Ophthalmology 1990;97(3):380-4.
54. Sekiya K, Nakazawa M, Ohguro H, et al. Long-term fundus changes due to Fundus albipunctatus associated with mutations in the RDH5 gene. Arch Ophthalmol 2003;121(7):1057-9.
55. Sergouniotis PI, Sohn EH, Li Z, et al. Phenotypic variability in RDH5 retinopathy(Fundus Albipunctatus). Ophthalmology 2011;118(8):1661-70.
56. Carr RE, Ripps H, Siegel IM. Visual pigment kinetics and adaptation in fundus albipunctatus. Doc Ophthalmol 1974;4:193-204.
57. Yamamoto H, Simon A, Eriksson U, et al. Mutations in the gene encoding 11-cis-retinol dehydrogenase cause delayed dark adaptation and fundus albipunctatus. Nat Genet 1999;22(2):188-91.
58. Driessen CA, Janssen BP, Winkens HJ, et al. Null mutation in the human 11-cis-retinol dehydrogenase gene associated with fundus albipunctatus. Ophthalmology 2001;108(8):1479-84.
59. Marmor MF, Haeseleer F, Palczewski K. Albipunctate retinopathy with cone dysfunction and no abnormality in the RDH5 or RLBP1 genes. Retina 2003;23(4):543-6.
60. Schatz P, Preising M, Lorenz B, et al. Fundus albipunctatus associated with compound heterozygous mutations in RPE65. Ophthalmology 2011;118(5):888-94.
61. Kandori F. Upon new cases of congenital night blindness with fleck retina. Yonago Acta Med 1960;4:169.

PART III

황반부를 주로 침범하는 유전성 망막질환

17. 노른자모양이상증(Vitelliform Macular Dystrophy)
18. 스타가르트 병(Stargardt Macular Dystrophy)
19. X–연관 망막층간분리(X-linked Retinoschisis)
20. 원뿔세포이상증, 원뿔–막대세포이상증(Cone Dystrophy, Cone-rod Dystrophy)
21. 나이관련황반변성(Genetic Aspects of Age-related Macular Degeneration)
22. 무늬이상증, 우성드루젠, 솔스비안저이상증(Pattern Dystrophy, Dominant Drusen, Sorsby Fundus Dystrophy)
23. 노스캐롤라이나 황반이상증, 혈관무늬병증 등(North Carolina Macular Dystrophy, Angioid Streak)
24. 약제에 의한 황반병증(Drug-induced Maculopathy)

CHAPTER 17

노른자모양이상증

Vitelliform Macular Dystrophy

1. 배경

노른자모양이상증은 이 질환에 대한 가계를 처음 보고한 베스트(Best F)라는 학자의 이름을 따라 베스트 병(Best macular dystrophy)이라 불리기도 한다.[1] 최초 보고 당시에는 중심성 맥락막염(central choroiditis)을 가진 8명의 가족을 기술하였으며, 이후 가스(Gass JDM) 등이 병의 단계를 재분류하였다. 베스트1(*BEST1*)이라는 유전자가 이 질환에 대한 원인 유전자로 알려져 있으며,[2,3] 예전에는 *VMD2*라고도 불렸다. 임상 현재는 일반적으로 5단계의 분류가 통용되고 있다.

① 노른자위 전 단계(previtelliform stage): 안저검사에서 이상소견을 발견할 수 없어, 이 질환의 가족력이 없다면 진단하기 어렵다.

② 노른자위 단계(vitelliform stage): 경계가 선명한 노란색의 황반부 병소가 나타나며, 진행되면 점점 크기가 커진다.

③ 가짜축농 단계(pseudohypopyon stage): 황반부 병소의 아래쪽으로 노란 물질이 수면(fluid level)을 형성하며 침착된다.

④ 계란 스크램블 모양 단계(scrambled-egg or vitelliruptive stage): 병소내 비교적 균일하게 분포하던 노란 물질이 병소의 경계 부위 또는 망막하 공간에 침착되며, 시력 저하가 동반되기도 한다.

⑤ 섬유화 단계(fibrotic stage): 망막하 섬유화(subretinal fibrosis or cicatrization)가 진행되

어 반흔(scar)으로 남는다.

진단은 대개의 경우 안저검사 및 시력, 색각, 시야 검사 등으로 임상적으로 가능하며, 안전위도(elecrooculogram, EOG) 검사를 통하여 확진할 수 있다.

2. 분자유전학적 병인

BEST1 유전자는 베스트로핀-1(bestrophin-1)이라는 단백질을 인코딩(encoding)하는데, 베스트로핀-1 단백은 망막색소상피세포(retinal pigment epithelium, RPE)의 기저측 형질막(basolateral plasma membrane)에 위치하며 칼슘에 의하여 활성화되는 염소이온통로(Ca^{2+} activated Cl^{-}) 형성 및 탐식작용(phagocytosis)에 중요한 역할을 한다.[4-6] 최근 연구에 의하여 베스트로핀 단백이 이온통로의 베타 서브유닛(β subunit)과 작용하여 이온통로의 활성도에 중요한 역할을 하는 것이 밝혀졌다.[7] BEST1 유전자의 변이로 염소이온 전도도(conductance)에 이상이 생겨 망막색소상피세포를 가로지르는 다불포화 지방산(polyunsaturated fatty acid)의 대사 및 이동에 이상이 생기며,[8] 이것은 망막상피세포와 브루크막(Bruch membrane) 사이에 리포푸신(lipofuscin) 침착을 일으킨다.

현재까지 이 질환을 일으키는 유전자의 돌연변이가 100가지 이상 보고되었으며,[5] 망막색소상피세포의 기능 이상이 일차적인 병소이므로 안전위도는 항상 정상 이하로 저하되어 있다. 특히 이 질환의 초기에 정상 안저소견을 갖는 경우나 보인자(carrier)의 경우도 정상 이하의 수치를 보여 진단적인 가치를 갖는다.[9] 연관분석(linkage analysis)을 통하여 BEST1 유전자가 염색체 11q13에 위치함이 밝혀졌으며, 상염색체우성의 유전 방식(autosomal dominant)으로 강한 투과도(penetrance)를 가지나 표현도(expressivity)는 불규칙하다. 그러나 이 질환의 원인이 되는 베스트로핀-1 단백의 기능적 · 병태생리학적 역할에 대해서는 아직 많은 연구가 필요하다.

3. 임상양상

대부분의 경우에 이 질환의 임상 발현은 7~12세 사이에 발생하나 드물게는 늦은 나이에 첫 발현하는 경우도 보고되었다.[10] 이 질환의 안저소견은 정상소견에서부터 맥락망막위축(chorioretinal atrophy)까지 매우 다양한 양상을 가진다.

노른자위 전 단계(previtelliform stage)는 노른자위가 나타나기 전까지의 단계로 작고 둥근 형태의 노란 점 또는 벌집 모양을 갖는다. 노른자위 단계(vitelliform stage)는 신경망막 아래에 경계가 선명한 노른자위 모양이 나타난다(그림 17.1 A). 노른자 형태의 둥글고 융기된 병소는 크기가 0.5에서 2 유두직경 정도의 크기를 갖는다. 대부분의 경우 양안에 나타나지만 단안에서 시작되는 경우도 보고된다. 드물게는 이러한 계란 노른자 형태의 구조가 후극부에 여러 개 관찰되기도 하며, 아주 작은 크기의 노란 점 형태에서부터 톡소플라즈마에 의한 망막맥락막염(chorioretinitis)의 반흔(scar) 형태까지 다양하게 관찰된다. 때로는 노른자가 파열되면 노란색의 망막 아래의 물질들이 여기저기 흩뿌려진 듯한 모습(scrambled egg)을 보이며, 시력 저하를 동반하기도 한다. 이 노란 물질들은 액화(syneresis)되어 수면(fluid level)을 갖는 낭포(cyst) 형태로 나타나며, 전방축농(hypopyon)과 비슷한 모양을 띠어 가짜축농(pseudohypopyon) 단계라 불리기도 한다.

시력은 후기 단계로 진행되기까지 대부분은 유지되지만 갑작스런 시력 저하 발생 시에는 망막하 신생혈관(subretinal neovascularization)을 의심해야 하며(그림 17.2), 오랜 시간

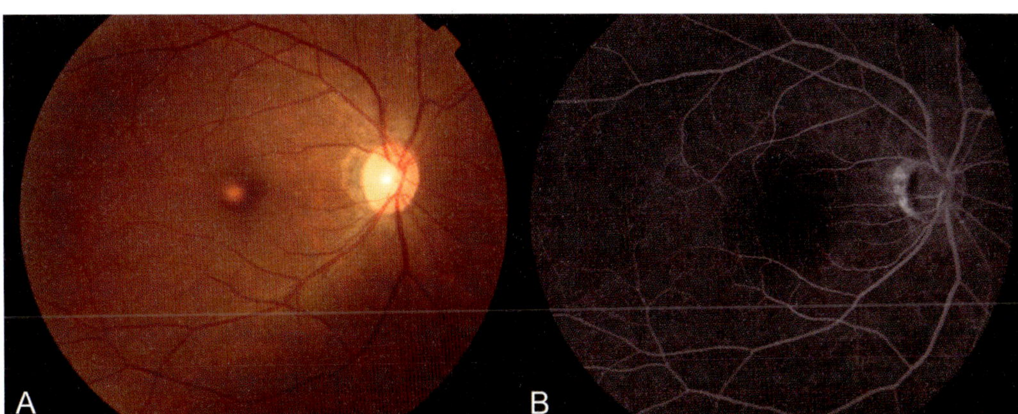

그림 17.1 노른자위 단계(vitelliform stage)를 보이는 52세 여자 노른자모양이상증 환자. 시력은 0.8이다. (A) 안저소견상 망막 아래에 경계가 선명한 노른자 형태의 둥글고 융기된 병소가 관찰된다. (B) 노른자위 단계에서는 형광안저혈관조영에서 노른자위 부위가 맥락막의 형광을 투과시키지 않아 형광차단으로 저형광을 보인다.

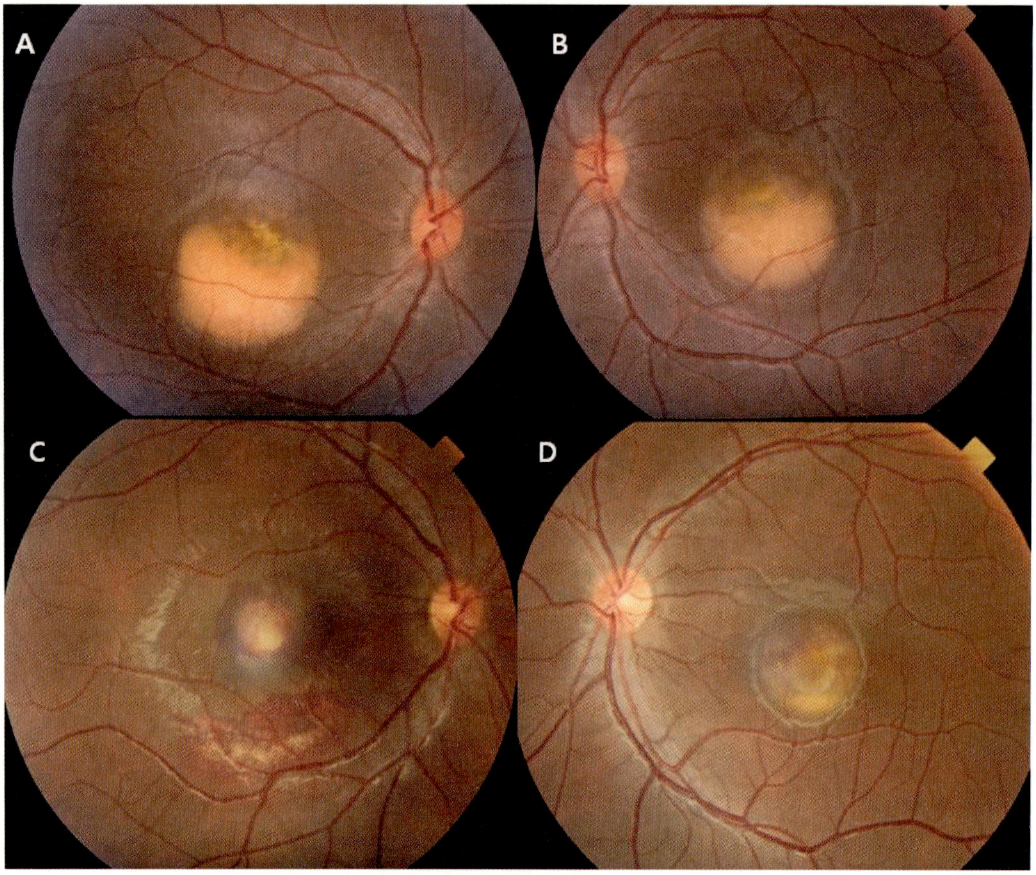

그림 17.2 노른자모양이상증으로 진단받은 9세 환자(A, B)와 14세 환자(C, D)의 안저 사진. 9세 환자의 교정시력은 양안 모두 0.3이며 14세 환자는 우안 0.1, 좌안 1.2이다. 14세 환자는 우안의 급격한 시력 저하를 보인 후 맥락막신생혈관을 동반한 망막하출혈(C)로 진단받았다.

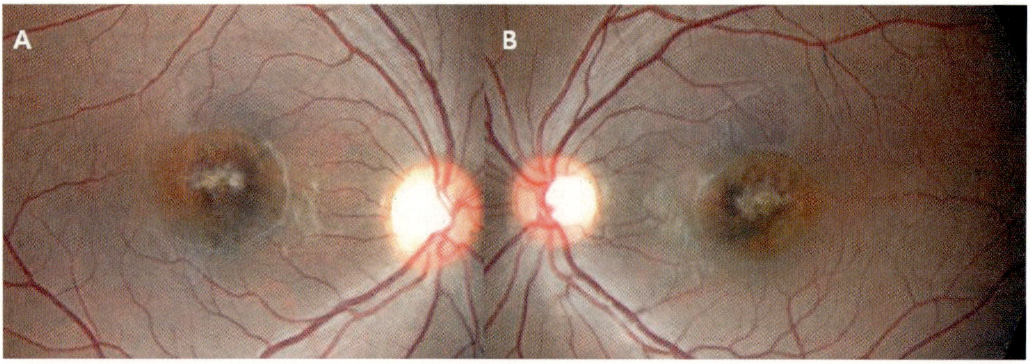

그림 17.3 노른자모양이상증으로 진단받은 10세 환자의 안저 사진. 노른자 형태의 병소가 소멸되고 황반부의 위축을 보이고 있다. 교정시력은 양안 모두 0.6이다.

후에는 망막색소상피세포의 기능 상실(disorganization)로 시세포위축과 함께 맥락망막위축이 발생하여 시력이 저하된다(그림 17.3). 드물게는 시력 저하가 매우 급격하나 대부분의 경우에 수년간에 걸쳐 서서히 시력이 저하된다. 시력 저하 이외에 다른 증상은 드물고 드물게 번쩍임을 호소하는 경우도 있다.

4. 기능검사

노른자위 단계에서의 형광안저혈관조영에서는 노른자위 부위가 맥락막의 형광을 투과시키지 않아 형광차단으로 완전한 저형광을 보인다(그림 17.1 B). 노른자위가 흩어지고 수면을 갖는 낭포 형태로 나타나면 위쪽은 망막색소상피세포의 기능 상실(disorganization)로 위축이 발생하여 과형광이 나타나며, 아래쪽은 액화된 물질에 의한 형광차단으로 저형광으로 보인다. 더 진행된 후기 단계에는 망막색소상피위축으로 인한 창문비침(window defect)으로 인하여 과형광으로 보인다.

베스트 병은 기본적으로 망막색소상피세포의 결손으로 인하여 망막색소상피세포 내에 리포푸신 물질이 침착, 축적되어 발생되는 병이다. 따라서 안저 자가형광 검사(fundus autofluorescence imaging)는 이 질환에서 망막색소상피세포내 리포푸신의 분포 및 변화에 대한 부가적인 정보를 줄 수 있다. 노른자위 전 단계에서는 정상적인 자가형광 분포를 보이나 노른자위 단계에서는 정상에 비해 현저히 증가된 자가형광을 보인다. 자가형광의 증가는 병리조직 검사에서의 친지질성(lipophilic)의 리포푸신의 양과 상관관계를 보인다. 노른자위가 흩어지고 수면을 갖는 낭포 형태로 나타나면 아래쪽은 자가형광이 증가되어 보이게 된다.[11] 자가형광의 증가가 왜 황반부에 국한되는지에 대해서는 최근 물린스(Mullins RF) 등[12]의 연구가 어느 정도 해답을 제시해 주었다. 서두에 설명했듯이 베스트로핀 단백은 망막색소상피세포에서 염소이온통로 형성 및 탐식작용에 관여하는데, 이 질환에서 베스트로핀 단백의 발현이 저하되면 황반 바깥 부위에 비해 황반부에서의 리포푸신 물질의 축적이 더 현저하게 된다.

빛간섭단층촬영은 빛을 투과시켜 조직 내에서 반사되는 빛의 시간 차이를 광학적 간섭계를 사용하여 고해상도의 단층 영상을 얻는 진단 기술로, 이 질환에 대한 빛간섭단층촬영을 이용한 연구는 많지 않다. 이 질환을 가진 환자의 빛간섭단층촬영을 보면 신경망막 아래쪽으로 저반사 구조(hyporeflective structure) 형태로 나타난다. 이것은 병리조직 검

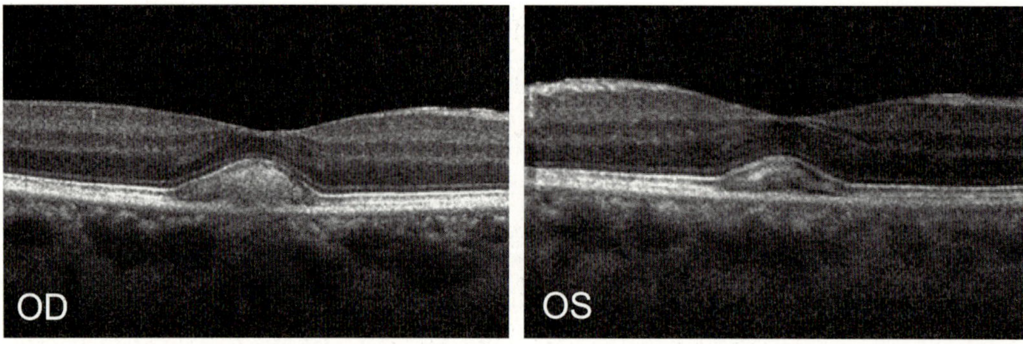

그림 17.4 그림 17.1 환자의 빛간섭단층촬영 소견. 노른자모양의 병소가 망막색소상피와 브루크막 사이의 공간에 위치함을 알 수 있다.

사에서 보이는 친지질성 물질 때문으로 생각되는데,[13] 실제로 망막의 어떠한 층이 침범되는지에 대해서는 논란의 여지가 있으나, 망막색소상피와 브루크막 사이의 공간에 저반사 구조물이 있는 것으로 생각된다(그림 17.4).[14]

시야는 대개 정상이며, 감도가 약간 저하될 수 있다. 드물게 중심암점이 나타나며, 많이 진행된 경우에는 절대암점이 나타난다. 대부분의 황반질환에서처럼 색각이 침범되는데, 초기에는 정상이다가 진행되면 경도의 적녹색각 이상을 보인다. 그러나 원뿔세포이상증과는 달리 색각은 많이 저하되지 않는다.

암순응 검사(dark adaptation)는 정상소견을 보이며, 전시야 망막전위도(full field electroretinogram, ERG)는 정상소견을 보이지만 황반의 국소망막전위도(focal ERG)는 저하된 소견을 나타낸다. 안전위도는 거의 모든 경우에 정상 이하 소견을 보여 감별진단에서 매우 중요하다. 안전위도 명/암비인 Arden ratio는 1.5 이하이며, 안저검사에서 정상을 보이는 보인자(carrier)의 경우에도 정상 이하의 소견을 보여 유전상담이 매우 중요하다.

5. 감별진단

감별진단해야 할 질환으로는 중심장액맥락망막병증(central serous chorioretinopathy, CSC), 장액 망막색소상피박리(serous detachment of RPE), 드루젠(drusen), 눈톡소플라스마증(toxoplasmotic retinochoroiditis), 노란점안저(fundus flavimaculatus), 황반결손(macular colobomata), 일광망막병증(solar retinopathy), 오래된 황반출혈(foveal hemorrhage) 등이

있다. 특징적인 안저소견 및 안전위도 소견, 상염색체우성유전 방식의 가족력을 가진다는 점을 염두해 두면 이러한 질환들과 감별진단이 용이하다.

6. 치료

치료는 항혈관내피세포성장 인자를 이용한 맥락막 신생혈관의 퇴행을 촉진하는 것이 주된 치료이다. 베스트 병에서 망막하 출혈의 자연경과는 비교적 양호하지만,[15] 후향적 연구를 통하여 맥락막 신생혈관에 대한 치료를 시행한 환자들에서 시기능이 보다 더 잘 보존되는 것으로 밝혀졌다.[16] 맥락막 신생혈관이 없는 베스트 병 환자들에서 머리 또는 눈 주변의 외상으로 인하여 망막하 출혈이 발생할 확률이 높으므로[15] 머리 주변에 충격이 잦은 운동은 피하는 것이 좋고, 보호안경 착용이 권장된다.

참고문헌

1. Best F. Über eine hereditäre Maculaaffecktion. Z Augenheik 1905;13:199-212.
2. Marquardt A, Stohr H, Passmore LA, et al. Mutations in a novel gene, VMD2, encoding a protein of unknown properties cause juvenile-onset vitelliform macular dystrophy(Best's disease). Hum Mol Genet 1998;7:1517-25.
3. McCarty NA, O'Neil RG Calcium signaling in cell volume regulation. Physiol Rev 1992;72:1037-61.
4. Hartzell C, Qu Z, Putzier I, et al. Looking chloride channels straight in the eye: bestrophins, lipofuscinosis, and retinal degeneration. Physiology(Bethesda) 2005;20:292-302.
5. Hartzell, HC, Qu Z, Yu K, et al. Molecular physiology of bestrophins: multifunctional membrane proteins linked to best disease and other retinopathies. Physiol Rev 2008;88:639-72.
6. Marmorstein AD, Kinnick TR. Focus on molecules: bestrophin(best-1). Exp Eye Res 2007;85:423-4.
7. Strauss O, Milenkovic VM, Striessnig J, et al. Direct interaction of Bestrophin-1 and beta-subunit of voltage-dependent calcium channels. ARVO Abst 2008;49:5182.
8. Musarella MA. Molecular genetics of macular degeneration. Documenta Ophthalmologica 2001;102:165-77.
9. Cross HE, Bard L. Electro-oculography in Best's macular dystrophy. Am J Ophthalmol 1974;77:46-50.
10. Gass JDM. Stereoscopic Atlas of Macular Diseases: Diagnosis and Treatment. 4th ed. St. Louis, Mo: Mosby; 1997:304-11.
11. Lois N, Forrester JV. Fundus autofluorescence. Chapter 11F. 197-205.
12. Mullins RF, Kuehn MH, Faidley EA, et al. Differential macular and peripheral expression of bestrophin in

human eyes and its implication for best disease. Invest Opthalmol Vis Sci 2007;48:3372-80.
13. Weingeist TA, Kobrin JL, Watzke RC. Histopathology of Best's macular dystrophy. Arch Ophthalmol 1982; 100:1108-14.
14. Pianta MJ, Aleman TS, Cideciyan AV, et al. In vivo micropathology of Best macular dystrophy with optical coherence tomography. Exp Eye Res 2003;76:203-11.
15. Chung MM, Oh KT, Streb LM, Kimura AE, Stone EM. Visual outcome following subretinal hemorrhage in Best disease. Retina 2011;21:575-80.
16. Iannaccone A, Kerr NC, Kinnick TR, Calzada JI, Stone EM. Autosomal recessive Best vitelliform macular dystrophy: report of a family and management of early-onset neovascular complications. Arch Ophthalmol 2011;129:211-7.

CHAPTER 18

스타가르트 병

Stargardt Macular Dystrophy

칼 스타가르트(Karl Stargardt) 교수에 의하여 1909년에 처음 독립된 질환으로 기술된 이 질환은 상염색체열성유전을 보이는 가장 흔한 조기 발병 유전성 망막이상증이다.[1] 유병률은 미국의 경우 8,000~10,000명에 1명 정도인 것으로 추정된다.[2] 시력은 0.05~1.0 사이의 분포를 보이며, 진행성의 중심시력 손상을 나타낸다.[3]

1. 스타가르트 병 연구의 역사

1909년 칼 스타가르트 교수는 두 가계의 7명의 환자에 대하여 기술하였다. 스타가르트 교수는 환자들이 유전성의 신경상피성 질환을 가지고 있고 원뿔세포가 초기에 손상되고 이어 망막색소상피세포와 맥락막이 손상된다고 생각하였다.[1] 스타가르트 교수가 동일한 소견을 보이는 환자들만 기술한 것은 아니었는데, 1913년 그가 기술한 한 가계는 색각 이상, 주맹증, 눈부심 등의 증상을 보여 현재는 원뿔세포이상증으로 생각된다.[4] 이 가계 이외에는 모두 황색반점을 동반한 위축성 황반이상증에 대하여 기술하였다.

1962년 스위스의 프란세스티(Franceschetti A) 교수는 독특한 안저소견을 보이는 질환에 대하여 'fundus flavimaculatus'라는 용어를 사용하여 기술하였다.[5] 라틴어로 flavus는 노란색을, maculatus는 반점을 뜻하므로 '노란점안저'를 의미한다. 1963년 그는 프란시스(Francois J) 교수와 함께 노란점안저 28례를 보고하였다. 1965년에 프란시스 교수는 이 질환이 후극부에만 국한되어 있고 황반부 이상을 동반한다면 스타가르트 병과 구분하기 어렵다고 하였으며, 10년 후 1975년 프란시스 교수는 스타가르트 병과 노란점안저는 특징적인 안저소견, 전기생리학적 소견, 유전적 특성 등에서 같은 질환이라고 인정하였다.[6]

크릴(Krill A)과 클라인(Klien B) 교수는 1965년에 스타가르트 병 환자에서 암순응의 지연을 보고하였고, 1967년에 20대에 사망한 스타가르트 병 환자의 부검 결과를 보고하였다.[7,8] 그들은 조직병리검사 결과, 망막색소상피 내부에 PAS 양성의 과립이 관찰되므로 망막색소상피세포가 스타가르트 병의 일차적인 이상세포라고 생각하였다.[8] 유전학적 연구를 통하여 일차적인 대사이상은 시세포에 있다는 사실을 알게 되기까지는 이로부터 30년이 더 걸렸다.

1976년 피쉬만(Fishman GA)은 스타가르트 병을 네 군으로 분류하였다. 스타가르트 병의 특징적 형광안저혈관조영 소견인 맥락막고요(choroidal silence)는 1971년 보닌(Bonnin MP) 교수가 처음으로 기술하였고, 이를 맥락막의 충만 장애로 생각하였다.[9] 피쉬만(Fishman GA) 등은 1981년 망막색소상피 위치에 청녹광을 흡수하는 물질이 침착되어 발생하는 것으로 추측하였다.[10] 1980년 이글(Eagle RC) 교수는 24세 환자의 사후 부검을 시행하여 망막색소상피에 리포푸신처럼 보이는 물질이 침착되어 있음을 보고하여, 리포푸신이 스타가르트 병의 발병기전과 관련이 있을 가능성을 시사하였다.[11] 1995년 드로리(Delori FC) 등은 스타가르트 병에서 in vivo로 리포푸신의 증가를 측정해 내었다.[12]

유전학적 연구를 통하여 스타가르트 병에 대해 보다 정확히 알 수 있게 되었다. 1997년 알리크메츠(Allikmets R) 등은 스타가르트 병 환자에서 ABCR(*ABCA4*) 유전자에 돌연변이가 있음을 최초로 보고하였다.[13] 이 유전자는 망막 특이적인 ATP 결합 상자(ATP-binding cassette, ABC) 이동 단백질을 코딩한다. 선(Sun H) 등은 1997년에 *ABCA4* 단백질이 망막 막대세포 외절에 위치함을 밝혀내었고, 몰데이(Molday LL) 등은 2000년에 이 단백질이 중심와 원뿔세포에도 있음을 발견하였다.[14,15] 이러한 연구 결과들은 스타가르트 병에 대한 유전자치료의 기반이 될 것으로 기대되고 있으며, 실제로 2008년 공(Kong J) 등은 마우스 동물모델에 렌티바이러스를 이용한 *ABCA4* 유전자치료 결과를 발표하여 실용화 가능성에 대한 희망을 불러왔다.[16]

2. 증상

대개 6~20세 사이에 시작되는 양안의 점진적인 시력 저하를 특징으로 한다. 증상 발생 이전 시력은 정상이라고 말하는 경우가 많다. 초기에는 중심와의 미세한 변화만 보이므로 다른 병으로 오인하기도 한다. 황반 보존형(foveal sparing type)과 황반위축형(foveal atrphy type)의 2가지 표현형으로 구분될 수 있다고 제안되었으며, 황반 보존형의 평균 나이는 40대 후반이다.[17] 반면, 나이가 어릴 때 증상이 발현되는 경우는 예후가 나쁜 것으로 알려져 있다. 이러한 조기 발현(early onset)은 초기에는 안저검사에서 특별한 이상을 나타내지 않거나 미미한 망막의 변화만 보인다. 자가형광 검사에서 반점(fleck)이 관찰되기도 한다. 이들의 평균 나이는 7~8세이다. 망막의 변성이 진행하면서 시력이 급격히 떨어지며, 20/32까지 떨어지는 데 3년, 20/80까지 5년이 걸린다. 12년 후에는 20/200으로 감소하며 심한 맥락망막위축이 발생한다. 초기 발현형은 *ABCA4*와 연관된 질환 중 경과가 좋지 않은 심한 경우로 생각되고 있다.[18, 19]

반면, 후기 발현형(late onset)은 *ABCA4* 돌연변이에 의한 망막변성 중 경한 경우에 속한다. 시력은 종종 잘 보존되며, 황반보존형이 많기 때문인 것으로 생각된다. 이들은 하나 또는 두 곳의 *ABCA4* 변이에 의한 표현형인 것으로 생각되고 있다. 나이관련황반변성과 감별진단이 쉽지 않으나 임상경과와 유전분석이 도움이 될 수 있다.[20, 21]

3. 안저소견

초기에는 안저 관찰에서 별다른 이상소견이 발견되지 않을 수 있다. 형광안저혈관조영에서 중심부의 망막색소상피 소실이 수평 방향의 타원형 모양의 희미한 과형광 반점에 둘러싸인 형태로 관찰되기도 한다. 초기에는 시신경 유두, 망막혈관, 주변부 망막은 정상소견을 보인다. 안저검사에서 처음으로 관찰되는 이상소견은 중심와 반사의 소실이다. 스타가르트 교수의 첫 기술에서처럼 황색의 중심와 주위 반점이 망막색소상피 위치에 관찰된다. 진행된 경우 수평의 타원형 모양의 망막색소상피위축이 나타난다. 위축된 병변의 반짝이는 모양은 두들긴 청동(beaten-bronze) 모양 위축이라 부르기도 한다. 이와 같은 위축 병변이 확장됨과 함께 새로운 반점이 나타나서 중간주변부까지 이른다(그림 18.1). 병이 오래된 경우에는 반점이 황색 빛을 잃어 가고 흰색테에 둘러싸인 검은 점 형태의 색소성 병변이 나타나기도 한다. 50년 이상 경과된 환자의 안저검사 결과, 시신경 유두, 주변망막, 망막혈관은 거의 정상 모습을 보이는데 후극부는 광범위하고 심한 맥락막위축을 보였다는 보고도 있다.

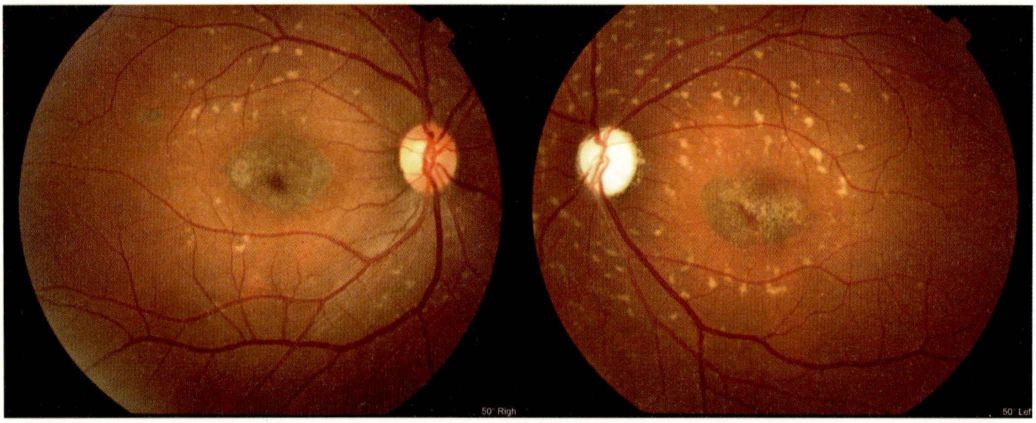

그림 18.1 36세 여자 스타가르트 병 환자의 안저소견. 후극부에 다발성의 노란점(yellow flecks)과 함께 황반부에 두들긴 청동 모양(beaten-bronze appearance) 위축이 관찰된다.

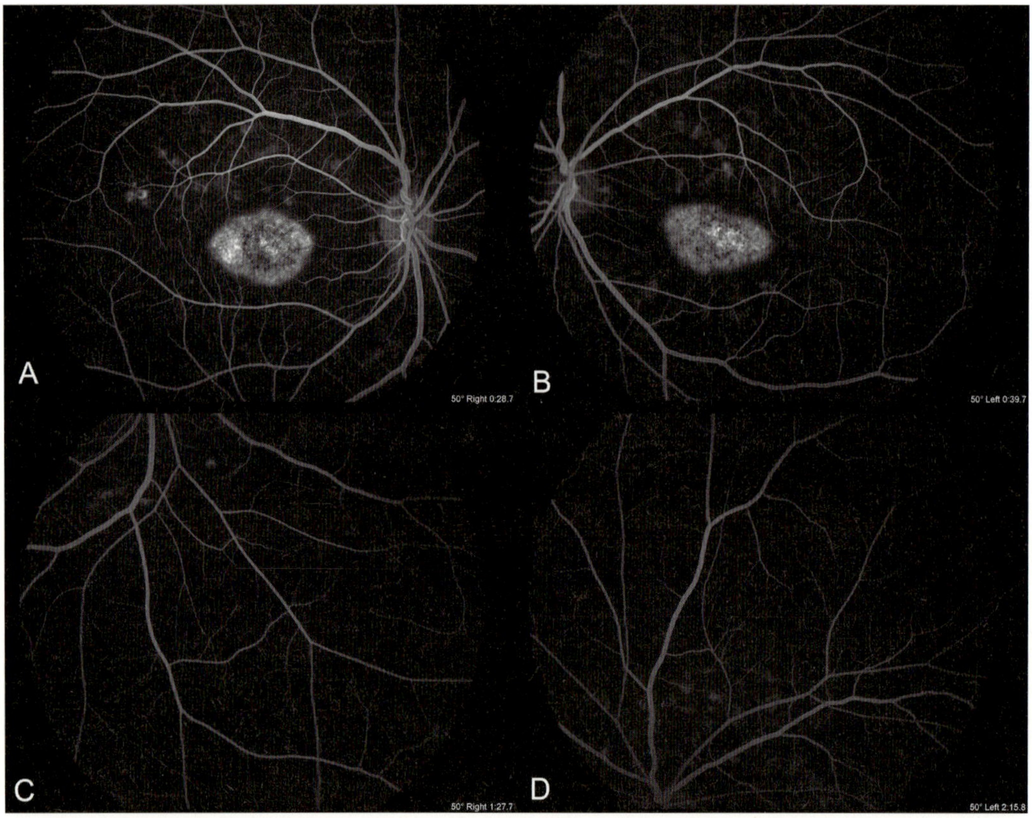

그림 18.2 그림 18.1 환자의 형광안저혈관조영 소견. (A, B) 황반부의 타원형 모양의 과형광이 주위의 과형관 반점에 둘러싸인 형태가 관찰된다. (C, D) 맥락막의 혈관이 보이지 않아 망막혈관이 뚜렷이 나타나는 소위 '맥락막 고요'가 관찰된다.

4. 형광안저혈관조영

초기 환자에서는 황반부의 타원형 모양의 과형광이 주위의 과형광 반점에 둘러싸인 형태를 보인다(그림 18.2 A, B). 망막색소상피세포의 형광차단으로 맥락막고요가 관찰된다(그림 18.2 C, D). 병이 진행함에 따라 더 많은 반점이 관찰되고 더 진행되면 후극부 전체에 과형광의 반점이 가득 차게 된다. 과형광의 반점은 광범위한 망막색소상피의 위축으로 결국 융합된 모양을 나타내게 된다. 형광누출은 일어나지 않으며, 진행된 경우에는 중심의 맥락막위축이 관찰된다.

5. 빛간섭단층촬영

스타가르트 병의 진행을 관찰하는 데 빛간섭단층촬영의 중요성이 대두되었다. 광수용체층과 망막상피세포층의 손상이 관찰된다.[22] 외경계막층의 두께 증가가 관찰되기도 하며, 이는 광수용체층의 스트레스에 대한 반응 때문인 것으로 생각된다.[23, 24] 빛간섭단층촬영에서 보이는 망막외층의 이상은 hydroxychloroquine에 의한 망막병증과 유사한 모습을 보이기도 한다.[25] 스타가르트 병 환자는 정상인에 비해 황반하 맥락막층의 두께가 감소되어 있으며, 맥락막혈관의 두께 또한 감소되어 있는 것으로 알려졌다.[26] 맥락막에 고반사반점(hyperreflective foci)이 관찰되기도 하며, 이는 망막의 위축과 시력 저하, 질병의 기간과 관련이 있다.[27]

6. 자가형광안저촬영

근적외선을 이용한 자가형광안저촬영(near-infrared autofluorescence)에서 황반에 과형광을 보인 경우가 저형광을 보인 경우보다 시력이 더 좋아 자가형광안저촬영의 형태가 시력과 관련 있다고 생각되고 있다.[28] 저형광부위는 빛간섭단층촬영에서 보이는 광수용체의 ellipsoid zone 손상부위보다 더 크다. 이들 저형광부위는 광수용체 외절이 얇아진 범위의 크기와 비슷하다. 이는 망막상피세포의 손상이 광수용체의 세포손상보다 먼저 발생하는 것을 나타낸다.[29]

7. 시기능 검사

(1) 시력

시력은 0.1까지 서서히 떨어진다. 일반적으로 시력 저하는 양안 대칭적이다. 경과가 오래된 경우, 시력이 안전수지까지 떨어지기도 한다.

(2) 시야

일반적으로 주변부 시야의 경계는 정상이나 중간주변부의 감도는 약간 감소할 수도 있다. 초기에는 상대 중심암점이 생기나 후기에는 절대 중심암점이 나타난다.

(3) 색각

HRR 색각검사에서 경도의 적녹 색각 이상을 보인다. 100hue 검사에서는 tritan 축을 보인다. 후기에는 후천성 전색맹을 보여 기능적으로 스타가르트 병은 중심 원뿔세포이상증이라고 할 수 있다. 만약 심한 색각 이상이 선천성 전색맹처럼 초기부터 있다면 원뿔세포이상증이라고 진단될 가능성이 크다.

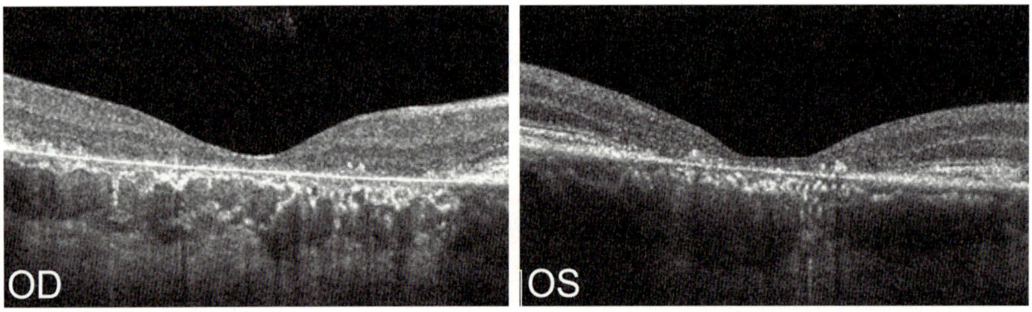

그림 18.3 황반의 위축성 변화를 보이는 스타가르트 환자의 빛간섭단층촬영 소견. 중심와 두께가 우안 121μm, 좌안 88μm로 크게 감소되어 있다.

(4) 암순응

암순응은 정상이거나 약간 지연되어 있다.

(5) 망막전위도

원뿔세포반응과 막대세포반응의 진폭과 내재시간(implicit time)는 정상이다. 그렇지만 최대 b파의 출현 시간이 지연되는 경우가 드물지 않다. 병의 경과가 오래된 경우, 망막전위도 진폭이 감소될 수 있다. 망막색소변성에서처럼 파형이 기록되지 않는 경우는 보고 된 바 없다.

(6) 안전위도

대부분의 환자에서 안전위도는 비정상소견을 보여 망막색소상피의 전반적인 기능 이상을 시사한다.

8. 유전

상염색체열성유전 양식을 보이는 스타가르트 병에서 1번 염색체의 단완에 위치한 *ABCA4* 유전자의 돌연변이가 발견되었다. 이 유전자의 500종류 이상의 돌연변이가 스타가르트 병, 원뿔–막대세포이상증, 망막색소변성 등의 여러 표현형을 유발하는 것으로 생각된다. *ABCA4* 단백질은 시세포 외절에서 발현되며, *ABCA4*의 돌연변이는 다음과 같은 기전에 의하여 시각 손상을 가져오는 것으로 생각된다. *ABCA4*의 부분적 또는 전체 기능 소실은 시세포 외절에서 로돕신의 광활성화에 의하여 생성되는 all-trans-retinal과 N-retinylidene-PE(phosphatidylethanolamine)의 축적을 유발하게 된다. all-trans-retinal은 N-retinylidene-PE과 함께 응축되어 di-retinoid-pyridinium-PE(A2PE)를 생성한다. 시세포외절은 인접한 망막색소상피에 의하여 탐식되고, 리소좀의 효소에 의하여 분해된다. 이 과정에서 A2PE는 A2E(di-retinoid-pyridinium ethanolamine)로 수화되고 이것이 망막색소상피내에 리포푸신으로 축적된다. A2E는 계면활성제로 작용하거나 청색광 등 단파장 빛에 의하여 에폭시드(epoxide)로 전환되어 망막색소상피의 기능을 저해하고 아포토시스(apoptosis)를 유발한다. 망막색소상피의 소실은 시세포의 소실 역시 유발하여 시각 손상이 발생하게 된다.[30]

이 유전자의 이형접합자(heterozygous) 돌연변이는 연령관련황반변성에도 관여하는 것으로 알려져 있다. 상염색체우성유전 양식을 보이는 가계의 연관분석 결과, 4번 염색체 단완(STGD4)과 6번 염색체 장완(STGD3)에 연관 유전자 범위를 찾아냈으며, STGD3에서는 *ELOVL4* 유전자의 단백질 절단 돌연변이가 발생하는 것이 확인되었다.[31]

9. 치료

이 질환에 대한 치료는 아직 개발 중이다. 최근 1년 이상 한쪽 눈에 낮 동안의 빛을 차단한 연구에서 빛을 차단한 눈에서 진행이 억제되는 것을 관찰하였다. 이 연구를 통하여 빛에 대한 노출을 줄이는 것이 도움이 될 것으로 생각되고 있다.[32] 스타가르트 병에서 발생한 맥락막신생혈관에서 ranibizumab 치료가 시도되었다. 이 연구에서 ranibizumab이 맥락막신생혈관의 진행을 멈출 수 있었다고 하였다. 그러나 시력의 개선에는 한계가 있었으며 황반의 위축도 진행했다고 하였다.[33] 배아줄기세포의 개념이 도입된 지 30여 년 이상 되었으며 난치병에 대한 새로운 희망이 되었다. 그러나 이들 세포는 여러 종류의 세포로 분화할 수 있고 또한 계속 재생될 수 있다는 점 때문에 원하지 않는 세포로 분화하거나 종양이 발생하는 등의 안전성에 대한 우려가 계속 제기되어 왔다. 최근 인간의 배아줄기세포에서 유래된 망막상피세포를 스타가르트 병 환자 9명에게 이식한 결과가 보고되었다. 이 phase 1/2 연구에서 비정상적인 증식이나 거부반응 등의 이상이 관찰되지는 않았고 3명의 환자가 이식 12개월 후 ETDRS 시력표를 이용한 시력측정에서 15글자 이상의 시력호전을 보였다.[34]

현재 렌티바이러스를 이용한 2개의 *ABCA4* 유전자치료 phase 1/2 연구가 진행 중으로 (ClinicalTrials.gov Identifier: NCT01367444, NCT01736592), 2012년에 발표된 한 연구의 중간결과 보고에서는 특별한 중대 이상반응은 관찰되지 않았다.

참고문헌

1. Stargardt K. Uber familiare, progressive degeneration in der maculagegend des auges. Albrecht von Graefes Arch Klin Ophthalmology 1909;71:534-50.
2. Blacharski P. Fundus flavimaculatus. In: Newsome DA, ed. Retinal Dystrophies and Degenerations. New York: Raven Press 1988:135-59.
3. Rotenstreich Y, Fishman GA, Anderson RJ. Visual acuity loss and clinical observations in a large series of patients with Stargardt disease. Ophthalmology 2003;110:1151-8.
4. Stargardt K. Uber familiare, progressive degeneration in der maculagegend des auges. Albrecht von Graefes Arch Klin Ophthalmology 1913;30:95.
5. Fishman GA. Historical evolution in the understanding of Stargardt macular dystrophy. Ophthalmic Genet 2010 Dec;31(4):183-9.

6. Francois P, Turut P, Puech B, Hache J-C. Maladie de Stargardt et fundus flavimaculatus. Archives of Ophthal mology(Paris) 1975;35:817-46.
7. Krill AE, Klien BA. Flecked retina syndrome. Archives of Ophthalmology 1965; 74:496-508.
8. Klien BA, Krill AE. Fundus flavimaculatus: clinical, functional, and histopathologic observations. American Journal of Ophthalmology 1967;64:3-23.
9. Bonnin MP. The choroidal silence sign in central tapetoretinal degenerations examined by fluorescein. Bulletin of the Society of Ophthalmology Fr 1971;71:348-51.
10. Fish G, Grey R, Sehmi KS, Bird AC. The dark choroid in posterior retinal dystrophies. British Journal of Ophthalmology 1981;65:359-63.
11. Eagle RC, Lucier AC, Bernardino VB, et al. Retinal pigment epithelial abnormalities in fundus flavimaculatus: a light and electron microscopic study. Ophthalmology 1980;87:1189-200.
12. Delori FC, Staurenghi G, Arend O, Dorey CK, et al. In vivo measurement of lipofuscin in Stargardt disease-fundus flavimaculatus. Investigative Ophthalmology and Visual Science 1995;36:2327-31.
13. Allikmets R, Singh N, Sun H, Shroyer NF, et al. A photoreceptor cell-specific ATP-binding transporter gene(ABCR) is mutated in recessive Stargardt macular dystrophy. Nature Genetics 1997;15:236-46.
14. Sun H, Nathans J. Stargardt's ABCR is localized to the disc membrane of retinal rod outer segments. Nature Genetics 1997;17:15-6.
15. Molday LL, Rabin AR, Molday RS. ABCR expression in foveal cone photoreceptors and its role in Stargardt macular dystrophy. Nature Genetics 2000;25:257-8.
16. Kong J, Kim SR, Binley K, Pata I, Doi K, Mannik J, Zernant-Rajang J, Kan O, Iqball S, Naylor S, Sparrow JR, Gouras P, Allikmets R. Correction of the disease phenotype in the mouse model of Stargardt disease by lentiviral gene therapy. Gene Ther 2008;15:1311-20.
17. Fujinami K, Sergouniotis PI, Davidson AE, Wright G, et al. Clinical and molecular analysis of Stargardt disease with preserved foveal structure and function. Am J Ophthalmol 2013;156:487-501.e1.
18. Lambertus S, van Huet RA, Bax NM, Hoefsloot LH, et al. Early-onset stargardt disease: phenotypic and genotypic characteristics. Ophthalmology 2015;122:335-44.
19. Fujinami K, Zernant J, Chana RK, Wright GA, et al. Clinical and molecular characteristics of childhood-onset Stargardt disease. Ophthalmology 2015;122:326-34.
20. Westeneng-van Haaften SC, Boon CJ, Cremers FP, Hoefsloot LH, et al. Clinical and genetic characteristics of late-onset Stargardt's disease. Ophthalmology 2012;119:1199-210.
21. Van Huet RA, Bax NM, Westeneng-Van Haaften SC, Muhamad M, et al. Foveal sparing in Stargardt disease. Invest Ophthalmol Vis Sci 2014;55:7467-78.
22. Testa F, Melillo P, Di Iorio V, Orrico A, et al. Macular function and morphologic features in juvenile stargardt disease: longitudinal study. Ophthalmology 2014;121:2399-405.
23. Burke TR, Yzer S, Zernant J, Smith RT, et al. Abnormality in the external limiting membrane in early Stargardt disease. Ophthalmic Genet 2013;34:75-7.
24. Lee W, Nõupuu K, Oll M, Duncker T, et al. The external limiting membrane in early-onset Stargardt disease. Invest Ophthalmol Vis Sci 2014;55:6139-49.
25. Nõupuu K, Lee W, Zernant J, Greenstein VC, et al. Recessive Stargardt disease phenocopying hydroxychloroquine retinopathy. Graefes Arch Clin Exp Ophthalmol. 2015 Aug 28. [Epub ahead of print]
26. Adhi M, Read SP, Ferrara D, Weber M, et al. Morphology and Vascular Layers of the Choroid in Stargardt Disease Analyzed Using Spectral Domain Optical Coherence Tomography. Am J Ophthalmol 2015 Aug 24. pii: S0002-9394(15)00531-0. doi: 10.1016/j.ajo.2015.08.025. [Epub ahead of print]
27. Piri N, Nesmith BL, Schaal S. Choroidal hyperreflective foci in Stargardt disease shown by spectral domain

optical coherence tomography imaging: correlation with disease severity. JAMA Ophthalmol 2015;133:398-405.

28. Parodi MB, Iacono P, Triolo G, La Spina C, et al. Morpho-functional correlation of fundus autofluorescence in Stargardt disease. Br J Ophthalmol 2015 Apr 2. pii: bjophthalmol-2014-306237. doi:10.1136/bjophthalmol-2014-306237. [Epub ahead of print]
29. Greenstein VC, Schuman AD, Lee W, Duncker T, et al. Near-infrared autofluorescence: its relationship to short-wavelength autofluorescence and optical coherence tomography in recessive stargardt disease. Invest Ophthalmol Vis Sci 2015;56:3226-34.
30. Molday RS, Zhong M, Quazi F. The role of the photoreceptor ABC transporter ABCA4 in lipid transport and Stargardt macular degeneration.Biochim Biophys Acta 2009;1791:573-83.
31. Vasireddy V, Wong P, Ayyagari R. Genetics and molecular pathology of Stargardt-like macular degeneration. Prog Retin Eye Res 2010;29:191-207.
32. Teussink MM, Lee MD, Smith RT, van Huet RA, et al. The effect of light deprivation in patients with Stargardt disease. Am J Ophthalmol 2015;159:964-72.e2.
33. Battaglia Parodi M, Munk MR, Iacono P, Bandello F. Ranibizumab for subfoveal choroidal neovascularisation associated with Stargardt disease. Br J Ophthalmol 2015;99:1268-70.
34. Schwartz SD, Regillo CD, Lam BL, Eliott D, et al. Human embryonic stem cell-derived retinal pigment epithelium in patients with age-related macular degeneration and Stargardt's macular dystrophy: follow-up of two open-label phase 1/2 studies. Lancet 2015;385:509-16.

CHAPTER

19

X-연관 망막층간분리증

X-linked Retinoschisis

X-연관 망막층간분리증(XLRS)은 1898년 처음으로 하스(Haas J)가 임상양상을 보고하였으며, 젊은 남자에서 가장 흔한 황반변성의 하나이다.[1] 유병률은 전 세계적으로 약 1:5,000~1:25,000으로서 드물지 않으며,[2] 종종 약시, 황반변성, 색소성 망막 이상, 망막박리 등으로 잘못 진단받는다. 성염색체열성유전 양식을 보여 대부분 남자에서 나타난다.[3] 따라서 남자 환자의 자녀 중 여자는 보인자가 되지만 남자는 일반인들과 같은 유병률을 보인다. 보인자 여성의 자녀 중 여자는 50%에서 보인자가 되지만 남자는 50%에서 질환에 이환된다.

1. 임상양상

초기 증상은 주로 5~10세경 시력 저하로 나타나지만, 유아기에 사시나 안구진탕 등으로 나타나기도 한다.[4] 시력은 약간 저하되기도 하지만 대부분 심각한 수준으로 저하된다. 시력의 손상은 천천히 진행하며, 대부분 30대 혹은 40대까지 독서 능력(중간값 0.3)을 유지한다.[4] 시력 저하는 황반부 침범이 원인인 경우가 많으나 유리체출혈과 망막박리로 인한 급격한 시력 저하를 겪기도 한다.

황반부 층간분리는 가장 흔하게 나타나는 소견이다. 망막주름이 중심오목으로부터 방사상으로 나타나며, 여러 개의 작은 분리낭을 가지기도 한다.[5] 이러한 황반부의 별모양주름 소견은 나이가 어릴수록 특징적으로 나타난다. 나이가 들면서 이러한 소견은 약화되어 더 이상 보이지 않게 되고, 미세낭종들은 합쳐지고 편평해지는데, 바로 아래 위치한 망막색소상피세포가 위축되고, 색소군집(pigment clumping) 소견을 보인다. 이러한 소견들은 연령관련황반변성과의 감별을 요한다. 낭포성 황반부종과 유사한 소견을 보이기도 하는데, 형광혈관조영에서 후기 누출이 없는 점으로 감별이 가능하다.[6] 빛간섭단층촬영에서 나타나는 낭의 크기나 망막의 두께와 시력은 유의한 상관관계를 보이지 않는다.[7]

주변부 층간분리병변은 약 50%의 환자에서 발견되는데 양안의 하이측 부위가 초기에 주로 침범되며, 유아기에 커지기도 하여 수포성 낭종(bullous cavity)을 형성하기도 한다.[8] 이에 해당하는 시야장애로 인하여 안구진탕이나 사시를 보이기도 하며, 이러한 낭종은 대개 저절로 작아지면서 선명한 경계의 색소침착을 남기기도 한다.[9] 분리낭(schisis cavity)의 양쪽 벽 사이에서 지지되지 않은 혈관은 분리낭 내로의 출혈이나 유리체출혈을 일으키기도 한다. 분리낭 내로의 출혈은 흡수되면서 황반부나 주변부망막에 삼출성 병변을 보이기도 하므로 코츠 병(Coats' disease)과 감별을 요한다. 반복적인 유리체출혈은 32~50%의 환자에서 나타나고, 외측 망막열공은 16~22%에서 망막박리를 일으킨다.

주변부 망막에는 유리체 막(vitreous veil)이 관찰되는데, 주변부 분리낭의 내측 벽이 분리되면서 발생한다. 유리체는 액화되면서, 종종 유리체가닥(strand)이나 견인을 보인다. 유리체 견인은 황반전위(macular ectopia)를 일으키기도 한다. 분리낭의 내측 벽은 매우 얇고 혈관 공급이 비정상적이고 비관류혈관이 존재하기도 하나, 외측 벽은 상대적으로 정상 혈관 구조를 보인다.[10] 분리낭의 양측 벽을 횡단하는 혈관이나 유리체강 내로 자라난 혈관들은 주위의 결체조직에 의하여 지지되지 않으므로 분리낭이나 유리체강 내로 출혈을 유발하기가 쉽다. 병의 말기에는 황반위축, 전반적인 맥락막망막변성, 망막내 색소침착 소견을 보인다. 혈관초형성(perivascular sheathing), 망막내층의 수지상 변성, 시신경위축 을 보이기도 한다.[11, 12]

망막내층, 특히 신경섬유층의 분리가 특징적이나, 신경절세포층이나 내경계막에서 분리가 나타나기도 한다.[13, 14] 작은 낭종들과 바로 위에 인접한 신경섬유층의 위축소견을 보이기도 한다. 이러한 낭종들은 합쳐지고, 유리체강 내로 돌출되거나 파열되기도 한다.
이외에도 흰점안저(fundus albipunctatus)에서 보이는 망막반점(fleck)이나 혈관초형성 소견을 보이기도 한다.[12, 15] 또한 축성 원시(axial hypermetropia)나 백내장이 동반되기도 하며, 안저검사에서 미즈오(Mizuo) 현상이 나타나기도 한다.[16]

진행 과정은 양안이 차이를 보이기도 하나 항상 양안이 침범된다. 진행은 5세 이전에는 빠르며 이후에는 서서히 진행하는 경향이 있고, 20세경에 이르면 종종 큰 변화를 보이지 않기도 한다. 유리체 박리가 일어난 부위는 병이 진행하지 않는 것으로 보아 유리체 견인이 병의 진행에 관여하는 것으로 보인다.

황반부 병변의 진행을 제외하면, 시력 저하의 가장 흔한 원인은 유리체출혈과 망막박리이다. 망막박리는 5~22%의 환자들에서 발견되는데, 외층망막열공에 비해 내층망막열공 이 매우 흔하므로 망막박리의 위험성이 상대적으로 높지 않다.[17] 유리체출혈은 4~40%에서 발생한다.[18] 그 외에도 신생혈관녹내장, 황반견인, 시신경위축 소견을 보이기도 한다.

2. 원인 유전자 및 단백질

XLRS는 망막층간분리유전자(retinoschisis gene, *RS1*)의 돌연변이에 의해서 발생하는데, 이 유전자는 X염색체 단완(Xp22)에 위치하며, 레티노스키신(retinoschisin)을 발현시킨다. 이는 망막에서 발현되며, 세포의 유착과 세포상호작용에 관여한다. *RS1*의 6개 exon(엑손) 중에서 exons 4~6에서 주로 변이가 일어나며, exons 1~3에서는 변이가 보고되지 않았다.

레티노스키신은 224개의 아미노산으로 구성되어 있으며, 망막과 송과체에서만 분비된다.[19, 20] 사람의 레티노스키신은 23개의 아미노산으로 구성된 신호서열(signal sequence), 39개 아미노산으로 구성된 RS1 domain, 157개 아미노산으로 구성된 디스코이딘 도메인(discoidin domain), 그리고 5개 아미노산으로 구성된 C-terminal segment로 이루어져 있다. 디스코이딘 도메인을 포함하는 단백질은 유핵세포에 널리 분포하며 종간의 유사성이 높다. 세포부착, 세포–세포외기질 상호작용, 신호전달, 세포자멸사, 세포포식작용, 축삭유도(axon guidance), 신생혈관 형성, 그리고 혈액응고에 관여한다.[21]

광수용체세포나 양극세포에서 비정상적인 레티노스키신이 발현되지만 뮐러세포(Müller cell)의 선천적인 구조적 결함이 원인으로 제시되기도 하였다.[22] 뮐러세포는 빠르게 레티노스키신을 흡수하여 내측 망막으로 이동시키는데,[23] 이는 레티노스키신이 광수용체세포와 양극세포가 위치한 외측 망막에서 발현됨에도 불구하고 내측 망막의 층간분리가 발생하는 것을 설명하는 근거가 될 수 있다.[24]

3. 빛간섭단층촬영

빛간섭단층촬영(optical coherence tomography, OCT)은 망막층간분리의 진단에 가장 중요한 진단 도구이며 망막박리와의 감별에 유용하다. 조직학적 연구에서는 주로 신경섬유층에서 층간분리가 발생하는 것으로 보고하였다. 시간영역 빛간섭단층촬영을 이용한 연구들에서는 신경망막층의 분리를 보인다고 했으나 해상도가 낮아 한계를 보였다.[25,26] 다른 연구에서 6명의 환자들을 대상으로 시행한 스펙트럼 영역 빛간섭단층촬영에서 외과립층, 내과립층, 신경절세포층에서 층간분리를 관찰하였으며, 광수용체 외절/내절의 이상 소견은 모든 환자에서 관찰된다고 하였다.[27]

4. 전기생리검사

망막전위도 검사가 병의 진단에 매우 유용하나 더 이상 일차 진단 도구는 아니다.[28] 주로 암순응 후 a파의 진폭은 정상이나, b파 진폭의 저하가 나타나는 특징적인 음성 파형(negative ERG)을 보이며, 명순응 후 전위 감소가 나타나기도 한다. 하지만 나이가 들고 병의 말기로 가면서 광수용체가 침범되면서 a파와 b파 모두가 소멸된다.[29] 암순응에서 명순응보다 진폭의 감소가 두드러진다. 진동소파전위가 감소되고, 반감기가 지연된다. 이와 같은 망막의 기능 이상은 양극세포의 On/Off 경로의 이상에 의하여 발생한다.[30] 음성 파형 망막전위도는 여러 가지 망막질환에서 관찰될 수 있지만, 젊은 남자에서 관찰되는 경우에는 선천성 야맹증(Congenital stationary night blindness)과의 감별만 요구된다.[31] 망막층간분리와 *RS1* 유전자의 변이가 진단된 환자에게서 정상 망막전위도가 확인된 경우도 있으므로 정상 망막전위도라고 해서 XLRS를 배제할 수 없다.[32,33]

안전위도(electrooculogram)는 젊은 환자에서 대개 정상이나 황반부의 망막색소상피위축이 진행하면서 저하되기도 한다. 여자 보인자에서는 임상증상이 대개 관찰되지 않으나 다국소망막전위도(multifocal ERG) 검사에서 황반 기능장애 소견을 보인다.[34] 피아오(Piao CH) 등은 7안에서 first-order kernel 진폭 감소와 내재 시간(implicit time) 지연을 보고하였다.[35] 황반 주변부에서는 반응이 일관적이지 않았다.

Golden tapetal-like reflex 소견을 보이기도 하는데, 이는 망막세포 외부의 과도한 칼륨(potassium)을 청소하는 뮐러세포의 기능장애로 인하여 나타난다.[36]

5. 감별진단

골드만–파브르 증후군(Goldmann-Favre syndrome)은 상염색체열성으로 유전되며 소아에서 진행성 시력 저하와 야맹증을 보인다. 황반부와 주변부 망막의 층간분리를 특징으로 하며, salt-and-pepper chorioretinal atrophy와 유리체 변성을 보인다. *NR2E3* 유전자의 돌연변이가 원인이다. 망막전위도에서 진폭의 감소가 매우 심하거나 거의 소멸된다.

XLRS 환자들 중 약 반수에서 주변부 망막의 층간분리 소견이 관찰되지 않기 때문에, 상염색체 낭포성황반부종 등 어린 연령에서 나타나는 황반부종을 보일 수 있는 질환들과 감별해야 한다. XLRS에서는 형광안저혈관조영에서 황반부에서 후기 혈관누출 소견을 보이지 않는다. 가족성 삼출유리체망막병증(familial exudative vitreoretinopathy)이나 노리에병(Norrie disease) 등 유아기에 주변부 망막박리를 보이는 질환과도 감별해야 한다. 노년층에서는 퇴행성 망막층간분리와의 감별을 요한다. 퇴행성 망막층간분리는 주로 단안에서 주변부 망막의 외망상층을 침범하며, 황반부를 침범하는 경우는 드물다.

6. 치료

XLRS는 대개 천천히 진행한다는 점을 고려해야 한다. 분리낭에 대한 치료는 일반적으로 권장되지 않는다. 약시가 동반된 경우에는 시력 보조기구를 사용하며, 두부외상이나 접촉이 많은 운동은 지양해야 한다. 주변부 망막층간분리낭에 대한 예방적 레이저 치료는 분리낭의 외측벽을 파열시켜 열공성 망막박리를 조장할 수 있으므로 권장되지 않는다. 다행히 유아기의 큰 수포성 분리낭은 저절로 퇴행하면서 안구진탕이나 사시가 호전되기도 한다.

점안 탄산탈수효소억제제(도졸라마이드 2%)를 투여하여 빛간섭단층촬영에서 중심와낭종(foveal cyst)이 소멸됨을 보고한 연구들이 있지만 절반에서는 시력 향상이 없었고, 일부는 수개월이 지나서야 효과가 나타났으며, 장기간의 효과는 입증하지 못하였다.[7, 37] 그러나 점안 탄산탈수효소억제제 치료 중 망막층간분리가 악화된 경우, 치료 중단 후 재치료가 효과적이었다는 연구도 있으므로[38] 점안 탄산탈수효소억제제의 효과에 대한 추가적인 연구가 필요할 것으로 생각된다.

수술적 치료는 망막박리나 유리체출혈에 의하여 약시의 위험이 있을 때와 분리낭에 의하여 황반이 침범된 경우에 한하여 고려한다. 망막박리에 대한 치료의 목적은 전층 혹은 외층 망막열공을 막는 것이다. 열공의 위치가 앞쪽이면 공막돌륭술을 시행하고, 뒤쪽이거나 견인성 망막박리 혹은 증식성 유리체망막병증이 합병된 경우는 유리체절제술을 시행한다. 유리체출혈이나 낭종내 출혈은 대개 치료를 요하지 않으나, 출혈이 심하거나 낭종내출혈이 황반부에 위치한 경우 치료해야 한다. 유리체 견인을 제거하는 것이 반복적인 출혈을 예방하는 데 중요하다. 유리체출혈의 경우 출혈을 일으킨 혈관의 근위부에 레이저 치료를 하거나 안저관찰이 어려운 경우에는 유리체절제술을 시행한다. 이케다(Ikeda F) 등은 5명의 환자에서 유리체절제술을 시행한 결과 4명에서 한 번의 수술로 호전되었고, 나머지 1명의 환자에서는 이차 수술이 필요했다고 발표하였다.[39] 하지만 장기간 관찰 시 발생할 수 있는 합병증 때문에 일반적으로 망막층간분리에 대한 예방적인 유리체절제술이나 레이저 치료는 권장되지 않는다.[17,40]

박(Park TK) 등은 rs1-knockout mouse에서 유리체강내 adeno-associated virus(AAV) vectors 8 레티노스키신을 주입하여, 광수용체를 포함하여 망막에만 레티노스키신 발현이 증가하고, 망막전위도반응이 증가함을 보고하였다.[41]

▌참고문헌▐

1. Haas J. Ueber dasa Zusammenvorkommen von Veranderugen der retina und Choroidea. Arch Augenheikd 1898;37:343-8.
2. Mooy CM, Van Den Born LI, Baarsma S, Paridaens DA, Kraaijenbrink T, Bergen A, Weber BH. Hereditary X-linked juvenile retinoschisis: a review of the role of Müller cells. Arch Ophthalmol 2002;120:979-84.
3. GIESER EP, FALLS HF. Hereditary retinoschisis. Am J Ophthalmol 1961;51:1193-200.
4. George ND, Yates JR, Moore AT. Clinical features in affected males with X-linked retinoschisis. Arch Ophthalmol 1996;114:274-80.
5. Yanoff M, Kertesz Rahn E, Zimmerman LE. Histopathology of juvenile retinoschisis. Arch Ophthalmol 1968;79:49-53.
6. Odland M. Congenital retinoschisis. Acta Ophthalmol(Copenh) 1981;59:649-58.
7. Apushkin MA, Fishman GA. Use of dorzolamide for patients with X-linked retinoschisis. Retina 2006;26:741-55.
8. Weseley P, Liebmann J, Walsh JB, Ritch R. Lattice degeneration of the retina and the pigment dispersion syndrome. Am J Ophthalmol 1992;114:539-43.
9. Kawano K, Tanaka K, Murakami F, Ohba N. Congenital hereditary retinoschisis: evolution at the initial stage.

Albrecht Von Graefes Arch Klin Exp Ophthalmol 1981;217:315-23.
10. Ando A, Takahashi K, Sho K, Matsushima M, Okamura A, Uyama M. Histopathological findings of X-linked retinoschisis with neovascular glaucoma. Graefes Arch Clin Exp Ophthalmol 2000;238:1-7.
11. Green JL Jr, Jampol LM. Vascular opacification and leakage in X-linked(juvenile) retinoschisis. Br J Ophthalmol 1979;63:368-73.
12. Bengtsson B, Linder B. Sex-linked hereditary juvenile retinoschisis: presentation of two affected families. Acta Ophthalmol(Copenh) 1967;45:411-23.
13. Manschot WA. Pathology of hereditary juvenile retinoschisis. Arch Ophthalmol 1972;88:131-8.
14. Yanoff M, Kertesz Rahn E, Zimmerman LE. Histopathology of juvenile retinoschisis. Arch Ophthalmol 1968;79:49-53.
15. Hotta Y, Nakamura M, Okamoto Y, Nomura R, Terasaki H, Miyake Y. Different mutation of the XLRS1 gene causes juvenile retinoschisis with retinal white flecks. Br J Ophthalmol 2001;85:238-9.
16. Vincent A, Shetty R, Yadav NK, Shetty BK. Foveal schisis with Mizuo phenomenon: etio-pathogenesis of tapetal reflex in X-linked retinoschisis. Eye(Lond) 2009;23:1240-1.
17. Kellner U, Brümmer S, Foerster MH, Wessing A. X-linked congenital retinoschisis. Graefes Arch Clin Exp Ophthalmol 1990;228:432-7.
18. Roesch MT, Ewing CC, Gibson AE, Weber BH. The natural history of X-linked retinoschisis. Can J Ophthalmol 1998 Apr;33:149-58.
19. Sauer CG, Gehrig A, Warneke-Wittstock R, Marquardt A, Ewing CC, Gibson A, Lorenz B, Jurklies B, Weber BH. Positional cloning of the gene associated with X-linked juvenile retinoschisis. Nat Genet 1997;17:164-70.
20. Takada Y, Fariss RN, Müller M, Bush RA, Rushing EJ, Sieving PA. Retinoschisin expression and localization in rodent and human pineal and consequences of mouse RS1 gene knockout. Mol Vis 2006;12:1108-16.
21. Baumgartner S, Hofmann K, Chiquet-Ehrismann R, Bucher P. The discoidin domain family revisited: new members from prokaryotes and a homology-based fold prediction. Protein Sci 1998;7:1626-31.
22. Condon GP, Brownstein S, Wang NS, Kearns JA, Ewing CC. Congenital hereditary(juvenile X-linked) retinoschisis. Histopathologic and ultrastructural findings in three eyes. Arch Ophthalmol 1986;104:576-83.
23. Reid SN, Farber DB: Transport of a photoreceptor-secretedprotein, retinoschisin, by Müller cells [ARVO abstract]. Invest Ophthalmol Vis Sci 2001;42(Suppl):S647.
24. Molday LL, Hicks D, Sauer CG, Weber BH, Molday RS. Expression of X-linked retinoschisis protein RS1 in photoreceptor and bipolar cells. Invest Ophthalmol Vis Sci 2001;42:816-25.
25. Greene JM, Shakin EP. Optical coherence tomography findings in foveal schisis. Arch Ophthalmol 2004;122:1066-7.
26. Eriksson U, Larsson E, Holmstrom G. Optical coherence tomography in the diagnosis of juvenile X-linked retinoschisis. Acta Ophthalmol Scand 2004;82:218-22.
27. Gerth C, Zawadzki RJ, Werner JS, Héon E. Arch Ophthalmol. Retinal morphological changes of patients with X-linked retinoschisis evaluated by Fourier-domain optical coherence tomography 2008;126:807-11.
28. Molday RS, Kellner U, Weber BH. X-linked juvenile retinoschisis: clinical diagnosis, genetic analysis, and molecular mechanisms. Prog Retin Eye Res 2012;31:195-212.
29. Peachey NS, Fishman GA, Derlacki DJ, Brigell MG. Psychophysical and electroretinographic findings in X-linked juvenile retinoschisis. Arch Ophthalmol 1987;105:513-6.
30. Khan NW, Jamison JA, Kemp JA, Sieving PA. Analysis of photoreceptor function and inner retinal activity in juvenile X-linked retinoschisis. Vision Res 2001;41:3931-42.

31. Bradshaw K, Allen L, Trump D, Hardcastle A, George N, Moore A. A comparison of ERG abnormalities in XLRS and XLCSNB. Doc Ophthalmol 2004;108:135-45.
32. Koh AH, Hogg CR, Holder GE. The incidence of negative ERG in clinical practice. Doc Ophthalmol 2001;102:19-30.
33. Renner AB, Kellner U, Cropp E, Foerster MH. Dysfunction of transmission in the inner retina:incidence and clinical causes of negative electroretinogram. Graefes Arch Clin Exp Ophthalmol 2006;244:1467-73.
34. Kim LS, Seiple W, Fishman GA, Szlyk JP. Multifocal ERG findings in carriers of X-linked retinoschisis. Doc Ophthalmol 2007;114:21-6.
35. Piao CH, Kondo M, Nakamura M, Terasaki H, Miyake Y. Multifocal electroretinograms in X-linked retinoschisis. Invest Ophthalmol Vis Sci 2003;44:4920-30.
36. Miyake Y, Terasaki H. Golden tapetal-like fundus reflex and posterior hyaloid in a patient with x-linked juvenile retinoschisis Retina 1999;19:84-6.
37. Bastos AL, Freitas B de P, Villas Boas O, Ramiro AC. Use of topical dorzolamide for patients with X-linked juvenile retinoschisis: case report. Arq Bras Oftalmol 2008;71:286-90.
38. Thobani A, Fishman GA. The use of carbonic anhydrase inhibitors in the retreatment of cystic macular lesions in retinitis pigmentosa and X-linked retinoschisis. Retina 2010;31:312-5.
39. Ikeda F, Iida T, Kishi S. Resolution of retinoschisis after vitreous surgery in X-linked retinoschisis. Ophthalmology 2008;115:718-22.
40. Sobrin L, Berrocal AM, Murray TG. Retinal detachment 7 years after prophylactic schisis cavity excision in juvenile X-linked retinoschisis. Ophthalmic Surg Lasers Imaging 2003;34:401-2.
41. Park TK, Wu Z, Kjellstrom S, Zeng Y, Bush RA, Sieving PA, Colosi P. Intravitreal delivery of AAV8 retinoschisin results in cell type-specific gene expression and retinal rescue in the Rs1-KO mouse. Gene Ther 2009;16:916-26.

CHAPTER

20

원뿔세포이상증, 원뿔-막대세포이상증

Cone Dystrophy, Cone-rod Dystrophy

원뿔세포이상증은 다양한 임상양상과 유전 방식을 갖는다. 과거 굿만(Goodman G) 등은 cone dysfunction syndrome으로 명명한 후 선천성 색각 이상, 완전색맹, 선천성 불완전색맹, 진행성원뿔변성, 원뿔막대세포결손 등으로 나누기도 했지만 지금은 이들을 구별하는 것이 불가능해졌다.[1] 요즘은 크게 'pure cone dystrophy', 'cone-rod dystrophy'로 나누기도 한다. 원뿔-막대세포이상증은 망막색소변성과 혼동되기 쉬운 질환 중의 하나이며, 망막색소변성으로 진단받은 환자들의 일부는 이 병에 속한다고 생각되고 있다. 가장 흔한 임상양상은 색각 이상으로 시작하여 광시증(photophobia)이나 안진(nystagmus), 진행되는 시력 감소를 나타내게 된다. 초기에는 진단하기 힘든 경우도 있으며, 전기생리학적 검사가 진단에 매우 유용하다.

1. 유전 방식 및 관련 유전자

상염색체우성, 상염색체열성, X-연관 유전, 그리고 독립형(sporadic) 등 다양한 유전 방식이 보고되었다. 상염색체우성 방식을 따르는 원뿔세포이상증은 임상양상 및 병의 진행이 가족 간뿐만 아니라 한 가족 내에서도 매우 다양한 것으로 알려져 있다.[2] 상염색체우성 방식과 관련된 유전자로는 *RDS*(peripherin, *PRPH2*), *CRX*, *GUCA1A*(*COD3*, *GCAP1*), *GUCY2D*(*CORD6*, *RETGC1*), *A1PL1*, *PITPNM3*, *PROM1*, *PRPH2*, *RIMS1*, *SEMA4A*, *UNC119* 가 밝혀졌다.[3,4] 이 중 *RDS* 유전자는 막대세포 및 원뿔세포의 외절에 모두 존재하며, *GUCA1A* 과 *GUCY2D* 유전자들의 생산물은 cGMP 합성에 관여한다.[5] *CRX* 유전자는 photoreceptor homeobox 전사인자(transcription factor)이다.

대부분 원뿔세포이상증은 독립형(sporadic)이지만 이들의 많은 수가 상염색체열성 방식을 따를 것으로 생각된다.[6] 상염색체열성 방식과 관련된 유전자들은 *ABCA4*, *ADAM9*, *CACNA2D4*, *CDHR1*, *CERKL*, *CNGB3*, *KCNV2*, *PDE6C*, *RAX2*, *RDH5*, *RPGRIP1* 등이 있다.[4,7]

X-연관 유전 방식의 원뿔세포이상증 또는 원뿔-막대세포이상증은 남자한테 주로 심한 양상을 보이지만, 여자 보인자일 경우 경미한 증상부터 다양한 임상양상이 알려졌다. 현재까지 X-연관 유전 방식과 관련된 유전자로는 *RPGR*, *CACNA1F*, *COD2*(Xq27)가 알려져 있다.[4,8,9]

2. 임상양상

유전 양식이 다양하므로 이에 따라 다양한 임상양상을 보인다. 가장 흔한 초기 증상은 시력이 크게 변화 없이 나타나는 색각 이상이다. 스타가르트 병이나 다른 황반이상증에서는 색각 이상이 후기에 나타난다는 점에서 구별된다. 이후 점점 낮에 보이는 시기능이 감소하여 주맹증(hemeralopia)이 생기며, 시력도 감소하게 된다. 결국 최종 시력은 보통 0.1에서 0.05 정도로 떨어진다. 망막의 변화가 관찰되지 않는 단계에서는 정확한 진단을 내리기가 힘들다. 시기능 감소를 호소하는 시기는 10대 후반부터 60대까지 다양하다. 그 외에도 수명, 안진 등을 호소할 수 있으며, 후기에는 막대세포도 손상되어 야맹증도 나타날 수 있다.

원뿔-막대세포이상증은 원뿔세포이상증과 유사하며, 색각 이상과 진행되는 시력 감소와 더불어 주변부 시야 감소를 나타낸다. 초기에는 원뿔세포이상증과 감별하기 힘드나 시야검사상 원뿔세포이상증과 다르게 주변부 시력 감소와 더불어 시야 감소를 동반한다. 시야장애는 5도에서 30도 사이 시야(pericentral lesion)에서 시작하는 것으로 알려져 있다. 특히 눈 외에도 다른 전신증상을 동반하는 경우도 있어, 사기질형성부전증(amelogenesis imperfecta), 척수소뇌성운동실조(spinocerebellar ataxia), 신경성유종증(neurofibromatosis), 피에르 마리(Pierre-Marie) 실조증(ataxia), 바르데 비들 증후군 등의 증후군과 같이 동반되는 경우도 보고되었다. 증상이 나타나는 시기는 원뿔세포이상증보다 빨라 10세 이전부터 시작하여 20대에 심한 시력 감소를 나타낸다.

3. 검사소견

1) 망막전위도 검사

진단에 가장 중요한 검사이다. 시력이나 안저검사상 특별한 이상소견이 발견되지 않는 초기에도 망막전위도 검사(electroretinogram, ERG)에서는 원뿔세포 기능 이상과 연관된 소견들은 나타나지만 막대세포 기능은 정상으로 나타난다(pure cone dystrophy). 망막전위도 검사상 원뿔세포 기능을 나타내는 단일 섬광 명순응(single flash)이나 30 Hz flicker 망막전위도는 매우 저하되어 있거나 측정되지 않는다(그림 20.1). 후기에서는 막대세포의 기능 저하로 암순응 검사에서도 이상소견을 보인다. 완전히 진행되면 명순응과 암순응 검사 모두에서 파가 측정되지 않는다. 원뿔–막대세포이상증에서는 초기에는 원뿔세포가 막대세포보다 더 심한 저하를 나타내나 후기에는 모두 파가 소실된다. 원뿔세포이상증과 비교하여 이른 시기에 망막전위도에서 모든 파가 소멸된다. 다국소망막전위도 검사에서는 황반위축성 병변에 해당하는 부위에 진폭이 감소된 소견을 보인다(그림 20.2).[10,11]

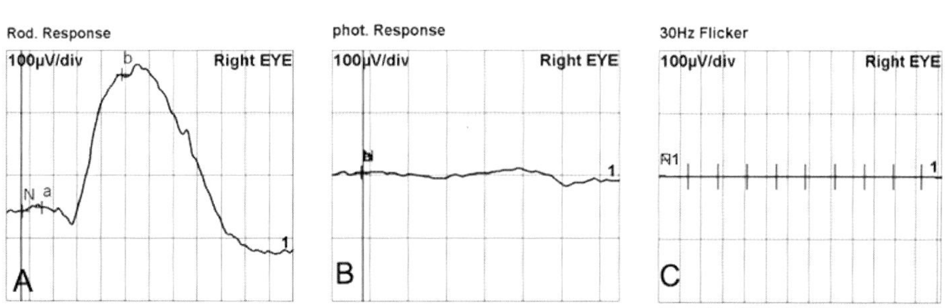

그림 20.1 원뿔세포이상증 환자의 망막전위도 소견. (A) 막대세포반응은 정상인 데 비해 (B, C) 원뿔세포반응은 크게 저하되어 있다.

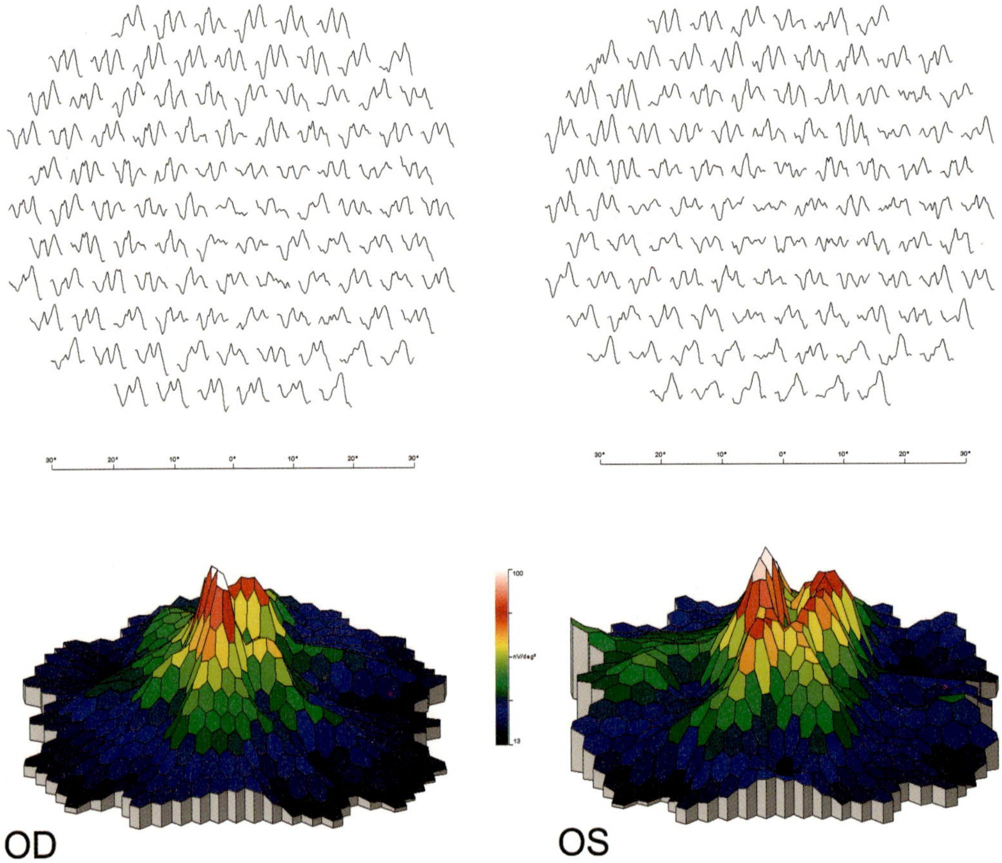

그림 20.2 원뿔세포이상증 환자의 다국소망막전위도 소견. Trace array(위)와 3-D plot(아래) 검사상 황반부의 진폭이 감소되어 있음을 알 수 있다.

2) 안저소견

비특이적인 황반부의 색소 변화부터 황반위축까지 다양한 안저소견을 보인다. 가장 흔한 소견은 과녁황반병증(bull's eye maculopathy) 소견이며, 이는 경계가 명확한 도넛 모양의 망막색소상피의 위축된 부분이 중심부의 어두운 부위를 싸고 있는 형태이다(그림 20.3, 20.4, 20.5).[12] 이 모양은 클로로퀸(chloroquine) 망막증에서 보이는 황반부 소견과 비슷하다. 그 외에도 후극부의 전반적인 색소침착(pigment stippling and diffuse, round pigment clumps)이 관찰될 수 있다. 이로 인하여 후극부에 다양한 형태의 전반적인 위축소견이 나타나며, 열성 방식의 환자에게서 주로 관찰된다. 망막색소변성에서 보이는 뼈입자(bone

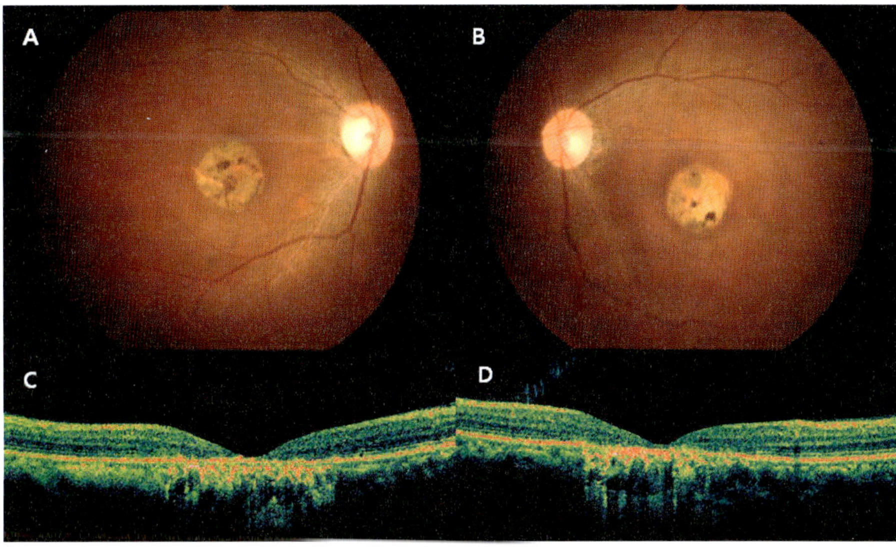

그림 20.3 시력 저하와 색각 이상을 호소하는 46세 원뿔세포이상증 환자의 안저 사진(A, B)과 빛간섭단층촬영 사진(C, D). 교정시력은 양안 모두 0.1이며, 안저검사에서 양안의 황반부위축 소견이 관찰된다. 빛간섭단층촬영에서 양안 중심와의 외망막층의 위축을 관찰할 수 있다.

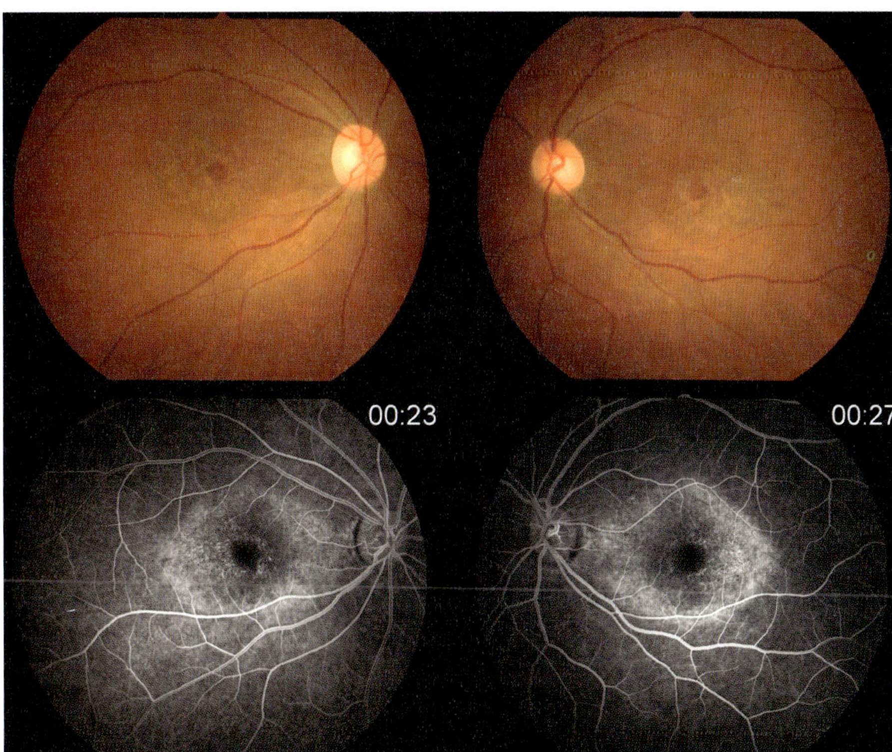

그림 20.4 29세 여자 원뿔세포이상증 환자. 형광안저혈관조영에서 중앙 저형광 지역 주변으로 수평의 타원형 과형광 지역이 둘러싸고 있다.

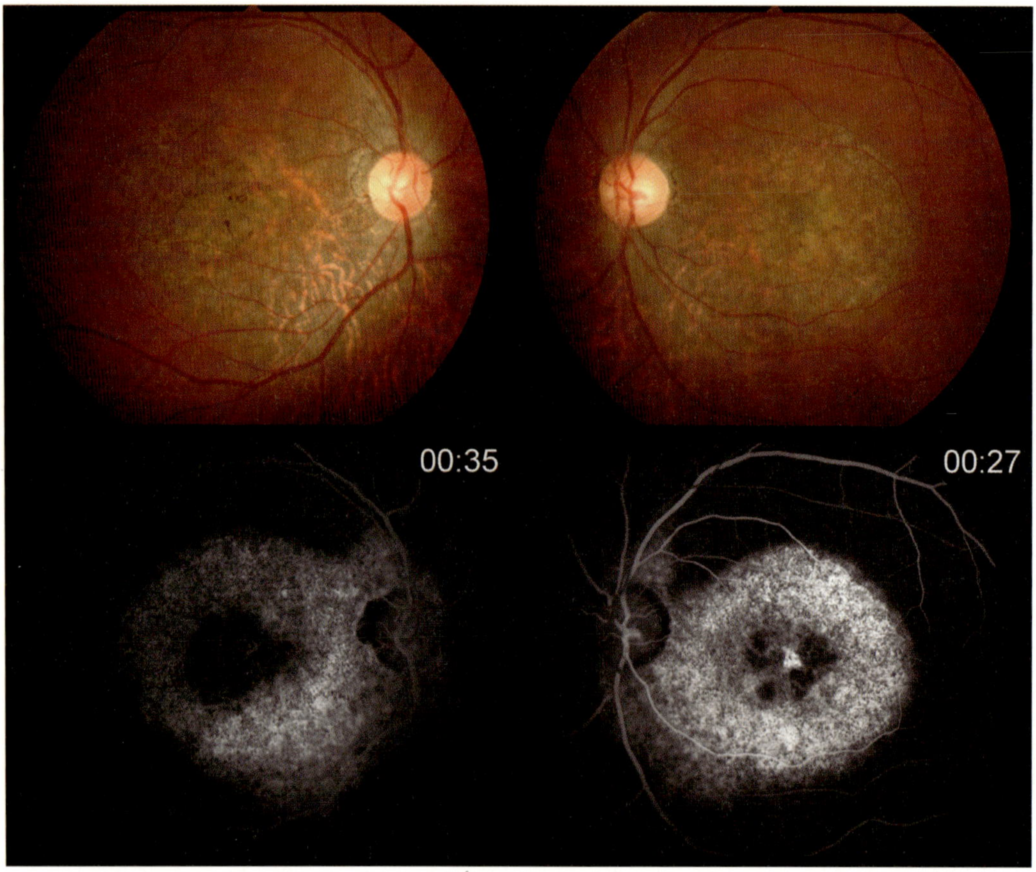

그림 20.5 후극부에 광범위한 황반위축이 있는 원뿔-막대세포이상증 환자. 형광안저혈관조영상 전반적인 과형광이 후극부의 넓은 영역에 나타난다.

corpuscle)가 중간부 망막에서 보일 수 있고, 자주 정맥을 따라 색소침착물 형태로 나타난다. 또한 맥락막의 위축으로 맥락막의 큰 혈관들이 보이기도 한다. 몇몇 환자에서는 스타가르트 병이나 망막색소변성 환자의 안저소견들도 나타날 수 있다.

최근 연구에서는 황반부에 윤상 모양의 자가형광이 보고되었다.[13,14] 이러한 자가형광의 크기는 나이에 비례하고 pattern ERG에서 p50 진폭에 반비례한다고 하여 자가형광이 이들 환자에게서 기능적 중요성을 지닐 수 있다.[13] 하지만 황반부 자가형광은 원뿔세포이상증뿐만 아니라 망막색소변성, 레베르선천흑암시, X-연관 망막층간분리에서도 나타날 수 있는 비특이적인 소견이다.[14]

모든 경우에서 시신경위축은 흔한 소견이다.[6,15] 처음에는 이측부 창백(temporal pallor)으로 시작되지만, 진행하면 망막색소변성에서 보이는 왁시(waxy) 모양을 보인다. 또한 혈관들은 가늘어지면서 색소침착이 황반부 주변이나 중간부 망막, 주변부 망막에서 관찰된다.

원뿔–막대세포이상증의 안저소견은 다양하게 나타날 수 있다. 안저검사에서 황반과 망막 주변부 모두 위축소견을 보인다. 비특이적인 황반부 색소 변화나 원뿔세포이상증과 같이 과녁 황반변증의 소견도 보인다. 후기에는 황반부위축 소견과 더불어 주변부 망막의 색소 변화와 혈관위축 소견이 보인다. 후기는 망막색소변성 환자의 안저소견과 매우 유사하다.

3) 형광안저혈관조영

안저소견에 따라 형광안저혈관조영 소견도 다양하게 나타난다. 과녁황반병증 소견을 가진 경우 중앙 저형광 지역 주변으로 수평의 알 모양 과형광 지역이 둘러싸고 있다(그림 20.4, 20.5). 후극부에 광범위한 황반위축이 있을 경우 선반적인 과형광이 후극부의 넓은 영역에 나타난다(그림 20.5). 맥락막위축이 있을 경우에는 중심맥락막위축(central choroidal atrophy)에서 보이는 형광안저 소견과 비슷하다. 진행되어 원뿔–막대세포 침범이 현저한 경우, 망막색소변성에서 보이는 소견과 매우 유사해진다.

4) 빛간섭단층촬영

최근에 원뿔–막대세포이상증 환자에서 빛간섭단층촬영(OCT) 검사를 시행 시 중심와 두께가 정상이 비해 크게 감소되어 있었는데, 내망막층은 약간 감소한 것에 비해 외망막층(outer retinal layer, ORL) 두께가 심하게 감소되어 있었다(그림 20.3).[16] 망막색소변성 환자에서는 황반부 외망막층(macular ORL) 두께가 중심와 외망막층(foveal ORL) 두께보다 더 얇아져 있지만, 원뿔–막대세포이상증이나 스타가르트 병 환자에서는 반대로 중심와 외망막층 두께가 황반부 외망막층 두께보다 더 얇았다. 이는 병의 진행 방향이 망막색소변성은 주변부에서 중심부로 향하는 데 비해 원뿔–막대세포이상증에서는 중심부에서 먼저 발생하는 데 기인한다. 또한 원뿔–막대세포이상증에서 맥락막모세혈관층의 두께 감소도 관찰되었다.[16]

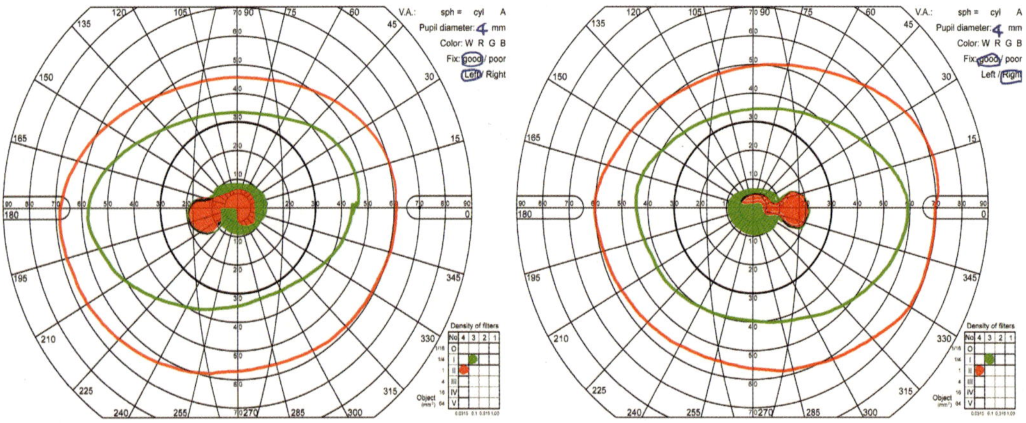

그림 20.6 원뿔세포이상증 환자의 시야검사. 중심부 암점이 관찰된다.

5) 시야검사

시야검사에서 일반적으로 중심부 암점을 제외하고는 정상이다(그림 20.6). 과녁황반병변증이 있는 경우 종종 살아 있는 중심부 시야 주위를 반지 모양의 진한 암점이 둘러싸인 모양을 보이기도 한다. 더 진행된 경우에는 반지 모양의 중심주변 암점의 면적이 더 넓어지게 된다. 막대세포가 침범된 경우에는 주변시야의 협착도 동반된다.

6) 색각검사

Hardy-Rand-Rittler(HRR)에서는 적녹판과 청황판 모두에서 이상소견을 보인다. 이시하라 색판(Ishihara plate)에서도 많은 이상이 관찰된다. Farnsworth-Munsell 100-Hue test에서는 거의 500개가 넘는 실수들이 나타나며, 이 실수들은 제2색각이상(deutan) 축을 따라 발생한다. 경우에 따라 선천성 색맹(congenital achromatopsia)과 같은 심한 색각 이상이 나타나기도 한다.

4. 치료

현재까지 이 병의 진행을 막을 치료법은 없다. 그러나 정확한 진단과 유전상담이 환자에게 중요하다. 유전자 진단법은 시력 예후를 예측하거나 가계도를 얻기 힘든 경우 환자상담에서 도움을 줄 수 있다. 그리고 많은 환자에서 광시증이 주요 증상 중의 하나이므로 색이 있는 안경이 환자들의 일상생활에 도움을 줄 수 있다.

참고문헌

1. Goodman G, Ripps H, Siegel IM. Cone dysfunction syndromes. Arch Ophthalmol 1963;70:214-31.
2. Krill AE, Deutman AF. Dominant macular degenerations. The cone dystrophies. Am J Ophthalmol 1972;73(3):352-69.
3. Simunovic MP, Moore AT. The cone dystrophies. Eye(Lond) 1998;12 (Pt 3b):553-65.
4. Michaelides M, Hardcastle AJ, Hunt DM, Moore AT. Progressive cone and cone-rod dystrophies: phenotypes and underlying molecular genetic basis. Surv Ophthalmol 2006;51(3):232-58.
5. Michaelides M, Wilkie SE, Jenkins S, et al. Mutation in the gene GUCA1A, encoding guanylate cyclase-activating protein 1, causes cone, cone-rod, and macular dystrophy. Ophthalmology 2005;112(8):1442-7.
6. Krill AE, Deutman AF, Fishman M. The cone degenerations. Doc Ophthalmol 1973;35(1):1-80.
7. Michaelides M, Aligianis IA, Ainsworth JR, et al. Progressive cone dystrophy associated with mutation in CNGB3. Invest Ophthalmol Vis Sci 2004;45(6):1975-82.
8. Demirci FY, Rigatti BW, Wen G, et al. X-linked cone-rod dystrophy(locus COD1): identification of mutations in RPGR exon ORF15. Am J Hum Genet 2002;70(4):1049-53.
9. Yang Z, Peachey NS, Moshfeghi DM, et al. Mutations in the RPGR gene cause X-linked cone dystrophy. Hum Mol Genet 2002;11(5):605-11.
10. Hubsch S, Graf M. [Foveal cone dystrophy: diagnostic ranking of the multifocal electroretinogram]. Klin Monbl Augenheilkd 2002;219(5):370-2.
11. Kretschmann U, Stilling R, Ruther K, Zrenner E. Familial macular cone dystrophy: diagnostic value of multifocal ERG and two-color threshold perimetry. Graefes Arch Clin Exp Ophthalmol 1999;237(5):429-32.
12. Kurz-Levin MM, Halfyard AS, Bunce C, et al. Clinical variations in assessment of bull's-eye maculopathy. Arch Ophthalmol 2002;120(5):567-75.
13. Robson AG, Michaelides M, Luong VA, et al. Functional correlates of fundus autofluorescence abnormalities in patients with RPGR or RIMS1 mutations causing cone or cone rod dystrophy. Br J Ophthalmol 2008;92(1):95-102.
14. Robson AG, Michaelides M, Saihan Z, et al. Functional characteristics of patients with retinal dystrophy that manifest abnormal parafoveal annuli of high density fundus autofluorescence; a review and update. Doc Ophthalmol 2008;116(2):79-89.

15. Jacobson DM, Thompson HS, Bartley JA. X-linked progressive cone dystrophy. Clinical characteristics of affected males and female carriers. Ophthalmology 1989;96(6):885-95.
16. Lim JI, Tan O, Fawzi AA, et al. A pilot study of Fourier-domain optical coherence tomography of retinal dystrophy patients. Am J Ophthalmol 2008;146(3):417-26.

CHAPTER 21

나이관련황반변성

Genetic Aspects of Age-related Macular Degeneration

나이관련황반변성(age-related macular degeneration, AMD)은 노인층, 특히 60세 이상의 연령층에서 중심시력의 손상을 야기하는 주된 질환으로 서구 국가에서는 가장 흔한 후천적인 실명의 원인 중 하나이다. 최근 Beaver Dam Eye Study, Blue Mountain Eye Study 그리고 Rotterdam Study의 3종류 대규모 코호트 연구들을 대상으로 진행한 메타분석 보고에 따르면, 나이관련황반변성의 5년 평균 발생률은 초기 AMD의 경우 8.1~13.0%, 후기 AMD는 1.2~1.7%로 나타났으며, 동양인에서는 초기 AMD의 유병률이 유럽(8.8%)에 비해 조금 낮았으나(6.8%) 후기 AMD는 유사한 분포를 보였다.[1,2] 또한 현재의 평균 수명 증가 추세와 인구의 고령화를 고려했을 때 2020년에는 전 세계 인구 중 약 1억 9,600만 명이, 2040년에는 약 2억 8,800만 명이 AMD를 앓게 될 것으로 예상된다.[3]

유전적인 측면에서 AMD는 안과학뿐만 아니라 인간 유전학 분야의 연구자들로부터도 특별한 관심을 받아왔으며, 전장유전체연관 분석연구(genome-wide association studies, GWAS)와 같은 기법들을 이용하여 보체 경로, 단백질 분해효소, 그리고 지질대사와 같이 AMD에 대한 질병감수성(disease-susceptibility)과 연관된 유전자들이 밝혀졌다.[4] 이와 같은 연구들을 통하여 지금은 유전적 요인들과 비유전적 요인들이 AMD의 발생과 진행에 복합적으로 작용한다고 생각되고 있다. 이 장에서는 AMD의 유전적인 측면에 관한 최근까지 알려진 내용들에 대하여 다루고자 한다.

1. 나이관련황반변성의 유전적 요인

나이관련황반변성의 유전학에 대한 이해는 지난 10여 년간 크게 발전되었는데, 기존에는 가족내 집중발생(familial aggregation)이나 쌍둥이 연구 등으로 AMD의 유전학에 대하여 제한적인 정보만을 얻을 수 있었고, 이를 통하여 소수의 질병감수성 유전자들이 밝혀졌다. 이 중 가장 강한 질병감수성을 보이는 두 유전자 부위는 complement factor H(*CFH*)와 age-related maculopathy susceptibility 2(*ARMS2*)/high-temperature requirement factor A1(*HTRA1*)로 이들은 각각 1번 염색체와 10번 염색체 위에 존재하는 것으로 확인되었다. 이후 GWAS 기법의 도입으로 AMD의 유전학 연구는 획기적으로 발전하였으며, 더불어 단일염기다형성(single nucleotide polymorphism, SNP)의 질병관련성이 밝혀지게 되었다. 현재까지 알려진 주된 AMD의 질병감수성 유전자들은 염색체 1q32 위치의 *CFH*, 10q26 위치의 LOC387715/*ARMS2* 및 *HTRA1*, 그리고 6p21 위치의 complement component 2(*C2*)/complement factor B(*CFB*) 등이 있으며, 최근 대규모 코호트 연구들에 GWAS를 적용하고, 최신 기법에 의한 심층 유전자 염기분석(deep sequencing) 연구들이 진행됨에 따라 추가적으로 여러 유전자가 AMD 발생의 위험요인으로 밝혀지고 있다(표 21.1).[5]

표 21.1 나이관련황반변성의 주된 질병감수성 유전자들

유전자	염색체 위치	이름	특성	기능
CFH	1q32	Complement factor H	Missense(Y402H) Missense(I62V) 일부 SNP는 Intron	보체계 활성화 조절
C2	6p21.3	Complement component 2	Missense(E318D) 일부 SNP는 intron	보체 활성화
BF(CFB)	6p21.3	Complement factor B	Missense(R32Q)	보체 활성화
C3	19p13.2~p13.3	Complement component 3	Missense(R102G)	보체 활성화
ARMS2	10q26.13	Age-related maculopathy susceptibility 2	Missense(A69S)	망막의 항상성 유지
HTRA1	10q26.13	High-temperature requirement factor A1	5′ up(0.5 kb)	단백질 가수분해, 세포성장 조절
VEGFA	6p12	Vascular endothelial growth factor A	3′ down(72 kb)	신생혈관 생성
TIMP3	22Q12.3	Tissue inhibitor of metalloproteinase 3	5′ up(137 kb)	Metallopeptidase 억제
LIPC	15q21-q23	Lipase, hepatic	5′ up(36 kb)	Triglyceride에 대한 가수분해/배위결합

1) 보체계 유전자

보체 경로의 활성화는 AMD의 병인에 관여하는 가장 중요한 신호 전달경로 중 하나이다. 적절하게 제어되지 않은 보체 단백질들은 백혈구의 응집과 활성산소반응기(reactive oxygen species)들의 생성을 유도하고, 이는 드루젠 형성, 막공격복합체(membrane attack complex)에 의한 망막색소상피세포의 용해를 거쳐 혈관내피성장인자(vascular endothelial growth factor, VEGF)의 상승을 유발하여 최종적으로 맥락막신생혈관(choroidal neovascularization, CNV)을 발생시키게 된다.[6]

GWAS 기법을 이용하여 *CFH*가 주요 AMD 질병감수성 유전자라는 것을 밝힌 것은 AMD의 유전학 연구에 있어 중요한 이정표가 되었다. *CFH*는 보체활성조절인자군(regulators of complement activation cluster) 중 하나로 *CFH* 단백질은 155-kDa 크기이며, 구조적으로 유사한 20개의 보체조절단백질(complement-control protein, CCP) 영역을 포함하고 있다. 이러한 *CFH* 단백질은 혈류 내에서 전신을 순환하며 보체대체경로(alternative complement pathway)에 대하여 억제성 조절 역할을 수행한다. *CFH* 유전자 내의 여러 중요 SNP들 중에서 처음 주목을 받은 것은 Tyr402His(Y402H) 다형성으로 주로 백인에게서 나타난다. Y402H의 아미노산 치환은 *CFH*의 CCP 7 부분단위 위치에서 발생하는데, 이 부위는 당단백들과 시알산(sialic acid) 간의 결합을 형성하는 역할을 한다. 402HH형 동형접합자는 402YY형 동형접합자에 비해 망막색소상피–맥락막 내에서 C–반응성 단백(C-reactive protein) 수치가 2.5배까지 더 높게 측정되며, 또한 402Y 인자형에 비해 AMD와 연관되는 402H 인자형에서는 heparan sulfate와 dermatan sulfate가 *CFH* 단백과의 상호작용을 매개하는 부위인 황반부의 브루크막 내에서 분자 간 결합을 위한 상호작용이 저하되어 있는 것으로 확인된다.[7,8] 이에 비해 동양인에서는 Y402H SNP의 유효대립유전자 빈도(the effect allele frequency)가 약 5% 미만으로 비교적 낮게 나타나며, 여러 연구에서 Y402H SNP는 동양인에서 전형적인 AMD 및 결절맥락막혈관병증(polypoidal choroidal vasculopathy, PCV)과의 연관성이 미미한 것으로 보고되었다.[9] 그러나 일부 동양인 코호트를 대상으로 한 연구에서는 Y402H SNP가 동양인에서도 AMD 및 PCV에 대한 대체 표지자로써 사용될 수 있음을 보고하기도 하였다.[10]

Y402H 다형성과는 대조적으로 *CFH* 중 Ile62Val(I62V) 다형성은 백인과 동양인 모두에서 AMD에 대한 질병감수성과 연관되어 있으며, 보체대체경로 내에서 독특한 고유의 역할을 수행한다.[11] I62V의 치환은 *CFH* 단백질의 CCP 2 부분단위 위치에서 발생한

다. *CFH* Ile62 인자형은 AMD에 대하여 강력한 보호 기능을 발휘하는데 Val62 인자형보다 C3 전환효소를 생성하는 factor B를 더 강력하게 경쟁적으로 억제하며 최종 활성 인자인 C3b에도 매우 효율적으로 결합한다.[12] 이외에도 *CFH* 중 인트론 부위의 SNP(intronic SNP)인 rs1410996 역시 AMD의 발생과 강한 연관성을 보이는 질병감수성 유전자로 확인되었다.[13]

C2/*CFB*도 AMD의 발생에 연관된 보체계 유전자이며, 동양인에서보다 백인에서 더 큰 영향을 미치는 것으로 생각된다. 이 부위의 중요 SNP인 rs429608의 유효 대립유전자 빈도는 백인에서 15% 이상으로 나타나지만 동양인에서는 10% 미만이며, 그럼에도 일부 연구에서는 동양인에서도 *C2/CFB*가 AMD 및 PCV와 약한 정도의 상관성을 보인다고 보고하였다.[14, 15]

C3는 보체경로의 급성기반응물질(acute phase reactant) 중 하나로 C3의 합성은 급성 염증반응에 의하여 유도된다. *C3* 부위 내의 Arg102Gly(R102G) 다형성은 주로 백인들에서 AMD의 발생과 관련되며, 이식 신장의 생존율이나 제2형 사구체간질 모세혈관 사구체신염(type II mesangiocapillary glomerulonephritis) 등의 질환들에서와 같이 AMD에서도 발병의 직접적인 원인이 되는 SNP 중 하나일 가능성이 제시되고 있다.[16]

이외에도 최근의 유전학 연구기법들을 통하여 비교적 드문 변형인 complement factor I(*CFI*)나 *C9* 등도 AMD와 연관된 유전자들로 밝혀졌다.[17]

2) *ARMS2*/*HTRA1*

염색체 10q26 부위의 변이와 관련하여 *ARMS2*나 *HTRA1* 중 어느 것이 실제로 기능상 AMD의 질병감수성과 관련되어 있는지는 아직 연구가 진행 중이라 할 수 있다. AMD와 가장 중요하게 연관된 반수유전체(haplotype) 부위는 *ARMS2* 중 Ala69Ser(A69S)과 *HTRA1*의 프로모터 영역(promoter region)인 rs11200638을 포함하고 있는데, 이 부위에서는 이들 유전자들이 세대를 거치면서도 바뀌지 않고 서로 의존적으로 배합되어 같이 움직이는 연관 비평형(linkage disequilibrium)이 높게 나타나기 때문에 유전학적인 기법만으로는 이들 중 어느 유전자가 AMD 발생에 중요한 역할을 하는지 밝히기 어렵다.[18] 그러나 쥐의 망막색소상피세포에 인간의 *HTRA1*을 유전자 이식한 연구에서는 증가된 *HTRA1*에 의하여 맥락막혈관에서 분지하는 망상 형태의 변화 및 결절성 확장과 같은 PCV에서 나타나는 형태학적 특징들이 유발되었고, 조직학적으로 맥락막혈관의 탄성판(elastic laminae)과 혈관 중간막(tunica media)에 심한 퇴화가 발생하는 것이 확인되었다.[19] 이로 미루어 망막색소상피세포 내에서 *HTRA1*의 상향 조절은 브루크막의 탄성판을 약화시키고, 이는 다시 망막색소상피의 위축과 광수용체의 퇴화를 유발하며, 수령이 높은 쥐에서는 맥락막신생혈관의 발생을 유발할 것으로 예상된다.

*HTRA1*과는 달리 AMD의 발생기전에서 *ARMS2*의 역할은 아직 명확히 밝혀지지 않았다. 최근의 연구에서 *ARMS2* 변이형에서는 *ARMS2* 전사(transcription)의 안정성이 저하되어 mRNA 단계에서 매우 불안정한 상태를 보이는 것이 확인되었으며, 이는 결국 관련 단백질의 결핍과 연결될 것으로 생각되고 있다.[18]

3) 다른 AMD 질병감수성 유전자들

대규모의 표본을 대상으로 한 GWAS 연구들에 의하여 후기 AMD와 관련된 추가적인 유전자 부위들이 밝혀졌다. Tufts/Massachusetts General Hospital(MGH) 연구는 염색체 15q21-q23 부위에 있는 hepatic lipase gene(LIPC)의 변이와 AMD와의 연관성을 밝혔는데, LIPC는 high-density lipoprotein(HDL) 콜레스테롤 대사에 관여하는 효소로 이 연구는 AMD의 발생률과 HDL 수치 사이에 직접적인 원인과 결과 관계가 있음을 보여 준 최초의 연구이다.[20] 또 Michigan, Mayo, AREDS, Pennsylvania(MMPA) AMD 환자-대조군 연구는 염색체 22q12 위치의 tissue inhibitor of metalloproteinase 3(*TIMP3*)이 AMD에 질병감수성을 가진 부위임을 밝혔는데, *TIMP3*은 세포외 기질의 분해에 관여하는 metalloproteinase를 억제하며, 이미 기존에 Sorsby fundus dystrophy의 원인 유전자로도 확인된 바 있다. 이 연구는 또한 *LIPC*와 함께 혈중 HDL 콜레스테롤 수치와 관련된 또 다른 유전자인 cholesterol ester transfer protein(*CETP*)이 서로 강한 상관성을 보여 줌을 발견하였다.[21]

최근 세계적으로 진행된 메타분석 공동연구의 결과로 후기 AMD와 관련된 19개의 위험 유전자 변이형들이 확인되었다. *CFH*, *C2/CFB*, *C3*, *CFI*, *ARMS2/HTRA1*, *LIPC*, CETP, *TIMP3*, *VEGFA*, *APOE*, *COL10A1*, 그리고 *TNFRSF10A*와 같이 기존에 확인된 질병감수성 유전자들을 다시 입증함과 동시에 7개의 새로운 질병감수성 유전자들 — *COL8A1/FILIP1L*, *IER3/DDR1*, *SLC16A8*, *TGFBR1*, *RAD51B*, *ADAMTS9*, *B3GALTL* —

을 추가적으로 밝혀내었다.[22] 이러한 새로이 발견된 유전자 변이형들이 AMD의 진행에 독립적으로 미치는 영향에 대해서는 현재 다양한 연구가 진행되고 있다.[23]

2. 유전자 변이에 따른 치료 효과

최근 AMD와 관계되는 유전학적인 정보들이 많이 알려지고 있으나 아직 이들이 임상적으로 활발히 응용되지는 못하고 있다. 신생혈관성 AMD에 있어서 VEGF는 맥락막 신생혈관의 형성에 핵심적인 조절 인자이며, 이와 반대로 색소상피유래 인자(pigment epithelium-derived factor, PEDF)는 혈관내피세포의 이동을 억제하는 강력한 혈관형성억제제(anti-angiogenic agents)이다.[24] 이러한 VEGF와 PEDF 사이의 불균형이 AMD에서 맥락막신생혈관의 발생을 유발하게 되며, 따라서 anti-VEGF 치료의 도입으로 습성 AMD 환자들에서 비약적인 치료 성적의 향상과 실명 감소의 효과를 가져오게 되었다. AMD에서 유전자 정보를 치료에 응용하고자 하는 노력으로 AMD의 발생에 관련된 환자의 유전자형에 따라 anti-VEGF 치료에 대한 반응에 차이가 있는지를 밝힌 연구들이 있는데, 한 연구에서는 *CFH* Y402H의 CC genotype를 지닌 환자들이 TC와 TT genotype를 가진 환자들보다 bevacizumab 유리체강내 주사치료 후 시력 예후가 좋지 않았고, 이에 반하여 *ARMS2*/*HTRA1*의 genotype에 따라서는 치료반응에서의 차이가 나타나지 않는 것으로 보고하였다.[25] 또 같은 연구진들이 시행한 추가 연구에서도 *CFH* Y402H의 CC genotype를 가진 환자들이 다른 genotype를 가진 환자들보다 ranibizumab 치료 시 추가로 주사치료를 필요로 할 위험도가 37% 증가했다고 보고하여, 이러한 유전자 변이형을 가진 환자들에서 anti-VEGF 제제에 대한 치료반응이 다른 환자들에서보다 좋지 않을 수 있음을 보고하였다.[26]

최근 CATT, IVAN study 등 신생혈관성 AMD에 대한 대규모의 다기관 무작위 임상시험에 포함된 환자들에서 행해진 anti-VEGF 관련 약리유전학적 연구들은 치료반응과 유의하게 연관된 유전변이를 찾지 못하였다.[27, 28] 반면, 국내에서 이루어진 연구에서는 치료 후 5개월까지의 초기 치료반응에는 유의한 연관성을 가진 유전변이가 없었으나,[29] 장기적인 치료 효과에 있어서는 *VEGFA* rs3025039의 TT genotype를 지닌 환자들이 유의하게 더 큰 시력 호전을 보였고, *ARMS2* rs10490924와 *HTRA1* rs1100638의 GG genotype를 가진 환자들이 더 큰 황반 두께의 감소를 보임을 보고하였다.[30] 또한 polypoidal choroidal vasculopathy에 대해서만 시행한 연구에서는 *ARMS2* rs10490924의 G allele이 anti-VEGF 치료 후 색소상피박리의 호전과 연관되어 있음을 보고하였는데,[31] 이러한 결과들은 동아시아 인종은 신생혈관성 AMD의 anti-VEGF 치료반응에 대하여 서양인과 다른 약리유전학적 배경을 가질 수도 있음을 시사한다.

Verteporfin을 이용한 광역학치료(photodynamic therapy, PDT)는 AMD에 대한 또 다른 허가된 치료 방법으로, 영국에서 백인들을 대상으로 진행된 한 연구에서는 *CFH* Y402H의 CC genotype을 가진 환자들에서 PDT 후 시력예후가 좋지 않았다고 보고하였다.[32] 그러나 이후 미국에서 진행된 또 다른 연구에서는 *ARMS2*/LOC387715 A69S 변이형은 PDT 치료의 예후와 연관이 없으나, *CFH* Y402H의 TT genotype을 가진 환자들에서 TC나 CC genotype을 가진 환자들보다 PDT 후 시력예후가 좋지 못했다고 보고함에 따라 상반된 결과를 나타내었다.[25] 이와 같이 AMD 환자에서 동반된 유전자 변이의 종류 및 인종적인 차이에 따라 치료에 대한 반응에도 차이가 있을 것으로 생각되며, 동양인을 대상으로 한 최근의 한 연구에서는 *HTRA1* rs11200638 변이형이 PDT 치료 후의 시력예후와 연관됨을 보고하였고, 같은 연구에서 *CFH* rs1410996과 rs2274700 변이형도 또한 PDT 치료반응과 약간의 상관관계를 갖는 것으로 나타났다.[33]

3. 결론

나이관련황반변성은 노인 연령층에서 중심시력의 저하를 유발하는 주요 질환으로 최근 유전학 연구 기법의 눈부신 발전으로 인하여 AMD의 병태생리에 염증반응 및 신생혈관형성 신호전달 체계가 중요한 역할을 수행한다는 것이 밝혀지게 되었다. 즉, GWAS를 통하여 *CFH*와 *ARMS2*/*HTRA1*가 주요한 AMD 질병감수성 유전자라는 것이 확인되었으며, *ARMS2*/*HTRA1*의 위험 변이형이 주로 동양인에서 더 흔하게 발생하는 형태의 습성(exudative) AMD와 연관되어 있는 것으로 보이는 반면, *CFH* 및 이와 연관된 보체계의 유전자들은 백인에서 더 흔하게 발생하는 건성(dry) AMD 및 지도형 위축(geographic atrophy)과 관련된다는 것이 확인되었다. 이외에도 AMD와 관계된 다수의 유전자가 발견되었으며, 이들의 변이가 AMD의 발생과 진행에 구체적으로 미치는 영향에 대하여 현재도 활발한 연구가 진행 중에 있다. 이러한 AMD에 대한 유전학적인 연구는 향후 이 질환에 의한 중심시력의 손상을 예방하고 나아가 새로운 치료 방법을 개발하여 환자들이 생산적인 삶을 유지하는 데 큰 도움을 준다.

▌참고문헌▐

1. Klein R, Myers CE, Buitendijk GH, et al. Lipids, lipid genes, and incident age-related macular degeneration: the three continent age-related macular degeneration consortium. Am J Ophthalmol 2014;158:513-24 e3.
2. Kawasaki R, Yasuda M, Song SJ, et al. The prevalence of age-related macular degeneration in Asians: a systematic review and meta-analysis. Ophthalmology 2010;117:921-7.
3. Wong WL, Su X, Li X, et al. Global prevalence of age-related macular degeneration and disease burden projection for 2020 and 2040: a systematic review and meta-analysis. Lancet Glob Health 2014;2:e106-16.
4. McHarg S, Clark SJ, Day AJ, Bishop PN. Age-related macular degeneration and the role of the complement system. Mol Immunol 2015;67:43-50.
5. Horie-Inoue K, Inoue S. Genomic aspects of age-related macular degeneration. Biochem Biophys Res Commun 2014;452:263-75.
6. Zipfel PF, Lauer N, Skerka C. The role of complement in AMD. Adv Exp Med Biol 2010;703:9-24.
7. Johnson PT, Betts KE, Radeke MJ, et al. Individuals homozygous for the age-related macular degeneration risk-conferring variant of complement factor H have elevated levels of CRP in the choroid. Proc Natl Acad Sci U S A 2006;103:17456-61.
8. Clark SJ, Bishop PN, Day AJ. Complement factor H and age-related macular degeneration: the role of glycosaminoglycan recognition in disease pathology. Biochem Soc Trans 2010;38:1342-8.
9. Uka J, Tamura H, Kobayashi T, et al. No association of complement factor H gene polymorphism and age-related macular degeneration in the Japanese population. Retina 2006;26:985-7.
10. Lau LI, Chen SJ, Cheng CY, et al. Association of the Y402H polymorphism in complement factor H gene and neovascular age-related macular degeneration in Chinese patients. Invest Ophthalmol Vis Sci 2006;47:3242-6.
11. Kondo N, Honda S, Kuno S, Negi A. Coding variant I62V in the complement factor H gene is strongly associated with polypoidal choroidal vasculopathy. Ophthalmology 2009;116:304-10.
12. Tortajada A, Montes T, Martinez-Barricarte R, et al. The disease-protective complement factor H allotypic variant Ile62 shows increased binding affinity for C3b and enhanced cofactor activity. Hum Mol Genet 2009;18:3452-61.
13. Li M, Atmaca-Sonmez P, Othman M, et al. CFH haplotypes without the Y402H coding variant show strong association with susceptibility to age-related macular degeneration. Nat Genet 2006;38:1049-54.
14. Abecasis GR, Auton A, Brooks LD, et al. An integrated map of genetic variation from 1,092 human genomes. Nature 2012;491:56-65.
15. Nakata I, Yamashiro K, Yamada R, et al. Significance of C2/CFB variants in age-related macular degeneration and polypoidal choroidal vasculopathy in a Japanese population. Invest Ophthalmol Vis Sci 2012;53:794-8.
16. Yates JR, Sepp T, Matharu BK, et al. Complement C3 variant and the risk of age-related macular degeneration. N Engl J Med 2007;357:553-61.
17. Seddon JM, Yu Y, Miller EC, et al. Rare variants in CFI, C3 and C9 are associated with high risk of advanced

age-related macular degeneration. Nat Genet 2013;45:1366-70.
18. Minor EA, Court BL, Dubovy S, Wang G. AMD-associated variants at the chromosome 10q26 locus and the stability of ARMS2 transcripts. Invest Ophthalmol Vis Sci 2013;54:5913-9.
19. Jones A, Kumar S, Zhang N, et al. Increased expression of multifunctional serine protease, HTRA1, in retinal pigment epithelium induces polypoidal choroidal vasculopathy in mice. Proc Natl Acad Sci U S A 2011;108:14578-83.
20. Neale BM, Fagerness J, Reynolds R, et al. Genome-wide association study of advanced age-related macular degeneration identifies a role of the hepatic lipase gene(LIPC.. Proc Natl Acad Sci U S A 2010;107:7395-400.
21. Chen W, Stambolian D, Edwards AO, et al. Genetic variants near TIMP3 and high-density lipoprotein-associated loci influence susceptibility to age-related macular degeneration. Proc Natl Acad Sci U S A 2010; 107:7401-6.
22. Fritsche LG, Chen W, Schu M, et al. Seven new loci associated with age-related macular degeneration. Nat Genet 2013;45:433-9, 9e1-2.
23. Seddon JM, Reynolds R, Yu Y, Rosner B. Three new genetic loci(R1210C in CFH, variants in COL8A1 and RAD51B. are independently related to progression to advanced macular degeneration. PLoS One 2014; 9: e87047.
24. Dawson DW, Volpert OV, Gillis P, et al. Pigment epithelium-derived factor: a potent inhibitor of angiogenesis. Science 1999;285:245-8.
25. Brantley MA, Jr., Fang AM, King JM, et al. Association of complement factor H and LOC387715 genotypes with response of exudative age-related macular degeneration to intravitreal bevacizumab. Ophthalmology 2007;114:2168-73.
26. Lee AY, Raya AK, Kymes SM, et al. Pharmacogenetics of complement factor H(Y402H) and treatment of exudative age-related macular degeneration with ranibizumab. Br J Ophthalmol 2009;93:610-3.
27. Hagstrom SA, Ying GS, Pauer GJ, et al. Pharmacogenetics for genes associated with age-related macular degeneration in the Comparison of AMD Treatments Trials (CATT). Ophthalmology 2013;120:593-9.
28. Lotery AJ, Gibson J, Cree AJ, et al. Pharmacogenetic Associations with Vascular Endothelial Growth Factor Inhibition in Participants with Neovascular Age-related Macular Degeneration in the IVAN Study. Ophthalmology 2013;120:2637-43.
29. Park UC, Shin JY, Kim SJ, et al. Genetic factors associated with response to intravitreal ranibizumab in Korean patients with neovascular age-related macular degeneration. Retina 2014;34:288-97.
30. Park UC, Shin JY, McCarthy LC, et al. Pharmacogenetic associations with long-term response to anti-vascular endothelial growth factor treatment in neovascular AMD patients. Molecular Vision 2014;20:1680:94.
31. Park UC, Shin JY, Chung H, Yu HG. Association of ARMS2 genotype with response to anti-vascular endothelial growth factor treatment in polypoidal choroidal vasculopathy. BMC Ophthalmology 2017;17:241.
32. Goverdhan SV, Hannan S, Newsom RB, et al. An analysis of the CFH Y402H genotype in AMD patients and controls from the UK, and response to PDT treatment. Eye (Lond) 2008;22:849-54.
33. Tsuchihashi T, Mori K, Horie-Inoue K, et al. Complement factor H and high-temperature requirement A-1 genotypes and treatment response of age-related macular degeneration. Ophthalmology 2011;118:93-100.

CHAPTER

22

무늬이상증, 우성드루젠, 솔스비안저이상증

Pattern Dystrophy, Dominant Drusen, Sorsby Fundus Dystrophy

1. 황반이상증 환자에 대한 접근

이상증(dystrophy)은 유전적인 이상으로 특정 단백질 효소의 결함으로 세포의 이상이 초래되고 이로 인하여 질환이 발생되는 것을 일컫는다. 황반이상증(macular dystrophy)도 마찬가지로 유전적 이상으로 황반부의 망막과 맥락막 세포의 이상과 변성이 나타나는 질환을 말한다.[1]

황반이상증도 다른 유전적 질환과 동일한 특징을 가진다. 따라서 환자를 처음 진료할 때 가장 중요한 것은 비슷한 임상양상을 보이는 다른 질환들, 이를 테면 독성 질환, 감염성 질환, 자가면역 질환 등과 감별하여 유전적 특성을 지니고 있는가를 살펴보는 것이다.[2] 유전적인 특징을 보이는지를 살펴볼 때는 가장 먼저 가족력을 조사해 보아야 한다. 환자와 같이 내원한 가족 보호자뿐 아니라 다른 직계 가족들에 대한 망막질환 병력에 대한 질문이 도움이 될 수 있다. 황반이상증은 아주 초기인 경우 외에는 양안에 비슷한 양상으로 발병한다. 그러므로 양안성 발병이나 단안성의 황반 변화를 보이는가는 중요한 진단의 근거가 될 수 있다. 물론 자가면역 질환의 경우에도 양안성 변화를 보일 수 있으나 황반이상증과 같은 정도의 동일한 변화는 보이지 않는 것으로 알려져 있다.[2]

또한 상염색체우성으로 유전되는 경우가 많은데 이러한 경우는 질환의 양상이 매우 다양하고 발현되는 정도도 다양하므로 직계가족뿐 아니라 더 넓은 범위의 가족 친지들, 특히 50대 이상에서 황반 변성으로 진단받은 환자들의 유무도 도움이 될 수 있다.

유전자검사가 실제 임상에서 유용하지 않는 경우가 많으므로 특징적인 안저소견이나 형광안저혈관조영 검사, 전기생리학적 검사 등을 통하여 다른 질환과의 감별해 나가는 데 도움을 받도록 해야 한다. 동일 유전자군의 이상으로 여러 질환의 형태를 보이고, 시기에 따라 나타나는 임상양상이 달라질 수 있으므로 질환에 대한 폭넓은 이해와 지식이 진단에 필수적인 요소라고 할 수 있다.

유전적 질환이라는 이유로 특별한 치료가 없다는 선입견을 갖고 환자를 대하지 말고 신생혈관의 발생과 같은 경우에는 항-내피세포성장인자(anti-VEGF)의 안구내 주사가 도움이 되므로 적극적으로 치료해야 한다. 또한 앞에서 언급했듯이 황반이상증과 비슷한 양상을 보일 수 있는 독성 질환이나 자가면역 질환의 경우에는 감별진단을 통하여 찾아내면 치료 방향을 전환할 수 있음을 염두에 두어야 한다. 또한 이번 개정판에서 새로이 추가되는 임상시험 부분 등을 참고하여 최신 치료 경향에 뒤쳐지지 않도록 해야 할 것이다.

2. 무늬이상증(Pattern dystrophy)

무늬이상증은 만성적으로 진행하는 질환으로 주로 황반부의 망막색소상피층을 침범하는 유전성 질환이다.[2-6] 1970년에 Deutman 등이 4명의 형제와 그들의 자녀들에서 나타난 나비 모양의 유사한 양상의 황반 이상을 처음으로 보고하였다.[7] 이후 많은 사례가 보고 되고 연구가 진행되면서 *PRPH2*(peripherin2-OMIN #179605) 혹은 이전에 *RDS*(retinal degeneration, slow) 불리던 유전자의 이상이 원인인 것으로 밝혀졌다.[2] 이 유전자의 이상은 무늬이상증뿐 아니라 중심원형맥락막이상증(central areolar choroidal dystrophy), 망막색소상피증 등의 발생과도 관련되어 있는 것으로 보고되고 있다.[2, 8, 9] 무늬이상증은 특징적인 망막색소상피의 변화에 따라 나비모양망막이상증(butterfly-shaped pattern dystrophy), 격자이영양증(reticular dystrophy), 지연발생 노른자모양황반이상증(adult-onset foveomacular vitelliform dystrophy), fundus pulverulentus 등으로 구별하기도 한다.[5]

1) 유전 및 기전

PRPH2 유전자의 이상으로 발생하며, 상염색체우성의 형태로 유전한다. 망막의 시세포인

원뿔세포(cone cell)와 막대세포(rod cell)의 외분절에는 각각 lamellae 혹은 disc라는 판상의 수없이 많이 겹쳐진 구조물을 포함하고 있다. 이 외분절의 형성, 유지, 재생에 결정적 역할을 하는 것이 peripherin이라는 단백질이며, *PRPH2*가 이 단백질의 형성에 관련된 유전자로 밝혀져 있다.[10]

2) 임상양상 및 검사소견

(1) 나비모양이상증(Butterfly-shaped pattern dystrophy)

증상은 변형시나 시력 저하로 나타나기도 하나 질환 자체의 진행 속도가 매우 느리고 진행이 많이 된 경우에도 대체로 정상 시력을 유지하는 경우가 많다. 중년(교과서에 따라서는 20~30세 이전에 증상이 없다고도 함) 이전에는 자각 증상을 느끼는 경우가 드물어 안저검사, 건강검진의 안저촬영에서 우연히 발견되기도 한다.[2,11]

양안 안저에 대칭적으로 흰색이나 노란색 혹은 검은색을 띠는 나비 모양의 색소침착이 특징적으로 나타난다.[11] 색소침착의 주변부로 탈색소된 부분이 보이기도 한다. 양안에 나타나며 병변은 중심 망막의 심층부에 위치한다. 망막의 표층부나 혈관, 시신경 유두, 맥락막 등은 정상소견을 보인다.[1,11]

형광안저혈관조영에서는 안저에서 비전형적으로 보이거나 뚜렷하게 보이지 않던 이상소견이 좀 더 명확하게 보인다. 색소병변이 주변의 맥락막 형광에 의하여 경계가 뚜렷하게 이루어지면서 저형광으로 관찰된다.

망막전위도 검사는 특징적으로 정상소견을 보인다. 안전위도는 연령이나 진행되는 정도에 따라 정상 혹은 정상 이하의 소견을 보인다. 시야검사는 중심시야에 약간의 감도 저하를 보이는 수준이며, 색각도 정상 혹은 약간의 이상을 보이는 정도로 나타난다.

(2) 격자이상증(Reticular dystrophy)

망막상피세포를 침범하는 매우 드문 질환으로 알려져 있다.[1] 질병이 많이 진행한 경우에 약간의 시력 저하를 동반하는 것 외에는 특별한 시력 증상을 보이지는 않는다.

안저검사에서 노란색을 띠는 침착물이 황반부를 중심으로 망상형 혹은 격자 모양으로 나타나는 것이 특징적인 소견이다.[5] 병변은 황반에서 시작해 주변부로 퍼져 나가는 양상을 보인다.[1,2] 색소는 신경상피와 색소상피 아래에 국한되어 있으며, 혈관이나 시신경 유두, 그리고 중심와 반사는 정상소견을 보인다.[1,5] 망막의 중간주변부와 주변부는 침착을 보이지 않는 것으로 알려져 있다.[1] 이 침착물들은, 자가형광 검사에서는 과형광을 보이고 형광안저혈관조영 검사에서는 저형광을 보인다.[3,5] 형광안저혈관조영 검사에서는 안저검사에서 보이는 병변보다 더 많은 병변을 관찰할 수 있다.[2] 질병이 진행하면서 이러한 구조는 희미해지고 후기에는 색소가 점차 사라진다.

(3) 지연발생 노른자모양황반이상증(Adult-onset foveomacular vitelliform dystrophy)

가스(Gass JD)에 의하여 처음에는 peculiar foveomacular dystrophy로 불리다가 다시 Adult-onset foveomacular vitelliform dystrophy로 분류되었다.[2,12,13] 지연발생 노른자모양황반이상증은 여러 잡다한(heterogeneous) 무늬이상증 질환들의 집합체로 병인이나 관련된 유전자 병변의 양상 등에 아직도 통일된 의견의 일치를 보이지 못하고 있는 질환이다.[13,14]

증상은 대개 40세 혹은 50세 이후에 약간의 시야 흐림이나 변시증 같은 가벼운 증상으로 나타나며, 평생 증상이 나타나지 않을 수도 있다.[2,13] 그러나 70세 이후의 고령에 맥락막신생혈관이 합병된 환자의 경우에는 50% 정도에서 심각한 시력 손상을 가져올 수도 있다.[13]

안저검사에서는 양안에 대칭적으로 자가형광을 보이는 노란색의 “solitary vitelliform lesion”을 관찰할 수 있다. 병변의 크기는 베스트(Best) 병에서 보이는 병변보다 작으며(유두 직경의 1/3 이하), 황반부 중심에 연해 있다.[2] 이러한 병변들은 흡수가 되기도 하는데 그 과정에서 외측 망막의 손상을 가져와 시력 저하를 야기할 수 있다.[2,14] 나이가 들면서 초기에는 황반의 작은 색소침착만 보이던 망막이 점차 병변이 진행하면서 망상형의 양상을 보이기도 한다.[2] 형광안저혈관조영 검사에서는 초기에 형광차단을 보이다가 후기에 형광착색을 보이기도 하며 이는 맥락막신생혈관과 혼동되기도 한다.[13] 빛간섭단층촬영에서는 신경망막아래층(subretinal location)에 고반사의 병변이 관찰되며, 외핵층 및 외망상층에도 병변에서 기인한 색소이동으로 보이는 고반사 점들이 보인다.[13]

유전과 관련해서는 *PPRH2* 유전자 외에도 *BEST1* 유전자의 이상도 보고되고 있다.[13]

3) 감별진단

여러 황반이상증 및 황반변성 등과 감별해야 한다. 앞에서 언급한 것과 같이 약물 독성이

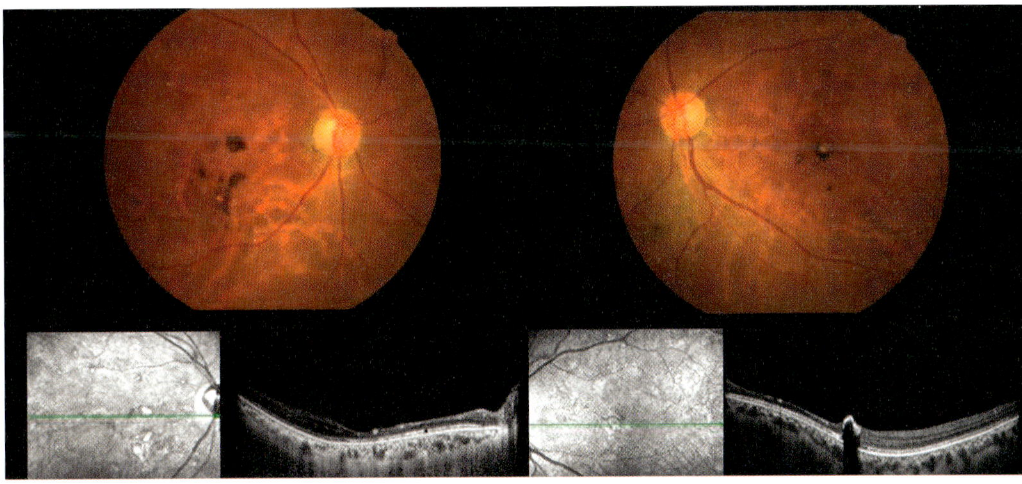

그림 22.1 무늬이상증. 55세 여자 환자로 양안의 색소침착을 동반한 황반이상증을 보인다. 시력은 우안 0.1, 좌안 0.2였으며, 광간섭단층 검사에서는 색소침착이 있는 부위의 부분적인 위축소견 외에 시세포층이나 망막색소상피층의 특이소견은 보이지 않았다. 망막전위도 검사도 정상소견을 보였다.

나 풍진 망막병증(rubella retinopathy)과의 감별은 특히 중요하다. 특징적인 색소침착 형태로 감별이 가능하지만 스타이너트-커쉬만(Steinert-Curschmann)의 근육긴장퇴행위축(myotonic dystrophy)에서 발생하는 황반 이상은 무늬이상증(pattern dystrophy)과 유사 양상을 보여 특히 주의를 요한다.[1] 기타 망막의 색소 변화나 노란점안저, 혈관무늬병증 그리고 우성드루젠을 지닌 환자와 감별해야 한다.

4) 치료

무늬이상증에 맥락막신생혈관이 동반된 경우에 anti-VEGF의 치료가 도움이 된다는 보고가 있다.[2, 15] 하지만 지연발생 노른자모양황반이상증에서는 도움이 된다는 보고와 그렇지 않다는 보고도 있으므로 사용에 신중을 기해야 하겠다.[13]

환자들이 명순응에 어려움을 호소하는 경우가 많으므로 외출 시에 가벼운 선글라스를 착용하거나 실내의 등을 일정 수준의 밝기로 비슷하게 유지하는 것도 실생활에 도움을 줄 수도 있다.[2]

3. 우성드루젠(Dominant drusen)

Autosomal dominant radial drusen, doyne honeycomb retinal dystrophy 혹은 malattia leventinese 등으로 여러 연구자에 의하여 다르게 불려 왔다. 1999년 Stone 등에 의하여 *EFEMP1* 유전자의 점 돌연변이(point mutation of Arg345Trp in the EFEMP1 gene)에 의한 동일한 질환임이 확인되었다.[2, 16]

1) 유전 및 기전

EFEMP1(EGF containing fribrillin-like extracellular matrix protein1)/fibulin-3 유전자의 과오돌연변이(missense mutation)으로 발생하며, 상염색체우성으로 유전하는 것으로 밝혀져 있다.[17] *EFEMP1*은 세포외기질 단백질(extracellular matrix protein)인 fibulin-3의 합성에 관련되어 있으며, 유전자 이상을 동반한 fibulin-3은 망막색소상피 내의 소포체(endoplasmic reticulum) 내에 축적되고 UPR(unfolded protein response)을 야기하는 것으로 알려져 있다.[2, 18] 그러나 같은 환자의 양안 혹은 가족 구성원 내에서도 다양한 발현 형태를 보인다.[17]

2) 임상양상

AMD와 달리 이른 나이에 망막에 drusen이 발생하지만 초기에는 증상이 거의 없고 건강검진의 안저검사나 안과 진료 중 우연히 발견되는 경우가 많다. 40세 이후 진행하면 시력저하가 발생하기도 하고, 변시증이 나타날 수도 있다. 맥락막신생혈관이 합병될 수도 있으나 솔스비안저이상증에 비해서는 드물게 합병된다.

3) 검사소견

드루젠은 20~30대에 나타나기도 하지만, 고령에서도 거의 보이지 않는 경우도 있다.[1, 2] 망막의 중심부에 황갈색의 구조물로 나타나며, 유두부의 코 쪽 면에 보이는 드루젠은 좀 더 크고 원형으로 보이며, 귀 쪽 면에 보이는 드루젠은 작고 긴 방사상의 형태를 보인다. 드루젠이 많지 않고 방사상의 형태만 띠는 일부 환자에서는 무늬이상증과 비슷하게 보일 수도 있다. 시간이 흐르면서 황갈색이 백색으로 변하며, 중앙부에서 합쳐지기도 하고 색소상피위축이 동반되기도 한다. 위축이 진행되면 맥락막의 혈관들이 위축되기도 하며, 색소침착이 동반되고 반흔이 형성될 수도 있다. 양안 대칭성으로 발생하며 시신경 유두, 혈관, 주변부 망막은 정상소견을 보인다.

나이관련황반변성에서 보이는 드루젠은 자가형광 검사에서 저형광을 보이나 우성드루젠에서 보이는 드루젠은 과형광을 보인다.[2] 하지만 아주 큰 드루젠은 과형광을 보이지 않는다.[1] 형광안저혈관조영 검사에서는 누출이 관찰되지 않고 위축성 색소상피 부위가 안저검사에서 보다 두드러져 보이며, 맥락막신생혈관이 보이기도 한다. 시신경 유두, 혈관, 주변부 망막은 안저소견과 같이 정상소견을 보인다.

시야는 중심부 암점이 보이는 경우를 제외하고는 대개 정상소견을 보인다. 망막전위도 검사는 정상소견을 보이나 눈전위도 검사는, 초기에는 정상소견을 보이나 진행하게 되면 약간 저하된 소견을 보이는 것으로 알려져 있다.[1]

4) 감별진단

노란점안저, 흰점안저, 선천성 주맹증을 가진 반점 망막(fleck retina of Kandori) 및 다발성 난형 병변 등의 반점 망막질환과 감별진단이 요구된다.[1] 특히 퇴행성 병변과의 감별이 중요한데 손(Sohn EH) 등은 나이관련황반변성에서 보이는 드루젠과 우성드루젠에서 보이는 드루젠을 조직학적으로 비교하여 우성드루젠에서는 층상 구조(onion skin-like lamination)와 세포외 기질의 변화가 특징적인 소견이라고 하였다.[19] 임상적으로는 앞에서 살펴본 바와 같이 자가형광 검사소견이나 발병 연령 등을 다각적으로 고려하여 판단해야 한다.

5) 치료

아직 드루젠 자체에 대한 뚜렷한 치료법은 소개되고 있지 않으나 합병된 맥락막신생혈관

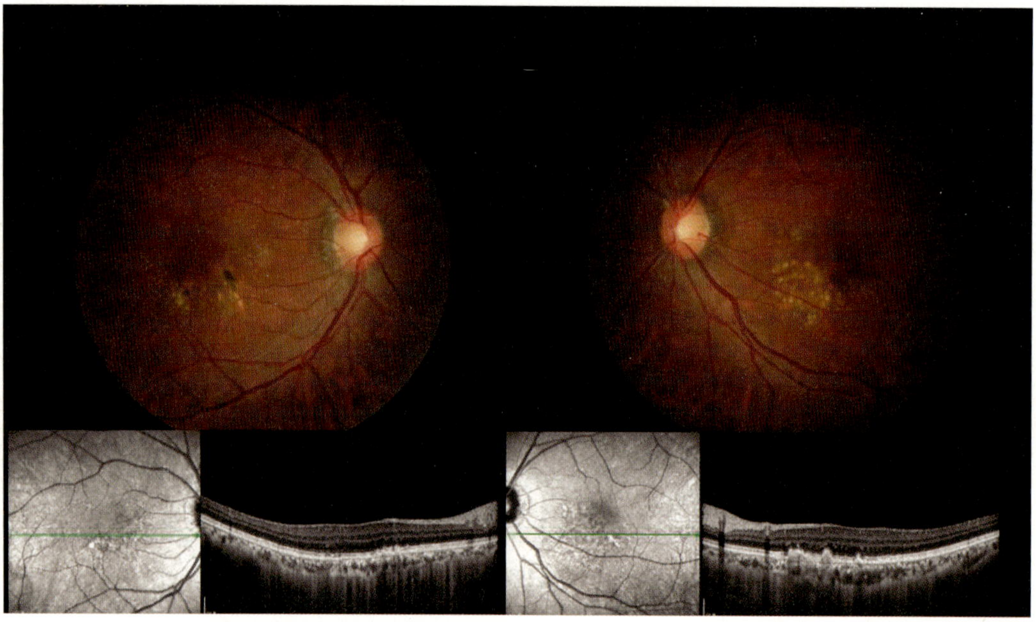

그림 22.2 우성드루젠. 변형시를 호소하는 49세 남자 환자의 시력은 양안 모두 1.0이었다. 안저에 색소침착을 동반한 드루젠이 망막 중심부에 관찰되며, 광간섭단층 검사에서도 망막색소상피 아래의 침착물들을 관찰할 수 있다. (사진 제공: 서울아산병원 윤영희 교수)

의 치료에는 anti-VEGF가 도움이 된다는 보고도 있다.[2, 20]

4. 솔스비안저이상증(Sorsby fundus dystrophy)

1949년 솔스비(Sorsby A) 등에 의하여 처음 보고된 상염색체우성유전을 보이는 황반이상증이다.[21-23]

1) 유전 및 기전

22번 염색체(22q12-q13)의 TIMP-3(tissue inhibitor of metalloproteinase) 유전자와의 연관되어 있는 것으로 알려져 있다. TIMP-3는 기질분해효소(matrix metalloproteinase)들과 상호작용하여 활성을 조절하는 단백질로 망막색소상피에서 분비된다.[2, 21] 그 기능은 VEGF

와 KDR(VEGF 수용체)과의 상호작용을 억제하여 혈관신생을 막는 것으로 알려져 있다.[21] 또한 유전자 변이는 변형된 TIMP-3의 축적을 야기한다. 조직학적인 검사 보고들을 보면 망막색소상피와 Bruch 막 사이에 lipoic and preoteinaceous material의 침착이 관찰된다고 한다.[2, 21]

2) 임상양상

가장 초기에 호소하는 증상은 야맹증이다.[23] 그러나 정도가 심하지 않아 병원을 방문하는 경우는 드물다고 한다.[2] 30~40대가 되면서 병변이 진행하면 중심시력의 저하가 두드러지게 나타날 수 있다. 이후 광범위한 주변부 맥락망막위축이 진행하면 주변부 시력의 저하도 불러일으킨다.

3) 검사소견

초기 안저소견에는 노란색이나 회색의 작은 점들 혹은 가루 같은 병변이 관찰된다. 나이가 들면서 이러한 병변은 드루젠의 모양을 보이거나 서로 합쳐지기도 한다.[23] 드루젠이 귀쪽 혈관궁을 넘어가지 않는 나이관련황반변성과는 달리 주변부 망막으로도 진행한다.[2] 하지만 60세 이전에 적도 부위 앞쪽을 넘어 진행하는 경우는 거의 없다.[23] 진행된 후기에는 지도형 위축이 보이거나 신생혈관 등이 관찰된다. 70대 이후의 고령에서는 주변부 변성도 관찰될 수 있다.[23]

형광안저혈관조영 검사에서 초기에는 이러한 점들이 이상소견을 보이지 않는다.[23] 흔하게는 얼룩덜룩한 모양의 저형광 병변을 보이기도 한다.[23] 드루젠이 있는 경우 맥락막모세혈관과 망막색소상피의 대사활동 저하로 맥락막모세혈관의 지연충만 소견을 보인다.

망막전위도 검사에서는 막대세포 기능의 저하와 일치하여 b파의 진폭 감소가 나타난다고 한다.[1]

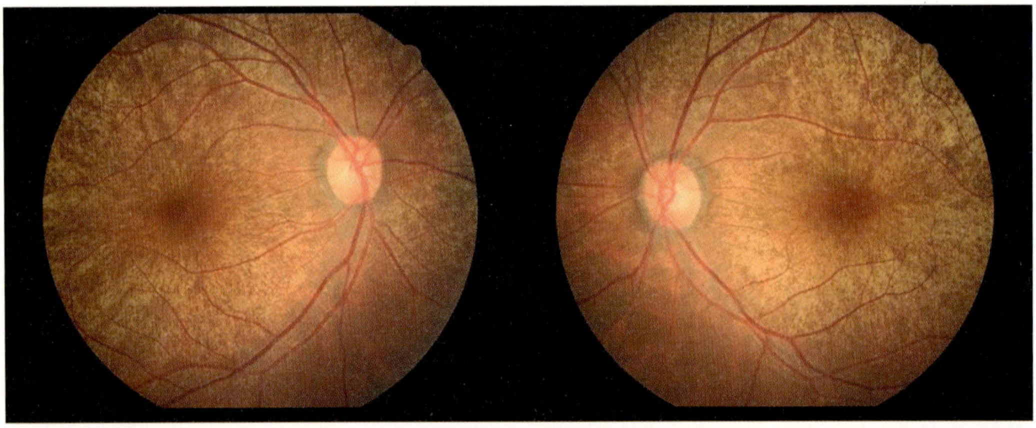

그림 22.3 솔스비안저이상증. 안저검사에서 우연히 발견된 망막 이상으로 의뢰된 50세 여자 환자. 시력은 양안 모두 1.0이었으며, 가족력상 아버지와 자녀들에서 야맹증을 호소하는 진행성 망막변성이 있었다. 망막의 주변부까지 넓게 분포하는 작은 노란색의 반점들이 관찰된다. (사진 제공: 서울아산병원 윤영희 교수)

4) 감별진단

나이관련황반변성과의 감별이 가장 중요하며, 자세한 가족력 청취를 통하여 유전성 여부를 판단하고, 안저검사에서 주변부 변성의 유무, 형광 안저검사에서 맥락막모세혈관 등의 지연 충만 여부로 감별에 도움을 받아야 한다.[23]

5) 치료

합병된 맥락막신생혈관의 치료로서 연령관련황반변성에서와 같은 치료 방법이 시도되었다. 광역학치료(photodynamic therapy, PDT)는 신생혈관이 발생한 질환의 진행을 억제하고 시력을 유지하는 데 도움이 될 수 있다고 했으나 연령관련황반변성에 비해 효과가 떨어진다는 보고도 있다.[23] 또한 스테로이드와 광역학치료의 병합 요법이 소개되기도 하였다.[24] 최근에는 유리체강내 Bevacizumab이나 Ranibizumab 등의 anti-VEGF 제제를 주사하여 시력 개선 효과를 보고하기도 하였다.[23, 25, 26]

▌참고문헌▌

1. 한국망막학회 편. 망막, 3판, 서울: 진기획, 2011.
2. Ryan SJ. Retina. London: Saunders/Elsevier, 2013.
3. Marmor MF, Byers B. Pattern dystrophy of the pigment epithelium. Am J Ophthalmol 1977;84:32-44.
4. Watzke RC, Folk JC, Lang RM. Pattern dystrophy of the retinal pigment epithelium. Ophthalmology 1982;89:1400-6.
5. Zerbib J, Querques G, Massamba N, et al. Reticular pattern dystrophy of the retina: a spectral-domain optical coherence tomography analysis. Am J Ophthalmol 2013;156:1228-37.
6. Zhang K, Garibaldi DC, Li Y, et al. Butterfly-shaped pattern dystrophy: a genetic, clinical, and histopathological report. Arch Ophthalmol 2002;120:485-90.
7. Deutman AF, van Blommestein JD, Henkes HE, et al. Butterfly-shaped pigment dystrophy of the fovea. Arch Ophthalmol 1970;83:558-69.
8. Hoyng CB, Heutink P, Testers L, et al. Autosomal dominant central areolar choroidal dystrophy caused by a mutation in codon 142 in the peripherin/RDS gene. Am J Ophthalmol 1996;121:623-9.
9. Kajiwara K, Hahn LB, Mukai S, et al. Mutations in the human retinal degeneration slow gene in autosomal dominant retinitis pigmentosa. Nature 1991;354:480-3.
10. Boon CJ, den Hollander AI, Hoyng CB, et al. The spectrum of retinal dystrophies caused by mutations in the peripherin/RDS gene. Prog Retin Eye Res 2008;27:213-35.
11. Liutkeviciene R, Lesauskaite V, Asmoniene V, et al. Inherited macular dystrophies and differential diagnostics. Medicina(Kaunas) 2012;48:485-95.
12. Gass JD. A clinicopathologic study of a peculiar foveomacular dystrophy. Trans Am Ophthalmol Soc 1974;72:139-56.
13. Chowers I, Tiosano L, Audo I, et al. Adult-onset foveomacular vitelliform dystrophy: a fresh perspective. Prog Retin Eye Res 2015;47:64-85.
14. Querques G, Forte R, Querques L, et al. Natural course of adult-onset foveomacular vitelliform dystrophy: a spectral-domain optical coherence tomography analysis. Am J Ophthalmol 2011;152:304-13.
15. Parodi MB, Iacono P, Cascavilla M, et al. Intravitreal bevacizumab for subfoveal choroidal neovascularization associated with pattern dystrophy. Invest Ophthalmol Vis Sci 2010;51:4358-61.
16. Stone EM, Lotery AJ, Munier FL, et al. A single EFEMP1 mutation associated with both Malattia Leventinese and Doyne honeycomb retinal dystrophy. Nat Genet 1999;22:199-202.
17. Querques G, Guigui B, Leveziel N, et al. Multimodal morphological and functional characterization of Malattia Leventinese. Graefes Arch Clin Exp Ophthalmol 2013;251:705-14.
18. Roybal CN, Marmorstein LY, Vander Jagt DL, Abcouwer SF. Aberrant accumulation of fibulin-3 in the endoplasmic reticulum leads to activation of the unfolded protein response and VEGF expression. Invest Ophthalmol Vis Sci 2005;46:3973-9.
19. Sohn EH, Wang K, Thompson S, et al. Comparison of drusen and modifying genes in autosomal dominant radial drusen and age-related macular degeneration. Retina 2015;35:48-57.
20. Sohn EH, Patel PJ, MacLaren RE, et al. Responsiveness of choroidal neovascular membranes in patients with R345W mutation in fibulin 3(Doyne honeycomb retinal dystrophy) to anti-vascular endothelial growth factor therapy. Arch Ophthalmol 2011;129:1626-8.
21. Stohr H, Anand-Apte B. A review and update on the molecular basis of pathogenesis of Sorsby fundus dystrophy. Adv Exp Med Biol 2012;723:261-7.
22. Sorsby A, Mason ME. A fundus dystrophy with unusual features. Br J Ophthalmol 1949;33:67-97.

23. Sivaprasad S, Webster AR, Egan CA, et al. Clinical course and treatment outcomes of Sorsby fundus dystrophy. Am J Ophthalmol 2008;146:228-34.
24. Peiretti E, Klancnik JM, Jr., Spaide RF, Yannuzzi L. Choroidal neovascularization in sorsby fundus dystrophy treated with photodynamic therapy and intravitreal triamcinolone acetonide. Retina 2005;25:377-9.
25. Kapoor KG, Bakri SJ. Intravitreal anti-vascular endothelial growth factor therapy for choroidal neovascularization due to Sorsby macular dystrophy. J Ocul Pharmacol Ther 2013;29:444-7.
26. Balaskas K, Hovan M, Mahmood S, Bishop P. Ranibizumab for the management of Sorsby fundus dystrophy. Eye 2013;27:101-2.

CHAPTER 23

노스캐롤라이나 황반이상증, 혈관무늬병증 등

North Carolina Macular Dystrophy, Angioid Streak

1. 노스캐롤라이나 황반이상증 (North Carolina macular dystrophy, NCMD)

1971년 레플러(Lefler WH) 등[1]이 노스캐롤라이나 지역에 사는 한 아일랜드계 가계의 임상양상을 기술한 이래 여러 나라에서 2,000명 이상의 NCMD 환자들에 대한 연구가 이루어져 왔다. 최초로 노스캐롤라이나에서 보고되었으나 이후 프랑스, 독일, 영국 등 전 세계적으로 여러 나라에서 보고되었으며, 국내에서도 한 가계의 증례가 보고된 바 있다.[1-4] 매우 드문 질환이지만 임상양상이 매우 다양해 실제로는 진단된 것보다 더 많은 수의 환자가 있을 것으로 추정하고 있다. NCMD는 상염색체우성유전을 보이며, 표현형은 다양하지만 완전침투(complete penetrance)*를 보인다.[5]

1) 증상

시력 저하가 나타날 수 있으며, 환자들의 시력은 0.1에서 1.0, 중앙값 0.4 정도로 보고되어 있다.[6,7] 대부분의 환자에서 진행소견을 보이지 않아 안정적인 경과를 보이는 것으로 생각되고 있다.[5]

* 완전침투(complete penetrance): 침투율(penetrance)이란 이상 유전자를 가진 사람 중 해당 질환을 보이는 사람의 비율을 말함. 완전침투란 이상 유전자를 가진 모든 사람이 해당 질환의 표현형을 보이는 것을 의미함.

2) 안저소견

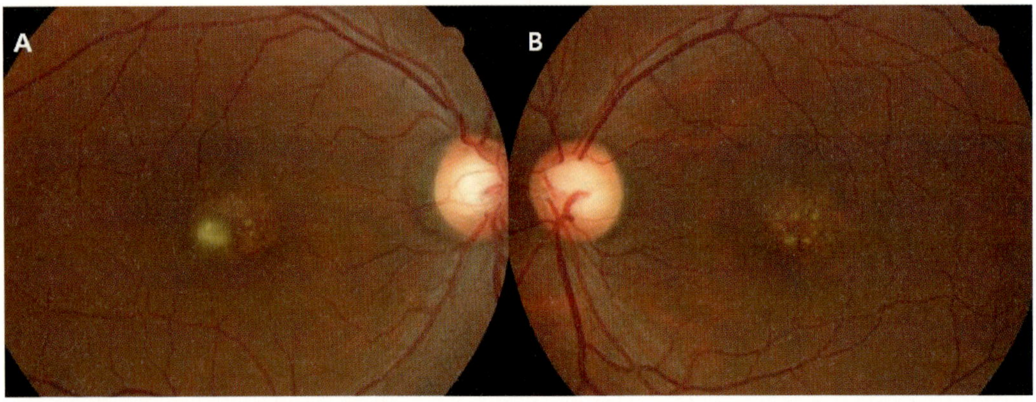

그림 23.1 한국인 NCMD 가계의 44세 남자 환자의 안저 사진. 양안 황반부에 드루젠과 유사한 모양의 침착물이 관찰되며, 1단계의 NCMD로 생각된다. 환자의 교정시력은 양안 1.0이며, 망막전위도, 안전위도, 시야, 색각 검사 등은 모두 정상소견을 보인다.

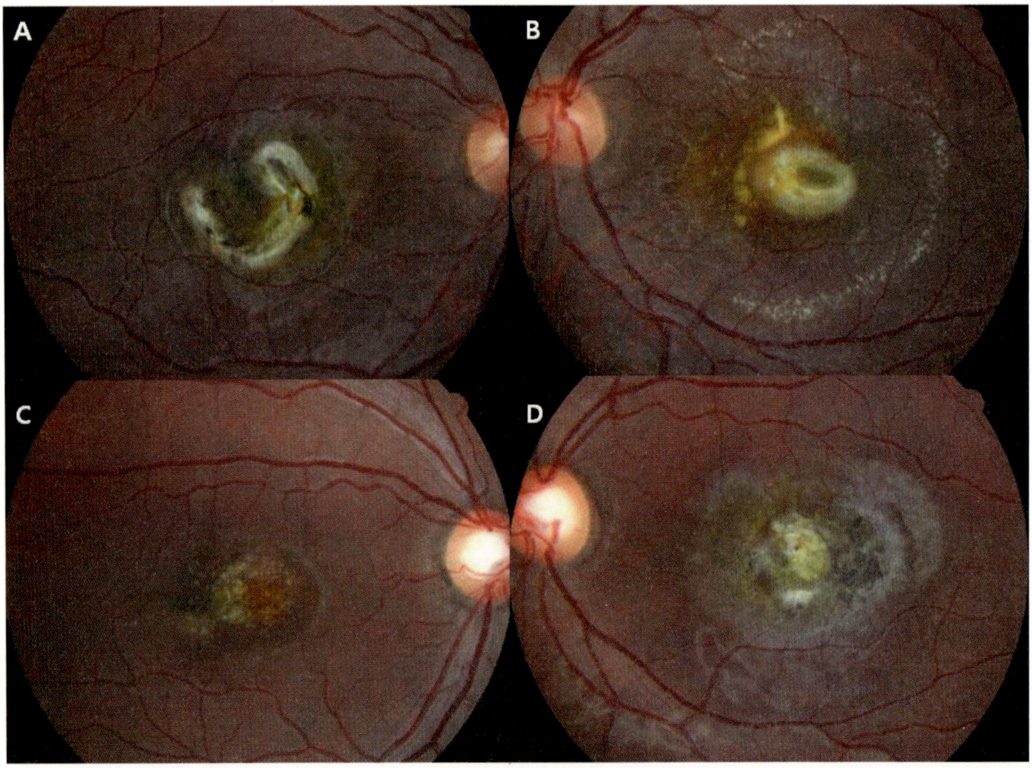

그림 23.2 한국인 NCMD 가계의 18세 여자 환자(A, B)와 16세 여자 환자(C, D)의 안저 사진. 환자의 시력은 0.1까지 저하되어 있으며, 시야검사상 중심암점을 보인다. 색소 변화, 망막색소상피위축, 원반형 반흔 등이 동반되는 2단계의 NCMD로 생각된다.

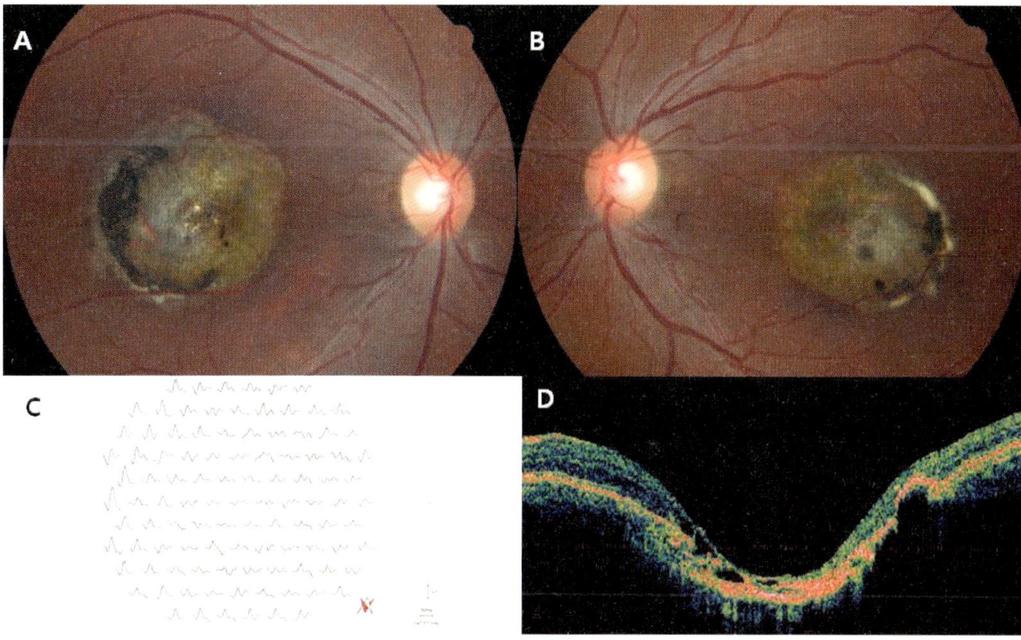

그림 23.3 한국인 NCMD 가계의 48세 여자 환자의 안저 사진(A, B)과 다국소망막전위도 결과(C) 및 빛간섭단층촬영(D) 사진. 환자의 시력은 0.3으로 저하되어 있고 시야검사에서 양안의 중심암점을 보이며, 안저검사에서 심한 맥락망막위축으로 맥락막혈관이 비쳐 보이는 소견이 관찰된다. 다국소망막전위도 검사에서 병변의 위치에 해당하는 중심부의 망막전위도 진폭이 저하되어 있고, 빛간섭단층촬영에서 황반부의 망막위축 소견을 보인다.

안저소견에 따라 다음과 같은 3단계로 구분할 수 있다(그림 23.1, 23.2, 23.3).

① 1단계: 망막색소상피 위치의 드루젠과 유사한 모양의 황백색 병변이 황반부에 관찰된다.
② 2단계: 색소 변화, 망막색소상피위축, 원반형 반흔 등을 동반하기도 하는 융합된 드루젠 모양이다.
③ 3단계: 맥락망막위축을 동반한 포도종 형태로 황반부 병변의 가장자리에 과색소침착을 보이는 융기된 흰색의 반흔 조직이 관찰된다.

드물게 맥락막신생혈관이 합병되기도 하며, 이 경우 시력 저하가 진행될 수 있다. 망막색소상피파열이나 지도상 위축이 관찰되기도 한다.

3) 시기능

색각, 전시야 망막전위도, 안전위도는 정상소견을 보인다. 다국소망막전위도**에서는 황반부의 병변 위치에 상응하는 망막전위도 파형에서 진폭이 감소되어 나타난다.[4]

4) 유전

특징적으로 완전침투를 보이며 상염색체우성유전 양식을 나타낸다. 아직 정확한 돌연변이 위치가 밝혀지지는 않았지만 연관분석 결과 6번 염색체의 MCDR1 위치에 변이 유전자가 있을 것으로 추정하고 있다.[8] 최근의 연구에서는 MCDR1 위치를 186만 개 염기쌍 범위 이내까지 좁혀 정확한 돌연변이 위치의 발견을 기대하게 하고 있다.[9]

2. 혈관무늬병증(Angioid streak)

혈관무늬병증은 안저검사상 특징적인 방사상의 혈관무늬 병변을 보이는 질환으로 탄성섬유가성황색종(pseudoxanthoma elasticum), 파제트 병(Paget disease), 엘러스-단로스 증후군(Ehlers-Danlos syndrome), 겸상 적혈구 빈혈(sickle cell anemia) 등에 동반되어 나타나기도 하고 다른 질환 없이 특발성으로 나타나기도 한다. 탄성섬유가성황색종에 동반된 혈관무늬병증이 59~87%로 가장 흔한 것으로 알려져 있다. 탄성섬유가성황색종은 피부, 혈관벽, 브루크막 등의 탄성섬유의 이상으로 피부 병변, 관상동맥 질환 등 심혈관계 이상, 위장관출혈, 그리고 혈관무늬병증과 맥락막신생혈관 등의 이상을 나타내는 유전성 질환이다.[10] 탄성섬유는 엘라스틴(elastin) 등의 단백질이 다발 형태를 구성한 것으로 탄성섬유가성황색종 환자에서는 피부, 브루크막, 동맥 등의 탄성섬유가 여러 조각으로 분절화되는 것이 특징이다.

** 다국소망막전위도(multifocal electroretinogram) : 전체 망막을 동시에 빛으로 자극해 하나의 파형을 얻는 전시야 망막전위도(full-field electroretinogram)와 달리 망막의 영역을 여러 개의 작은 영역으로 구분해 각 영역의 망막전위도 파형을 얻는 방법. 흔히 61개 또는 103개의 육각형 모양의 영역으로 구분 후 각 육각형 영역의 망막전위도 파형을 얻음. 국소적인 망막 기능 장애를 보이는 질환의 망막 기능 평가에 유용함.

1) 조직학적 소견 및 발생기전

안저검사상 관찰되는 시신경 유두를 중심으로 한 혈관무늬병변은 브루크막의 균열이 비쳐 보이는 것으로 생각된다. 그 발생기전은 불명확하나 외안근의 움직임이 상대적으로 고정된 시신경 주위에 작용하여 석회화된 브루크막의 균열을 만들어 시신경 유두에서 방사상으로 뻗어 가는 형태의 병변을 만드는 것이라는 가설이 있다.

브루크막의 조직학적 변화는 탄성섬유가성황색종 환자의 피부소견과 유사하다. 석회화되고 두꺼워진 브루크막의 균열이 관찰되나 초기에는 주위의 망막이나 맥락막에는 형태학적 변화가 관찰되지 않는다. 병변이 진행함에 따라 브루크막의 국소적 소실과 인접한 맥락막모세혈관, 망막색소상피, 시세포의 위축이 발생한다. 후기에는 브루크막의 균열을 통하여 섬유혈관조직이 자라 들어가며, 이차적인 맥락막신생혈관이 발생한다(그림 23.4). 전자현미경 관찰상 정상 탄성섬유 단위가 관찰되지 않는다는 보고도 있다.

2) 증상

브루크막을 통하여 삼출액이 있거나 출혈이 발생하면 시력 저하, 변형시 등이 나타난다.

3) 안저소견

회색 또는 어두운 색의 붉은 선 모양의 병변이 시신경 유두에서 주위로 방사상으로 뻗어 나가는 형태를 보인다(그림 23.5). 망막혈관보다 심층부에 위치하고 균열 같은 모양을 나타낸다. 탄성섬유가성황색종 환자에서는 황반부 이측에 반점 형태의 병변이 나타나기도 한다. 자가형광 사진에서 혈관무늬는 균열병변을 포함하여 광범위한 저형광을 보이는데 이는 망막색소상피의 광범위한 이상을 의미한다.[11, 12]

혈관무늬병증은 소아에서는 거의 나타나지 않으며, 대개 10대 이후에 나타나기 시작한다. 반복되는 출혈이 발생하다가 반흔성 병변으로 진행하는 경우가 많다.

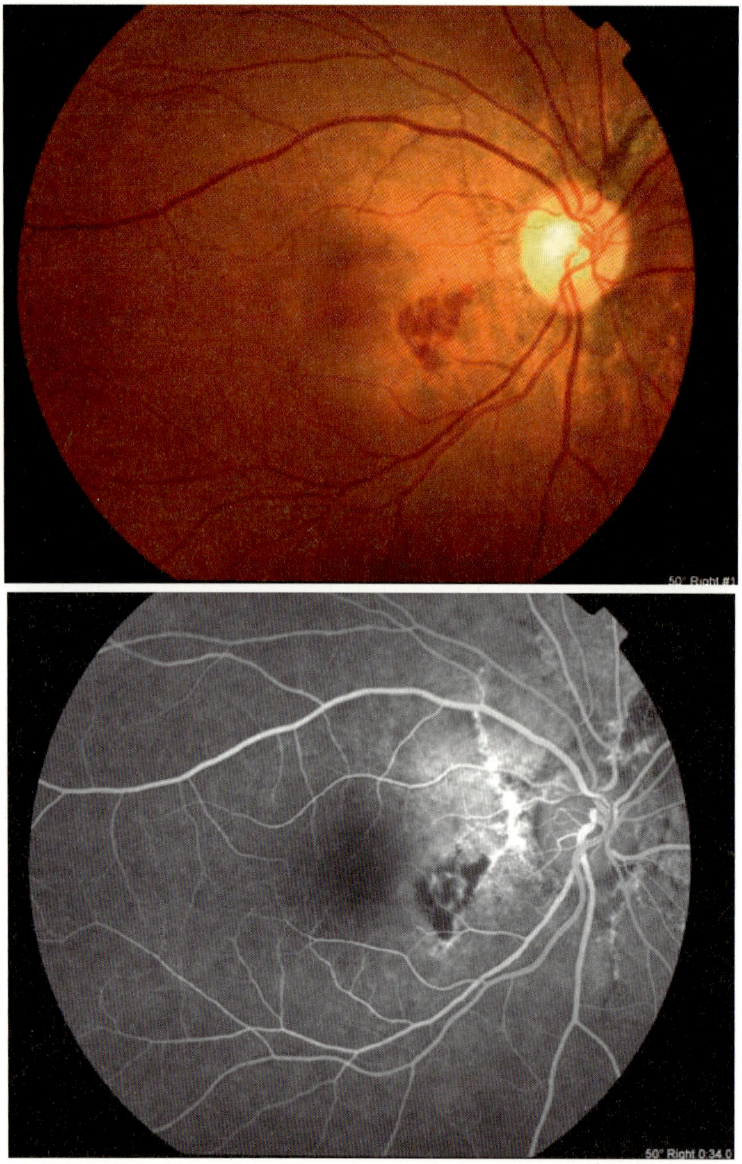

그림 23.4 혈관무늬병증에 동반된 맥락막신생혈관에서 망막하출혈이 발생한 환자의 안저 사진 및 형광안저혈관조영 사진. 혈관무늬병변상에 맥락막신생혈관이 발생하여 주위에 망막하출혈 등 삼출성 변화가 동반되어 있다.

4) 형광안저촬영 소견

혈관무늬의 형광은 대부분 동맥기부터 나타나서 후기까지 지속된다. 이 소견은 혈관무늬 병증의 과형광 부분의 망막색소상피위축을 뜻한다. 균열 부위에서 형광 누출이 나타나기

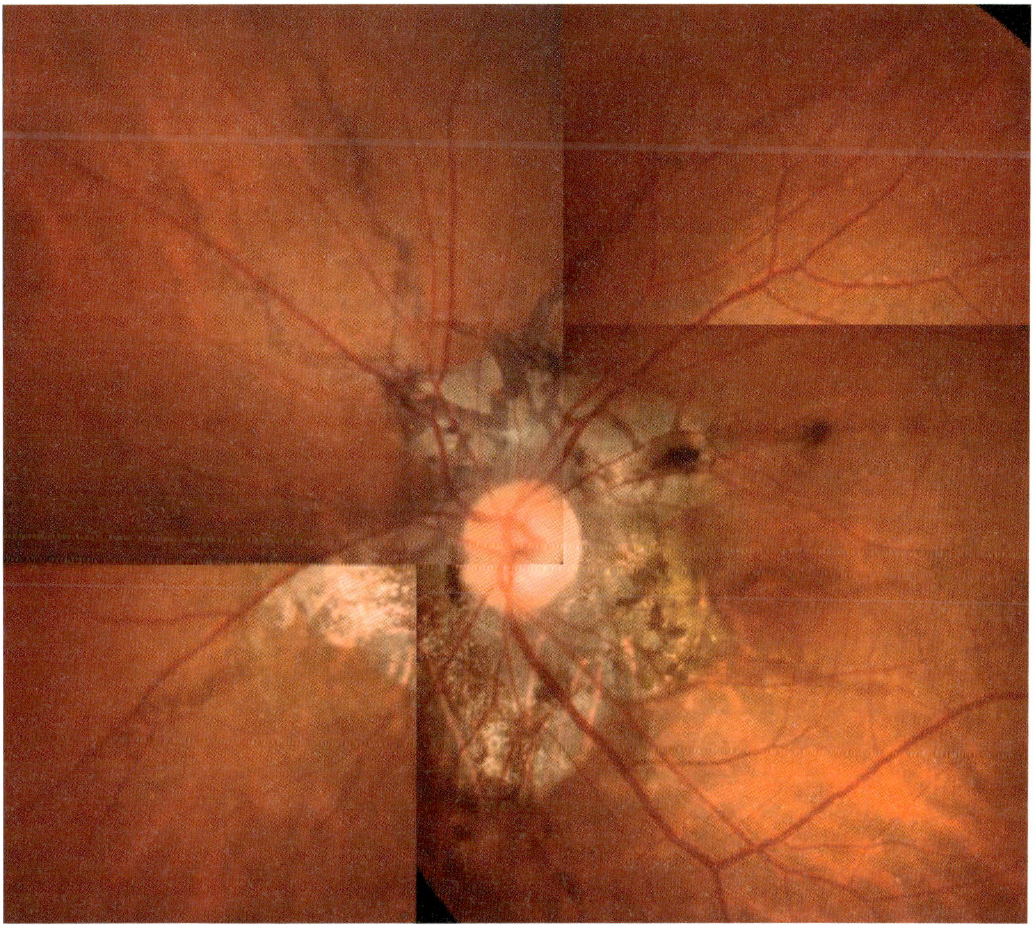

그림 23.5 혈관무늬병증의 안저소견. 회색 또는 어두운 색의 붉은 선 모양의 병변이 시신경 유두에서 주위로 방사상으로 뻗어 나가는 형태를 보인다.

도 한다.

5) 시기능

맥락막으로부터 삼출이 나타나기 전까지는 시력은 대개 정상이다. 맥락막신생혈관, 출혈 등에 의하여 심한 시력 저하가 나타날 수 있다. 삼출성 변화가 없는 경우 시야, 색각도 정상이다. 암순응, 망막전위도, 안전위도도 정상이다. 진행된 경우에는 안전위도상 이상이 나타날 수 있다.

6) 유전

유전양상은 기저질환에 따라 다르다. 탄성섬유가성황색종은 대개 상염색체열성유전을 보이며, 염색체 16p13.1에 위치한 *ABCC6* 유전자와의 연관성이 보고되었다.[13, 14] *ABCC6*는 ABC(ATP binding cassette transporter)의 한 부분을 구성한다. 탄성섬유가성황색종 환자에서 100개 이상의 돌연변이가 알려져 있는데 *ABCC6* 유전자의 31개 엑손 거의 모두에 분포하고 있다. 돌연변이는 탄성섬유가성황색종 환자의 55~83%에서 확인된다. 현재까지 표현형과 유전형의 상관관계는 정립되어 있지 않다. *ABCC6* 유전자의 돌연변이는 막경유 이동을 저해해 세포외물질이 축적되어 탄성섬유의 석회화를 유발하는 것으로 추정된다. Paget's disease, Ehlers-Danlos syndrome, sickle cell anemia는 상염색체우성유전을 한다.

7) 혈관무늬병증에 동반된 맥락막신생혈관의 치료

혈관무늬병증에 동반된 맥락막신생혈관의 치료를 위하여 레이저광응고술, 광역학치료(photodynamic therapy), 유리체강내 항혈관내피세포성장인자항체 주사 등이 이용된다. 레이저광응고술은 중심와에 가까운 맥락막신생혈관의 치료에는 적당하지 않다. 광역학치료가 맥락막신생혈관의 퇴행에 효과가 있으나 잦은 재발과 반복 치료 시 발생하는 치료 부위의 맥락망막위축의 문제점을 가지고 있다. 최근에는 bevacizumab, ranibizumab과 같은 항혈관내피세포성장인자항체 주사의 사용이 일차 치료로 사용되고 있다. 이와 같은 항체 주사와 광역학치료를 복합치료를 시행하기도 한다. 2009년 이탈리아의 연구진이 bevacizumab 치료를 받은 11명의 환자를 평균 2년 정도 관찰한 결과, 평균 3.5회의 주사를 시행하였고, 시력 유지 효과가 좋았다고 보고하는 등 여러 임상연구 결과에서 대체로 좋은 효과를 보고하였다.[15, 16] 그러나 지속적인 재발을 보이는 환자가 많아 장기적인 치료 방법에 대해서는 추가 연구가 필요한 실정이다.

3. 점무늬낭포성이상증(Spotted cystic dystrophy)

마하잔(Mahajan VB) 등이 기술한 상염색체우성유전을 보이는 새로운 형태의 망막변성으로 황반부에 국한되어 둥글고 납작한 색소침착성 점을 보이며, 주위로 색소 저하 부위를 보이기도 한다. 빛간섭단층촬영에서 망막의 여러 층에 낭포성 변화를 보이며, 신생혈관이 발생하기도 한다. 이환된 환자에서 약시, 사시를 흔히 보이며 시력은 20/20부터 20/200까지 다양하였다. 황반부 신생혈관에 대해서는 국소 레이저 치료나 유리체강내 bevacizumab 주사에 반응하였다.

4. 우성낭포성황반이상증(Dominant cystoid macular dystrophy)

1976년에 듀에만(Duetman AF)이 기술한 상염색체우성유전을 보이는 망막변성으로 황반부 모세혈관에서의 형광 누출, 유리체강내 흰색의 점상 침착물, 정상 망막전위도 검사, 정상 이하의 눈전위도 검사, 그리고 원시를 보인다. 원인 유진자는 7번 염색체의 단완에 있는 것으로 추정되나 정확한 원인 유전자는 밝혀져 있지 않다.

5. 유창광택황반이상증(Fenestrated sheen macular dystrophy)

상염색체우성유전을 보이며 황반부에 빛반사와 붉은 점들을 보이는 망막변성으로, 발생연령은 유아기부터 40대까지 다양하게 보고되어 있다. 중년기에는 황반부에 황소 눈 모양을 보이기도 한다. 대부분 시력이 좋으며, 거의 정상의 망막전위도를 보인다. 원인 유전자 및 염색체상 위치는 알려져 있지 않다.

6. 사구체신염 2형 드루젠(Glomerulonerphitis type II and drusen)

제II형 막증식성 사구체신염 환자에서 basal laminar 드루젠 형태의 망막하 침착물을 보이는데, 디 소우자(D'Souza Y) 등이 10년 경과관찰을 했을 때 시력 저하나 진행소견을 보이지 않았다.

▌참고문헌 ▌

1. Lefler WH, Wadsworth JA, Sidbury JB Jr. Hereditary macular degeneration and amino-aciduria. Am J Ophthalmol 1971;1:224-30.
2. Small KW. North Carolina macular dystrophy, revisited. Ophthalmology 1989;96:1747-54.
3. Khurana RN, Sun X, Pearson E, Yang Z, Harmon J, Goldberg MF, Zhang K. A reappraisal of the clinical spectrum of North Carolina macular dystrophy. Ophthalmology 2009;116:1976-83.
4. Kim SJ, Woo SJ, Yu HG. A Korean family with an early-onset autosomal dominant macular dystrophy resembling North Carolina macular dystrophy. Korean J Ophthalmol 2006;20:220-4.
5. Small KW, Killian J, McLean WC. North Carolina's dominant progressive foveal dystrophy: how progressive is it? Br J Ophthalmol 1991;75:401-6.
6. Small KW, Hermsen V, Gurney N, et al. North Carolina macular dystrophy and central areolar pigment epithelial dystrophy: one family, one disease. Arch Ophthalmol 1992;110:515-8.
7. Small KW. North Carolina macular dystrophy: clinical features, genealogy, and genetic linkage analysis. Trans Am Ophthalmol Soc 1998;96:925-61.
8. Small KW, Weber J, Roses A, Pericak-Vance P. North Carolina macular dystrophy(MCDR1): a review and refined mapping to 6q14-q16.2. Ophthalmic Paediatr Genet 1993;14:143-50.
9. Yang Z, Tong Z, Chorich LJ, et al. Clinical characterization and genetic mapping of North Carolina macular dystrophy. Vision Res 2008;48:470-7.
10. Finger RP, Charbel Issa P, Ladewig MS, Götting C, Szliska C, Scholl HP, Holz FG. Pseudoxanthoma elasticum: genetics, clinical manifestations and therapeutic approaches. Surv Ophthalmol 2009;54:272-85.
11. Finger RP, Charbel Issa P, Ladewig M, Götting C, Holz FG, Scholl HP. Fundus autofluorescence in Pseudoxanthoma elasticum. Retina 2009;29:1496-505.
12. Sawa M, Ober MD, Freund KB, Spaide RF. Fundus autofluorescence in patients with pseudoxanthoma elasticum Ophthalmology 2006;113:814-20.e2.
13. Le Saux O, Urban Z, Tschuch C, et al. Mutations in a gene encoding an ABC transporter cause pseudoxanthoma elasticum. Nat Genet 2000;25:223-7.
14. Bergen AA, Plomp AS, Schuurman EJ, et al. Mutations in ABCC6 cause pseudoxanthoma elasticum. Nat Genet 2000;25:228-31.
15. Neri P, Salvolini S, Mariotti C, Mercanti L, Celani S, Giovannini A. Long-term control of choroidal neovascularisation secondary to angioid streaks treated with intravitreal bevacizumab(Avastin). Br J Ophthalmol 2009;93:155-8.
16. Gupta B, Elagouz M, Sivaprasad S. Intravitreal bevacizumab for choroidal neovascularisation secondary to causes other than age-related macular degeneration. Eye 2010;24:203-13.

CHAPTER

24

약제에 의한 황반병증

Drug-induced Maculopathy

여러 질환에서 사용되는 일부 전신 약제들이 안구의 각 구조, 즉 안검 및 결막, 각막, 수정체, 망막 및 시신경 등에 부작용을 유발할 수 있다는 사실은 잘 알려져 있다. 이 중 망막에 부작용을 유발하는 것으로 알려진 대표적 약물인 말라리아와 류마티스 질환 치료 등에 많이 사용되는 hydroxychloroquine/chloroquine, 그리고 항암제인 tamoxifen을 중심으로 약제에 의한 황반병증에 대하여 알아보고자 한다.

1. 하이드록시클로로퀸/클로로퀸(Hydroxychloroquine/chloroquine)

1) 개요

Hydroxychloroquine과 Chloroquine은 4-aminoquinolone 유도체로서, 1950년대 초반부터 류마티스 관절염과 전신홍반성루푸스와 같은 류마티스 질환이나 일부 피부 질환의 치료제로 사용되기 시작하였다. 1967년 처음으로 hydroxychloroquine의 망막독성에 관하여 보고된 이후 많은 연구를 통하여 hydroxychloroquine의 안구 부작용의 빈도와 그 정도가 chloroquine에 비해 상대적으로 적은 것으로 알려졌다.[1,2] 이러한 부작용 발생 빈도와 관련한 차이가 현재 chloroquine에 비해 hydroxychloroquine이 치료제로 많이 사용되는 중요한 근거가 되었다.

Hydroxychloroquine에 의한 망막독성의 정도는 약물의 용량 및 복용 기간과 밀접한 관련성이 있으며, 진단 시의 중증도에 따라 다양한 양상으로 나타나고, 최근 연구들에 의하면 인종에 따라 망막내 병변의 위치가 차이 나는 등의 임상양상의 차이를 보이는 것으로 알려져 있다.[3]

2) 역학

Hydroxychloroquine 망막병증의 유병률에 대하여 조사한 전향적인 연구는 현재까지 드물어서, 현재까지 알려진 유병률은 연구자에 따라 다양하다. 과거 초기의 연구에서는 유병률이 0.1% 이하로 매우 낮은 것으로 보고되었으나 5년 이상 약물을 복용한 환자들을 대상으로 시행한 연구에서는 7.5%의 높은 유병률이 보고되기도 하였다.[4] 최근 국내 환자들을 대상으로 시행한 연구에서는 4.1%의 유병률을 보였다.[5]

3) 병태생리

Hydroxychloroquine 망막병증의 발병기전에 대해서는 많은 연구가 이루어져 있지 않지만, 크게 두 가지 이론으로 정리된다. 첫 번째는 hydroxychloroquine이 광수용체(photoreceptor)를 포함하는 망막세포들의 대사에 직접적인 영향을 줄 수 있다는 것이다. 즉, hydroxychloroquine을 복용한 동물에서 중심와주변부의 망막신경절세포(Retinal ganglion cell)와 광수용체의 손상이 유발되고, 그 결과 광수용체 외절(Outer segment)의 식세포기능(phagocytosis)이 저하된다. 이는 망막색소상피의 변성과 망막조직 내로의 hydroxychloroquine 축적을 더욱 촉진하게 된다. 이렇게 망막세포들의 대사에 변화를 유도하여 hydroxychloroquine에 의한 만성적인 망막독성을 초래하게 된다. 두 번째는 hydroxychloroquine이 직접 멜라닌과 결합하여 망막색소상피 내에서 세포 독성을 유발할 가능성이 제시되었다. 하지만 이러한 가설에 대해서는 이를 뒷받침할 수 있는 추가적인 연구가 필요하다.

다양한 요인이 hydroxychloroquine 망막병증의 발병에 영향을 미치는 것으로 알려져 있는데, 그중에서도 약물 용량과 복용 기간을 포함하여 환자의 연령, 체중, 간 기능, 신장기능 등의 전신 기저질환들이 관련한다. 그중에서도 약물 용량과 복용 기간이 망막병증의 발병에 가장 중요한 영향을 미치는 것으로 알려져 있다. 일반적으로 하루에 hydroxychloroquine을 400mg 이하의 표준 용량을 복용하거나 복용 기간이 18개월 미만으로 총 누적 용량이 200g보다 적은 환자들에서의 발병률은 5% 이하이지만, 누적 용량이 1,000g을 초과할 경우에는 누적 용량이 증가할수록 발병률의 증가폭이 커진다. 또한 누적 용량이 많은 환자에서는 약물을 중단해도 망막병증이 진행하는 비가역적인 특징을 가진다. 누적 용량이 hydroxychloroquine 망막병증의 발병과 관련된 중요한 위험인자임에는 분명하지만, 그 용량에 대한 기준은 연구마다 다양하다. 최근 국내 연구에서도 독성 발병 환자들의 평균 누적 용량은 991g이었지만 400g 미만에서도 발병한 증례가 2례(22%) 있었다.[5] 과거에는 표준 용량으로 10년 이하 기간 동안 복용했을 경우에 망막병증이 발병할 위험성이 거의 없다고 보고되었으나 다른 연구에서는 짧게는 1.9개월, 평균 7년간의 약물복용 시 독성이 발생했다고 조사되기도 하였다.

4) 임상양상

Hydroxychloroquine에 의한 망막병증의 임상양상은 매우 다양하게 나타난다. 여러 가지 검사에서 이상소견에도 불구하고 환자의 증상이 없는 경우도 있으나 대개 시력 저하, 시야 흐림, 중심 암점, 빛 번짐, 변시증 등의 증상을 호소한다. 망막병증이 진행된 경우에는 황반부 중심의 시세포 및 망막색소상피 손상으로 인하여 특징적인 표적황반병증(Bull's eye maculopathy) 망막병증 소견을 보인다. 이때 망막세포손상에 해당하는 부위의 시야 손상이 동반되고, 진행된 경우에는 주변부 시야협착 소견도 보인다. 심한 황반부 변성에서는 색각 기능 저하도 동반될 수 있다. 이러한 hydroxychloroquine에 의한 망막독성의 임상양상은 인종에 따라 다르게 나타나는 것으로 보이는데, 우리나라를 포함하는 동양인에서는 전형적인 중심와주위(parafoveal) 유형이 아닌 중심와에서 좀 더 떨어진 위치에서 병변을 보이는 중심와주변(pericentral) 유형을 보이는 것으로 최근 보고된 바 있다.[5, 6]

5) 진단

Hydroxychloroquine에 의한 망막병증이 발생하기 전에 이를 예방할 수 있다면 이상적이지

표 24.1 Chloroquine/Hydroxychloroquine 선별 검사 가이드라인

검사 시기	약물 사용을 시작한 1년 이내 초기 검사 약물 사용 5년 이후에는 매년 선별 검사
추천 선별 검사 항목	
자동화 시야검사	10-2 역치검사 시행 역치 값이 낮은 경우 비정상 소견으로 판단하며, 이상소견이 보이면 확인을 위한 재검사 시행
스펙트럼 도메인 빛간섭단층촬영	빠른 시간에 검사가 가능하며, 시야검사상 이상이 발견되기 전에 이상 소견을 발견할 수 있음
추가적인 객관적 선별 검사 항목	
다초점 망막전위도 검사	시야검사과 비슷한 민감도를 가지고 있으며, 주관적인 시야 이상을 객관적으로 평가하는 데 유용함
자가형광안저 사진	SD-OCT에서 이상이 확인되기 전에 망막 이상을 확인하는 데 활용할 수 있음
선별 검사에 추천하지 않는 검사	
컬러 안저 사진	안저소견 기록을 남기는 데 활용 가능하지만 검사의 민감도는 낮음
시간 도메인 빛간섭단층촬영	선별 검사로 활용하기에 해상도가 낮음
형광안저혈관조영 검사	망막 색소 변화가 있는 경우 추가 검사로 활용 가능
표준 망막전위도 검사	확인된 망막독성에 대한 전반적 평가에는 유용하지만 선별 검사로는 활용도 낮음
암슬러 격자검사	보조 검사로만 활용 가능
색각검사	보조 검사로만 활용 가능
안구전도	검사의 민감도가 낮아 신뢰성이 떨어짐

만, 현재까지 망막병증이 나타나기 전에 미리 예측할 수 있는 방법은 없다. 따라서 정기적인 선별 검사들을 통하여 조기에 진단하고 망막병증의 진행을 최소화하는 것이 목표라고 할 수 있다. 이러한 조기검사를 위한 가이드라인이 미국안과학회에서 소개되었고, 2016년 개정된 내용은 [표 24.1]과 같다.[7]

그러나 동양인의 경우 중심와주변(pericentral) 유형의 망막병증 발생 가능성이 높은 것으로 알려져 있어, 기존의 선별 검사 항목에 추가하여 보다 넓은 범위의 망막의 구조와 기능의 변화를 확인할 수 있도록 30도 범위의 시야검사, 광각안저 사진 또는 광각자가형광 사진의 검사가 필요할 것으로 생각된다. 따라서 미국안과학회에서 추천하는 선별 검사의 가이드라인을 국내에서는 인종적 특성을 고려하여 적용하는 것이 바람직할 것이다.

6) 치료

Hydroxychloroquine 망막병증에 대하여 약물을 중단하는 방법 이외에 현재까지는 증명된 표준치료 방법은 없다. 약물의 중단 여부는 치료 중인 전신질환 경과에 영향을 줄 수 있으므로, 류마티스 내과 의사와 안과 의사 간의 상의하에 결정되어야 한다. hydroxychloroquine은 약물의 대사와 배설이 비교적 느리기 때문에 약물 중단 효과는 3~6개월이 지나야 나타난다. 선별 검사에서 초기의 hydroxychloroquine 망막병증이 의심되는 경우라면 약물의 중단 없이 매 3개월 정도 간격으로 경과 관찰하며, 진행 여부를 파악한 후 약물 중단 여부를 결정할 수 있지만 진행된 표적황반병증이나 망막색소상피의 탈색소화 소견이 확인된 경우에는 즉시 약물을 중단해야 한다. 약물을 중단한 경우라도 망막병증은 진행할 수 있기 때문에 정기적 경과 관찰을 시행하는 것이 필요하다.

7) 결론

Hydroxychloroquine은 류마티스 질환과 피부질환에 대하여 현재도 흔히 사용되는 약제로서 망막세포의 대사에 영향을 미쳐 독성 망막병증을 유발할 수 있다. 현재까지는 망막병증이 나타나기 전에 이를 미리 예방하거나 예측할 수 있는 뚜렷한 방법이 없으므로, 정기적인 선별 검사들을 통하여 조기에 진단하고 독성의 진행을 최소화하기 위한 노력을 해야 한다. 특히 우리나라를 포함하여 동양인에서는 병변의 위치가 중심와주위(parafoveal) 유형에 비해 중심와주변(pericentral) 유형의 망막병증이 많이 발생한다는 최근의 연구 결과를 반영하여, 국내에서 hydroxychloroquine 사용 환자를 대상으로 선별 검사를 시행할 때는 2016년 미국안과학회에서 개정된 선별 검사 중 일부 항목들을 수정하여 적용할 필요가 있다.

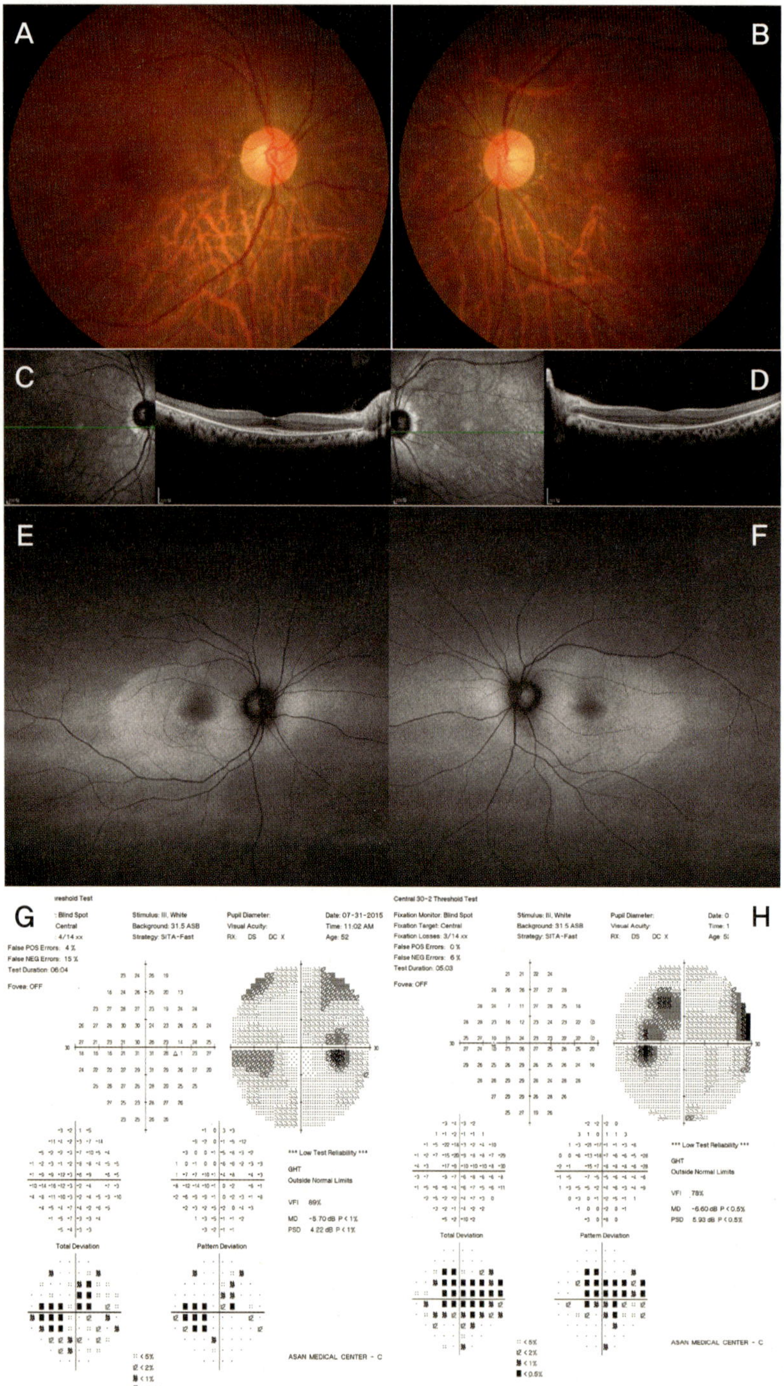

그림 24.1 중심와주변(Pericentral) 유형의 hydroxychloroquine 망막병증. (A, B) 특이소견은 명확하지 않은 컬러 안저 사진, (C, D) 빛간섭단층촬영에서 황반중심부 시세포층은 비교적 정상적인 양상을 보이지만 주변부 망막 두께 감소 및 시세포층의 결손소견, (E, F) 중심와 주변 및 시신경 유두 주변 영역을 포함한 넓은 범위의 자가형광 증가소견, (G, H) 30–2 시야검사에서 10~20도 범위의 시야 결손소견.

2. 타목시펜(Tamoxifen)

1) 개요

Tamoxifen은 선택적인 estrogen 길항제로서 유방암의 외과적 절제 이후 부가적 치료에 사용되는 항암제이다. 이는 양친매성(amphiphilic) 물질로 용해소제(lysosome)에 축적되며, 신화적 손상을 유발할 수 있다. 하루 60~100mg 이상 그리고 전체 사용량 100g 이상 사용이 망막독성의 위험인자로 알려져 있으나, 오랫동안 서용량을 사용하는 경우에도 망막독성 발생이 가능하다.[8-10]

2) 임상양상

발병 초기에는 대개 증상은 없으나, 시력 저하 혹은 색각 이상을 호소할 수 있다.

3) 진단

각막에도 보텍스 각막병증(vortex keratopathy)이 동반되기도 하며, 망막병증이 있는 경우에는 안저검사 시 주로 망막중심오목주변(perifoveal macula)에서 망막내 크리스털 결정을 발견할 수 있다. 조직검사에서도 시신경섬유층 및 내측얼기형세포층에서 망막내 침전물이 확인되며 주로 황반 주변부에서 관찰된다.

빛간섭단층촬영(optical coherence tomography, OCT)과 형광안저혈관조영 검사(fluorescein angiography, FA)를 시행하게 되면 낭포황반부종(cystoid macular edema, CME) 존재를 확인할 수도 있다.

4) 결론

현재 항암치료의 치료 용량은 망막병증을 초래하는 것으로 알려진 용량보다 적지만

tamoxifen을 이용한 치료 시에는 매년 안과검사를 받는 것을 권장한다. 검사 중 망막병증이 진단되는 경우에는 tamoxifen 약제 사용을 중단해야 하며, 이후 황반부 낭포황반부종과 관련된 시기능은 회복하기도 하지만 망막내 크리스털 침착과 관련된 병변은 대개 오랫동안 지속된다.

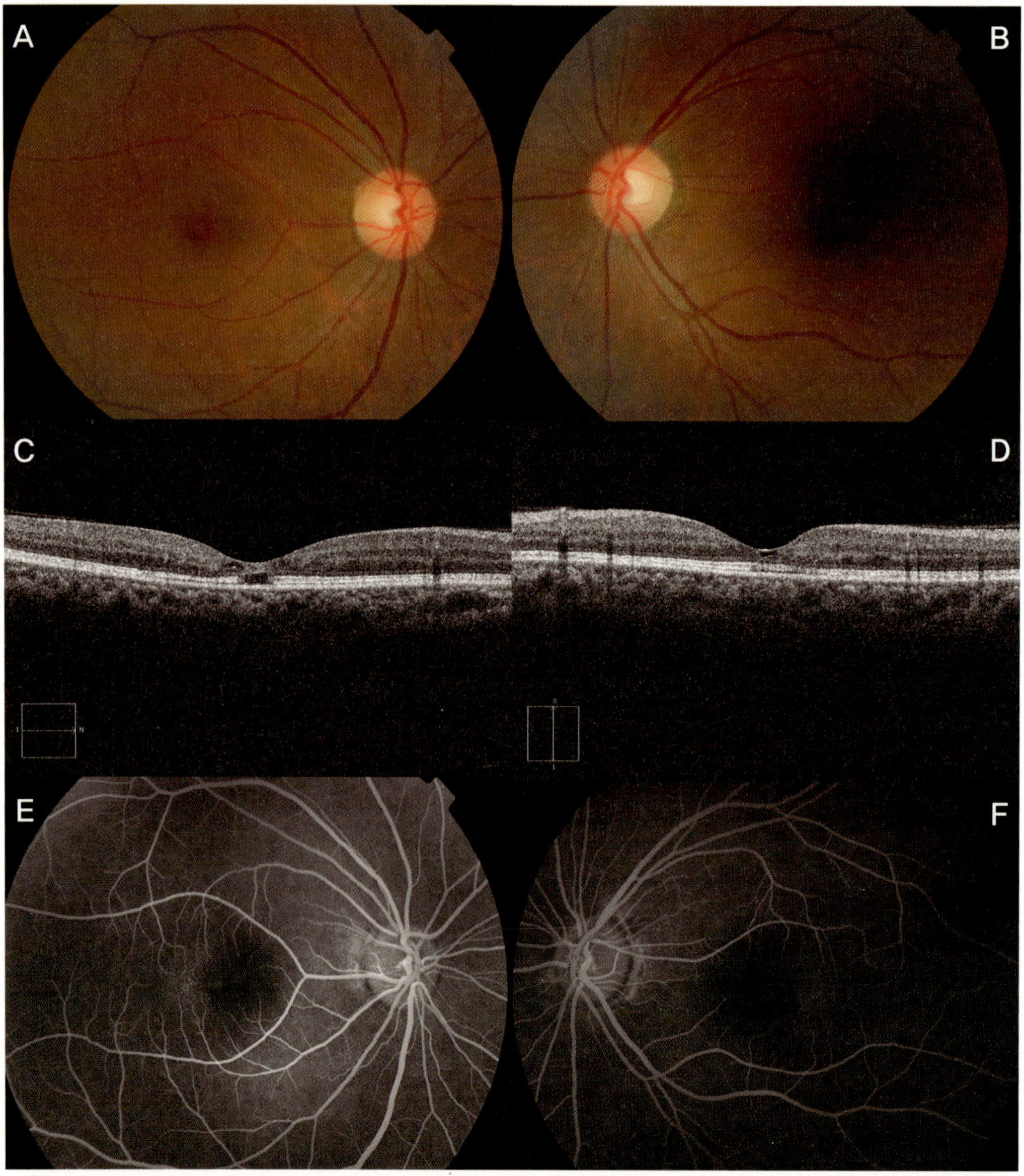

그림 24.2 Tamoxifen 망막병증. (A, B) Tamoxifen 하루 30mg 5년간 사용 병력 있는 53세 환자 컬러 안저 사진, 황반중심부 탈색소 소견. (C, D) 빛간섭단층촬영에서 우안 황반중심부 시세포층 결손 및 주변부 망막내층의 낭포성 변화. (E, F) 형광안저혈관조영 검사에서 특히 우안에서 형광 고임에 의한 과형광 소견.

3. 티오리다진(Thioridazine)

1) 개요

정신과 약제인 chlorpromazine과 Thioridazine은 백내장을 유발할 수 있는 것으로 알려져 있을 뿐만 아니라 망막에 색소침착을 유발하여 야간시력 감소 및 시야장애를 초래할 수 있다. Thioridazine은 정신분열병과 관련 정신과 질환에 사용되는 약제로 새로운 정신병치료제가 소개된 이후 사용 빈도가 감소하고 있으며, 본 약제 사용과 관련해서 1980년에 처음으로 안과 합병증이 보고된 바 있다.[11]

2) 병태생리

일반적으로 하루 150~600mg을 사용하지만 하루 800mg 이상 사용 시 망막병증 발생의 위험이 증가할 수 있다. 발생의 원인은 명확하지 않지만 산화적 인산화 과정의 억제로 로돕신 합성에 장애를 유발하거나 도파민 수용체에 영향을 미쳐 망막병증이 유발되는 것으로 생각한다.

3) 임상양상

부작용 발생 시 증상은 시력 저하, 붉은색 혹은 갈색의 색각 이상, 야맹증 등이 나타날 수 있다. 안저검사를 시행하게 되면 희고 검은 점이 섞인 안저 모양(salt-and-pepper) 양상의 황반부 색소침착을 확인할 수 있으며, 장기간 약제 사용 시에는 시신경위축 그리고 망막색소상피, 맥락막모세혈관 손상 등이 유발될 수도 있다.

4) 진단

시야검사에서 비특이적인 주변부(paracentral) 혹은 고리 모양의 암점이 관찰되며, 형광안저혈관조영 검사에서는 탈색소 부위에 망막색소상피와 맥락막모세혈관 소실로 인한 이상 형광 소견을 관찰할 수 있다.

5) 결론

망막병증 발생에는 누적 사용량보다는 하루 총사용량이 더 관련이 높은 것으로 알려져 있다. 따라서 망막병증 예방을 위하여 하루 300mg 이하의 용량을 사용하는 것이 권장되며, 고용량으로 사용하는 경우 그 기간을 짧게 사용하는 것을 고려해야 한다. 일단 망막병증이 진단되면 약제 사용을 중단해야 하며, 약제 사용 중단 이후에도 완전한 시력 회복은 어려울 수 있으며, 시기능 악화가 진행하기도 한다.[9, 10]

4. 클로로프로마진(Chlorpromazine)

Chlorpromazine은 thioridazine에 비해 pipedyl 곁사슬이 없어 독성이 상대적으로 덜하다. 하루 사용량 1,200~2,400mg 이상 1~2년 정도 사용하는 경우 망막병증의 위험성이 있는 것으로 알려져 있으며, 망막 효소 작용 억제를 통하여 망막변성을 유발하는 것으로 생각된다.

황갈색의 침전물이 각막내피 및 수정체 앞면에서 관찰될 수 있으며, 안저검사에서 망막의 색소 변화, 혈관 약화 및 시신경 창백 등의 소견을 볼 수 있다. Thioridazine과 마찬가지로 누적 사용량보다는 하루 사용량이 보다 독성 발생과 관련성이 높은 것으로 알려져 있다.[9, 10]

5. 칸타잔틴(Canthaxanthin)

1) 개요

Vitamin A의 유도체로서 건선과 습진 치료, 그리고 피부 백반에서 피부색소화 목적으로 사용된다. 또 과거에는 경구 태닝제로 사용되었다. 망막독성은 0.5mg/kg/day 이상의 고

용량을 전신적으로 사용할 때 나타나는 것으로 알려져 있다.[12]

2) 임상양상

진단 당시 대개 환자는 무증상이나 임상양상 및 환자의 약제 사용 병력 등으로 진단하게 된다. 안저검사상 중심와 주변으로 도넛 모양의 망막내 황금색의 침전물을 관찰할 수 있다. 조직검사상 지용성 침전물이 전체 망막내층과 섬모체에서 관찰된다.

3) 진단

형광안저혈관조영 검사, 망막전위도(Electroretinogram, ERG), 색각검사 등에서는 정상소견을 보이나 빛간섭단층촬영 검사에서는 망막내층의 침전물에 의한 반사도의 증가 양상을 확인할 수 있다. 또한 시야검사상 망막 민감도의 감소소견을 통하여 진단에 도움을 얻을 수 있다.

4) 결론

약제 사용 시 환자는 망막독성을 확인하기 위한 선별 검사를 시행해야 하며, 이상소견이 확인되면 약제 사용을 중단해야 한다. 발생한 망막 침전물이 사라지기까지 수년의 시간이 필요할 수 있다.[9, 10]

6. 활석(Talc)

1) 개요

Talc 망막병증은 마약 남용과 관련이 있으며, 불활성 충전제로 경구용 분말 약제 형태로 사용된다.

2) 병태생리

Talc가 전신 주사제로 사용되었을 때 동맥혈관계에 침전물을 유발할 수 있다. 폐, 간 등의 주요 장기뿐 아니라 황반부 혈관계에 침착되었을 때 국소적인 혈관 폐쇄와 함께 육아종성 반응을 유발하여 결국 망막허혈을 초래하게 된다.[13, 14]

3) 임상양상

황반부에 침착된 talc는 5~10μm 크기를 보이며, 황반부에 노란색을 띠는 혼탁 물질로 확인이 된다. 허혈반응이 지속 시는 망막 및 시신경 주변 신생혈관 생성과 함께 유리체 출혈이 합병증으로 발생할 수도 있다.

4) 진단

형광안저 검사를 통하여 망막내 모세혈관비관류, 중심와 무혈관 부위의 크기 증가 및 혈관누출 소견을 확인할 수 있다.

5) 치료

주변부혈관신생이 관찰되었을 때는 범망막광응고술 치료를 시행하며, 허혈성 황반병증이 동반되었을 때는 특별한 치료법이 없다.[9, 10]

7. 로시글리타존(Rosiglitazone)

제2형 당뇨병에서 인슐린의 저항성을 줄이기 위한 목적으로 사용하는 경구 제제로서 2005년 rosiglitazone 사용과 관련한 당뇨황반부종의 악화와 관련한 증례보고가 발표된 바 있다.[15] 약제 사용 시 혈관내피세포성장 인자의 분비를 촉진하여 망막혈관내피세포의 투과성이 증가하며, 결국 망막내 부종으로 인한 시력 저하가 초래된다.

약제 사용을 중단하게 되면 황반부종이 빨리 호전되기도 하지만 대부분 호전 속도는 느리며 국소레이저치료 등의 추가 치료가 필요할 수 있다.

8. 라타노프로스트(Latanoprost)

Prostaglandin 유사체로서 포도막 공막유출을 증가시켜 안압을 하강시키는 목적으로 녹내장 환자에서 흔히 사용되는 약제이다. 이 약제 사용과 관련해서는 결막 충혈, 속눈썹의 착색, 홍채 얼룩증 등의 부작용이 잘 알려져 있으며, 황반부에서는 가역적인 낭포황반부종(CME)이 부작용으로 초래되기도 한다.[16] 황반부종의 위험인자로는 이전 안내 수술 과거력, 망막전막, 앞포도막염, 당뇨병 등이 있다.

황반부종 발생 시 약제를 중단하면 대개 낭포황반부종은 호전되지만, 스테로이드 혹은 비스테로이드성 항염제 등을 치료로 사용할 수 있다.[9, 10]

안과 의사로서 앞서 기술한 전신 약제 및 안과용 치료 약제를 사용하는 경우에 발생할 수 있는 망막병증에 대한 충분한 지식을 가지고 있는 것이 필수적이다. 전신질환 치료를 위하여, 이러한 약제를 사용하는 환자들에 대하여 합병증 발생 가능성에 관한 교육과 조기 발견을 위한 선별 검사에 관한 필요성을 인지시키는 것도 중요할 것이다.

▌참고문헌▐

1. Shearer RV, Dubois EL. Ocular changes induced by long-term hydroxychloroquine(plaquenil) therapy. Am J Ophthalmol 1967;64:245-52.
2. Levy GD, Munz SJ, Paschal J, et al. Incidence of hydroxychloroquine retinopathy in 1,207 patients in a large multicenter outpatient practice. Arthritis Rheum 1997;40:1482-6.
3. J L, JY L. Hydroxychloroquine Retinopathy. J Rheum Dis 2015;22(3):140-5.
4. Tehrani R, Ostrowski RA, Hariman R, Jay WM. Ocular toxicity of hydroxychloroquine. Semin Ophthalmol 2008;23:201-9.
5. Lee DH, Melles RB, Joe SG, et al. Pericentral hydroxychloroquine retinopathy in Korean patients. Ophthalmology 2015;122:1252-6.
6. Melles RB, Marmor MF. Pericentral retinopathy and racial differences in hydroxychloroquine toxicity. Ophthalmology 2015;122:110-6.
7. Marmor MF, Kellner U, Lai TY, et al. Recommendations on screening for chloroquine and hydroxychloroquine retinopathy(2016 Revision). Ophthalmology 2016;123:1386-94.
8. Drenser K, Sarraf D, Jain A, Small KW. Crystalline retinopathies. Surv Ophthalmol 2006;51:535-49.
9. Albert, Daniells AC. Albert & Jakobiec's Principles & Practice of Ophthalmology: Saunders, 2008.
10. Ryan SJ. Retina. London: Saunders/Elsevier, 2012.
11. Borodoker N, Del Priore LV, De ACC, Yannuzzi LA. Retinopathy as a result of long-term use of thioridazine. Arch Ophthalmol 2002;120:994-5.
12. Espaillat A, Aiello LP, Arrigg PG, et al. Canthaxanthine retinopathy. Arch Ophthalmol 1999;117:412-3.
13. Jaanus SD. Ocular side effects of selected systemic drugs. Optom Clin 1992;2:73-96.
14. Shah VA, Cassell M, Poulose A, Sabates NR. Talc retinopathy. Ophthalmology 2008;115:755-e2.
15. Colucciello M. Vision loss due to macular edema induced by rosiglitazone treatment of diabetes mellitus. Arch Ophthalmol 2005;123:1273-5.
16. Moroi SE, Gottfredsdottir MS, Schteingart MT, et al. Cystoid macular edema associated with latanoprost therapy in a case series of patients with glaucoma and ocular hypertension. Ophthalmology 1999;106:1024-9.

PART IV

유전성 맥락막, 유리체망막 질환

25. 범맥락막위축(Choroideremia)
26. 뇌회형맥락망막위축(Gyrate Atrophy of Choroid and Retina)
27. 중심원형맥락막이상증(Central Areolar Choroidal Dystrophy)
28. 비에띠결정망막병증(Bietti Crystalline Retinopathy)
29. 스티클러 증후군(Stickler Syndrome)
30. 와그너 병, 눈송이유리체망막변성, 골드만-파브르 유리체망막변성 (Wagner Syndrome, Snowflake Vitreoretinal Degeneration, Goldmann-Favre Tapetoretinal Degeneration)

CHAPTER

25

범맥락막위축

Choroideremia

범맥락막위축(CHM)의 용어는 맥락막(choroid)이 없다는 의미를 가지고 있다. 1872년 Mauthner에 의하여 처음 보고된 망막과 맥락막의 변성질환으로, X-연관 유전 방식을 보이며, 5만 명 중 1명의 유병률을 보인다. 특징적인 안저소견은 양안의 황반을 제외한 망막 전체에 나타나는 진행성의 전반적인 망막, 맥락막, 망막색소상피위축과 색소변성이며, 환자들은 광범위한 위축으로 인한 야맹증과 주변시야 소실을 호소하게 된다. 망막색소변성과 혼동되지만 초기 임상양상으로 구분된다.

1. 유전

범맥락막위축은 X-연관 유전 방식의 맥락막, 망막, 망막색소상피 변성을 유발하는 질환으로 Rab escort protein-1(REP1)의 단백질 합성에 관여하는 *CHM* 유전자의 결손 또는 돌연 변이에 의하여 유발되는 것으로 알려져 있다. *CHM* 유전자에 의하여 인코딩된 REP1이 결손되면서 prenylation 결핍이 발생되는 것이 범맥락막위축의 원인으로 알려져 있다. Rab 단백은 세포의 분비 및 이동 경로를 조절하는데 REP 효소는 Rab 단백에 Geranylgeranyl lipid group을 붙이는 데 필요하다. REP 효소는 REP-1과 REP-2가 존재하는데 망막세포의 적절한 기능을 위해서는 2개가 모두 필요하지만 망막을 제외한 나머지 세포에서는 REP-2만으로 충분하기 때문에 눈에 한정되어 범맥락막위축이 발생하는 것으로 이해된다. X-연관 유전 방식에 의한 질환이므로 남성에서는 특징적인 안저소견을 비롯한 임상양상으로 진단이 어렵지 않으나, 여성 보인자는 가벼운 임상양상을 보이기 때문에 진단을 놓치거나 다른 병으로 진단될 수 있다. X-연관 유전 방식을 따르기 때문에 남성 환자의 경우 딸 모두에게는 변이 유전자를 넘겨주게 되지만, 아들에게는 넘어가지 않는다. 여성 보인자는 자손에게 50%의 확률로 변이를 넘겨준다. 이때 넘겨 받은 아들에서는 병이 발현되고, 딸의 경우는 보인자가 된다. 병이 발현된 가족에서 원인 유전자 변이가 확인되는 경우에는 위험군에 속한 여성들에서 보인자 검사를 시행하고, 임신을 하게 되면 산전진단을 통하여 태아에서 변이가 있는지를 확인할 수 있다.

2. 임상소견

1) 임상양상

남성에서 증상이 발생된다. 주로 10대 이전의 소아에서 야맹증이 처음 증상으로 나타난다. 병이 진행되면서 시야의 결손과 함께 시력 저하가 나타나게 되는데, 이때 망막 주변부에 불규칙적인 형태의 원형으로 위축이 발생되다가 점차 후극부와 좀 더 주변부 양방향으로 확장되어 나가는 안저소견을 관찰할 수 있다. 일반적으로 병의 진행은 대부분 평생동안 이어지며, 대개 40대까지는 어느 정도 시력이 유지되다가 점차 진행하여 50~70대에 걸쳐 점차 시력이 저하된다. 범맥락막위축 환자는 중심와를 침범하기 전에는 비교적 좋은 시력이 유지된다. 하지만 진행 속도와 시력 손상의 정도는 같은 가계 내에서도 개개인의 차이가 있다.

2) 안저소견

병의 초기인 소아기에서는 후극부와 적도 주변 망막에 망막색소상피층의 다발성 위축과 과립 모양의 색소변성이 혼재되어 있는 양상을 보인다. 사춘기를 지나면서 점차 뚜렷이 진행되는 양상을 보여 망막색소상피와 함께 맥락막혈관의 위축이 망막 주변부에서 중심 부로 진행하면서 마지막에는 황반을 침범하게 된다. 망막색소상피위축으로 인하여 맥락막모세혈관의 부분적인 소실이 나타나고, 맥락막 대혈관도 소실되는 부위에서는 공막

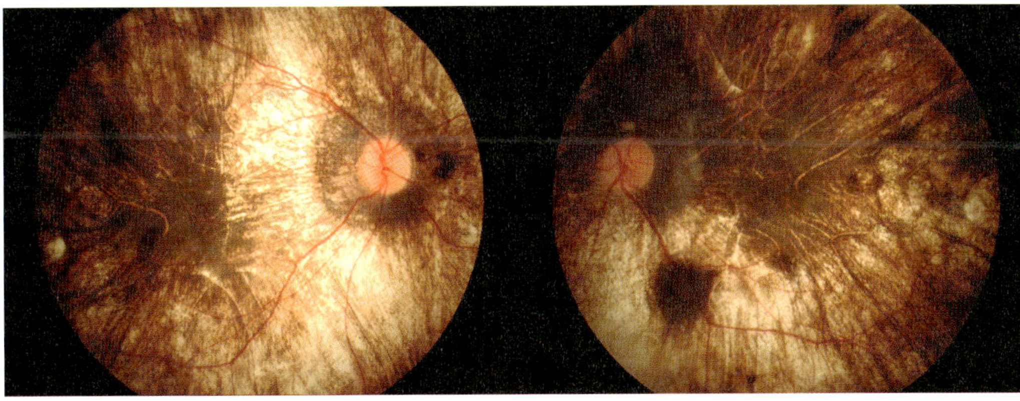

그림 25.1 10대부터 시작된 야맹증을 주소로 내원한 47세 남자 환자로 내원 시 시력은 우안 0.6, 좌안 0.7이었다. 안저검사상 망막혈관은 가늘어져 있고, 후극부를 비롯하여 주변부까지 침범하는 광범위한 맥락막위축이 산재되어 있으며, 위축된 부위에는 공막의 황백색 반사현상이 관찰되고 있다.

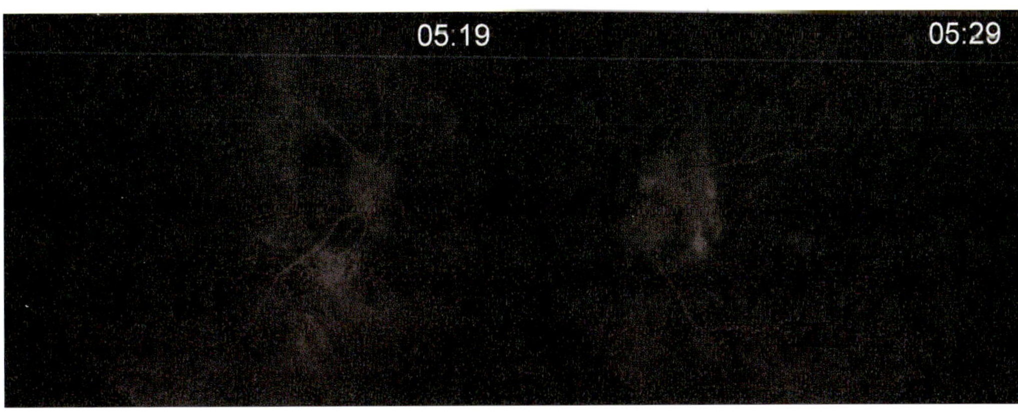

그림 25.2 그림 25.1 환자의 형광안저혈관조영에서 맥락막모세혈관의 충만결손으로 인한 전반적인 저형광 소견 및 망막색소상피 결손으로 인한 창문비침 소견이 관찰되고 있다.

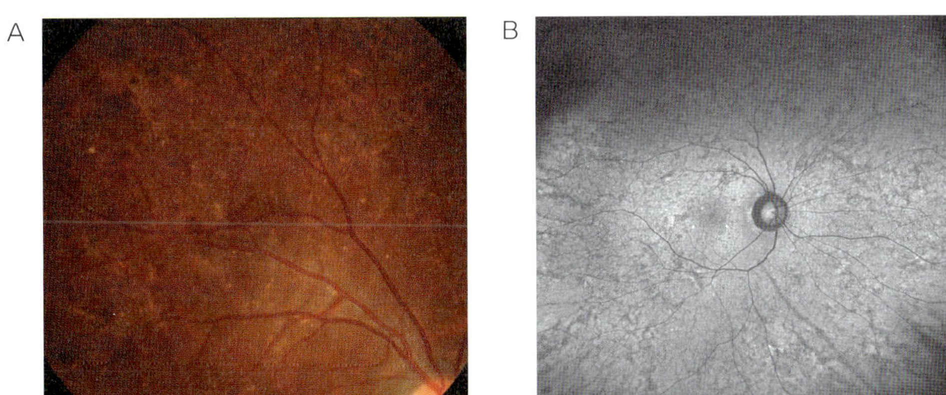

그림 25.3 36세 여성 보인자의 안저소견. (A) moth-eaten appearance를 보이는 색소침착병변이 망막중간주변부쪽에 주로 관찰된다. (B) 자가형광안지촬영에서 안저 전체에 걸쳐 듬성듬성한 형광 소실이 관찰된다.

이 비쳐 보이게 된다. 대개 40~50대에는 이미 진행된 맥락막변성으로 인하여 황반을 제외한 망막 전체에서 공막이 비쳐 보이는 광범위한 황백색 반사의 특징적인 안저소견을 보이게 된다(그림 25.1, 25.2). 시신경 유두와 망막혈관은 후기까지 유지되다가 말기에 이르러 위축이 일어난다. 이때는 시력이 거의 소실된 상태이다. 여성 보인자의 경우, 질환이 발생된 남자 환자에서 관찰되는 안저소견에 비해 확연하게 경미한 소견이 관찰된다. 전형적으로 색소침착병변이 망막중간주변부 쪽에 주로 관찰되며, 20대가 지나면서 좀 더 뚜렷해져 "moth-eaten appearance"를 보이게 된다(그림 25.3 A).

3. 조직병리학적 소견

맥컬로크(McCulloch JC)는 2명의 70대 노인의 조직소견을 분석하여 맥락막의 위축에 이어 이차적인 망막색소상피와 광수용체의 소실이 나타난다고 설명하였다.[1] 이후에도 여러 차례 고령 환자의 조직소견들이 보고되었지만 이미 망막 전체에 병이 진행된 후기의 환자들로 여기서는 염증세포들이 관여하는 것을 발견하지는 못하였다. 그러나 91세 여성 보인자의 맥락막에서 염증세포들이 관찰된 이후 카메론(Cameron JD)은 1987년에 브루크 막을 깨고 망막교세포가 이동(retinal glial migration)했음을 발견하게 되었다.[2] 맥락막혈관의 혈관내피세포와 홍채간질혈관의 변화 또한 함께 확인하였다. 신경망막에서 교세포(glial cell)와 양극세포(bipolar cell)는 정상 형태를 유지하는 반면, 맥락막모세혈관, 망막색소상피, 광수용체의 해부학적, 기능적인 연결 구조는 병의 진행에 취약하다. 한편 젊은 환자들의 조직소견에서도 염증반응이 관여하는 것이 확인되었다.[3] 망막 시각세포(주로 막대세포) 외절(outer segment of photoreceptor cell)의 식세포작용의 결함을 나타내는 색소함유대식세포(pigment filled macrophage)가 망막외층에서 발견되었으며, 활동적인 위축병변 주위의 정상 조직에서는 T 림프구와 망막신경교증(retinal gliosis)이 발견되었다는 점은 병의 발생기전에서 염증반응이 관여함을 암시한다.

4. 진단

1) 임상진단

(1) 남성 환자

① 암순응 이상: 남성 환자는 보통 어두운 환경에서의 시력 저하를 처음 증상으로 호소한다. 초기인 10대에서는 증상이 없을 수 있다.

② 특징적인 안저소견: 다발성 맥락망막변성이 주변부에서 불규칙하게 발생되기 시작하여 망막색소상피와 맥락막모세혈관의 소실이 나타나게 된다. 심부의 맥락막혈관은 보존된 상태이며, 황반의 기능과 해부학적 상태는 후기까지 유지된다.

③ 주변부 시야 결손: 안저소견에서의 변화와 일치되게 원형의 시야 결손이 진행하게 된다. 시야 결손 부위는 맥락망막변성 부위가 일치되어 나타난다.

④ 망막전위도 검사 이상: 망막 막대-원뿔세포변성증(rod-cone degeneration) 양상을 보이다가 결국에는 전위가 없어진다(그림 25.4).

⑤ X-연관 유전 방식에 합당한 가족력이다.

(2) 여성 보인자

남성 환자의 초기 안저와 비슷한 형태를 보이면서 진행한다. 특징적인 시력 저하가 나타나지 않으며, 대부분 무증상이다. 하지만 망막전위도 검사, 암순응 검사, 시야검사에서는 변화를 보인다. 유전변이만 가지고 있는 정상 안저의 보인자이든 특징적인 안저를 가진

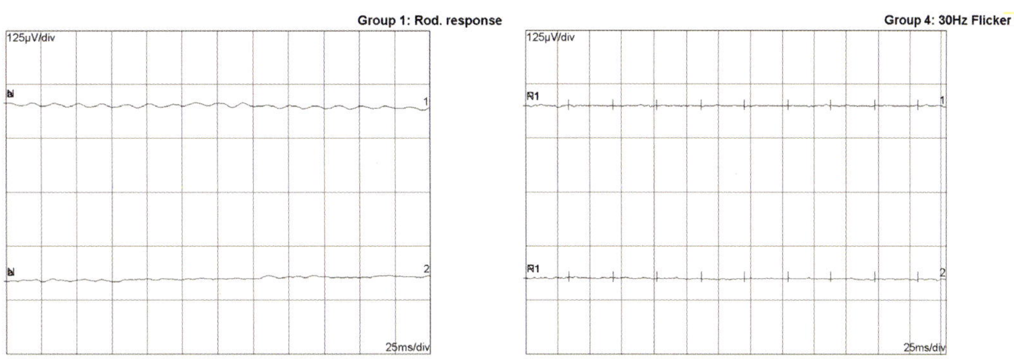

그림 25.4 그림 25.1 환자의 망막전위도 소견으로 막대세포반응 및 원뿔세포반응(30Hz flicker) 모두 진폭이 크게 감소되어 있다.

보인자이든 망막전위도 검사가 정상일 수 있다. 여성 보인자에서 비정상적인 망막전위도가 보고되기도 하나 망막전위도 검사를 통하여 보인자 상태를 예측할 수는 없다.[4] 자가형광안저촬영(fundus autofluorescence)에서 안저 전체에 걸쳐 듬성듬성한 형광 소실이 나타나기도 한다(그림 25.3 B).[5]

2) 분자유전학적 검사

범맥락막위축의 유전자는 X염색체, 특히 Xq21의 일부에 있음이 알려져 있으며, *CHM* gene이 원인 유전자이다.

(1) 염색체 검사

표적 돌연변이 분석(targeted mutation analysis)을 활용한 핀란드인 연구에서 엑손 13의 스플라이스 도너 부위에 T 삽입이 일어나는(exon 13, donor splice site, insertion T) 돌연변이가 많은 환자에서 나타났다고 보고되었으며,[6] 여러 연구에서 염기서열분석(sequence analysis)을 통하여 남성 환자의 약 60~95%에서 엑손 15의 주위 스플라이스 부위의 돌연변이를 확인하였다.[7-9]

(2) 면역학적 검사(Immunoblot analysis)

항 REP-1 항체(ant-REP-1 antibody)를 이용한 웨스턴블롯분석(western blot analysis)을 통하여 남성 환자의 말초혈액림프구에서 REP-1 단백질이 없음을 확인하였다.[10] 그러나 이러한 검사는 실험실 연구 단계에서 시행하는 것으로 실제 환자 진단에서 활용하기는 힘들다.

(3) 검사 진행

남성 환자의 진단의 경우 임상양상을 확인하고 확진을 위하여 염기서열분석을 시행한다. 임상적인 진단이 범맥락막위축에 합당함에도 서열분석에서 돌연변이가 확인되지 않으면 다음 단계로 중복/결손분석(duplication/deletion analysis)을 시행한다. 고위험 가족에서 보인자 검사를 위해서는 가계 내에 원인 유전자 변이가 있는지를 먼저 확인한다. X-연관 유전 방식에서 보인자는 이종접합체(heterozygote)이다. 이 경우 질환과 관련된 임상양상을 보일 수도 있다. 또 이러한 경우 가계 내의 남성 환자를 검사하는 것이 우선이나 불가능할 경우 여성에서 염기서열분석을 시행한다.

5. 유전적으로 연관된 질환

범맥락막위축은 전형적으로 독립적인 질환이다. 드물게 Xq21에 연관된 유전자 관련 질환 중 일부 발현되기도 한다. Xq21 결손을 포함하는 성염색체의 결손이 함께 있는 경우 심한 인지 저하와 구개열(cleft palate), 구개순(cleft lip), 뇌량의 무발생증(agenesis of corpus callosum) 등이 함께 발생되는 경우가 보고된 바 있다.[11]

6. 유전형과 표현형 간의 연관성

유전형과 표현형 간의 연관성(genotype-phenotype correlation)은 아직 정확히 알려져 있지 않지만, *CHM* 유전자의 전체결손(full deletion)의 경우와 점 돌연변이(point mutation)에서 병의 정도가 비슷하게 나타나며, 2가지 모두 REP-1 단백질 소실을 유발한다.

7. 감별진단

1) X-연관 망막색소변성(X-linked retinitis pigmentosa, RP)

시각세포(원뿔세포, 막대세포)와 망막색소상피의 이상으로 진행성 시력 저하를 보이는 유전성 질환으로, 증상으로는 범맥락막위축과 유사하게 야맹증과 주변시야 결손이 발생된다. 망막색소변성은 상염색체우성유전, 상염색체열성유전, X-연관 유전 등 모든 유전 방식이 가능하다. 진단에 안저검사, 망막전위도 검사와 시야검사가 도움이 되며, 망막색소변성에서 나타나는 특징적인 색소변성의 소견은 나타나지 않는다. 그러나 말기 범맥락막위축과 망막색소변성은 모두 망막맥락막 소실이 심하기 때문에 감별하기가 어렵다.

2) 어셔 증후군 1형(Usher syndrome, type 1)

청소년기에 발병하는 망막색소변성으로 선천적인 심한 양측성 난청과 전정반사가 없는 것(vestibular areflexia)이 특징적이다. 청소년기에 발병하여 진행성으로 시야의 위축이 나타나며, 시력이 저하된다. 범맥락막위축에서 특징적으로 나타나는 맥락막혈관을 제외한 부챗살 모양의 맥락망막변성이 어셔 증후군 1형에서는 나타나지 않는다.

3) 뇌회형맥락망막위축(gyrate atrophy of choroid and retina)

진행성의 부챗살 형태의 맥락망막위축으로 범맥락막위축과 유사한 소견이다. 그러나 뇌회형맥락망막위축은 상염색체열성유전으로 오르니틴 아미노전달효소(ornithine aminotransferase) 관련 유전자의 결함으로 발생하여 혈장내 오르니틴(ornithine)의 농도가 올라가 있다.

8. 예후

1) 남성 환자

범맥락막위축은 점차 진행하는 질환이다. 전형적인 증상으로 야맹증이 시작되며, 주변시야 결손이 발생하게 되지만, 대부분은 중년기까지 중심시력은 유지된다. 40대에는 아주 좁은 중심시야에 국한되지만 비교적 좋은 시력을 유지하나 50~70대에 이르러서는 중심시력이 소실되게 된다. 범맥락막위축 환자 115명을 대상으로 한 연구에서 진행 속도가 상당히 느려 70대까지는 중심시력이 일반적으로 유지된다고 보고한 바 있다.[12] 60세 이하의 남자 환자 84%가 0.5 이상의 좋은 시력을 유지하였으며, 60세 이상에서는 35%의 환자가 0.1 이하의 시력을 보였다. 한편 망막색소변성에서 흔히 발견되는 낭포황반부종은 범맥락막위축에서는 발생되지 않았다.

2) 여성 보인자

여성 보인자는 일반적으로 주관적인 증상은 없으나 정밀 안저검사에서 맥락망막변성이 발견될 수 있다. 이러한 안저 변화는 20대 이후에 나타나게 된다. 여성에서 간혹 남성 환자와 비슷하게 심한 소견을 보이는 경우가 있는데, 이는 X염색체의 치우친 불활성화(skewed X-chromosome inactivation)나 X염색체:상염색체 전좌(X:autosome chromosome translocation)에 의하여 나타나게 된다.[13]

9. 치료

항신화 비타민제나 신선한 과일, 녹색 채소 등의 섭취가 권장되며, 오메가 3 지방산(omega-3 fatty acid)의 섭취를 위한 생선류의 식생활을 권유한다. 백내장이 동반된 경우 백내장 수술을 시행하며, 실외에서 선글라스를 착용하도록 한다. 중심시력이 저하된 후에는 저시력 보조기구를 이용하여 남아 있는 시력의 효율을 극대화시키도록 노력한다. 그 외에도 범맥락막위축에 대한 유전자치료가 연구되고 있다.[14, 15]

참고문헌

1. McCulloch JC. The pathologic findings in two cases of choroideremia. Trans Am Acad Ophthalmol Otolaryngol 1950;56:565-72.
2. Cameron JD, Fine BS, Shapiro I. Histopathologic observations in choroideremia with emphasis on vascular changes of the uveal tract. Ophthalmology 1987;94:187-96.
3. Roberts MF, Fishman GA, Roberts DK, Heckenlively JR, Weleber RG, Anderson RJ, Grover S. Retrospective, longitudinal, and cross sectional study of visual acuity impairment in choroideraemia. Br J Ophthalmol 2002; 86: 658-62.
4. Sieving PA, Niffenegger JH, Berson EL. Electroretinographic findings in selected pedigrees with choroideremia. Am J Ophthalmol 1986;101:361-7.
5. Preising MN, Wegscheider E, Friedburg C, et al. Fundus autofluorescence in carriers of choroideremia and correlation with electrophysiologic and psychophysical data. Ophthalmology 2009;116:1201-9.
6. MacDonald IM, Sereda C, McTaggart K, et al. Choroideremia gene testing. Expert Rev Mol Diagn 2004;4:478-84.
7. van den Hurk JA, Schwartz M, van Bokhoven H, et al. Molecular basis of choroideremia(CHM): mutations involving

the Rab escort protein-1(REP-1) gene. Hum Mutat 1997;9:110-7.
8. van den Hurk JA, van de Pol DJ, Wissinger B, et al. Novel types of mutation in the choroideremia(CHM) gene: a full-length L1 insertion and an intronic mutation activating a cryptic exon. Hum Genet 2003;113:268-75.
9. McTaggart KE, Tran M, Mah DY, et al. Mutational analysis of patients with the diagnosis of choroideremia. Hum Mutat 2002;20:189-96.
10. MacDonald IM, Mah DY, Ho YK, et al. A practical diagnostic test for choroideremia. Ophthalmology 1998;105: 1637-40.
11. Schwartz M, Rosenberg T. Prenatal diagnosis of choroideremia. Acta Ophthalmol Scand Suppl 1996;219:33-6.
12. Roberts MF, Fishman GA, Roberts DK, et al. Retrospective, longitudinal, and cross sectional study of visual acuity impairment in choroideraemia. Br J Ophthalmol 2002;86:658-62.
13. Lorda-Sanchez IJ, Ibanez AJ, Sanz RJ, et al. Choroideremia, sensorineural deafness, and primary ovarian failure in a woman with a balanced X-4 translocation. Ophthalmic Genet 2000;21:185-9.
14. Jacobson SG, Cideciyan AV, Sumaroka A, et al. Remodeling of the human retina in choroideremia: rab escort protein 1(REP-1) mutations. Invest Ophthalmol Vis Sci 2006;47:4113-20.
15. MacLaren RE, Groppe M, Barnard AR, et al. Retinal gene therapy in patients with choroideremia; initial findings from a phase ½ clinical trial. Lancet 2015;29:1129-37.

CHAPTER 26

뇌회형맥락망막위축

Gyrate Atrophy of Choroid and Retina

뇌회형맥락망막위축은 처음에는 비전형적인 망막색소변성(retinitis pigmentosa)의 한 형태로 생각되었다. 그러나 1895년 커틀러(Cutler CW)와 1896년 푹스(Fuchs E)가 별개의 질환으로 처음 기술하면서 Atrophia gyrata choroideae et retinae로 명명하였다. 근시, 진행성 시야 협착, 야맹증, 백내장, 혈장내 오르니틴(ornithine) 농도의 증가가 동반되는 맥락막과 망막의 유전적 변성으로서 상염색체열성으로 유전되며, 핀란드 환자를 대상으로 한 연구에 의하면 유병률은 5만 명당 1명으로 매우 희귀한 것으로 알려져 있다.[1]

1. 자연경과 및 임상소견

뇌회형맥락망막위축(gyrate atrophy of choroid and retina) 환자들은 어릴 때는 정상 시력을 보이나 대개 10대에 야맹증, 근시, 난시를 보이기 시작한다. 후낭하 백내장과 유리체 혼탁이 동반되는 경우도 있다. 구조적 · 기능적 이상 모두 망막 주변부에서 먼저 시작되며, 나이가 듦에 따라서 시야협착이 서서히 진행한다. 일부 환자에서는 20세에 이미 상당한 시야협착을 보이며, 40세가 되면 대다수 환자가 중심 10도 이하의 시야만 남는다.[1] 20~30세 사이에 시력은 0.1 이하로 대개 감소하며, 40~55세에는 중심시력마저 잃고 60세가 되면 대개 완전히 실명하게 된다.[1,2] 모든 환자가 근시를 보이지만 근시의 정도와 시력, 시야 손상의 정도는 무관하며, 안압은 대개 정상이다.

안저소견은 천천히 진행하는 것이 특징인데, 처음에는 과색소침착 부위로 둘러싸인 경계가 명확한 원형의 맥락망막위축 병변이 망막 중간주변부에 나타난다. 별개의 병변들은 시간이 갈수록 커지며 주변부와 중심부를 향해 양방향으로 퍼지며 서로 합쳐져 가리비 모양의 경계(scalloped border)를 보이게 되며, 결국 황반부를 침범하게 되면 중심시력을 잃게 된다(그림 26.1). 유두주위 맥락망막위축(peripapillary chorioretinal atrophy)도 흔히 동반된다. 병이 진행될수록 색소 응집이나 망막색소상피 및 맥락막모세혈관의 위축이 나타나고, 맥락막이 완전히 위축되면 공막이 드러나 보이게 된다. 망막혈관은 처음에는 정상이나 점점 가늘어지며 시신경 유두도 창백해진다. 시야 이상은 맥락망막위축 부위와 대체로 일치한다. 황반부의 침범 정도와 백내장 정도에 따라 시력은 차이가 날 수 있지만 양안이 대칭적으로 침범된다. 시력 손상의 속도나 정도는 동반된 안과적 이상에 따라 환자마다 다르지만, 혈장내 오르니틴 농도의 상승 정도도 어느 정도 연관이 있는 것으로 생각된다. 뇌회형맥락망막위축 환자에서 spectral domain OCT를 시행한 최근 보고에 따르

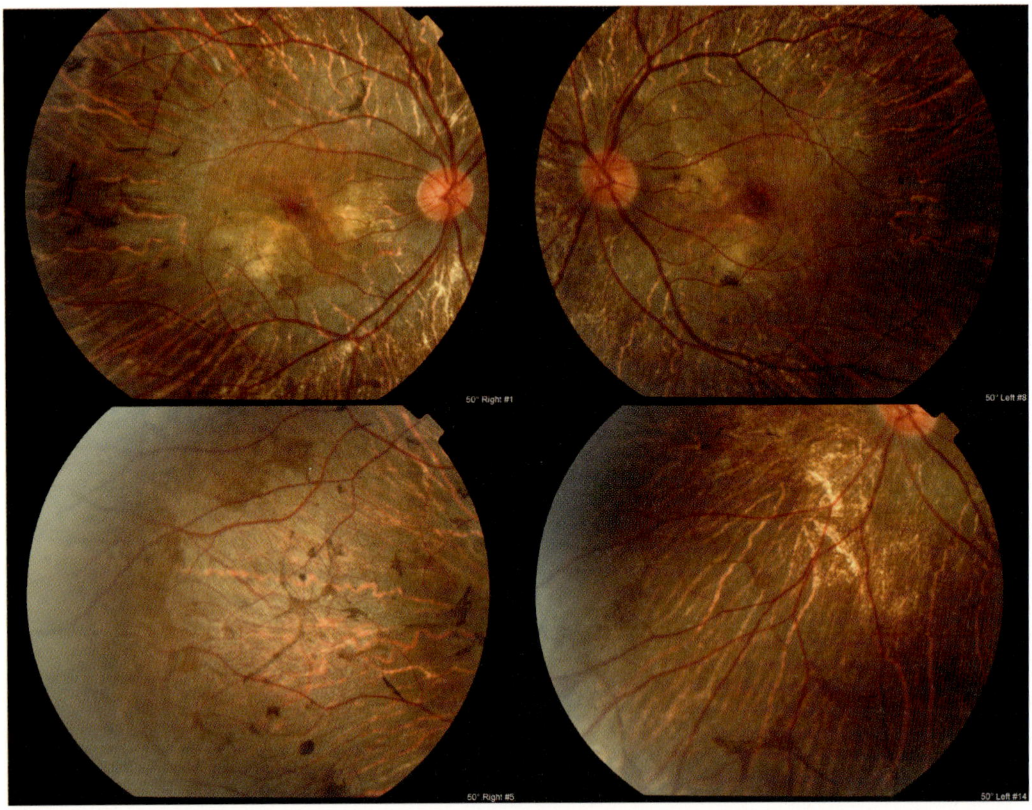

그림 26.1 뇌회형맥락망막위축의 안저소견. 중간주변부 망막에 둥글둥글한 모양의 맥락막위축이 발생하여 앞뒤로 진행하는데, 병변은 시간이 갈수록 커져 앞뒤로 퍼지며 서로 합쳐져 가리비 모양의 경계(scalloped border)를 보이게 된다.

면 7명 중 5명에서 다양한 크기의 저음영 낭포가 주로 내측 망막에서 관찰되었다고 하며,[3] 이렇게 낭포황반부종이 동반된 환자에서 유리체강내 트리암시놀론 주사가 단기적인 부종 감소와 시력 호전에 도움이 될 수 있다.[4] 그 외 황반소견으로 황반원공이나 망막앞막이 동반될 수 있다.[5,6]

형광안저혈관조영에서는 이환된 부위와 정상 부위 경계에 경도의 형광 누출이 관찰되며, 뇌회형 병변 내부는 과형광을 보이는 것이 특징이다. 형광안저혈관조영에서 경계부의 색소 변화가 먼저 발견되는데, 이는 안저검사에서 위축이 관찰되기 전에 이미 망막과 망막색소상피의 기능에 이상이 생김을 시사하는 소견이다. 전기생리학적 검사 결과 초기에는 막대세포, 원뿔세포반응에 경한 이상만 나타나지만 병이 진행될수록 진폭이 감소된다. 초기에는 막대세포반응이 상대적으로 더 저하된 경향을 보이지만, 후기에는 막대세포와 원뿔세포 모두 심각한 반응 저하를 보인다. 일부 환자는 30Hz 점멸반응에서 내재시간(implicit time)이 지연된 소견도 보인다. 이른이 되면 대개 망막전위도 진폭이 거의 10㎶ 이하로 소실되지만, 여과(narrow band filtering)를 통하여 1㎶ 이하의 전위라도 기록하면 환자의 남아 있는 망막 기능을 평가하는 데 도움이 될 수도 있다. 눈전위도도 초기에는 거의 정상이지만, 진행되면 심한 비정상 소견을 보인다.

동반된 전신 질환으로 10명 중 7명의 환자에서 뇌파검사의 이상이 발견되었지만 신경학적 이상소견은 없었다고 보고된 바 있다.[7] 일부 환자는 약간의 지적 능력 저하나 간질을 동반할 수 있으며, 그 외에도 체모가 곧고 가늘며 숱이 적을 수 있고, 골격근 제2형 섬유에 미세한 관상 집합체가 발견되는 근육 생검 결과를 보일 수 있다. 흥미롭게도 뇌회형 맥락망막위축 환자의 근육생검조직은 오르니틴에 대해서 정상인의 근육생검조직에 비해 취약한 경향을 보이는데, 이는 정상인에 비해 뇌회형맥락망막위축 환자의 근육조직이 오르니틴을 잘 대사해내지 못함을 의미한다. 근전위도 검사에서 이상을 보이는 경우가 종종 있으나 실제로 근력 약화를 경험하는 환자는 적은 편이다.

조직병리 소견상 망막색소상피의 변화가 먼저 시작되고 그 이후에 빛수용체나 맥락막 모세혈관의 소실이 나타나는데, 망막색소상피의 손상에 따른 이차적인 변화로 생각된다. 홍채나 간 조직에서는 미토콘드리아가 부풀어 있는 것이 발견되었는데, 이는 체모나 근육의 이상과 마찬가지로 대사이상에서 기인한 것으로 생각된다.[8]

2. 생화학적 이상 및 유전

뇌회형맥락망막위축에서의 대사이상은 1973년, 환자들의 오르니틴 혈장 농도가 대조군에 비해 10배에서 20배까지 높은 것을 발견하며 알려지게 되었다.[9] 소변검사에서도 범람 오르니틴뇨증(overflow ornithinuria)을 보였으며, 앞방 방수나 뇌척수액에서도 오르니틴이 증가되어 있다. 이는 간, 신장, 뇌, 장, 망막 등의 조직에서 미토콘드리아 집합체 내에 주로 존재하는 것으로 알려진 ornithine-delta-aminotransferase(OAT 또는 ornithine ketoacid transferase)의 결핍으로 인한 것으로 밝혀졌는데, 뇌회형맥락망막위축 환자의 1/3에서는 OAT의 활성이 약간 남아 있으나 대다수의 환자는 효소의 활성이 전혀 없다.[10] 뇌회형맥락망막위축 환자와 보인자로부터 얻은 피부 섬유모세포를 배양하여 세포내 OAT를 조사한 결과 환자에서는 OAT가 없거나 양이 줄어 있었으며, 보인자에서는 활성이 감소되어 있는 것을 발견하였는데, 이는 상염색체열성으로 유전되는 질환의 특성에 부합하는 결과이다. 뇌회형맥락망막위축 환자에서는 OAT의 결핍 또는 부족으로 오르니틴과 α-ketoglutarate를 pyrroline-5-carboxylate와 글루타메이트(glutamate)로 변환시키지 못하여 혈장내 오르니틴 농도는 증가하고 혈장내 리신(lysine), 크레아틴(creatine), 글루타민(glutamine), 글루타메이트 농도는 감소한다. OAT는 아미노산 합성과 관계된 생화학적 경로의 많은 효소와 마찬가지로 비타민 B6, 즉 피리독신(pyridoxine)을 보조인자로서 필요로 한다. 그리고 오르니틴의 전구체가 아르기닌(arginine)이므로 아르기닌 제한 식이와 비타민 B6가 뇌회형맥락망막위축 환자의 치료로 시도된다.

뇌회형맥락망막위축의 원인 유전자는 10q26에 위치한 것으로 발견되었으며,[11] 21kb 길이에 11개의 엑손(exon)으로 이루어져 있다. 지금까지 약 60개 이상의 돌연변이가 밝혀졌는데, 대개는 점 돌연변이(point mutation)이며, 9개의 염기쌍 결손도 발견된 바 있다.[12] X 염색체에도 연관된 유전자가 있는 것으로 알려졌으나 OAT의 기능과는 상관없는 위유전자(pseudogene)로 생각된다. OAT의 비타민 B6 결합 부위에 돌연변이가 생기면 비타민 B6에 대한 효소의 친화력이 감소되기 때문에 효소의 활성을 조금이라도 높이기 위해서는 많은 양의 비타민 B6를 필요로 하게 된다. 이러한 이유 때문에 모든 환자가 아니라 V332M, A226V, E318K 등의 돌연변이를 가진 5% 정도의 환자만 비타민 B6 치료에 반응을 보이는 것으로 생각된다. 쥐의 OAT 유전자(murine OAT)를 손상시켜 만든 마우스 모델(mouse model)을 통하여 병리학적 기전에 대한 연구가 이루어졌는데, 망막색소상피층에서 최초의 변화가 나타나고 이후에 광수용체층과 맥락막모세혈관의 소실이 나타나는 것으로 보

아 사람에서도 망막색소상피층이 먼저 침범되면서 이차적으로 망막의 변화가 나타나는 것으로 생각된다.[13]

3. 감별진단

안저검사 시 특징적인 가리비 모양의 경계를 가지는 주변부 맥락망막위축 병변이 관찰되면 뇌회형맥락망막위축의 가능성이 크다고 생각할 수 있으나, 뇌회형 모양의 위축을 보이는 안저가 이 질병 특유의 것은 아니고 범맥락막위축, 망막색소변성, 고도근시 등에서도 볼 수 있다. 특히 진행된 범맥락막위축이 뇌회형맥락망막위축과 혼동될 수 있는데, 범맥락막위축에서도 망막색소상피와 맥락막모세혈관의 위축이 중간주변부에서 시작하여 후극부로 진행하는 특징을 보인다. 범맥락막위축은 X-연관 유전을 하므로 보인자도 대개 안저검사로 찾아낼 수 있는데, 이 질환의 여성 보인자는 망막 주변부 및 후극부에 망막색소상피의 얼룩덜룩한 색소 소실과 거친 과립상의 색소침착(salt-and-pepper appearance)이 관찰되어 이환된 남성의 초기소견과 비슷하지만, 정상 시력과 정상 막대세포반응을 보인다. 가족을 검사하여 유전 양식을 파악하는 것이 감별에 도움이 될 수 있으나, 뇌회형맥락망막위축의 확실한 진단을 위해서는 생화학적 검사로 상승된 혈장내 오르니틴 수치를 확인하는 것이 꼭 필요하다.

4. 치료

오르니틴 혈장 농도를 낮추는 것이 치료의 목표가 되는데, 치료 방법과 상관없이 관련 연구들이 공통적으로 시사하는 바는 망막과 맥락막의 불가역적인 손상을 최소화하기 위하여 뇌회형맥락망막위축의 치료가 가능한 빨리 시작되어야 한다는 점이다.

1) 아르기닌 제한 식이

아르기닌(arginine)이 오르니틴의 전구체이므로 아르기닌 제한 식이가 고오르니틴혈증

(hyperornithinemia)의 일차치료로 행해져 왔다.[1] 아르기닌 제한 식이는 혈장내 오르니틴 수치를 상당히 낮추어 일부 환자에서는 거의 정상 범위로 낮출 수 있으며, 아르기닌 제한 식이로 혈중 오르니틴 수치를 낮추면 병의 진행을 늦추거나 멈출 수 있다고 알려져 있다. 뇌회형맥락망막위축의 마우스 모델에서 아르기닌 제한 식이로 고오르니틴혈증을 교정한 경우 정상적인 광수용체, 망막색소상피, 맥락막 구조와 정상 망막전위도를 유지할 수 있었다고 보고된 바 있다.[13] 아르기닌 제한 식이의 장기적인 결과가 보고된 바 있는데, 아르기닌 제한 식이를 지속한 뇌회형맥락망막위축 환자들과 그렇지 않은 환자들을 비교한 결과 제한 식이에 잘 적응했던 환자들이 14년 후에 유의하게 더 나은 망막전위도 결과를 보였다고 한다.[14] 그리고 뇌회형맥락망막위축을 가진 형제 두 쌍을 16~17년 동안 관찰한 결과 두 쌍 모두 아르기닌 제한 식이를 더 어린 나이에 시작한 동생 쪽이 형과 비교할 때 병의 진행이 더뎠다고 한다.[15] 이 결과들은 아르기닌 제한 식이를 빨리, 철저하게 시행할수록 질환의 진행을 늦추는 데 도움이 됨을 암시한다. 그러나 아르기닌 제한 식이는 먹기가 힘들어 환자의 20% 정도만 잘 적응한다고 하며, 잘 적응하지 못하는 환자들에서는 아르기닌 제한 식이 대신 저단백질 식사(0.8g/kg body weight)로도 어느 정도는 오르니틴 혈장 농도를 낮출 수 있다.[16] 단백질 제한 식이를 처방할 때는 음의 질소 균형이 생기는데, 어린 아이에서는 위험할 수도 있으므로 대사이상 전문가의 면밀한 감독 아래 시행되어야 한다.

2) 비타민 B6

비타민 B6, 즉 피리독신(pyridoxine)은 OAT의 보조인자로서 효소의 남아 있는 활성을 증가시켜 준다고 생각된다. 일부 환자는 비타민 B6 보충에 반응을 보여 오르니틴의 혈장 농도가 떨어지지만 일부는 반응이 없는데, 이 질환의 비균일성(heterogeneity)을 시사하는 소견 중 하나이다.[17] 약 5%의 뇌회형맥락망막위축 환자에서만 비타민 B6 복용으로 혈장 오르니틴 농도가 20~50% 감소하며, 이렇게 비타민 B6에 반응을 보여 혈장내 오르니틴 농도가 감소하는 환자에서는 장기간 복용한 경우 뇌회형맥락망막위축의 진행도 늦추거나 멈출 수 있다고 한다.[18-21] 비록 임상연구에서는 더 많은 용량이 처방되었지만 일반적으로 권장되는 비타민 B6의 용량은 300mg/day이다.[16]

3) 리신

오르니틴, 아르기닌은 리신(lysine)과 신장에서 물질 수송 경로를 공유하기 때문에 혈중에 리신이 고농도로 존재할수록 신장에서 오르니틴과 아르기닌의 재흡수가 저하되어 이들의 신장 배설이 증가된다. 하루 10~15g의 리신을 장기간 복용하면 혈장내 오르니틴 농도를 21~34% 낮출 수 있다고 보고된 바 있다.[22, 23]

4) 프롤린

프롤린(proline) 합성이 저하되어 있는 일부 뇌회형맥락망막위축 환자에서 장기간 복용 시 병의 진행이 멈추거나 느려졌다는 보고가 있으나 프롤린 혈장 농도가 이미 높은 환자에서는 주의해야 한다.[24]

5) 크레아틴

혈장내 오르니틴 수치의 상승은 아르기닌, 글리신, 아미노산 전달효소(arginine, glycine aminotransferase)의 억제를 가져와 체내 크레아틴(creatine) 합성이 저하된다. 크레아틴 공급으로 골격근의 이상은 개선될 수 있지만 오르니틴 수치가 떨어지는 것은 아니어서 안과적으로 시력 손상의 진행을 막지는 못한다.

▌참고문헌▐

1. Takki K, Milton RC. The natural history of gyrate atrophy of the choroid and retina. Ophthalmology 1981; 88:292-301.
2. Kaiser-Kupfer M, Ludwig I, DeMonasterio F, et al. Gyrate atrophy of the choroid and retina: early findings. Ophthalmology 1985;92:394-401.
3. Sergouniotis PI, Davidson AE, Lenassi E, et al. Retinal structure, function, and molecular pathologic features

in gyrate atrophy. Ophthalmology 2012;119:596e605.

4. Vasconcelos-Santos DV, Magalhães EP, Nehemy MB. Macular edema associated with gyrate atrophy managed with intravitreal triamcinolone: a case report. Arq Bras Oftalmol 2007;70:858-61.
5. Feldman RB, Mayo SS, Robertson DM, et al. Epiretinal membranes and cystoid macular edema in gyrate atrophy of the choroid and retina. Retina 1989;9:139-42.
6. Sharma YR, Singh DV, Azad RV, et al. Gyrate atrophy with bilateral full thickness macular hole. Eye 2006;20:745-7.
7. Kaiser-Kupfer MI, Kuwabara T, Askanas V, et al. Systemic manifestations of gyrate atrophy of the choroid and retina. Ophthalmology 1981;88:302-6.
8. Wilson DJ, Weleber RG, Green WR. Ocular clnicopathologic study of gyrate atrophy. Am J Ophthalmol 1991;111:24-33.
9. Simell O, Takki K. Raised plasma ornithine and gyrate atrophy of the choroid and retina. Lancet 1973;1:1031-3.
10. Valle D, Simell O. The hyperornithinemias. In: Scriver C, Beaide AL, Sly WL, et al., eds. The Metabolic Bases of Inherited Disease. New York: McGrawHill;1995.
11. Barrett DJ, Bateman JB, Sparkes RS, et al. Chromosomal localization of human ornithine aminotransferase gene sequences to 10q26 and Xp11.2. Invest Ophthalmol Vis Sci 1987;28:1037-42.
12. McClatchey AI, Kaufman DL, Berson EL, et al. Splicing defect a t the ornithine aminotransferase [OAT] locus in gyrate atrophy. Am J Hum Genet 1990;47:790-74.
13. Wang T, Milam AH, Steel G, et al. A mouse model of gyrate atrophy of the choroid and retina. J Clin Invest 1996;97:2753-62.
14. Kaiser-Kupfer M, Caruso RC, Valle D, et al. Use of an arginine-restricted diet to slow progression of visual loss in patients with gyrate atrophy. Arch Ophthalmol 2004;122:982-4.
15. Kaiser-Kupfer M, Caruso RC, Valle D. Gyrate atrophy of the choroids and retina: further experience with long-term reduction of ornithine levels in children. Arch Ophthalmol 2002;120:146-53.
16. Gaby AR. Nutritional therapies for ocular disorders: Part Three. Altern Med Rev 2008;13:191-204.
17. Weleber RG, Kennaway NG. Clinical trial of vitamin B6 for gyrate atrophy of the choroid and retina. Ophthalmology 1981;88:316-24.
18. Weleber RG, Kennaway NG, Buist NRM. Vitamin B6 in management of gyrate atrophy of choroid and retina. Lancet 1978;2:1213.
19. Weleber RG, Kennaway NG. Clinical trial of vitamin B6 for gyrate atrophy of the choroid and retina. Ophthalmology 1981;88:316-24.
20. Hayasaka S, Saito T, Nakajima H, et al. Gyrate atrophy with hyperornithinaemia: different types of responsiveness to vitamin B6. Br J Ophthalmol 1981;65:478-83.
21. Ohkubo Y, Ueta A, Ito T, et al. Vitamin B6-responsive ornithine aminotrasferase deficiency with a novel mutation G237D. Tohoku J Exp Med 2005;205:335-42.
22. Peltola K, Heinonen OJ, Nanto-Salonen K, et al. Oral lysine feeding in gyrate atrophy with hyperornithinaemia – a pilot study. J Inherit Metab Dis 2000;23:305-7.
23. Elpeleg N, Korman SH. Sustained oral lysine supplementation in ornithine delta-aminotransferase deficiency. J Inherit Metab Dis 2001;24:423-34.
24. Hayasaka S, Saito T, Nakajima H, et al. Clinical trials of vitamin B6 and proline supplementation for gyrate atrophy of the choroid and retina. Br J Ophthalmol 1985;69:588-92.

CHAPTER 27

중심원형맥락막이상증
Central Areolar Choroidal Dystrophy

중심원형맥락막이상증은 드문 유전성 질환으로, 보통 10대 후반에서 30대 초반에 중심시력의 감소를 보이기 시작하여 진행성 시력 감소를 보인다. 황반에 원형 또는 난원형의 망막색소상피와 맥락막의 위축을 보이며, 더불어 시세포의 손상도 동반된다. 질병의 후기에는 위축 부위가 인접한 망막 부위에 비해 뚜렷한 경계를 보인다.

1. 유전

분(Boon CJ) 등은 103명의 네덜란드 환자 중 80%에서 가족력을 보고하였다.[1] 대부분은 상염색체우성으로 유전되며, 6번 염색체상의 *Peripherin/RDS*(*PRPH2*) 유전자의 돌연변이가 가장 흔한 원인이다.[2, 3] *Peripherin/RDS*는 원뿔세포와 막대세포 외절에 존재하는 당단백질로 외절의 형태 유지에 중요한 기능을 할 것으로 여겨진다. 현재까지 *Peripherin/RDS* 유전자에 대하여 p.Arg142Trp, p.Arg172Trp, p.Arg172Gln, p.Arg195Leu, p.Leu307fsX83 등의 5개 돌연변이가 보고되어 있으며, p.Leu307fsX83 돌연변이는 비정형적으로 가벼운 형태의 중심원형맥락막이상증을 보인다.[4-10] 돌연변이 유전자에 따라 위축의 범위, 발병 연령과 진행 속도가 다를 수 있으며, 같은 돌연변이 유전자에서도 정상부터 심한 위축까지 다양한 발현 양상을 보인다.[1, 4, 7, 9, 11-14] 휴스(Hughes AE) 등은 상염색체우성유전 가계에서 새로이 guanylate cyclase 2D(*GUCY2D*) 유전자의 돌연변이를 보고하였다.[15] Guanylate cyclase 2D는 주로 시세포에서 발현되며, cGMP 합성에 관여한다. 그 외 상염색체열성유

전과 산발적 발생 또한 보고되어 있으나 빈도가 적은 편이다.[16]

2. 발병기전

중심원형맥락막이상증의 주 병변 부위는 맥락막혈관으로 추측했으나 일차 병변이 망막색소상피에 있고, 이차적으로 맥락막혈관이 영향을 받는다는 가설도 제안되어 있다.[17] 분(Boon CJ) 등은 유전자 이상이 시세포의 기능 및 망막색소상피와 시세포 외절 간의 상호작용에 이상을 초래하고, 이는 망막색소상피에 독성 물질 축적을 유발해 망막색소상피와 시세포의 소멸을 초래하여 결국 망막색소상피와 맥락막모세혈관층의 위축을 초래한다는 가설을 제시하기도 하였다.[1]

3. 임상 특징

환자는 단안 또는 양안의 점진적인 시력 감소를 호소하며, 망막중심오목이 보존되는 경우 시력은 좋을 수도 있다. 일단 망막중심오목이 침범되기 시작하면 급격한 시력 감소를 보인다.

안저검사에서 황반에 원형 또는 난원형 위축 영역을 보인다. 맥락막위축 정도에 따라 모세혈관만 침범된 경우(central choriocapillaris dystrophy)와 전층 맥락막이 침범된 경우(central total choroidal vascular dystrophy)로 구분하기도 하나 질병 발현 정도의 차이인지 실제로 질환이 다른지는 명확치 않다.[17] 맥락막 전층이 위축된 경우 실제로 중간이나 큰 맥락막혈관이 괜찮은지는 임상적으로 알기 어렵다. 그렇지만 완전히 맥락막이 위축된 경우는 드물며, 어느 정도의 맥락막혈관은 대개 남아 있다. 그리고 맥락막모세혈관위축과 맥락막 전층위축 사이의 중간에 해당하는 증례들도 관찰된다. 산발성인 경우 뱀 모양의 지도상 배열로 맥락막 대부분이 위축된 모습을 보이기도 한다. 대개 맥락막모세혈관층에 부종은 관찰되지 않으나 전층위축의 경우는 부종이 관찰되기도 한다. 일부 연구자는 이를 염증에 의한 것으로 생각하기도 했으나 대개의 경우 염증소견은 관찰되지 않는다. 초기에 부종-삼출성 반응을 보일 수 있다는 보고도 있어 Sorsby 거짓염증성이상증(Sorsby pseudoinflammatory dystrophy)이나 전층맥락막혈관위축(total choroidal vascular dystrophy)

과 감별이 어려울 수 있다.

분(Boon CJ) 등은 환자들의 증상이 12~63세 사이에 시작되었다고 보고하였으며, 약 1/4의 환자에서는 양안에서 병의 진행 정도가 다르다고 하였다.[1] 비전형적인 중심원형맥락막이상증으로 망막중심오목 주위 색소 변화를 보이며, 무늬이상증(pattern dystrophy)을 닮은 경우도 보고되어 있다.[17]

4. 검사소견

황반의 초기 변화는 망막색소상피층의 색소침착과 소실에 따른 얼룩 형성을 특징으로 한다. 진행하면 황반 전체가 병변에 포함되기도 하며, 망막중심오목은 보존될 수도 있다. 이후 맥락막모세혈관의 위축이 시작되며, 망막중심오목이 영향을 받기 시작하면 수년 내에 시력이 안전수지까지 저하될 수 있다.

5. 형광안저혈관조영

초기에는 망막색소상피위축에 따른 과형광 소견을 보인다. 질병이 진행함에 따라 맥락막모세혈관이 위축되어 미만성의 배경 형광이 소실되며, 중간 또는 큰 맥락막혈관이 보다 잘 조영된다. 거의 전층이 침범된 형태의 경우에도 검안경 검사로 볼 수 있는 맥락막혈관보다 더 많은 맥락막혈관을 형광안저혈관조영에서 관찰할 수 있다. 병변의 경계에서는 비병변 부위 맥락막모세혈관에서 유출된 색소에 의하여 과형광을 보이기도 한다.

6. 자가형광안저촬영

초기에는 색소침착 저하 부위로 증가된 자가형광 소견이 보이나 병변이 진행하면서 자가형광의 소실소견을 보인다.

7. 시기능

시력은 대개의 경우 0.1 이하로 저하되며, 망막중심오목이 보존된 경우는 정상 시력을 보일 수 있다. 주변부 시야는 정상이지만 중심 또는 중심주변부에 암점이 관찰된다. 색각은 다른 황반 질환에서와 같이 보통 중등도로 저하되어 있다. 암순응은 보통 정상이나 일부 환자들에서는 경미한 이상을 보이기도 한다. 망막전위도는 많은 환자에서 정상소견을 보이나 일부 환자에서는 정상 이하로 저하되기도 한다.[18, 19] 다국소망막전위도에서는 위축이 진행할수록 주로 중심와부근반응의 감소를 보이며, 더 진행한 경우에는 중심 부위의 반응 또한 감소한다.[20] 안전위도는 망막전위도와 마찬가지로 보통 정상이나 정상 이하로 저하되어 있는 경우도 있다.

8. 병리-조직학적 소견

과거에는 맥락막 경화(choroidal sclerosis)라는 잘못된 용어가 사용된 적이 있으나, 조직학적으로는 신경상피세포, 망막색소상피 및 맥락막 일부의 위축은 관찰되지만 맥락막혈관의 경화소견이 보이지는 않는다. 애쉬톤(Ashton N)과 클리엔(Klien BA)은 중심원형맥락막이상증에 대한 병리 조직학적 연구에서, 섬유화되고 위축된 경계가 뚜렷한 무혈관성 영역이 황반하로부터 시신경 유두에 이르는 맥락막에 나타난다고 보고하였다.[21, 22] 맥락막혈관의 동맥경화성 변화는 보이지 않았으며, 망막색소상피층을 포함하는 망막외층에서 교세포조직은 관찰되지 않았고, 브루크막은 거의 변화를 보이지 않았다고 보고하였다. 바벨(Babel J)은 64세 환자에서 위축 부위 주위로 많은 수의 드루젠을 발견하였고, 드루젠에 의한 브루크막의 변화를 보고하였다.[23]

9. 감별진단

나이관련황반변성, 스타가르트 병, 추체이상증 등에서 중심성원형맥락막이상증과 같은 모양을 보일 수 있다. 중심원형맥락막이상증이 산발적으로 발생하는 경우 퇴행성 변화 또는 염증성 질환과의 구분이 어려울 수 있다.

▌참고문헌▐

1. Boon CJ, Klevering BJ, Cremers FP, et al. Central areolar choroidal dystrophy. Ophthalmology 2009;116:771-82, 82 e1.
2. Gamundi MJ, Hernan I, Muntanyola M, et al. High prevalence of mutations in peripherin/RDS in autosomal dominant macular dystrophies in a Spanish population. Molecular vision 2007;13:1031-7.
3. Payne AM, Downes SM, Bessant DA, et al. Founder effect, seen in the British population, of the 172 peripherin/RDS mutation-and further refinement of genetic positioning of the peripherin/RDS gene. Am J Hum Genet 1998;62:192-5.
4. Downes SM, Fitzke FW, Holder GE, et al. Clinical features of codon 172 RDS macular dystrophy: similar phenotype in 12 families. Arch Ophthalmol 1999;117:1373-83.
5. Nakazawa M, Wada Y, Tamai M. Macular dystrophy associated with monogenic Arg172Trp mutation of the peripherin/RDS gene in a Japanese family. Retina 1995;15:518-23.
6. Hoyng CB, Heutink P, Testers L, et al. Autosomal dominant central areolar choroidal dystrophy caused by a mutation in codon 142 in the peripherin/RDS gene. Am J Ophthalmol 1996;121:623-9.
7. Piguet B, Heon E, Munier FL, et al. Full characterization of the maculopathy associated with an Arg-172-Trp mutation in the RDS/peripherin gene. Ophthalmic Genet 1996;17:175-86.
8. Wroblewski JJ, Wells JA, 3rd, Eckstein A, et al. Macular dystrophy associated with mutations at codon 172 in the human retinal degeneration slow gene. Ophthalmology 1994;101:12-22.
9. Yanagihashi S, Nakazawa M, Kurotaki J, et al. Autosomal dominant central areolar choroidal dystrophy and a novel Arg195Leu mutation in the peripherin/RDS gene. Arch Ophthalmol 2003;121:1458-61.
10. Keilhauer CN, Meigen T, Stohr H, Weber BH. Late-onset central areolar choroidal dystrophy caused by a heterozygous frame-shift mutation affecting codon 307 of the peripherin/RDS gene. Ophthalmic Genet 2006;27:139-44.
11. Keilhauer CN, Meigen T, Weber BH. Clinical findings in a multigeneration family with autosomal dominant central areolar choroidal dystrophy associated with an Arg195Leu mutation in the peripherin/RDS gene. Arch Ophthalmol 2006;124:1020-7.
12. Apfelstedt-Sylla E, Theischen M, Ruther K, et al. Extensive intrafamilial and interfamilial phenotypic variation among patients with autosomal dominant retinal dystrophy and mutations in the human RDS/peripherin gene. Br J Ophthalmol 1995;79:28-34.
13. Boon CJ, van Schooneveld MJ, den Hollander AI, et al. Mutations in the peripherin/RDS gene are an important cause of multifocal pattern dystrophy simulating STGD1/fundus flavimaculatus. Br J Ophthalmol 2007;91:1504-11.
14. Weleber RG, Carr RE, Murphey WH, et al. Phenotypic variation including retinitis pigmentosa, pattern dystrophy, and fundus flavimaculatus in a single family with a deletion of codon 153 or 154 of the peripherin/RDS gene. Arch Ophthalmol 1993;111:1531-42.
15. Hughes AE, Meng W, Lotery AJ, Bradley DT. A novel GUCY2D mutation, V933A, causes central areolar choroidal dystrophy. Invest Ophthalmol Vis Sci 2012;53:4748-53.
16. Sorsby A, Crick RP. Central areolar choroidal sclerosis. Br J Ophthalmol 1953;37:129-39.
17. Deutman AF, Hoyng CB, Lith-Verhoeven JJCv. Macular dystrophies. In: Ryan SJ, ed. Retina, 4 ed. St. Louis: Mosby, 2006;v.2.
18. Adachi-Usami E, Murayama K, Yamamoto Y. Electroretinograms and pattern visually evoked cortical potentials in central areolar choroidal dystrophy. Doc Ophthalmol 1990;75:33-40.
19. Ponjavic V, Andreasson S, Ehinger B. Full-field electroretinograms in patients with central areolar choroidal

dystrophy. Acta Ophthalmol(Copenh) 1994;72:537-44.

20. Hartley KL, Blodi BA, VerHoeve JN. Use of the multifocal electroretinogram in the evaluation of a patient with central areolar choroidal dystrophy. Am J Ophthalmol 2002;133:852-4.
21. Ashton N. Central areolar choroidal sclerosis; a histo-pathological study. Br J Ophthalmol 1953;37:140-7.
22. Klien BA. Some aspects of classification and differential diagnosis of senile macular degeneration. Am J Ophthalmol 1964;58:927-39.
23. J. B. Le role de la choriocapillaire dans lens affections degeneratives du pole posterieur. Bull Mem Soc Fr Ophtalmol 1958;71:389.

CHAPTER 28

비에띠결정망막병증
Bietti Crystalline Retinopathy

비에띠결정이상증(Bietti crystalline dystrophy, BCD)은 1937년 비에띠(Bietti GB)에 의하여 처음 기술된 진행성 망막변성질환으로서[1] 다수의 망막 및 각막 윤부의 결정체(crystalline deposits), 망막색소상피의 진행성 위축, 맥락막모세혈관의 소실 등을 특징으로 한다. 웰쉬(Welch RB)는 이 질환을 결정망막병증(crystalline retinopathy)이라 명명하였고,[2] 그리자드(Grizzard WS) 등은 뚜렷한 각막병변 없이 망막의 결정체 침착을 보인 환자에 대하여 기술하였다.[3] 오늘날에는 각막침착물의 유무와 관계없이 망막의 결정체 침착을 특징으로 하는 특발성 질환을 비에띠결정이상증이라고 부른다. 결정이상증은 전 세계 대부분의 지역에서 보고되었지만, 서양에서는 상대적으로 드문 질환으로 동아시아, 특히 중국과 일본에서 더 흔하게 발병하는 것으로 알려져 있다.[4,5] 비증후군성 망막색소병증(non-syndromic retinitis pigmentosa)으로 진단받았던 환자의 약 3%가 비에띠결정이상증에 해당되었다는 보고가 있다.[6] 각막침착물이 동반된 색소상피변성과 동반되지 않은 색소상피변성이 서로 같은 질환인지는 밝혀진 바 없다.

1. 유전 및 발병기전

비에띠결정이상증은 일반적으로 상염색체열성의 유전적 성향을 보이는 것으로 알려져 있으나 상염색체우성유전[7,8] 및 X-연관 유전 양식의 가족 보고도 있었다.[9] 비에띠결정이상증의 병태생리학에 대해서는 아직 완전히 밝혀져 있지 않지만, 염색체 4q35에 위치한 사이토크롬 p450 단백질군(cytochrome p450 protein family)을 코딩하는 *CYP4V2* 유전자의 돌연변이에 의하여 발생한다고 알려졌으며, 현재까지 57개 이상의 돌연변이가 밝혀졌다.[5, 10-13] 기존 보고에 따르면 돌연변이와 질병의 중등도 사이의 연관관계는 일치하지는 않는다.[10] *CYP4V2* 유전자는 19kb에 달하는 11엑손(exon)을 포함한다. 다양한 조직에서 발현되지만 망막에서 가장 풍부한 것으로 알려져 있으며,[5] 현재까지 일본인과 중국인에서 *CYP4V2* 유전자의 다양한 돌연변이가 보고되고 있다.[5, 11, 13, 14] 사이토크롬 p450 중 일부는 지방대사에 관여하는 것으로 알려져 있기에 *CYP4V2*에 의하여 발현된 단백질이 지방산과 같은 지방의 대사 및 스테로이드 대사에 관여할 것으로 여겨지고 있다.[5] 실제로 비에띠결정이상증 환자에서 지방산 전구체로부터 n-3 다불포화지방산으로의 전환이 정상인에서 보다 저하되어 있음이 밝혀져 있다.[15] 이러한 지방산 대사의 결함 결과로 비에띠결정이상증에 관계된 비정상적인 지방 대사가 유도되고, 이는 망막색소상피에서의 세포내 결정 침착을 유발하여 결국 망막색소상피의 변성과 이차적인 광수용체의 변성을 유발하게 된다.[16]

2. 임상양상

비에띠결정이상증은 진행성이며 대부분의 환자들은 10~30대에서 시력 감소, 야맹증, 중심부근 암점의 증상을 나타낸다.[16] 병은 서서히 진행하지만 이후 주변시야 상실, 심한 시력 감소가 나타나며, 40~50대에 실명하게 된다. 원뿔 및 막대세포 모두를 침범하므로 비교적 이른 단계에서도 중심시력 감소가 발생할 수 있으며, 전형적인 망막색소상피병증에 비해 시력예후가 비슷하거나 더 불량할 수 있다.[17] 한 가계에서 발생하는 경우에 비슷한 경과를 보이는데 국내에서 보고된 자매 환자에서도 서로 비슷한 임상경과를 보였다.[18]

비에띠결정이상증 환자의 안저는 특징적으로 후극부와 중간주변부(mid-periphery)에 산재한 많은 반짝이는 망막내 결정체(intraretinal crystalline deposits)와 함께 망막색소상피와 맥락막모세혈관의 진행성 위축을 보인다(그림 28.1 A, B). 표층과 심층 모두에서 안저의 결정체들을 관찰할 수 있으며, 이는 시간이 지남에 따라 점차 개수나 크기가 줄어들며[19] 병의 말기에서는 결정체가 사라진 부위가 맥락망막위축으로 대체되면서 망막이 갈색을 띤다. 또한 주변부 망막에서는 망막색소상피의 응집으로 뼛조각 모양의 양상을 띠기도 하고 점차 모여 큰 원형의 점들을 이루기도 한다. 말기에는 시신경의 위축으로 시신경 유두가 창백해질 수 있다. 한편 콜레스테롤 에스테르(cholesterol ester)와 유사한 결정체의 리

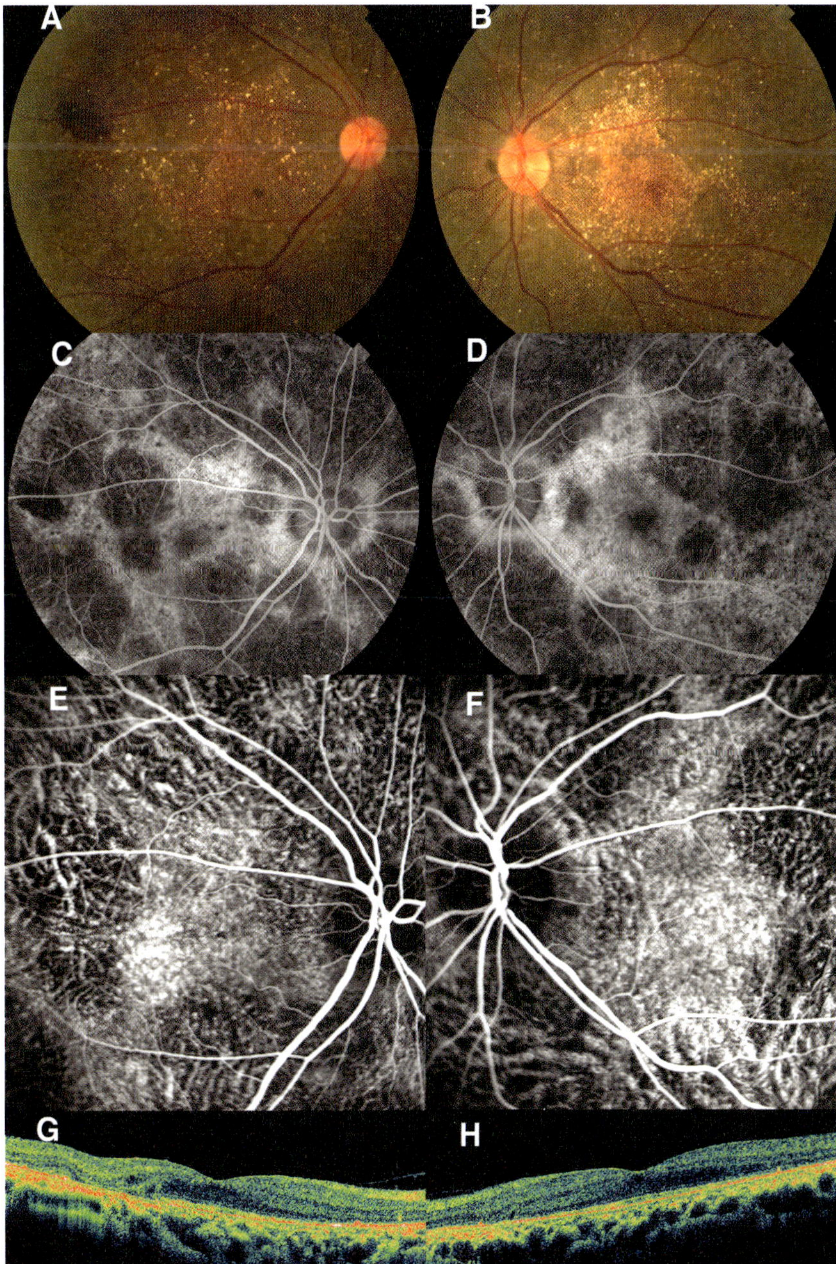

그림 28.1 1년 전부터 발생한 양안 시력 저하와 야맹증을 주소로 내원한 48세 여자 환자로 내원 시 시력은 우안 0.8, 좌안 0.9였다. 안저검사에서 망막표층과 심층에 산재한 결정체, 망막색소상피와 맥락막모세혈관의 위축, 망막의 색소성 변화가 관찰되었다(A, B). 형광혈관조영에서 맥락막모세혈관의 충만장애와 망막색소상피의 결손으로 인한 창문비침 소견이 관찰되고(C, D) 인도시아닌그린 형광혈관조영에서 맥락막모세혈관의 조각 모양의 위축(patchy atrophy)으로 인한 충만장애와 망막색소상피의 결손으로 인한 창문비침 소견을 보였다(E, F). 빛간섭단층촬영에서는 고반사도(hyperreflective)를 보이는 망막내 결정체가 망막의 여러 층에서 관찰되었다(G, H).

소좀 봉입체(crystalloid lysosomal inclusions)가 림프구, 피부, 결막, 각막, 맥락막 섬유모세포(fibroblast)에서도 관찰될 수 있다.[1, 3, 16, 20, 21] 드물게 중심오목하 또는 시신경 유두 주위의 맥락막신생혈관이 보고된 바 있으며, 라니비주맙(ranibizumab) 등 항혈관내피세포성장인자항체의 유리체강내 주사에 반응이 좋은 것으로 알려져 있다.[22-24] 낭포성 황반부종이 드물게 발생할 수 있으며,[25-27] 아세타졸아마이드를 경구 복용하여 호전을 보였다는 보고가 있다.[27]

3. 검사소견

1) 형광안저혈관조영

형광안저혈관조영에서 안저에 관찰되는 병변보다 더 넓은 부위의 망막색소상피 및 맥락막모세혈관의 위축소견이 관찰될 수 있다. 형광안저혈관조영의 초기부터 뚜렷한 맥락막모세혈관의 충만장애(filling defect)와 망막색소상피의 결손으로 인한 창문비침(window defect) 소견이 보인다(그림 28.1 C, D). 결정체는 염색되지 않으나, 형광을 차단하는 경우가 있다.[28] 인도사이아닌그린 혈관조영에서도 맥락막모세혈관의 조각 모양의 위축(patchy atrophy)으로 인한 충만장애와 망막색소상피의 결손으로 인한 창문비침을 볼 수 있다(그림 28.1 E, F).

2) 자가형광안저촬영

질병의 초기에는 자가형광안저촬영에서 정상 또는 후극부에 국한된 자가형광의 증가 또는 감소소견을 보이나 진행됨에 따라 자가형광의 강도가 감소하며 그 범위가 넓어지는데, 망막의 결정체는 저형광을 보이는 부위 사이에서만 주로 관찰된다.[17] 후기에는 망막색소상피의 위축으로 인하여 자가형광이 소실된다. 이러한 자가형광의 변화는 안저 및 형광안저혈관조영상의 위축 부위와 일치하며,[29] 점차 명확하게 구분되는 경계 부위는 빛간섭단층촬영에서 바깥 망막층의 급격한 소실 부위에 부합된다.[30]

3) 빛간섭단층촬영

빛간섭단층촬영에서 고반사(hyperreflective) 반점들이 다양한 크기로 망막 전층에 걸쳐 나타나지만 주로 망막색소상피 인접한 부위에서 관찰된다(그림 28.1 G, H). 고해상도 빛간섭단층촬영에서 주로 바깥 망막층에 중심부는 저반사를 보이며 고반사 경계를 갖는 관상구조(outer retinal tubulation)가 관찰되는데, 이 소견은 망막색소변성이나 원뿔세포이상증과 같은 다른 망막변성질환에서보다 유의하게 높은 빈도로 관찰된다.[17, 31, 32] 브루크막 바로 위에도 고해상도의 판형구조가 관찰되기도 한다.[32] 빛간섭단층촬영의 중심와 두께와 시력과는 유의한 상관관계가 있으며, 망막 두께가 얇을수록 시력 감소의 정도는 심하다고 보고된 바 있다.[33] 또한 EDI(enhanced depth imaging) 모드를 이용하여 맥락막을 관찰할 때 질병이 진행됨에 따라 심한 맥락막 경화와 함께 현저한 두께 감소를 보인다.[29]

4) 전기생리학적 검사

비에띠결정이상증에서 전기생리학적 검사는 다양한 결과를 보여 준다. 일반적으로 망막전위도 검사에서 병이 비교적 경하게 이환된 경우는 정상소견을 보이고, 중등도로 이환된 경우 파의 진폭이 중등도로 감소된 소견을 보이며(그림 28.2), 심하게 이환된 환자에서는 파의 진폭이 심하게 감소되어 파형을 감지할 수 없다.[34, 35] 이러한 결과들은 이 질환에서 망막전위도 검사의 반응도가 망막의 이환 정도를 반영한다는 것을 암시하며, 이러한 이상소견은 시력 감소와 시야협착에 몇 년 앞서 나타난다고 알려져 있다.

다국소망막전위도 검사는 후극부 망막의 기능을 지형학적으로 나타내는 검사로서 망막전위도 검사가 정상소견을 보일 때도 국소적인 망막의 기능장애를 조기 탐지할 수 있다고 보고되었으며, 비에띠결정이상증 환자에서 자가형광안저촬영상 심한 위축을 보이는 부위에 저명한 중심부 파형(central peak)의 감소가 관찰되었다.[36]

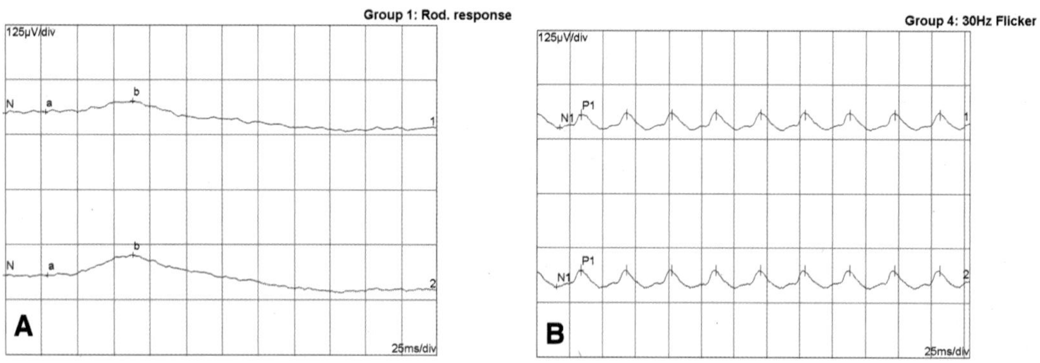

그림 28.2 그림 28.1 환자의 망막전위도 소견. 막대세포 반응(A) 및 원뿔세포 반응(30Hz flicker, B) 모두 진폭이 크게 감소되어 있다.

4. 감별진단

비에띠결정이상증과 같은 망막내 결정을 보이는 결정망막병증은 약물이나 대사이상에 의해서도 발생할 수 있다. 카로티노이드의 일종인 칸타잔틴(canthaxanthin)은 식품이나 약품의 첨가 색소로서 과용량 사용 시 양안 황반부에 대칭적인 고리 모양으로 결정체가 생긴다. 유방암 치료에 사용되는 항에스트로겐 약제인 타목시펜(tamoxifen)은 장기간 사용하면 다수의 백색 결정체가 황반 부근에 생기며, 점 모양의 망막 색소 변화나 낭포황반부종이 동반될 수 있다.[37] 약제의 효과를 높이기 위한 충전제로 사용되는 활석(talc)은 폐모세혈관에 걸려서 전신적으로 흡수되는 경우에 후극부의 결정체가 생길 수 있으며, 드물게 황반허혈이나 맥락막 경색, 망막의 이물 육아종 등을 유발할 수도 있다. 흡입마취제인 메톡시플루란(methoxyflurane)을 장시간 사용하는 경우에도 망막에 황백색 결정체가 산재되어 나타날 수 있다.[38] 망막내 결정이 나타날 수 있는 대사이상으로는 일차성 고옥살산뇨(primary hyperoxaluria), 시스틴증(cystinosis) 등이 있다.

후천성중심오목부근실핏줄확장증(bilateral acquired parafoveal telangiectasis), 쇼그렌-라르손 증후군(Sjögren-Larsson Syndrome), 뇌회형맥락망막위축(gyrate atrophy), 만성망막박리(chronic retinal detachment) 등의 질환에서도 비에띠결정이상증과 같은 안저소견을 보일 수 있다.[39]

참고문헌

1. Bietti GB. Ueber familiares Vorkommen von "Retinitis punctata albescens"(verbunden mit "Dystrophia marginaliscristallinea cornea"): Glitzern des Glasköpers und anderen degenerativen Augenveränderungen. Klin Monatsbl Augenheilkd 1937;99:737-56.
2. Welch RB. Bietti's tapetoretinal degeneration with marginal corneal dystrophy crystalline retinopathy. Trans Am Ophthalmol Soc 1977;75:164-79.
3. Grizzard WS, Deutman AF, Nijhuis F, et al. Crystalline retinopathy. Am J Ophthalmol 1978;86:81-8.
4. Hu DN. Prevalence and mode of inheritance of major genetic eye diseases in China. J Med Genet 1987;24:584-8.
5. Li A, Jiao X, Munier FL, et al. Bietti Crystalline corneoretinal dystrophy is caused by mutations in the novel gene CYP4V2. Am J Hum Genet 2004;74:817-26.
6. Mataftsi A, Zografos L, Millá E, et al. Bietti's crystalline corneoretinal dystrophy: a cross-sectional study. Retina 2004;24:416-26.
7. Richards BW, Brodstein DE, Nussbaum JJ, et al. Autosomal dominant crystalline dystrophy. Ophthalmology 1991;98:658-65.
8. Miyauchi O, Murayama K, Adachi-Usami E. A family with crystalline retinopathy demonstrating an autosomal dominant inheritance pattern. Retina 1999;19:573-4.
9. Chan W, Pang C, Leung AS, et al. Bietti crystalline retinopathy affecting all 3 male siblings in a family. Arch Ophthalmol 2000;118:129-31.
10. Astuti GDN, Sun V, Bauwens M, et al. Novel insights into the molecular pathogenesis of CYP4V2-associated Bietti's retinal dystrophy. Mol Genet Genomic Med 2015;3:14-29.
11. Wada Y, Itabashi T, Sato H, et al. Screening for mutations in CYP4V2 Gene in Japanese patients with Bietti's crystalline corneoretinal dystrophy. Am J Ophthalmol 2005;139:894-9.
12. Lee KYC, Koh AHC, Aung T, et al. Characterization of Bietti crystalline dystrophy patients with CYP4V2 mutations. Investig Opthalmology Vis Sci 2005;46:3812-6.
13. Shan M, Dong B, Zhao X, et al. Novel mutations in the CYP4V2 gene associated with Bietti crystalline corneoretinal dystrophy. Mol Vis 2005;11:738-43.
14. Yin H, Jin C, Fang X, et al. Molecular analysis and phenotypic study in 14 Chinese families with Bietti crystalline dystrophy. PLoS ONE 2014;9:e94960.
15. Lee J, Jiao X, Hejtmancik JF, et al. The Metabolism of Fatty acids in human Bietti crystalline dystrophy. Invest Ophthalmol Vis Sci 2001;42:1707-14.
16. Kaiser-Kupfer MI, Chan CC, Markello TC, et al. Clinical biochemical and pathologic correlations in Bietti's crystalline dystrophy. Am J Ophthalmol 1994;118:569-82.
17. Kojima H, Otani A, Ogino K, et al. Outer retinal circular structures in patients with Bietti crystalline retinopathy. Br J Ophthalmol 2012;96:390-3.
18. Ha SM, Yu HG. Two female siblings with Bietti crystalline retinopathy without corneal dystrophy. J Korean Ophthalmol Soc 2009;50:1120-7.
19. Bernauer W, Daicker B. Bietti's corneal-retinal dystrophy. A 16-year progression. Retina 1992;12:18-20.
20. Bagolini B, Ioli-Spada G. Bietti's tapetoretinal degeneration with marginal corneal dystrophy. Am J Ophthalmol 1968;65:53-60.
21. Mansour AM, Uwaydat SH, Chan CC. Long-term follow-up in Bietti crystalline dystrophy. Eur J Ophthalmol 2007;17:680-2.
22. Nachiappan K, Krishnan T, Madhavan J. Ranibizumab for choroidal neovascular membrane in a rare case of

Bietti's crystalline dystrophy: A case report. Indian J Ophthalmol 2012;60:207.

23. Le Tien V, Atmani K, Querques G, et al. Ranibizumab for subfoveal choroidal neovascularization in Bietti crystalline retinopathy. Eye 2010;24:1728-9.
24. Gupta B, Parvizi S, Mohamed MD. Bietti crystalline dystrophy and choroidal neovascularisation. Int Ophthalmol 2010;31:59-61.
25. Saatci AO, Doruk HC, Yaman A, et al. Cystoid macular edema in Bietti's crystalline retinopathy, cystoid macular edema in Bietti's crystalline retinopathy. Case Rep Ophthalmol Med 2014;e964892.
26. Parravano M, Sciamanna M, Giorno P, et al. Bietti crystalline dystrophy: a morpho-functional evaluation. Doc Ophthalmol 2011;124:73-7.
27. Broadhead GK, Chang AA. Acetazolamide for cystoid macular oedema in bietti crystalline retinal dystrophy. Korean J Ophthalmol 2014;28:189-91.
28. Yoshida A, Nara Y, Takahashi M. Crystalline retinopathy: evaluation of blood-retinal barrier by vitreous fluorophotometry. Jpn J Ophthalmol 1985;29:290-300.
29. Li Q, Li Y, Zhang X, et al. Utilization of fundus autofluorescence, spectral domain optical coherence tomography, and enhanced depth imaging in the characterization of bietti crystalline dystrophy in different stages. Retina 2015;35:2074-84.
30. Halford S, Liew G, Mackay DS, et al. Detailed phenotypic and genotypic characterization of Bietti crystalline dystrophy. Ophthalmology 2014;121:1174-84.
31. Zweifel SA, Engelbert M, Laud K, et al. Outer retinal tubulation: a novel optical coherence tomography finding. Arch Ophthalmol 2009;127:1596-602.
32. Saatci AO, Doruk HC, Yaman A, et al. Spectral domain optical coherence tomographic findings of Bietti crystalline dystrophy. J Ophthalmol 2014;e739271.
33. Lai TYY, Ng TK, Tam POS, et al. Genotype-phenotype analysis of Bietti's crystalline dystrophy in patients with CYP4V2 mutations. Investig Opthalmology Vis Sci 2007;48:5212-20.
34. Chen H, Zhang M, Huang S, Wu D. Functional and clinical findings in 3 female siblings with crystalline retinopathy. Doc Ophthalmol 2007;116:237-43.
35. Usui T, Tanimoto N, Takagi M, et al. Rod and cone a-waves in three cases of Bietti crystalline chorioretinal dystrophy. Am J Ophthalmol 2001;132:395-402.
36. Rossi S, Testa F, Li A, et al. Clinical and genetic features in Italian Bietti crystalline dystrophy patients. Br J Ophthalmol 2013;97:174-9.
37. Rahimy E, Sarraf D. BEvacizumab therapy for tamoxifen-induced crystalline retinopathy and severe cystoid macular edema. Arch Ophthalmol 2012;130:931-2.
38. Bullock JD, Albert DM. Flecked retina: Appearance secondary to oxalate crystals from methoxyflurane anesthesia. Arch Ophthalmol 1975;93:26-31.
39. Nadim F, Walid H, Adib J. The differential diagnosis of crystals in the retina. Int Ophthalmol 2001;24:113-21.

CHAPTER 29

스티클러 증후군

Stickler Syndrome

스티클러 증후군은 1965년 스티클러에 의하여 Hereditary progressive arthroophthalmopathy로 처음 보고되었다.[1] 이 증후군은 콜라겐(collagen)의 이상으로 발생하는 유전성 결체조직 질환으로 선천성 거대안구(congenital megalophthalmos), 망막박리, 난청, 구개열, Pierre-Robin sequence, 관절 유동성 증가, 관절염 등이 동반될 수 있다.[2]

1. 분류와 병인

스티클러 증후군은 콜라겐 유전자의 변이에 의하여 발생한다. 인체에서 콜라겐은 가장 많은 단백질 종류로서 삼중나선 구조의 섬유소에 당단백질이 결합된 형태를 보인다. 유리체에서는 II, IX, XI형 콜라겐이 주로 존재하며, 이들 유전자에 돌연변이가 발생했을 때 스티클러 증후군이 발생할 수 있다. 모든 콜라겐 분자는 3 alpha peptide chain의 trimer로 구성되는데 II형 콜라겐은 동일한 3개의 peptide chain이 trimer를 구성하게 되고 IX, XI형 콜라겐은 서로 다른 peptide chain이 trimer를 구성하게 된다. 즉, II형 콜라겐은 homotrimer로서 하나의 유전자(*COL2A1*; COL=collagen, 2=type II, A1=alpha 1 peptide)에서 만들어지고, XI형 콜라겐은 *COL11A1*, *COL11A2*, *COL2A1*의 세 유전자에서, IX형은 *COL9A1*, *COL9A2*, *COL9A3*의 세 유전자에서 만들어진다.[2]

스티클러 증후군 중 가장 흔한 유형은 제1형 스티클러 증후군으로 80% 이상이 여기에 해당한다. 상염색체우성유전을 보이며 망막박리가 흔하게 발생하므로 안과 의사의 역할

표 29.1 스티클러 증후군의 분류

유전자	유형	주요 임상 특징
COL2A1	제1형	막형 유리체 이상, 열공망막박리, 난청, 관절 이상, 구개열
	Ocular only	막형 유리체 이상, 열공망막박리
COL9A1	제4형	열성유전, 난청, 근시, 유리체망막병증
COL9A2		
COL11A1	제2형	Beaded vitreous anomaly, 난청, 관절 이상, 구개열
COL11A2	제3형	정상 유리체 및 안구소견, 난청, 관절 이상, 구개열

이 특히 중요하다. 적지 않은 수에서 de novo mutation이 발견된다. 스티클러 증후군의 유형은 [표 29.1]과 같다.

과거에는 임상진단 기준에 의해서만 스티클러 증후군을 진단했지만, 최근에는 유전진단이 많이 시행되고 있다. 스니드(Snead MP) 등은 다음과 같은 스티클러 증후군 1형의 임상 진단 기준을 제시한 바 있다.[3]

■ **선천적 유리체 이상이 있으면서 다음 소견 중 3가지 이상이 동반될 때**

- 6세 이전에 발생한 선천 근시
- 열공망막박리 또는 혈관주위 색소성 격자변성(paravascular pigmented lattice degeneration)
- 비정상 베이톤 점수를 보이는 관절 운동성의 증가(방사선 검사상 관절 퇴행 여부와 무관)

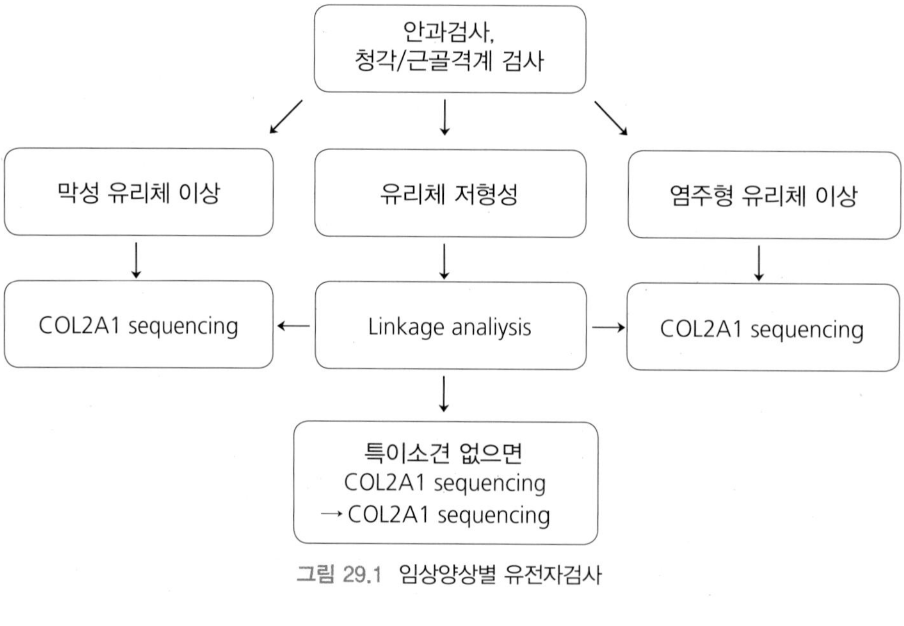

그림 29.1 임상양상별 유전자검사

- 청력검사상 감각신경난청(sensorineural hearing defect)
- 구개열 또는 높은 아치형 구개(High arched palate)

스티클러 증후군은 유전진단으로 확진할 수 있지만 여전히 임상적 의심이 매우 중요한 질환이다. 특히 안구에만 주로 증상이 발생하는 "ocular only variant"의 경우 유리체, 망막의 특징적 소견에 기반한 임상적 진단이 일차적으로 필요하다.[4] 또한 임상양상에 따라 어떤 유전자의 검사가 필요할지 결정할 수 있다. 이전에 제시된 임상양상에 따른 유전자검사는 [그림 29.1]과 같다.[5]

2. 스티클러 증후군의 임상양상

망막박리 등 안과적 이상을 유발하는 주된 스티클러 증후군은 *COL2A1* 유전자의 변이에 의하여 발생하는 제1형 스티클러 증후군으로 특징적인 유리체 및 망막소견을 보인다.[2] "막

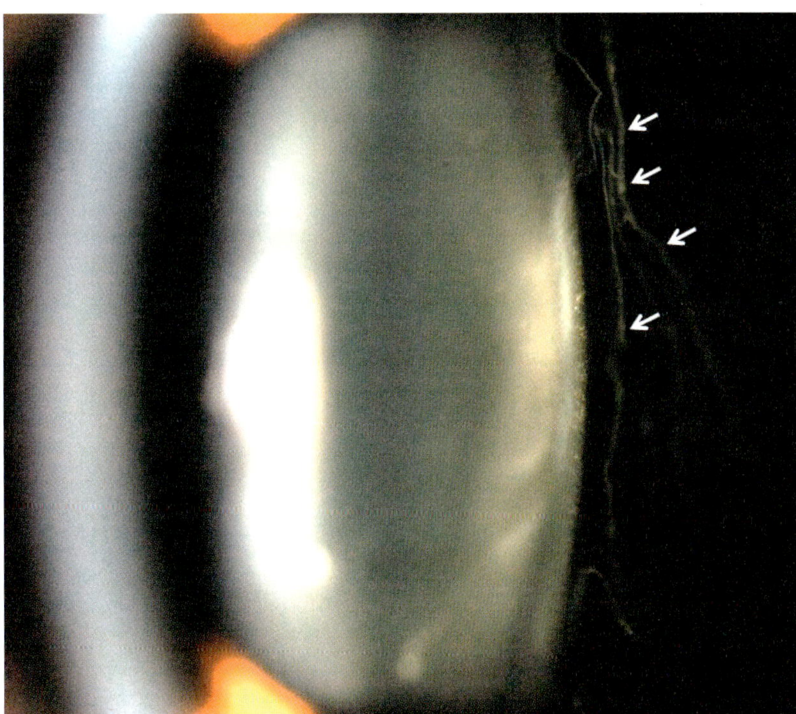

그림 29.2 *COL2A1* 유전자의 변이가 확인된 30대 제1형 스티클러 증후군 환자의 막형 유리체 이상

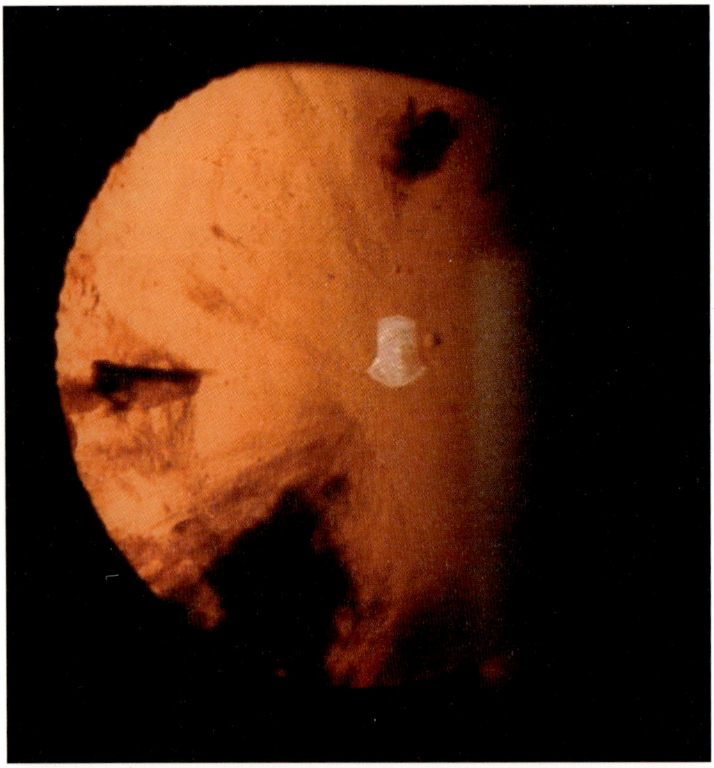

그림 29.3 *COL2A1* 유전자의 제1형 스티클러 증후군의 quadrantic lamellar cataract

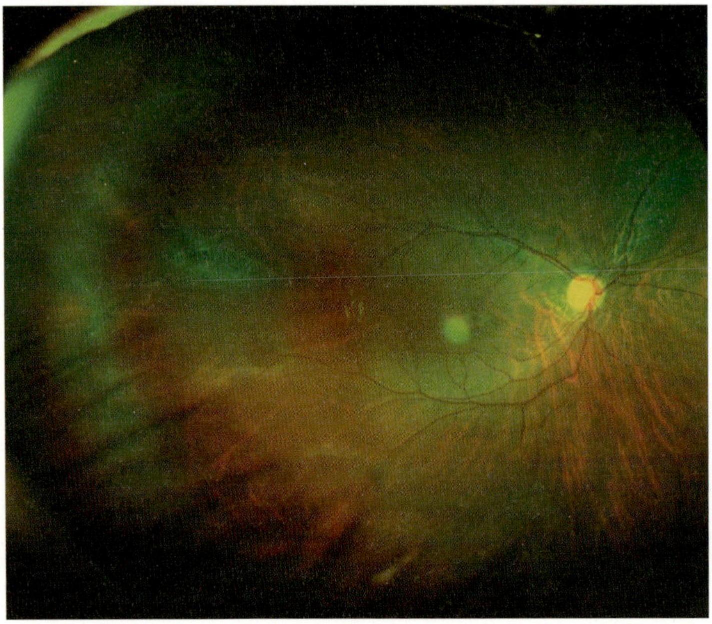

그림 29.4 제1형 스티클러 증후군의 방사상으로 분포하는 혈관 주위에 색소침착이 동반된 위축성 병변

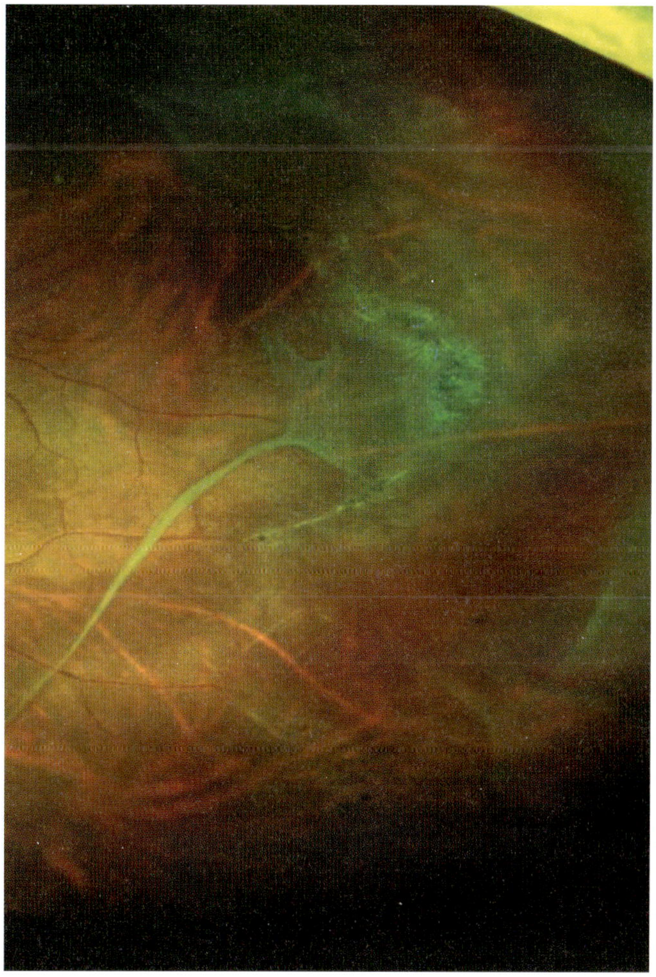

그림 29.5 제1형 스티클러 증후군의 혈관 주위 색소성 격자변성(paravascular pigmented lattice degeneration) 및 유리체 이상

형 유리체"가 가장 특징적 소견이며, 세극등 현미경 검사상 유리체 액화에 의한 광학적으로 빈 유리체강을 관찰할 수 있다(그림 29.2). 세극등 현미경 검사상 후유리체박리가 발생한 후유리체막이 앞유리체강에서 관찰되기도 한다. 백내장이 반 정도에서 동반되며, quadrantic lamellar cataract 또는 fleck 형태의 백내장이 특징적으로 스티클러 증후군을 의심하는 데 도움이 된다(그림 29.3).[6] 우각의 선천 이상이 동반되어 녹내장이 발생하기도 한다.

망막에는 방사상으로 분포하는 혈관 주위에 색소침착이 동반된 위축성 병변이 특징적이다(그림 29.4, 29.5). 격자변성(lattice degeneration)도 다수에서 관찰된다. 다발성 망막열공의 발생 위험이 높으며, 비교적 후극부 가까이에도 발생한다. 거대망막열공이 잘 발생하는 것이 특징이며, 소아에서 비외상성 거대열공의 가장 흔한 원인으로 보고되어 있다. 열공은 후유리체박리와 유리체 견인에 의하여 발생하는 것으로 보인다. 열공망막박리의 빈도가 매우 높아 스티클러 증후군 제1형 환자의 50~70%에서 발생하며, 양안성인 경우도 절반 정도로 높은 것으로 보고되고 있다.[2] 망막박리 발생 시 수술 후 재유착률 등의 예후는 과거에 비해서 향상되었으나 다른 경우에 비해서는 재유착률이 상대적으로 낮고 여러 번 수술하는 경우도 더 많은 등 다소 불량한 것으로 보인다.[7]

제1형 스티클러 증후군에서 열공망막박리의 발생 빈도가 매우 높기 때문에 진단 이후에는 냉동치료, 레이저 치료 등 예방적 치료를 할 수 있지만, 예방적 치료의 효과에 대한 대규모 연구는 적은 편이다. 영국의 스니드(Snead MP) 등은 2008년에 냉동치료의 예방적 효과에 대한 후향적 연구 결과를 발표하였다.[8] 예방적 치료를 받지 않은 111명의 제1형 스티클러 증후군 환자의 73%에서 망막박리가 발생하고, 48%는 양안성이었으나, 양안에 예방적 냉동치료를 시행한 62명에서는 8%에서 망막박리가 발생하였고, 양안성인 경우는 없었다.[7] 냉동치료의 예방적 효과를 시사하는 결과이나 두 군의 선정 기준이 같지 않고 연령대가 같지 않은 등의 bias가 있어 결과 해석에 주의가 필요하다. 영국의 스니드 등은 2014년에 다시 487명의 대규모 환자를 대상으로 한 예방적 냉동치료의 효과에 대한 후향적 연구 결과를 발표하였다.[9] 예방적 치료를 받지 않은 군은 양안에 예방적 360도 냉동치료를 받은 군보다 망막박리 발생 위험도가 7.4배 높았다. 또한 한 눈에 망막박리가 이미 발생한 환자에서 예방적 치료를 하지 않은 군은 반대편 눈에 예방적 냉동치료를 시행한 군보다 망막박리 발생 위험도가 10.3배 높았다. 냉동치료 후 근거리 시력 저하, 산동 등의 합병증이 일부 발생했으나 특별한 장기 합병증은 나타나지 않았다. 이와 같이 360도 냉동치료는 제1형 스티클러 증후군에서 망막박리의 발생을 감소시키는 효과적이고 안전한 방법임을 보고하였다. 다만 평면부에 인접하여 주변부 망막에 냉동치료를 하여도 후극부 가까이에 열공이 발생하는 것은 막을 수 없으므로 냉동치료 외에 레이저 치료를 추가하는 것도 고려될 수 있다.

참고문헌

1. Stickler GB, Belau PG, Farrell FJ, Jones JD, Pugh DG, Steinberg AG et al. Hereditary progressive arthroophthalmopathy. Mayo Clin Proc 1965;40:433-55.
2. Snead MP, McNinch AM, Poulson AV, Bearcroft P, Silverman B, Gomersall P, Parfect V, Richards AJ. Stickler syndrome, ocular-only variants and a key diagnostic role for the ophthalmologist. Eye(Lond) 2011;25:1389-400.
3. Snead MP, Payne SJ, Barton DE, Yates JR, al-Imara L, Pope FM, Scott JD. Stickler syndrome: correlation between vitreoretinal phenotypes and linkage to COL 2A1. Eye(Lond) 1994;8:609-14.
4. Yoon JM, Jang MA, Ki CS, Kim SJ. Identification of two likely pathogenic variants of COL2A1 in unrelated Korean patients with ocular-only variants of Stickler syndrome. Ann Lab Med. (in press)
5. Richards AJ, McNinch A, Martin H, Oakhill K, Rai H, Waller S, Treacy B, Whittaker J, Meredith S, Poulson A, Snead MP. Stickler syndrome and the vitreous phenotype: mutations in COL2A1 and COL11A1. Hum Mutat 2010;31:E1461-71.
6. Seery CM, Pruett RC, Liberfarb RM, Cohen BZ. Distinctive cataract in the Stickler syndrome. Am J Ophthalmol 1990;110:143-8.
7. Abeysiri P, Bunce C, da Cruz L. Outcomes of surgery for retinal detachment in patients with Stickler syndrome: a comparison of two sequential 20-year cohorts. Graefes Arch Clin Exp Ophthalmol 2007;245:1633-8.
8. Ang A, Poulson AV, Goodburn SF, Richards AJ, Scott JD, Snead MP. Retinal detachment and prophylaxis in type 1 Stickler syndrome. Ophthalmology 2008;115:164-8.
9. Fincham GS, Pasea L, Carroll C, McNinch AM, Poulson AV, Richards AJ, Scott JD, Snead MP. Prevention of retinal detachment in Stickler syndrome: the Cambridge prophylactic cryotherapy protocol. Ophthalmology 2014;121:1588-97.

CHAPTER 30

와그너 병, 눈송이유리체망막변성, 골드만-파브르 유리체망막변성

Wagner Syndrome, Snowflake Vitreoretinal Degeneration, Goldmann-Favre Tapetoretinal Degeneration

1. 진행이중초점맥락망막위축(Progressive bifocal chorioretinal atrophy)

1968년 더글라스(Douglas AA)에 의하여 처음 보고되었다.[1]

1) 유전

상염색체우성유전으로 알려져 있으며, 6번 염색체(6q) 중 *PBCRA* 유전자(gene for progressive bifocal chorioretinal atrophy)와 연관되어 있는 것으로 보고되었다.[2]

2) 임상양상 및 검사소견

어린 나이에 발병하여 출생 시 이미 질환이 있는 경우도 있다. 눈떨림, 근시, 저시력을 동반할 수 있다. 안저소견은 광범위한 황반부위축 병소 및 비측 망막의 침착물로 특징지어지는데, 출생 시부터 관찰될 수 있으며 이후 서서히 병변의 크기가 커지며 진행한다. 백색 침전물 및 과색소성 망막색소상피병변은 위축병변 주변뿐만 아니라 망막 주변부 및 유두비측에 산재하여 나타난다.[3] 형광안저혈관조영 및 인도시아닌그린 형광안저혈관조영(indocyanine green angiography) 시 황반부 맥락막위축 부위와 주변부 망막의 침착물 부위의 염색소견을 관찰할 수 있다. 비정상적인 눈전위도검사 및 심한 막대세포 및 원뿔세포의 기능 저하를 보이는 망막전위도 검사소견을 보인다.

2. 지연시작 망막변성(Late-onset retinal degeneration)

1) 유전

1996년 쿤츠(Kuntz CA)에 의하여 처음 기술되었으며, 상염색체우성유전을 한다.[4] *C1QTNF5* 유전자의 Ser163Arg 변이와 연관되어 있다고 보고되었다.[5]

2) 임상양상 및 검사소견

중년기에 야맹증이 시작되어 점진적인 중심 및 주변부 시력 저하가 진행된다. 초기에는 황백색의 점상의 병변이 주변부 망막에서 관찰되고 이후 진행되면 맥락막신생혈관 및 망막색소변성에서 보이는 소견과 유사한 광범위한 색소 변화를 보인다. 조직학적으로는 광수용체가 소실되고 지질, 단백질, 칼슘으로 구성된 광범위한 망막색소상피하 침착물이 관찰되는데, 이는 나이관련황반변성 및 솔스비안저이상증에서 관찰되는 침착물과 유사한 형태이다.[3] 초기에는 암순응장애를 보이더라도 망막전위도는 정상일 수 있다. 병변이 진행되면 비정상적인 망막전위도를 보이고 말기에는 진폭이 감소하고 지연된 원뿔세포반응만 보이게 된다.

3. 유두주위맥락막이상증(Peripapillary chorioretinal atrophy)

1) 유전

매우 드문 질환으로 두 세대에 걸친 가족 구성원에서 처음 보고되었다.[6,7]

2) 임상양상 및 검사소견

대부분 시신경 유두 주위에서 시작하여 주변부로 불규칙적인 위족(pseudopod) 형태로 점진적으로 주변 망막색소상피 및 맥락막을 침범한다. 나선형유두주위맥락망막변성증(helicoid peripapillary chorioretinal degeneration, sveinsson chorioretinal atrophy)은 상염색체우성유전을 하며 *TAED1*(transcription enhancer) 유전자 변이와 연관성이 보고되었다.[8] 양안을 침범하며, 시신경 유두로부터 방사형으로 뻗어 나가는 잘 경계 지워진 주변부 망막 및 맥락막위축 소견(tonge-shaped strips)을 보인다. 주변부 망막에서는 여러 개의 원형의 위축소견이 관찰될 수도 있다. 이러한 안저소견은 출생 시부터 관찰될 수도 있으며, 대부분 점진적으로 진행하여 중심시력 소실로 이어질 수 있다.[9] 선천백내장이 약 25%에서 동반됨이 보고되기도 하였다.[7]

4. 범발맥락막이상증(Generalized choroidal dystrophy)

1) 유전

상염색체우성유전으로 알려져 있으나 상염색체열성유전도 보고된 바 있다.

2) 임상양상 및 검사소견

20~40대에 발병하여 미만성 맥락막위축이 서서히 진행된다. 이는 유두 주위 및 황반부

주변부터 시작하여 적도부로 진행되고, 전반적인 맥락막모세혈관 소실 및 색소 덩어리를 보이게 된다. 범발맥락막이상증은 망막색소변성 등 다른 질환의 진행된 형태와 감별이 어려울 수 있다. 그러므로 범발맥락막이상증의 진단은 맥락막모세혈관 및 맥락막혈관의 소실을 동반한 전반적인 변성과 함께 명확한 가계도를 보이는 경우에만 제한적으로 고려되어야 한다.

5. 와그너 병(Chromosome 5q retinopathy: Wagner syndrome)

1938년 와그너가 처음 보고하였다.[10]

1) 유전

상염색체우성유전으로 5q13 염색체의 *CSPG2*(chondroitin sulphate proteoglycan, *VCAN*)의 이상과 연관되어 있다.[11]

2) 임상양상 및 검사소견

초기에는 야맹증을 호소할 수 있으며, 임상양상으로 근시, 가성 사시, 백내장 및 전안부 형성부전(dysgenesis)이 동반될 수 있다.[12] 광학적으로 빈 유리체강(optically empty vitreous cavity, *VCAN*), 적도부 유리체망막 경계의 무혈관성 막, 후극부에서 주변부 망막까지 침범하는 망막전막을 보인다. 혈관주위 색소침착 및 혈관초(vascular sheathing)를 형성하며, 점진적으로 맥락망막위축이 진행되며, 시신경위축이 일어난다. 초기에는 대부분 황반부를 침범하지 않아 정상적인 시력을 보이나 진행되면 심한 시력 소실을 유발할 수 있다. 망막박리의 동반은 4~75%에 이르기까지 다양하게 보고되었다.[13,14] 암순응의 장애 및 점진적인 망막전위도의 저하를 관찰할 수 있다. 스티클러 증후군은 와그너 병과 유사한 안과적 소견을 보이지만 스티클러 증후군과 달리 와그너 병은 전신 이상을 동반하지 않는다.

6. 눈송이유리체망막변성(Snowflake vitreoretinal degeneration)

1974년 히로세(Hirose T) 등에 의하여 처음 기술되었다.[15]

1) 유전

상염색체우성유전을 하며, 2q36 염색체의 *KCNJ13*의 변이로 인한 칼륨 채널의 장애와 연관되어 있다.

2) 임상양상 및 검사소견

유리체의 액화 및 섬유소의 응축 또는 광학적으로 빈 유리체 소견을 보인다. 유리체변성(fibrillar vitreous degeneration)은 어릴 때부터 관찰되므로 선천적인 것으로 생각된다. 주변부 망막의 눈송이와 유사한 미세한 황백색 반점 및 망막내층의 결정체(crystal)가 특징적으로 관찰된다. 시신경 유두 주위 망막혈관의 혈관초 형성, 방사형 혈관 주위 변성, 국소적인 망막색소변성 및 시신경 유두의 이상 형성, 백내장 및 각막 구타타(corneal guttata)가 동반될 수 있다.[16] 정확한 빈도를 알기는 어려우나 약 20%에서 망막박리가 동반된다고 보고된 바 있다.[16] 다른 전신 이상은 동반되지 않으며, 비교적 좋은 시력 예후를 보이나 환자들에게 백내장 및 망막박리의 위험성에 대하여 설명하고 정기적으로 검사를 받도록 권유할 필요가 있다.

7. 상염색체우성 유리체망막맥락막병증 (Autosomal dominant vitreoretinochoroidopathy, ADVIRC)

1982년 카우프만(Kaufman SJ) 등에 의하여 처음 보고되었다.[17]

1) 유전

상염색체우성유전을 하며, 11q13 염색체의 *VMD2*와 연관된 것으로 알려져 있다.[18]

2) 임상양상 및 검사소견

전안부는 대부분 정상소견이나 전안부 형성부전 및 선천 백내장이 보고된 바 있다.[17] 거상연(ora serrata)에서 시작되는 명확하게 경계 지워지는 주변부 망막변성이 특징적이다. 대부분 망막변성은 적도부의 전반부까지에 이른다. 유리체변성(fibrillar vitreous degeneration), 황반부종 또는 위축, 녹내장 등이 동반될 수 있으며, 드물게는 망막박리가 동반된다.[18] 망막전위도의 다양한 저하 및 눈전위도 검사상 명/암비(Arden ratio)의 감소를 보일 수 있다. 전신 이상은 동반되지 않는다.

8. 골드만-파브르 유리체망막변성(Enhanced S-cone syndrome, Goldmann-Favre tapetoretinal degeneration)

골드만-파브르 유리체망막변성은 1957년 처음 기술되었다.[19]

1) 유전

상염색체열성유전을 하며, 15번 염색체의 *NR2E3*(photoreceptor-specific nuclear receptor)의 변이로 인하여 발생한다.[20] 막대세포의 분화에 중요한 역할을 하는 *NR2E3* 전사 인자(transcription factor)의 변이로 막대세포의 분화가 억제되고, 비정상적으로 원뿔세포의 특징을 갖는 하이브리드세포 및 S 원뿔세포 수가 증가한다.[21]

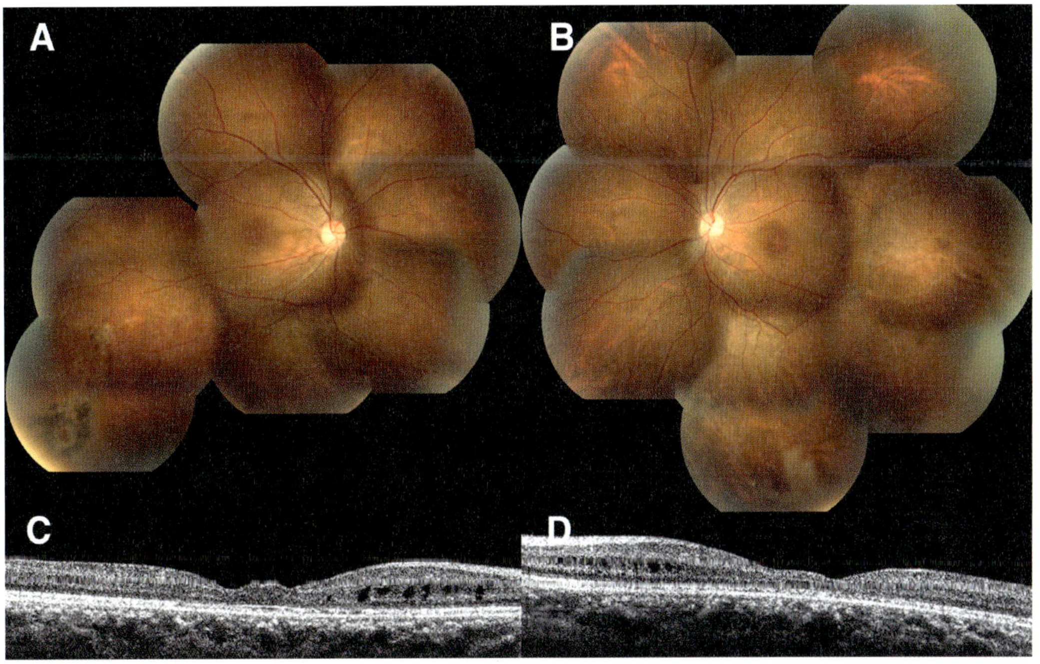

그림 30.1 32세 남자가 어릴 때부터 서서히 진행된 양안 시력 저하를 주소로 내원하였다. 교정시력은 양안 0.3이었으며, 전안부 검진에서 특이사항은 발견되지 않았다. 안저검사에서 양안의 유리체변성(fibrillar vitreous degeneration)이 관찰되었으며(A, B), 빛간섭단층촬영에서 양안의 황반부 낭성 변화가 동반되었음을 확인하였다(C, D). 이에 이 환자는 골드만-파브르 유리체망막변성으로 진단되었다.

2) 임상양상 및 검사소견

대부분 양측성이며 남녀에서 발병 빈도의 차이는 없다. 특징적으로 이른 나이에 야맹증을 호소하고 황반부 또는 주변부 망막층간분리, 망막혈관궁 및 주변부 망막의 색소 덩어리를 동반한 망막변성이 전형적인 소견이다(그림 30.1). 또한 유리체변성(fibrillar vitreous degeneration), 백내장 등이 동반될 수 있으며, 점진적인 시력 저하를 보인다. 망막층간분리는 중심부 및 주변부에 발생할 수 있으며 X-연관 유년성 망막층간분리 환자와 비슷한 소견을 보인다. 유리체는 액화되어 와그너 병에서 보이는 것과 유사한 광학적으로 빈 유리체로 관찰될 수도 있다. 망막전위도 검사에서는 암순응 시 막대세포의 반응은 소실되고, 명순응 시에는 원뿔세포의 지연된 반응이 나타난다.

참고문헌

1. Douglas AA, Waheed I, Wyse CT. Progressive bifocal chorioretinal atrophy: a rare familial disease of the eyes. Br J Ophthalmol 1968;52:742-51.
2. Kelsell RE, Godley BF, Evans K, et al. Localization of the gene for progressive bifocal chorioretinal atrophy(PBCRA) to chromosome 6q. Hum Mol Genet 1995;4:1653-6.
3. Godley BF, Tiffin PA, Evans K, et al. Clinical features of progressive bifocal chorioretinal atrophy: a retinal dystrophy linked to chromosome 6q. Ophthalmology 1996;103:893-8.
4. Kuntz CA, Jacobson SG, Cideciyan AV, et al. Sub-retinal pigment epithelial deposits in a dominant late-onset retinal degeneration. Invest Ophthalmol Vis Sci 1996;37:1772-82.
5. Hayward C, Shu X, Cideciyan AV, et al. Mutation in a short-chain collagen gene, CTRP5, results in extracellular deposit formation in late-onset retinal degeneration: a genetic model for age-related macular degeneration. Hum Mol Genet 2003;12:2657-67.
6. Franceschetti A, Francois J, Babel J. Chorioretinal heredodegenerations. Springfield, Ill:Charles C Thomas; 1974.
7. Sveinsson K. Choroiditis areata. Acta Ophthalmol 1939;17:73-80.
8. Fossdal R, Jonasson F, Kristjansdottir GT, et al. A novel TEAD1 mutation is the causative allele in Sveinsson's chorioretinal atrophy(helicoid peripapillary chorioretinal degeneration). Hum Mol Genet 2004;13:975-81.
9. Eysteinsson T, Jonasson F, Jonsson V, et al. Helicoidal peripapillary chorioretinal degeneration: electrophysiology and psychophysics in 17 patients. Br J Ophthalmol 1998;82:280-5.
10. Wagner H. Ein bisher unbekanntes erbleiden des auges(degeneratio hyaloideo-retinalis hereditaria), beobachtet im Kanton Zurich. Klinische monatsblatter fur augenheilkunde 1938;100:840-57.
11. Miyamoto T, Inoue H, Sakamoto Y, et al. Identification of a novel splice site mutation of the CSPG2 gene in a Japanese family with Wagner syndrome. Invest Ophthalmol Vis Sci 2005;46:2726-35.
12. Black GC, Perveen R, Wiszniewski W, et al. A novel hereditary developmental vitreoretinopathy with multiple ocular abnormalities localizing to a 5-cM region of chromosome 5q13-q14. Ophthalmology 1999;106:2074-81.
13. Graemiger RA, Niemeyer G, Schneeberger SA, et al. Wagner vitreoretinal degeneration: follow-up of the original pedigree. Ophthalmology 1995;102(12):1830-9.
14. Brown DM, Kimura AE, Weingeist TA, et al. Erosive vitreoretinopathy: a new clinical entity. Ophthalmology 1994;101:694-704.
15. Hirose T, Lee KY, Schepens CL. Snowflake degeneration in hereditary vitreoretinal degeneration. Am J Ophthalmol 1974;77:143-53.
16. Lee MM, Ritter III R, Hirose T, et al. Snowflake vitreoretinal degeneration: follow-up of the original family. Ophthalmology 2003;110:2418-26.
17. Kaufman SJ, GoldbergMF, Orth DH, et al. Autosomal dominant vitreoretinochoroidopathy. Arch Ophthalmol 1982;100:272-8.
18. Yardley J, Leroy BP, Hart-Holden N, et al. Mutations of VMD2 splicing regulators cause nanophthalmos and autosomal dominant vitreoretinochoroidopathy(ADVIRC). Invest Ophthalmol Vis Sci 2004;45:3683-9.
19. Favre M. Two cases of hyaloids-retinal degeneration. Ophthalmologica 1958;135;604-9.
20. Haider NB, Jacobson SG, Cideciyan AV, et al. Mutation of a nuclear receptor gene, NR2E3, causes enhanced S cone syndrome, a disorder of retinal cell fate. Nat Genet 2000;24:127-31.
21. Akhmedov NB, Piriev NI, Chang B, et al. A deletion in a photoreceptor-specific nuclear receptor mRNA causes retinal degeneration in the rd7 mouse. Proc Natl Acad Sci U S A 2000;97:5551-6.

부록

유전성 망막질환 관련 임상시험

Clinical Trials for Inherited Retinal Diseases

1. 줄기세포 연구

1) 골수유래줄기세포 유리체강내 주입술 치료 후 망막색소변성 환자에서 삶의 질[1]

(1) 목적

망막색소변성은 심한 신경변성 질환으로 실명을 초래한다. 현재 근본적 치료가 없지만, 줄기세포(Stem-cell)를 이용한 임상연구가 진행되고 있다. 이 연구에서는 골수유래의 줄기세포를 이용한 치료와 시력과 연관된 삶의 질 연관성을 평가하고자 하였다.

(2) 방법

20명의 망막색소변성 환자가 유리체강 내에 골수유래 줄기세포를 주입받았으며, National Eye Insitutue Visual Function Questionnaire-25(NEI VFQ-25)를 치료 시작 전, 치료 후 3개월, 12개월에 조사하였다.

(3) 결과

통계적으로 3개월째 의미 있는 시력과 연관된 삶의 질 수치 상승이 있었으나 12개월째에는 치료 시작 전과 비교하여 유의한 차이가 없었다.

(4) 결론

골수유래 줄기세포를 유리체강내 주입하는 치료는 삶의 질을 상승시켜 주지만 그 효과가 오래 지속되지는 않았다.

2) 유전성 망막이영양증에서 유리체강내 자가골수유래 단핵세포주입술[2]

(1) 목적

배아줄기세포의 성공적인 이식에 대한 보고가 있었으나 이는 윤리적 문제가 있다. 최근의 동물모델 실험에서 골수유래 줄기세포가 유리체강 내로 주입되어 혈관신생 및 손상된 세포 대체를 통하여 망막질환의 치료 효과에 관한 보고가 있었다. 망막색소변성 혹은 추체간체이영양증(cone-rod dystrophy)에서 유리체강내 자가골수유래 단핵세포주입술의 단기간(10개월) 안정성을 평가하려고 한다.

(2) 방법

ETDRS 최대교정시력이 20/200 이하인 망막색소변성 환자 3명, 추체간체 이영양증 환자 2명을 대상으로 하였다. 각 환자의 연구안의 유리체강내 107개의 자가골수유래 단핵구(0.1mL) 주입술을 시행하고 1, 7, 13, 18, 22, 40주 후 최대교정시력(BCVA), 전시야망막전위도(full-field ERG), 동적시야검사(kinetic VF(Goldman)), 형광안저혈관조영술(FA), 인도시아닌그린혈관조영술(ICGA), 빛간섭단층촬영(OCT)을 시행하였다.

(3) 결과

주입술과 관련된 합병증은 관찰되지 않았다. 4명의 환자에서 주입술 1주 후 BCVA의 1줄 상승이 관찰되었으며, 경과관찰 기간 동안 유지되었다. 3명의 환자는 모든 방문에서 ERG 반응을 얻을 수 없었으나 1명의 환자는 암순응된 표준 자극에 반응이 나타났으며(a파, 약 35μV), 경과관찰 동안 유지되었고, 다른 1명은 작은 반응(a파 약 20μV)이 7주, 13주, 22주, 40주에만 나타났다. 모든 환자의 VF, OCT, FA, ICGA에서 이상소견이 관찰되지 않았다.

(4) 결론

진행된 망막색소변성과 추체간체이영양증에서 유리체강내 자가골수유래 단핵세포주입술은 10개월 간 해부학적 · 기능적 독성이 없는 것으로 보인다. 자가골수유래 단핵구의 원리 및 역할에 대한 추가 연구가 필요하다.

3) 망막색소변성에 대한 망막전구세포 주입술의 안정성 평가(NCT02320812)[3]

(1) 배경

재생의학회사 jCyte와 어바인 캘리포니아 주립대학, LA의 망막유리체협회에서 진행한 연구로 망막색소변성 환자의 망막에서 병든 망막광수용체의 기능을 회복시키려는 방법이다.

(2) 방법

28명의 환자에게 점안마취하에 단안에 human retinal progenitor cell을 유리체강으로 주사하였다. 시력에 대한 효과를 평가하기 위하여 12개월간의 시력 변화를 치료한 눈과 치료하지 않은 눈에서 측정하여 그 차이를 구하였다.

(3) 결과

lowest dose group(500,000cells)에서는 양안에서 시력 변화의 차이가 평균 1letter였으나 highest dose(3million cells)에서는 양안에서 시력 변화의 차이가 9letter였다. 또한 만족할 만한 안전성과 내약성 프로파일을 보였다. 환자들의 주관적인 증상 개선도 관찰되었다. 많은 환자가 시력 개선, 색깔 구분의 향상, 읽기 능력 향상, 이동 능력 향상을 보고하였다.

(4) 결론

망막전구세포주입 후 12개월 동안의 기간에 만족할 만한 안정성을 입증하였고, 치료한 눈에서 치료하지 않은 눈에 비해 시력 개선의 효과도 관찰되었다. 이 결과를 토대로 2상 임상시험(NCT03073733)이 시작되었다. 이 임상시험은 망막전구세포주입술의 효과를 평가하는 것이 목적으로, 교정시력이 20/80 이하 20/800 이상인 85명의 환자를 모집하여 치료군과 대조군으로 나누어 시력, 시야, 대비 감소, 삶의 질 등을 평가하게 된다. 연구 종료는 2021년 1월로 예정되어 있다.

2. 유전자치료 연구

1) 레버선천흑암시에서 유전자치료의 장기 효과[4, 5]

(1) 배경

RPE65 유전자의 변화는 레버선천흑암시를 일으키는데, 망막변성을 일으키는 질환으로 소아에서 심한 시력 저하를 유발한다. *RPE65* 돌연변이 개를 대상으로 했던 이전 연구에서 유전자치료는 야간시력의 중간 정도의 호전을 보였으나 사람에서 효과는 아직 한정적이다.

(2) 방법

1, 2상의 임상시험으로 12명의 참가자를 통하여 안정성과 효과를 입증하고자 하였다. 재조합 adeno-associated virus 2/2(rAAV2/2) 벡터를 이용하여 *RPE65* 유전자를 전달하였다. 3년간의 시력 변화를 관찰하였고, 이전 유사한 동물실험에서는 벡터의 용량과 시각 기능, 망막전위도 지표 사이에 상관관계가 있었으므로 3명은 적은 용량, 8명은 많은 용량의 벡터를 사용하였다.

(3) 결과

망막민감도(retinal sensitivity)의 상승은 분명하였다. 그 기간의 차이는 있었지만 6명의 환자에서 3년까지 지속되었고 6~12개월쯤 최고 호전을 보이다가 그 후로 감소하였다. 이전 동물실험 연구에서는, 저용량의 벡터 치료는 시기능 연관 행동을 상승시켰고, 고용량의 경우에서만 망막전위도를 통한 망막 기능 상승이 관찰되었으나 이번 연구에서는 망막전위도를 이용한 망막 기능 호전은 관찰되지 않았다. 3명의 환자에서 안구내 염증소견을 보였으며, 2명의 환자에서 임상적으로 의미 있는 시력 저하가 나타났다. 중심망막 두께의 감소는 환자마다 다양하였다.

(4) 결론

rAAV2/2 RPE65 vector를 이용한 유전자치료는 망막의 민감도를 상승시킬 수 있으나, 일시적이고 중간 정도의 호전을 보였다. 이전의 개를 이용한 동물실험 연구와 비교해 보면 인간과 개의 치료 효과에 차이가 있음을 시사한다.

2) *RPE65* 돌연변이에 의한 레버선천흑암시의 유전자치료[6]

(1) 목적

RPE65 유전자를 운반하는 재조합 adeno-associated virus 2(rAAV2)를 이용한 유전자치료의 효과를 알아보고자 하였다.

(2) 방법

용량 증가 방식의 1상 연구로 15명 환자(11~30세)를 대상으로 시력이 나쁜 눈에 rAAVS-*RPE65* 벡터를 망막하(subretinal)로 주입하였다. 일차 평가변수는 전신적 안정성과 안구의 안정성이고, 이차 평가변수는 암순응에서 측정한 전시야 검사의 민감도와 ETDRS 시력이다. 그 외에 벡터에 대한 면역반응, 정적시야 검사, 동공측정, 움직임 기능 점수 평가, 빛간섭단층촬영을 시행하였다.

(3) 결과

전신적인 부작용은 없었으며, 안과적 부작용은 수술과 관련된 것들이었다. 시각 기능은 모든 환자에서 다양한 정도로 상승하였다. 원뿔세포와 막대세포의 민감도(sensitivity)는 연구안에서 상승했으나 반대안에서는 상승하지 않았다. 작은 폭의 시력 상승은 대부분 환자에서 나타났고, 큰 폭의 시력 상승은 처음 시력이 낮고 중심외 주시 부위로 망막하 주입을 시행받은 환자에서 나타났다. 일부 좋은 황반부 구조를 가진 환자는 중심오목아래(subfoveal) 주사시술 이후 망막 두께와 시력의 감소가 나타났다.

(4) 결론

레버선천흑암시에서 *RPE65*를 이용한 유전자치료는 안전하며, 중심오목 바깥 부위의 망막에 효과적이었다. 중심오목 부위를 치료하는 것은 효과가 없었고 일부 위험성도 동반되었다.

3) X염색체 연관 망막색소변성에 대한 유전자치료 임상시험(NCT03116113)

(1) 배경

X염색체 연관 망막색소변성에 대한 치료로 바이러스벡터를 사용한 유전자치료 임상시험이 영국에서 시작되었다. 이 연구는 *RPGR* 유전자 이상을 가진 망막색소변성을 가진 환자를 대상으로 하고 있다. *RPGR* 유전자 이상은 X염색체 연관 망막색소변성의 70%를 차지하는 것으로 알려져 있으며, *RPGR*은 유전적 안정성이 떨어져 변이가 많이 나타난다.

(2) 방법

RPGR 유전자 이상을 가진 24명의 망막색소변성 남성 환자에 대하여 12개월간의 다기관 임상시험으로 진행된다. 망막하 공간에 AAV 벡터를 포함한 용액을 주입하는데, AAV 벡터가 세포 내로 *RPGR* 유전자의 코돈적합화 복제본(codon-optimised copy)을 전달하게 된다. 일차적으로 12개월의 안정성을 평가하고, 12개월에서의 시력 개선 여부도 평가하게 된다.

3. 신경성장촉진인자 연구

1) 망막변성에 대한 섬모체신경영양인자: 1상, 안구내 세포이식물 치료[7]

(1) 목적

신경성장영양인자(neurotrophic factors)는 신경퇴행성 질환의 악화를 늦출 수 있다고 생각되는 물질이며, 망막색소변성 동물실험모델에서 시세포의 변성을 늦추는 데 효과적이었다. 이에 인간을 대상으로 한 연구 결과를 보고하고자 하였다.

(2) 방법

1상 안정성 시험에서, 인간 섬모체신경영양인자(human ciliary neurotrophic factor, CNTF)는 유리체강 내에 캡슐 형태로 주입되어 세포 내로 전달되었고, 주입된 세포를 포함하는 삽입물의 바깥 막은 반투과성이어서 CNTF가 망막에 도달할 수 있게 해 준다. 10명의 참가자가 참여하였고, 6개월 뒤 삽입물은 제거되었다. 이 삽입물에는 살아 있는(viable) 세포들이 최소한의 손상을 받은 상태로 포함되고, CNTF를 방출하며, 이는 이전에 retinal cone dystrophy 1(rcd-1) 유전자를 변형한 개에서 입증된 망막변성을 치료할 수 있는 농도까지 방출된다.

(3) 결과

이번 연구가 임상적 효과를 판별하기 위하여 설계된 연구는 아니지만 10명 중 7명에서 고전적인 시력판(conventional reading charts)을 읽을 수 있는 시력이었고, 3명은 시력이

10~15글자까지 상승되어 유지되었다. 이는 스넬렌 시력표에서 2~3줄 상승에 해당된다. 1명에서 수술과 연관된 맥락막 박리가 발생하였고, 일시적으로 시력이 감소했으나 보존적 치료로 시력이 상승하였다.

(4) 결론

CNTF가 기능이 저하된 인간 망막에서도 안전함을 시사하며, 향후 질병의 치료에 적용될 수 있을 것이다.

2) CNGB3(cyclic nucleotide gated channel beta 3) 완전색맹에서 섬모체 신경영양인자 임상연구[8]

(1) 목적

다수의 동물모델에서 섬모체신경영양인자(ciliary neurotrophic factor, CNTF)는 망막변성 질환으로부터 광수용체를 보호하였다. 그러나 망막색소변성 환자에서 막대세포(rod cell)를 보호하는지는 밝혀내지 못하였다. 최근에 섬모체 신경영양인자는 개 CNGB3 완전색맹(achromatopsia) 모델에서 원뿔세포(cone cell) 보호 기능을 향상시키는 것으로 밝혀졌다. 이번 연구는 이러한 결과가 CNGB3 완전색맹을 가진 인간에게도 적용 가능한지를 알아보고자 하였다.

(2) 방법

5명의 참가자에게 섬모체 신경영양인자를 방출하는 마이크로 캡슐을 한 쪽 안구 내로 이식하였다. 반대안은 치료받지 않은 대조군이었고, 1년 후 평가하였다.

(3) 결과

치료받은 눈에서는 동공이 수축하였고, 이는 안구내 섬모체 신경영양인자 방출을 확인할 수 있는 근거이다. 추가적으로 암순응망막전위도 검사(scotopic ERG)의 반응은 감소하였고, 암순응된 정신물리학적 절대역치(dark-adapted psychophysical absolute thresholds)는 증가하였으며, 막대세포와 막대세포 경로(pathway)의 활동을 줄이는 데 영향을 미쳤다. 빛간섭단층촬영에서는 섬모체신경영양인자 치료를 받은 눈에서 HRZ(hyporeflective zone)의 감소와 같은 구조적인 변화를 원뿔세포가 풍부한 중심와에서 보여 주었다. 시력 평가, 중등도 조명 증가의 민감성 역치(mesopic increment sensitivity threshold) 또는 명순응 망막전위도 검사(photopic ERG)에 의해서는 원뿔세포의 기능을 측정할 수 있는 객관적인 변화가 없었다. 그럼에도 참가자들은 광과민성(light sensitivity)의 감소나 밝은 빛에 대한 불편함 감소를 보고하였고, 막대세포에 대한 섬모체신경영양인자의 지속적인 영향으로 어두움에 대한 순응이 느려졌다.

(4) 결론

섬모체신경영양인자는 측정 가능한 정도의 원뿔세포의 기능을 향상시키지 못한다. 이는 인간과 개 동물실험모델에서 섬모체신경영양인자에 대한 종간반응이 다름을 의미한다.

3) 망막색소변성에서 CNTF 안구내 삽입물 무작위 연구[9]

(1) 배경

망막색소변성의 치료에 있어 캡슐화 세포 안구내 삽입물을 이용하여 주입된 섬모체 신경영양인자의 안전성과 시각 기능에 대한 효과를 평가하였다.

(2) 대상

후기 망막색소변성 환자에서 2상 임상시험을 한 군을 CNTF3, 초기 망막색소변성 환자에서 2상 임상시험을 한 군을 CNTF4로 각각 설정하였고, 각각 65, 68명의 환자들이 포함되었다. 섬모체신경영양인자를 분비하는 반투과성의 중합체로 둘러싸인 캡슐화된 세포이식용 조직편이 사용되었다. 환자들에는 고농도 혹은 저농도의 이식용 조직편이 무작위로 주입되었고, 반대안은 대조군으로 설정하였다. 일차 평가변수는 CNTF3의 경우 12개월째에 최대교정시력 변화이며, CNTF4의 경우는 12개월째에 시야검사 민감도 변화였다. 환자들은 CNTF3군은 12개월째 그리고 CNTF4군은 24개월째에 유지 혹은 제거를 선택할 수 있다.

(3) 결과

캡슐화 세포이식용 조직편에 의한 혹은 시술로 인한 중대한 이상반응은 나타나지 않았다. CNTF3에서 12개월째에 시력에 있어 이식군과 대조군 간의 차이가 나타나지 않았다. CNTF4에서 고농도 이식을 시행한 군에서는 대조군과 저농도군에 비해 시야검사 감도의 유의한 감소가 일어났다. 시야검사 감도의 감소는 이식용 조직편 제거 후 다시 가역적 변화를 보였다. 두 군 모두에서 섬모체신경영양인자 치료는 망막 두께를 용량의존적으로 증가시켰다.

(4) 결론

장기간의 섬모체신경영양인자의 안구내 주입은 캡슐화 세포이식 기술에 의하여 가능해졌고, 치료 효과는 CNTF3에서는 없으며, CNTF4에서는 고농도군에서 의미 있는 시야검사 감도의 감소를 보이나 이는 가역적이었다.

4. 영양보충 연구

1) X염색체 연관 망막색소변성에서 오메가-3 지방산(docosahexaenoic acid) 4년 위약 대조군 연구[10]

(1) 목적

X염색체 연관 망막색소변성은 10만 명당 1명 발생하는 심각한 유전성 망막변성질환이다. 아직 완치법이 없고 치료법이 제한적이어서 질병의 경과를 늦추는 것이 중요하다. 고용량도코사핵사엔산(docosahexaenoic acid, DHA), 오메가-3 다중불포화지방(polyunsaturated fatty acids)이 X염색체 연관 망막색소변성의 진행을 늦추는지 망막전위도를 통하여 확인하고자 하였다.

(2) 방법

4년, 단일 기관, 무작위, 위약 대조, 이중맹검 2상 임상시험으로 DHA(30mg/kg/d) 투여군 33명, 위약군 27명을 포함하였으며, 모든 환자는 멀티비타민 제제를 함께 복용하였다.

일차 평가변수는 원뿔세포의 망막전위도 기능을 잃은 비율이고, 이차 평가변수는 막대세포의 최대 망막전위도 진폭과 원뿔세포의 망막전위도 반응도달시간(implicit time), 적혈구 DHA 레벨이었다.

(3) 결과

평균 적혈구 DHA 레벨은 대조군에 비해 4배가 높았다. 원뿔세포의 망막전위도 기능을 잃은 비율, 막대세포의 최대 망막전위도 진폭과 원뿔세포의 망막전위도 반응도달시간은 두 군에서 차이가 없었으며, 원뿔세포의 기능 감소가 이전 연구에 비해 감소하였다. 부작용은 없었다.

(4) 결론

장기간의 고용량 DHA 섭취는 원뿔세포 혹은 막대세포에서 망막전위도상의 기능의 감소를 늦추는 데 효과가 없었다.

2) 망막색소변성에 경구 발프로산의 효과[11]

(1) 목적

망막색소변성 환자에서 발프로산(valproic acid)의 효과를 알아보고자 하였다.

(2) 방법

30명(60안)의 전형적인 망막색소변성 환자를 대상으로 15명은 매일 경구 500mg 발프로산을 1년간 복용하였고, 나머지 15명은 복용하지 않았다. 발프로산의 효과는 시력과 다국소망막전위도의 반응도달시간(implicit time)으로 평가하였다. 또한 시유발반응(visual evoked response)을 연구 시작 시와 3개월, 6개월, 1년째에 시행하였고, 부작용 또한 평가하였다.

(3) 결과

1년째 발프로산 복용군은 15명 중 14명의 환자가 LogMAR 시력이 1.8에서 1.3으로 상승하였다($P<0.001$). 반면, 대조군에서는 1.83에서 1.8로 변화하였다. 발프로산 복용군에서 다국소망막전위도와 시유발반응에서 진폭과 반응도달시간이 유의하게 증가하였다. 반면

에 대조군에서는 보이지 않았다.

(4) 결론

발프로산은 망막색소변성 환자의 시각 기능에 유의한 효과를 보인다고 생각되며 용량, 유전적 연구, 시야의 변화에 대한 추가 연구가 필요하다.

3) 망막색소변성에 경구 9-시스 베타-카로틴(9-*cis*-carotene) 치료[12]

(1) 목적

망막색소변성(retinitis pigmentosa)은 실명을 유발하는 난치성의 유전질환 중 가장 흔한 질환으로 약 3,500명당 1명에서 발생한다. 최근 들어 새로운 치료 개발의 중요성이 대두되고 있다. 망막색소변성 환자의 시각 기능에 대한 9-시스 베타-카로틴(9-*cis*-β-carotene)의 경구 투여 효과를 확인하고자 하였다.

(2) 연구 설계

무작위 이중맹검, 위약-대조, 교차 임상연구로, 18세 이상 34명의 망막색소변성 환자가 참여하였고, 그중 29명이 연구를 마쳤다.

(3) 방법

환자들은 90일간 매일 300mg의 9-*cis*-β-carotene이 풍부하게 포함된 alga Dunaliellabaradwil(두날리엘라; 단세포 녹조류 중 하나)(β-carotene, 약 20mg)과 위약을 복용하였다. 일차 평가변수는 양안의 치료 후 암순응 최대 망막전위도 b파 진폭, 이차 평가변수는 양안의 치료 후 명순응 최대 망막전위도 b파 진폭, 암순응, 명순응 시야검사, 최대교정시력이었다.

(4) 결과

암순응 망막전위도 b파 진폭 변화는 9-*cis*-β-carotene군은 +8.4μV(10명의 환자(34.5%)는 10μV 이상 상승, 11~42μV), 위약군은 −5.9μV(p=0.001)였다. 명순응 망막전위도 b파 진폭 변화는 9-*cis*-β-carotene군은 +17.8%, 위약군은 −3.0%였다. 시야검사, 최대교정시력은 유의한 차이가 없었다.

(5) 결론

9-*cis* β-carotene는 망막색소변성 환자의 망막 기능을 상승시킬 수 있다. 명확한 치료 용량은 추가적인 연구가 필요하다.

4) 비타민 A 복용 중인 망막색소변성 환자에서 루테인 임상연구[13]

(1) 목적

비타민 A를 복용 중인 망막색소변성 환자에서 루테인 보충이 시기능 저하를 늦출 수 있는지 판단하려고 하였다.

(2) 방법

18~60세까지 225명의 비흡연 환자들을 대상으로 4년간 진행한 무작위 대조 이중맹검 연구로 매일 12mg의 루테인을 복용한 군과 대조군으로 나누어졌으며, 모든 환자는 비타민 A를 15,000IU/d를 복용하였다. 무작위배정은 유전형(genetic type)과 초기 혈청 루테인 농도(baseline serum lutein level)를 고려하였다. 일차 평가변수는 험프리 시야계의 30−2 모든 지점 점수로 하였고, 이차 평가변수는 60−4 모든 지점 점수, 30−2+60−4 모든 지점 점수, 30Hz 망막전위도 ERG amplitude, ETDRS 시력이었다.

(3) 결과

30−2에서 4년간 치료군과 대조군 사이에 시기능 감소 속도의 차이가 없었다. 60−4에서 치료군의 민감도 감소 평균 속도가 줄어드는 모습을 보였다(P=0.05). 60−4에서 평균 감소는 혈청 루테인 농도가 높은 환자(0.01), 황반부 색소의 광학적 밀도가 높을 때(0.006) 천천히 일어났다. 황반부 색소의 광학 밀도가 높은 사람은 30−2와 60−4 복합 민감도에서도 가장 천천히 감소하는 모습을 보였다. 루테인 복용으로 인한 독성 작용은 관찰되지 않았다.

(4) 결론

비타민 A를 복용하는 비흡연자인 망막색소변성 환자에서 하루 12mg의 루테인 보충은 중간주변부 시야 손실을 늦춘다.

5) 망막색소변성에서 루테인의 보충: 개인 컴퓨터를 바탕으로 한 시력 측정을 사용한 무작위, 이중맹검, 위약 관리화 임상시험[14]

(1) 목적

망막색소변성의 진행을 막는 내과적 · 외과적 치료는 없다. 이전 연구 결과들에 따르면 루테인이 황반 색소 밀도에 긍정적인 영향을 보여 전망이 있는 치료로서 제안되었다. 이 연구는 망막색소변성 환자들의 시력 보전에 루테인의 영향을 평가하는 데 있다.

(2) 방법

34명의 망막색소변성 환자를 임의로 두 군으로 나누어, 한 군(n=16)은 첫 24주간 루테인 보충(첫 12주간 하루 10mg 그 후 12주간 하루 30mg)을 받고, 그 후 24주간 위약을 복용하였다. 다른 군(n=18)은 24주간 먼저 위약을 복용하고 그 이후에 루테인을 복용하였다. 환자 집에서 개인 컴퓨터를 사용한 검사를 시행하여 시력, 대비감도, 중심시야가 각기 다른 조도에서 측정되었다.

(3) 결과

정상 조도하에 시력에서는 루테인 치료가 시력을 증가시켰지만 통계적으로 유의하지는 않았다. 정상(100%), 낮음(4%), 그리고 매우 낮음(0.1%) 조도에서 log contrast sensitivity는 모두 통계적으로 유의하지 않았다(각각 $p=0.34$, 0.23, 0.32). 루테인은 시야에 대해서 통계적 유의성을 가지며($p=0.038$), 루테인의 효과가 6주 늦게 나타난다는 가정을 한 모델에서는 시야에 대한 효과가 더 크게 나타났다.

(4) 결론

루테인 보충이 시야에 효과가 있고, 시력에 약간의 효과가 있다고 말할 수 있다. 또한 루테인 보충의 안전성에 대하여 보여 주었다.

6) 비타민 A를 보충받는 망막색소변성 환자에서 오메가-3 섭취와 시력[15]

(1) 목적

긴 사슬 오메가-3 지방산이 비타민 A를 보충받고 있는 망막색소변성 환자에서 시력 감소 속도를 줄여 줄 수 있는지 평가하고자 하였다.

(2) 방법

비타민 A를 15,000IU/일로 4~6년간 섭취하는 무작위 시험을 하고 있는 357명의 성인 환자에서 설문지 조사를 통하여 오메가-3의 식이 섭취량을 계산하였다. 시력 감소 속도는 오메가-3 섭취 정도가 높음(0.20g/일 이상)과 낮음(0.20g/일 이하)으로 구분하여 비교하였다. 나이도 고려하여 분석을 시행하였다.

(3) 결과

오메가-3 섭취가 많은 군에서 시력 감소 평균 속도가 느렸다. ETDRS 시력에서는 높음군이 1년에 0.59글자, 낮음군이 1.00글자 감소하였다(P=.001). Snellen 시력에서는 높음군이 1년에 1.5%, 낮음군이 2.8% 감소하였다(P=.03).

(4) 결론

비타민 A를 보충받고 있는 망막색소변성 환자에서 오메가-3 함량이 높은 식이를 하는 군이 시력 감소가 더 천천히 진행하였다.

5. 인공망막 이식물 연구

1) EPIRET3 전향적 임상연구[16]

(1) 목적

EPIRET3 망막 이식물이 망막색소변성으로 실명 상태인 6명에게 이식되었으며, 4주 뒤에 제거되었다. 안구 합병증 및 삶의 질에 대한 변화를 관찰하기 위하여 수술 후 2년간 이 대상자들을 관찰하였다.

(2) 방법

시력 관련 삶의 질은 NEI-VFQ-25 설문지를 통하여 기록되었다. 임상 자료는 주기적인 병력, 시력, 안압, 전안부와 후안부 검사와 사진 촬영을 포함하였으며, 형광안저혈관조영술과 빛간섭단층촬영도 시행하였다.

(3) 결과

환자 5명의 자료 분석이 가능하였다. 삶의 질에 대한 점수에서 연구 시작 시점과 차이가 없었고, 연구안에서 예상하지 못한 구조적 변화는 없었다. 전망막자극기(epiretinal stimulator)가 망막못(retinal tacks)을 통하여 고정되었던 부분에 중증도의 전망막신경아교증(epiretinal gliosis)이 관찰되었다. 혈관 촬영에서 누출이나 신생혈관은 관찰되지 않았으며, 빛간섭단층촬영에서 중심망막 두께의 증가도 관찰되지 않았다.

(4) 결론

말기 망막색소변성 환자에서 시력 관련 삶의 질은 낮다. 관찰 기간 동안 삶의 질의 추가적인 악화는 관찰되지 않았다. 수술은 환자 및 안구에 관찰 기간 동안 합병증을 유발하지 않았다. 전망막신경아교증은 망막못에서 발생하는 것으로 알려져 있으나 연구안의 온전함(integrity)에 큰 영향이 없는 것으로 보였다. 하지만 이것은 이식물의 기능적 측면에서 잠재적인 방해가 될 수 있다. 따라서 추후 이것을 대신할 만한 고정 방법에 대한 연구가 필요하다.

2) 실명 상태에서 시력 회복을 위한 망막앞 이식물의 장기 결과[17]

(1) 목적

Argus II Retinal Prosthesis system을 이용하여 진행되고 있는 연구의 5년 결과로 망막색소변성으로 실명한 환자에서 Argus II Retinal Prosthesis system의 유용성, 안전성, 이득을 알아보기 위하여 시행하였다. 이식 3년, 5년째의 결과를 보고하였다.

(2) 방법

30명의 환자가 Argus II system을 이식하였으며, 29명이 망막색소변성, 1명은 범맥락막위축 환자였다. 29명의 환자는 양안이 거의 빛을 감지하기 힘든 정도였으며(bare light perception), 1명은 광각인지불능(no light perception)이었다. 주요 결과값은 안전성(이상반응의 수, 중대성, 관련성)과 시각 기능이었다.

(3) 결과

3년까지 30명 중 11명에서 장치 혹은 수술 관련 중대이상반응(SAE)이 나타났다(저안압, 결막 벌어짐, 결막 미란, (추정)안내염, 각막혼탁, 열공망막박리, 견인 및 장액성 망막박리, 망막열공, 포도막염, 감염성 각막염, 각막융해). 5년까지는 12명에서 총 24번의 중대이상반응이 보고되었다. 1명은 지속적인 결막 미란으로 1.2년째 장치를 제거하였다(저안압, 결막 벌어짐, 결막 미란, (추정)안내염, 각막혼탁, 열공망막박리, 견인 및 장액성 망막박리, 망막열공, 포도막염, 감염성 각막염, 각막융해). Square localization test, Direction of Motion test, Grating visual acuity 등에서 모두 장치를 작동시켰을 때 더 결과가 좋았다. 또한 Door and line 업무는 Argus II system을 사용했을 때 더 좋았다.

(4) 결론

Argus II trial의 5년 결과는 장기 안전성과 효과를 입증하였다.

3) 실명 상태에서 시력 회복을 위한 망막하 이식물의 결과[18]

(1) 목적

Alpha AMS Retinal Prosthesis System을 이용하여 진행되고 있는 연구의 1년 결과로 망막색소변성으로 실명한 환자에서 유용성, 안전성을 알아보기 위하여 시행하였다.

(2) 방법

망막색소변성으로 광각인지불능인 6명의 환자에게 Alpha AMS를 이식하였다. 1, 2, 3, 6, 9, 12개월에 시력 기능(빛감지, grating acuity, 대비감도, 물체인지, 일상활동 등)을 평가하였다.

(3) 결과

모든 환자에서 수술은 성공적이었고, system을 작동시켰을 때 빛감지가 이루어졌다. 수술 중 implant의 손상이 있었던 1안을 제외하고 light location와 grating detection 향상이 관찰되었고, 대비감도가 높은 물체가 인식 가능하였다. 2안에서는 결막 미란이 있었고, 1안에서 망막박리가 발생했으나 수술을 통하여 재유착되었다.

(4) 결론

Alpha AMS subretinal implant는 6명 중 5명의 환자에게서 시기능 개선을 보여 주었고, 24개월까지 작동하였다. 이식수술의 난이도가 다소 있지만, intraoperative OCT 등의 개선된 수술 기구를 통하여 surgical technique의 개선이 이루어질 수 있다.

6. 약물치료 연구

1) 망막색소변성에서 중심시야에 Nilvadipine의 효과: 30개월 임상연구[19]

(1) 목적

망막색소변성에서 광수용체의 변성은 세포사(apoptosis)와 연관이 있으며, 세포사에서 세포내 칼슘이온 농도가 높기 때문에 칼슘채널차단제가 망막색소변성의 광수용체를 보호하는 효과가 있을 것이라 생각하여, 중심시야장애의 진행에 nilvadipine이 주는 영향을 평가하고자 하였다.

(2) 방법

전향적, 무작위, 단일기관 연구로 망막색소변성 환자들은 무작위로 경구 nilvadipine 4mg/day로 복용하는 군과 대조군으로 tocopherol nicotinate 300mg/day, helenien 15mg/day 혹은 약을 복용하지 않은 군을 나누어 30개월 이상 같은 기간 동안 경과관찰을 시행하였다. 망막색소변성의 진행은 험프리 시야검사기의 10-2 SITA Fast 프로그램과 regression coefficient를 이용하여 평가하였다.

(3) 결과

평균 관찰 기간은 치료군(n=19)은 48.8±11.8개월, 대조군(n=14, tocopherol nicotinate: 5, Helenien: 5, No medication: 4)은 49.2±18.1개월이었다. 평균 regression coefficient는 치료군에서 −0.35±0.17dB/year, 대조군에서 −0.75±0.06dB/year였다. 평균 MD slope는 치료군에서 −0.49±0.17dB/year이고, 대조군에서 −0.89±0.16dB/year였다.

(4) 결론

Nilvadipine 4mg/day 복용은 유의하게 망막색소변성 환자의 중심시야 결손의 진행을 늦출 수 있다.

2) 망막색소변성에서 시야결손 진행의 억제에 대한 Nilvadipine 장기 효과[20]

(1) 목적

망막색소변성에서 중심시야 손실의 진행에 Nilvadipine의 장기적인 효과를 평가하고자 한다.

(2) 방법

망막색소변성 환자를 무작위로 2군으로 나눈 후 한 군은 nilvadipine 치료군으로, 나머지는 대조군으로 두었다. 망막색소변성의 진행은 mean deviation(MD) slope 그리고 중심 2도(ΔCENT4)의 평균 민감도를 통하여 평가하였다.

(3) 결과

Mean MD slope는 치료 그룹에서 −0.55/−0.39(우/좌안, n=19) dB/year로 대조군 그룹에서 −1.37/−1.15(우/좌안, n=22) dB/year(P=0.016/0.050, resp.)로 확인되었다. 그러나 양안 모두 두 군 간 통계적으로 유의한 차이는 보이지 않았다.

(4) 결론

비록 망막색소변성 환자에서 nilvadipine이 중심 10도 mean deviation(MD) 결손의 평균 진행을 늦춘다는 것을 확인했지만 중심 2도에서 특징적 소견은 아니었다.

7. 광유전학 연구

1) 진행된 망막색소변성에서 광유전학 치료에 대한 임상시험(NCT02556736)

(1) 배경

미국 사우스웨스트망막연구재단 의료진이 진행하는 임상시험으로 광유전학 기술을 이용한다. 청색광을 비추면 활성화되는 녹조류 클라미도모나스(Chlamydomonas)의 DNA를 이용하는데, 원숭이나 쥐를 대상으로 한 실험에서 이 DNA를 삽입한 부위에 청색광을 쬐면 손상된 광수용체세포가 정상적인 기능을 수행할 수 있음이 확인되었다. 연구팀은 이 기술이 인체에도 같은 방식으로 적용 가능한지 검증할 계획이다.

(2) 방법

눈앞에서 손을 흔들어도 인지하지 못하는 수준의 망막색소변성증 환자 15명에게 유리체강 내에 주사를 통해서 RST-001이라는 channelrhodopsin을 발현하는 유전자를 망막에 전달한다. 일차적으로 주사 후 24개월 동안의 안정성 평가를 평가하고 시기능 호전 여부도 확인하게 된다. 연구 종료는 2021년 2월로 예정되어 있다.

▌참고문헌 ▌

1. Siqueira RC, Messias A, Messias K, et al. Quality of life in patients with retinitis pigmentosa submitted to intravitrealuse of bone marrow-derived stem cells(Reticell -clinical trial). Stem Cell Res Ther 2015;6:29.
2. Siqueira RC, Messias A, Voltarelli JC, et al. Intravitreal injection of autologous bone marrow-derivedmononuclear cells for hereditary retinal dystrophy: a phase I trial. Retina 2011;31:1207-14.
3. The annual ophthalmology innovation summit, November, 2017.
4. Bainbridge JW, Mehat MS, Sundaram V, et al. Long-term effect of gene therapy on Leber's congeni-talamaurosis. N Engl J Med 2015;372:1887-97.
5. Cideciyan AV, Jacobson SG, Beltran WA, et al. Human retinal gene therapy for Leber congenital amaurosis shows advancing retinal degeneration despite enduring visual improvement. Proc Natl Acad Sci U S A 2013; 110:E517-E525.
6. Jacobson SG, Cideciyan AV, Ratnakaram R, et al. Gene therapy for leber congenital amaurosis caused by RPE65 mutations: safety and efficacy in 15 children and adults followed up to 3 years. Arch Ophthalmol 2012;130:9-24.
7. Sieving PA, Caruso RC, Tao W, et al. Ciliary neurotrophic factor(CNTF) for human retinal degeneration: phase I trial of CNTF delivered by encapsulated cell intraocular implants. Proc Natl Acad Sci U S A 2006; 103:3896-901.
8. Zein WM, Jeffrey BG, Wiley HE, et al. CNGB3-achromatopsia clinical trial with CNTF: diminished rod pathwayresponses with no evidence of improvement in cone function. Invest Ophthalmol Vis Sci 2014; 55:6301-8.
9. Birch DG, Weleber RG, Duncan JL, et al. Randomized trial of ciliary neurotrophic factor delivered by encapsulated cell intraocular implants for retinitis pigmentosa. Am J Ophthalmol 2013;156:283-92.e1.
10. Hoffman DR, Hughbanks-Wheaton DK, Pearson NS, et al. Four-year placebo-controlled trial of docosahexaenoic acid in X-linked retinitis pigmentosa(DHAXtrial): a randomized clinical trial. JAMA Ophthalmol 2014;132:866-73.
11. Kumar A, Midha N, Gogia V, et al. Efficacy of oral valproic acid in patients with retinitis pigmentosa. J Ocul Pharmacol Ther 2014;30:580-6.
12. Rotenstreich Y, Belkin M, Sadetzki S, et al. Treatment with 9-cis-carotene-rich powder in patients with retinitis pigmentosa: a randomized crossover trial. JAMA Ophthalmol 2013;131:985-92.
13. Berson EL, Rosner B, Sandberg MA, et al. Clinical trial of lutein in patients with retinitis pigmentosareceiving vitamin A. Arch Ophthalmol 2010;128:403-11.
14. Bahrami H, Melia M, Dagnelie G. Lutein supplementation in retinitis pigmentosa: PC-based vision assessment in a randomized double-masked placebo-controlled clinical trial. BMC Ophthalmol 2006;6:23.
15. Berson EL, Rosner B, Sandberg MA, et al. w-3 Intake and visual acuity in patients with retinitis pigmentosa receiving vitamin A. Arch Ophthalmol 2012;130:707-11.
16. Menzel-Severing J, Laube T, Brockmann C, et al. Implantation and explantation of an active epiretinal visual prosthesis: 2-year follow-up data from the EPIRET3 prospective clinical trial. Eye 2012;26:501-9.
17. da Cruz L, Dorn JD, Humayun MS, et al. Five-year safety and performance results from the argus II retinal prosthesis system clinical trial. Ophthalmology 2016;123(10):2248-54.
18. Edwards TL, Cottriall CL, Xue K, et al. Assessment of the electronic retinal implant alpha AMS in restoring vision to blind patients with end-stage retinitis pigmentosa. Ophthalmology 2018;125:432-43.
19. Nakazawa M, Ohguro H, Takeuchi K, et al. Effect of nilvadipine on central visual field in retinitis pigmentosa: a 30 month clinical trial. Ophthalmologica 2011;225:120-6.

20. Nakazawa M, Suzuki Y, Ito T, et al. Long-term effects of nilvadipine against progression of the central visual field defect in retinitis pigmentosa: an extended study. Biomed Res Int 2013;2013:585729.

찾아보기

[ㅈ]

[ㅊ]

[ㅋ]

[ㅌ]

[L]

[M]

[N]

[O]

[P]

저자 소개

유형곤

서울대학교 의과대학 졸업
서울대학교 의과대학 의학박사
서울대학교병원 안과 교수
한국망막변성협회 회장

서울대학교병원 망막변성연구실을 이끌면서 200편이 넘는 국제 학술논문을 발표하였다. 한국망막변성협회를 창설하여 망막 연구자 네트워크를 기반으로 난치성 망막변성질환의 치료 연구사업, 대국민 교육사업 및 정책 개발사업을 추진하고 있다. 유전성 망막질환에 대한 관심과 지원이 확대되길 바라면서 초판 발간 이후의 연구 성과를 더해 개정판을 출간하게 되었다. 대표 저서로『안저검사』,『망막색소변성 이야기』,『황반변성의 모든 것』,『안과 레이저 치료』,『Asian Retina』,『포도막염』,『망막』등이 있다.

집필진(가나다순)

김상진 삼성서울병원 안과

김성우 고려대학교구로병원 안과

김신우 서울플러스안과

김태완 SNU청안과

김현웅 인제대학교부산백병원 안과

마대중 제주대학교병원 안과

문상웅 강동경희대학교병원 안과

박동호 경북대학교병원 안과

박성표 한림대학교강동성심병원 안과

박운철 서울대학교병원 안과

박웅양 삼성유전체연구소

박정헌 인제대학교서울백병원 안과

박태관 순천향대학교부천병원 안과

배소현 한림대학교강남성심병원 안과

송수정 강북삼성병원 안과

송지훈 아주대학교병원 안과

신주영 보라매병원 안과

오재령 고려대학교안암병원 안과

우세준 분당서울대학교병원 안과

유영주 김안과병원

윤창기 한림대학교강남성심병원 안과

이선호 에스서울안과

이주용 서울아산병원 안과

이지은 부산대학교병원 안과

조범주 한림대학교평촌성심병원 안과

조수근 조은안과

조영준 충남대학교병원 안과

조희윤 한양대학교구리병원 안과

지영석 전남대학교병원 안과

최경식 순천향대학교서울병원 안과